国家卫生健康委员会“十三五”规划教材
全国高职高专学校教材

供口腔医学技术专业用

可摘局部义齿修复工艺技术

第4版

主　编　潘　灏　杜士民

副主编　姬海莲　郭蕊欣　胡飞琴

编　者（以姓氏笔画为序）

邓振南　温州医科大学口腔医学院
刘　曼　深圳职业技术学院
牟　星　甘肃卫生职业学院
杜士民　开封大学医学部
吴伟华　苏州卫生职业技术学院
张铁钢　黑龙江护理高等专科学校
胡飞琴　宁波卫生职业技术学院
郭蕊欣　唐山职业技术学院
姬海莲　杭州医学院
潘　灏　苏州卫生职业技术学院

人民卫生出版社
·北　京·

图书在版编目（CIP）数据

可摘局部义齿修复工艺技术 / 潘灏，杜士民主编. —4版. —北京：人民卫生出版社，2021.12（2024.11 重印）

“十三五”全国高职高专口腔医学和口腔医学技术专业规划教材

ISBN 978-7-117-29253-5

Ⅰ. ①可… Ⅱ. ①潘…②杜… Ⅲ. ①义齿学－高等职业教育－教材 Ⅳ. ①R783.6

中国版本图书馆 CIP 数据核字（2019）第 252711 号

可摘局部义齿修复工艺技术

Kezhai Jubuyichi Xiufu Gongyijishu

第 4 版

主　　编：潘　灏　杜士民
出版发行：人民卫生出版社（中继线 010-59780011）
地　　址：北京市朝阳区潘家园南里 19 号
邮　　编：100021
E - mail：pmph @ pmph.com
购书热线：010-59787592　010-59787584　010-65264830
印　　刷：中农印务有限公司
经　　销：新华书店
开　　本：787 × 1092　1/16　　印张：22　　插页：4
字　　数：535 千字
版　　次：2003 年 8 月第 1 版　　2021 年 12 月第 4 版
印　　次：2024 年 11 月第 8 次印刷
标准书号：ISBN 978-7-117-29253-5
定　　价：65.00 元

出版说明

为了培养合格的口腔医学和口腔医学技术专业人才，人民卫生出版社在卫生部（现国家卫生健康委员会）、教育部的领导支持下，在全国高职高专口腔医学和口腔医学技术专业教材建设评审委员会的指导组织下，2003年出版了第一轮全国高职高专口腔医学和口腔医学技术专业教材，并于2009年、2015年分别推出第二轮、第三轮本套教材，现隆重推出第四轮全国高职高专口腔医学和口腔医学技术专业教材。

本套教材出版近20年来，在我国几代具有丰富临床和教学经验、有高度责任感和敬业精神的专家学者与人民卫生出版社的共同努力下，我国高职高专口腔医学和口腔医学技术专业教材实现了从无到有、从有到精和传承创新，教材品种不断丰富，内容结构不断优化，纸数融合不断创新，形成了遵循职教规律、代表职教水平、体现职教特色、符合培养目标的立体化教材体系，在我国高职高专口腔医学和口腔医学技术专业教育中得到了广泛使用和高度认可，为人才培养做出了巨大贡献，并通过教材的创新建设和高质量发展，推动了我国高职高专口腔医学和口腔医学技术教育的改革和发展。本套教材第三轮的13种教材中有6种被评为教育部“十二五”职业教育国家规划立项教材，全套13种为国家卫生和计划生育委员会“十二五”规划教材，成为我国职业教育重要的精品教材之一。

教材建设是事关未来的战略工程、基础工程，教材体现了党和国家的意志。人民卫生出版社紧紧抓住深化医教协同全面推动医学教育综合改革的历史发展机遇期，以规划教材创新建设，全面推进国家级规划教材建设工作，服务于医改和教改。为贯彻落实《医药卫生中长期人才发展规划（2011—2020年）》《国务院关于加快发展现代职业教育的决定》等文件精神要求，人民卫生出版社于2018年就开始启动第四轮高职高专口腔医学和口腔医学技术专业教材的修订工作，通过近1年的全国范围调研、论证和研讨，形成了第四轮教材修订共识，组织了来自全国25个省（自治区、直辖市）共计52所院校及义齿加工相关企业的200余位专家于2020年完成了第四轮全国高职高专口腔医学和口腔医学技术专业教材的编写和出版工作。

本套教材在坚持教育部职业教育“五个对接”的基础上，进一步突出口腔医学和口腔医学技术专业教育和医学教育的“五个对接”：和人对接，体现以人为本；和社会对接；和临床过程对接，实现“早临床、多临床、反复临床”；和先进技术与手段对接；和行业准入对接。注重提高学生的职业素养和实际工作能力，使学生毕业后能独立、正确处理与专业相关的临床常见实际问题。

本套教材修订特点：

1. 国家规划 教材编写修订工作是在国家卫生健康委员会、教育部的领导和支持下，由全国高等医药教材建设研究学组规划，全国高职高专口腔医学和口腔医学技术专业教材建设评审委员会审定，全国高职高专口腔医学和口腔医学技术专业教学一线的专家学者编写，人民卫生出版社高质量出版。

2. 课程优化 教材编写修订工作着力健全课程体系、完善课程结构、优化教材门类，本轮修订首次将口腔医学专业教材和口腔医学技术专业教材分两个体系进行规划编写，并新增了《口腔基础医学概要》《口腔修复工艺材料学》《口腔疾病概要》3 种教材，全套教材品种增至 17 种，进一步提高了教材的思想性、科学性、先进性、启发性、适用性（“五性”）。本轮 2 套教材目录详见附件一。

3. 体现特色 随着我国医药卫生事业和卫生职业教育事业的快速发展，高职高专医学生的培养目标、方法和内容有了新的变化，修订紧紧围绕专业培养目标，结合我国专业特点，吸收新内容，突出专业特色，注重整体优化，以“三基”（基础理论、基本知识、基本技能）为基础强调技能培养，以“五性”为重点突出适用性，以岗位为导向、以就业为目标、以技能为核心、以服务为宗旨，充分体现职业教育特色。

4. 符合规律 在教材编写体裁上注重职业教育学生的特点，内容与形式简洁、活泼；与职业岗位需求对接，鼓励教学创新和改革；兼顾我国多数地区的需求，扩大参编院校范围，推进产教融合、校企合作、工学结合，努力打造有广泛影响力的高职高专口腔医学和口腔医学技术专业精品教材，推动职业教育的发展。

5. 创新融合 为满足教学资源的多样化，实现教材系列化、立体化建设，本套教材以融合教材形式出版，纸质教材中包含实训教程。同时，将更多图片、PPT 以及大量动画、习题、视频等多媒体资源，以二维码形式印在纸质教材中，扫描二维码后，老师及学生可随时在手机或电脑端观看优质的配套网络资源，紧追“互联网 +”时代特点。

6. 职教精品 为体现口腔医学和口腔医学技术实践和动手特色，激发学生学习和操作兴趣，本套教材将双色线条图、流程图或彩色病例照片以活泼的版面形式精美印刷。

为进一步提高教材质量，请各位读者将您对教材的宝贵意见和建议**发至“人卫口腔”微信公众号（具体方法见附件二）**，以便我们及时勘误，同时为下一轮教材修订奠定基础。衷心感谢您对我国口腔医学高职高专教育工作的关心和支持。

人民卫生出版社

2020 年 5 月

附件一　本轮口腔医学和口腔医学技术专业 2 套教材目录

口腔医学专业用教材（共 10 种）	口腔医学技术专业用教材（共 9 种）
《口腔设备学》（第 2 版）	《口腔设备学》（第 2 版）
《口腔医学美学》（第 4 版）	《口腔医学美学》（第 4 版）
《口腔解剖生理学》（第 4 版）	《口腔基础医学概要》
《口腔组织病理学》（第 4 版）	《口腔修复工艺材料学》
《口腔预防医学》（第 4 版）	《口腔疾病概要》
《口腔内科学》（第 4 版）	《口腔固定修复工艺技术》（第 4 版）
《口腔颌面外科学》（第 4 版）	《可摘局部义齿修复工艺技术》（第 4 版）
《口腔修复学》（第 4 版）	《全口义齿工艺技术》（第 4 版）
《口腔正畸学》（第 4 版）	《口腔工艺管理》（第 2 版）
《口腔材料学》（第 4 版）	

附件二　“人卫口腔”微信公众号

“人卫口腔”是人民卫生出版社口腔专业出版的官方公众号，将及时推出人卫口腔专培、住培、研究生、本科、高职、中职近百种规划教材、配套教材、创新教材和 200 余种学术专著、指南、诊疗常规等最新出版信息。

1. 打开微信，扫描右侧“人卫口腔”二维码并关注“人卫口腔”微信公众号。
2. 请留言反馈您的宝贵意见和建议。

注意：留言请标注“口腔教材反馈 + 教材名称 + 版次”，谢谢您的支持！

第三届全国高职高专口腔医学和口腔医学技术专业教材建设评审委员会名单

前　言

随着改革开放的不断深入，社会经济持续繁荣发展，我国人民的生活水平大幅提高。特别是“健康中国”的理念提出以后，人们对国民整体健康和自身个体健康的状况越来越重视。口腔健康作为全身健康的重要组成部分，也日益受到关注和重视。

众所周知，口腔的健康与否直接关系到人们小康生活的质量。随着年龄的增长，人们口腔内的牙齿或多或少、难以避免地会出现损坏与脱落的现象，而科学技术的发展与进步，给修复口腔内的缺损与缺失带来了更多的可能，修复方式越来越丰富，修复手段越来越先进，因此，高素质、多技能的口腔修复专业人才培养也显得尤为重要和迫切。

本教材是教育部、国家卫生健康委员会“十三五”全国高职高专口腔医学和口腔医学技术专业的规划教材。是为了适应口腔医疗技术日新月异的发展，满足口腔专业技术人员培养的需要而编写的。本教材在第3版的基础上，进一步突出了教材的科学性、先进性和适用性，加强了基础知识、基本理论的梳理，强调了专业技能的训练与掌握。根据教学大纲的要求，从社会发展对高素质、应用型中高级专业技术人才需求出发，注重学生自主学习能力和实践动手能力的培养，坚持体现基础知识、基本理论、基本技能的掌握，以及思想性、科学性、先进性、启发性、适用性的原则。在文本教材的基础上，加入了图片、视频、PPT等多媒体、数字化和互联网技术，力求使本教材做到直观易懂，简洁明了，便于学习。

本教材共分四篇二十一章，计53万余字。第一、二篇共十一章，介绍可摘局部义齿修复工艺技术的基础知识、基本理论和常用可摘局部义齿修复工艺技术的内容，第三篇共四章，独立成篇，专门介绍数字化技术及其在可摘局部义齿制作中的应用，第四篇共六章，简要介绍了特殊可摘局部义齿的修复工艺技术。本教材的第三篇是将口腔医疗与数字化制作技术结合的全新章节，第四篇的最后一章，将口腔正畸治疗中的可摘矫治器和保持器的制作工艺进行了介绍，是首次出现在可摘局部义齿修复工艺技术教材中。

参加本教材编写的编者，都是长年从事口腔医学专业教学和口腔临床医疗实践的专家，具有丰富的教学与临床经验，为本教材的编写付出了大量精力和心血。当然，教材编写中难免有疏漏和不足，敬请各位读者不吝批评指正。

最后，还要特别要感谢为本教材提供大量图片与视频的陈鹤良技师。

潘　灏

2021年11月

目　　录

第一篇　绪　　论

第三篇 数字化技术在可摘局部义齿修复中的应用

第四篇 特殊可摘局部义齿修复工艺技术

第一篇

绪　　论

第一章　可摘局部义齿修复及其工艺技术概述

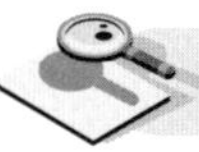

学习目标

1. 掌握：可摘局部义齿修复工艺技术的定义及内容。
2. 熟悉：可摘局部义齿修复的概念及理想的修复目标。
3. 了解：可摘局部义齿修复与口腔修复学的关系。

世界卫生组织将口腔健康列为人体健康的十大标准之一。口腔健康是指口腔及颌面部的各类组织及器官完整，能够正常行使咀嚼、发音及维持面部外形美观等功能。通俗的表述是："牙列完整，牙齿清洁、无龋洞、无松动、无疼痛感，牙龈颜色正常、无出血现象"。口腔健康直接或间接影响全身健康。

口腔最常见、最多发的疾病是龋病和牙周病，它们分别造成牙齿硬组织、牙髓组织和牙齿支持组织的破坏，影响口腔的咀嚼、言语、美观等功能，同时还可能引起社会交往困难和心理障碍，甚至加剧或导致某些全身性疾病，危害全身健康，影响生命质量。口腔疾病的早期预防和早期治疗，是保护口腔健康的原则，及时地修复口腔受损组织、恢复口腔功能是维护口腔健康的重要手段。

第一节　口腔修复学概述

一、口腔修复学的定义与任务

口腔修复学（prosthodontics）是应用符合生理的方法，采用人工装置（artificial device）修复口腔及颌面部各类缺损并恢复其相应生理功能，预防或治疗口颌系统疾病的一门临床学科。它是口腔医学（stomatology）的一个重要组成部分，也是医学与其他多个学科相结合所产生的，且属于生物医学工程范畴的学科。

口腔修复学的任务是研究口腔、颌面部各类缺损及相关口颌系统疾病的病因、机制、症状、诊断、预防和治疗的方法，采用人工材料制作各种修复体来修复各类缺损，防治相关口腔疾病，从而恢复口颌系统的正常形态和生理功能，以促进患者的身心健康。

二、口腔修复学的临床意义

2017 年发布的全国第四次口腔健康流行病学调查的统计数据显示，我国 35～44 岁年龄组和 65～74 岁年龄组平均患龋率分别为 89% 和 98%；65～74 岁年龄组的牙齿缺失数为 9.50 颗。这些数据反映了国人口腔疾病的发病状况仍然十分严重，也说明了口腔医务工作者仍然面临着十分繁重的修复治疗任务。

三、口腔修复学的工作内容

流行病学调查的统计数据显示，人类口腔最常见、最多发的龋病和牙周疾病，非常容易造成牙体缺损、牙列缺损与牙列缺失等情况。而口腔中牙齿的缺损或缺失是无法自愈或再生的，是需要通过制作人工修复体来恢复缺损或缺失牙体及相关组织，才能达到修复口腔形态和功能的目的。

口腔修复学针对常见口腔疾病造成的组织缺损状况，修复工作主要包括以下内容：

1. 牙体缺损的修复治疗方式，包括嵌体、贴面、部分冠、全冠、桩冠等修复；
2. 牙列缺损的修复治疗方式，包括可摘局部义齿、固定桥、种植义齿等修复；
3. 牙列缺失的修复治疗方式，包括全口义齿修复和种植义齿修复；
4. 颌面缺损的修复治疗方式，采用赝复体义齿包括义颌、义眶、义耳、义鼻等修复；
5. 牙周疾病的修复治疗方式，包括可摘式牙周夹板、固定式牙周夹板等治疗方式；
6. 颞下颌关节疾病的修复治疗方式，包括殆垫、咬合调整、咬合重建等治疗方式。

可摘义齿和固定义齿是口腔临床修复工作最常见的修复方式。本书主要介绍可摘局部义齿的修复与制作工艺。

第二节　可摘局部义齿修复概述

一、可摘局部义齿的定义与任务

可摘局部义齿（removable partial denture，RPD）是用人造材料制作的，弥补缺失牙及其周围缺损组织的人造修复体。具体来说，是利用天然牙、基托下黏膜和骨组织作支持，依靠义齿的固位体和基托来固位，用人工牙恢复缺失牙的形态和功能，用基托材料恢复缺损的牙槽嵴、颌骨及其周围的软组织形态，患者能够自行摘戴的一种修复体。

可摘局部义齿修复的最主要工作任务就是修复牙列缺损。牙列缺损在口腔内的表现形式十分复杂，从一颗牙齿缺损到仅残留一颗牙齿，缺损样式多达数万种，而这些繁多的缺损种类几乎都可以用可摘局部义齿来进行修复。所以，学习和掌握制作可摘局部义齿的知识和技术，是进行口腔修复治疗必须具备的基础。

二、可摘局部义齿修复的优缺点与工作内容

可摘局部义齿修复是牙列缺损修复中最常用的方法之一，其优点是适用范围广；基牙预备时磨除牙体组织较少；患者可以自行摘戴，便于义齿和口腔的清洁；费用较低，便于修理等。它的缺点是义齿附属装置较多，体积较大，初戴时异物感明显；有时会影响发音；义

齿的稳定性不足，咀嚼效率恢复不够理想。

可摘局部义齿在恢复口腔咀嚼、发音和美观功能的同时，不仅保护了余留牙齿、牙槽骨、颞下颌关节等相关组织及器官，而且能够比较长期地保持口腔功能的正常。牙列缺损如果长期不进行修复治疗，会引起相邻牙齿移动、倾斜，进而会发生对颌牙齿伸长，以及咬合关系紊乱，甚至引发口颌系统功能紊乱而导致颞下颌关节紊乱病。

可摘局部义齿是修复牙列缺损最主要的形式，其他可摘义齿修复的形式包括：套筒冠义齿修复、附着体可摘局部义齿修复、覆盖义齿修复、颌面部缺损修复、牙周夹板修复治疗及𬌗垫修复治疗等。

三、可摘局部义齿修复的理想效果与原则

可摘局部义齿修复的理想效果是：修复体既要恢复口腔的咀嚼功能，又要恢复口腔美观的外形，而且不影响口腔发音，还要相对舒适、耐用和价廉。理想修复的首要条件是合理的设计，因此设计义齿时，必须遵循以下原则：

1. 尽可能保护余留牙及其他口腔组织的健康。
2. 义齿应具有适当的固位力量和良好的稳定作用。
3. 义齿应保持相协调的咬合接触，适当地恢复咀嚼效能。
4. 尽可能考虑美观和舒适因素，减少义齿的异物感，达到美观和功能的统一。
5. 义齿应容易摘戴，坚固耐用。

第三节 可摘局部义齿修复工艺技术概述

简单地说，可摘局部义齿修复牙列缺损的整个过程，就是先由临床医师对患者口腔牙列缺损的情况进行诊断，设计出可摘修复体的各个部分，并且对患者口腔进行修复前的必要准备，在此基础上获取患者口腔形态模型及咬合关系，然后将临床获得的这些信息和修复体设计要求交给口腔技师，由口腔技师按要求制作出该患者的可摘修复体，最后将完成的修复体再由医师教会患者正确戴入口中，从而完成患者的可摘局部义齿修复治疗。

可摘局部义齿修复过程中，由口腔技师运用各种工艺和技术，按医师的要求制作可摘修复体的过程被称为可摘局部义齿修复的工艺技术。

一、可摘局部义齿修复工艺技术的定义与工作内容

具体来说，可摘局部义齿修复工艺技术是以医学、口腔解剖生理学以及口腔材料学和工艺学等学科知识为基础，利用人工材料，通过工艺制作过程，制作出可摘修复体，用以恢复、重建患者缺损的牙列、畸形及颌面部缺损，从而恢复患者口腔形态和功能的一门学科。

可摘局部义齿修复的工艺包括：铸造、切削、电解、焊接、树脂成形、3D 打印等工艺。可摘局部义齿修复的技术包括：模型的修整、观测分析、复制，以及雕刻、塑形、打磨、抛光等技术。

只有牢固地掌握相关学科的基础知识，熟悉各种材料的性能，掌握各种工艺操作要求，熟练各项制作技术，方能制作出优质的义齿，来为可摘局部义齿修复治疗提供合格的修复体。随着数字化技术在本学科领域的突飞猛进，新工艺、新技术的学习也显得十分重要。

二、可摘局部义齿修复工艺技术的发展与展望

人类修复缺牙的历史可以追溯到几千年前，公元前一千多年的古埃及人墓葬中就出现了用金属丝结扎的假牙。但远古时期假牙使用的真实情况，已无从查考。有记录的是，1746 年 Claude Mouton 首先把卡环应用于可摘局部义齿，有效地解决了可摘义齿的固位问题。1757 年 Bernard Burden 应用金合金制作义齿的基托，使口腔内的舒适感及其抗折强度得到了很大的提高。

现代口腔医学起源于 20 世纪初，材料的进步也使得口腔修复有了质的飞跃。1924 年 George W.Stryker 首次将树脂用于总义齿的基托材料，1925 年 Edward Kennedy 建立了可摘局部义齿分类体系，1940 年德国人发明的聚甲基丙烯酸甲酯树脂应用于可摘局部义齿的基托，这些都逐渐丰富了可摘局部义齿的设计和制作技术，使其在临床的应用得以推广。

目前，可摘局部义齿的人工牙和基托仍然用丙烯酸酯类材料制作，其支架和固位体用金属制作。义齿的设计结合了生物机械学原理。金属整体铸造支架的可摘局部义齿较锻丝卡环、树脂基托的义齿更坚固，固位、支持和稳定作用更好，义齿体积明显减小，修复效果更佳，深受患者欢迎。

近年来，由于科技的快速发展，新材料、新工艺、新技术不断出现，使得可摘局部义齿从设计到制作，都有了长足的进步。精密附着、套筒冠等技术集合了固定修复和可摘修复的优点；仿生材料、仿真材料的应用，改善了可摘局部义齿的性能；数字化技术大大提高了修复体制作的精度。尤其是近几年蓬勃发展的数字化技术，包括数字化印模技术、数字化切削技术、数字化打印技术，使口腔修复的工艺和技术发生了革命性的发展。

随着社会的发展和人们生活水平的不断提高，患者对修复治疗的要求也越来越高，修复体不再仅仅是咀嚼工具，更应该作为人工器官来发挥其作用，并要求修复体与天然牙、牙龈、口周软组织、面部、口颌系统乃至整个机体的功能及美观相协调，以塑造完美的口颌系统的外形及功能。修复治疗不仅要满足机体健康的需要，而且要满足其心理健康的需要，要恢复好患者的生活信心，满足其进行正常社会生活的需要。

小　结

本章对口腔修复学、可摘局部义齿修复以及可摘局部义齿修复工艺技术的定义、内容、临床工作任务等做了介绍，同时也对上述三者的相互关系进行了梳理，明确了可摘局部义齿修复工艺技术所要学习和掌握的工艺过程和基本技能。

思考题

1. 口腔修复学关注哪些内容？
2. 什么是可摘局部义齿？什么是可摘局部义齿修复工艺技术？
3. 可摘局部义齿修复工艺技术需要熟悉哪些工艺？掌握哪些技术？

（潘　灏）

第二章　牙列缺损与可摘局部义齿的分类

学习目标

1. 掌握：Kennedy 分类的方法及特点，可摘局部义齿的支持形式。
2. 熟悉：可摘局部义齿的各种分类方法。
3. 了解：可摘局部义齿的设计类型对口腔组织的影响。

学习可摘局部义齿修复工艺技术，首先需要了解牙列缺损的不同情况以及可摘局部义齿修复的不同形式。

正常人的恒牙列，总共有 28～32 颗牙齿。不同的牙列缺损患者，由于其缺牙数目及缺牙部位不同，从缺失一颗牙齿到只残留一颗牙齿，可以有上万种样式复杂、种类繁多的缺损形式，为了便于研究与讨论，使可摘局部义齿修复设计和制作条理化、规律化，同时方便临床病历记录和统计，许多学者便对牙列缺损和可摘局部义齿的形式进行了归纳、总结和分类。

第一节　根据牙列缺损分布状态分类

最经典的根据牙列缺损分布状态的分类方法是 Kennedy（1925）提出的分类法，是根据缺失牙的缺隙在牙弓中的部位及其与存留天然牙的关系，提出将牙列缺损分为四类。此分类法简单明了，以后牙缺失为首要关注点，具体的分类方法介绍如下。

Kennedy 第一类：牙弓两侧后部牙缺失，远中无天然牙存在，即牙列双侧游离端缺损。如此类缺损伴有另外的 1 个或 2 个缺隙，则根据缺隙数目，称为第一类的第 1 亚类或第 2 亚类（图 2-1）。

Kennedy 第二类：牙弓一侧后部牙缺失，远中无天然牙存在，即牙列单侧游离端缺损。如此类缺损伴有同侧或对侧另外的缺隙，则根据缺隙数目，称为第二类的第 1 亚类或第 2 亚类等（图 2-2）。

Kennedy 第三类：牙弓的一侧牙缺失，且缺隙两端都有天然牙存在，即单侧牙列缺损，缺隙前后都有余留天然牙。如此类缺损伴有另外的同侧或对侧牙缺损，根据缺隙的数目，则称为第三类的第 1 亚类或第 2 亚类等（图 2-3）。

Kennedy 第四类：牙弓前部牙连续缺失并跨过中线，余留天然牙在缺隙的远中。此类缺损没有亚类（图 2-4）。

Kennedy 分类根据牙列缺损的情况，表明了缺牙间隙在牙弓中的部位，也间接指明了可摘局部义齿修复时鞍基与基牙的关系以及义齿的支持形式，简单清晰，易掌握。但此方法的不足是，只表明了牙弓中缺牙的部位和缺隙数目，不能表明缺牙的数目和亚类的位置，也不能准确反映义齿的支持、固位及结构等。

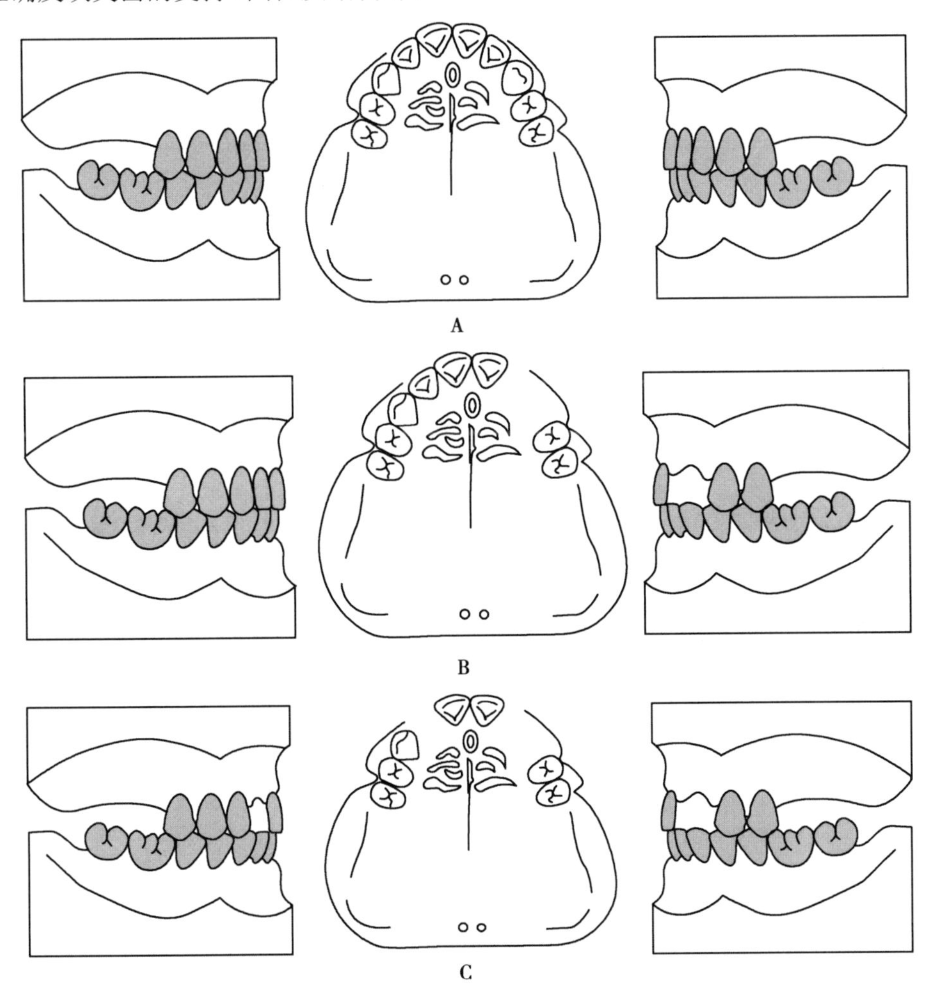

图 2-1　Kennedy 第一类

A. Kennedy 第一类　B. Kennedy 第一类第 1 亚类　C. Kennedy 第一类第 2 亚类

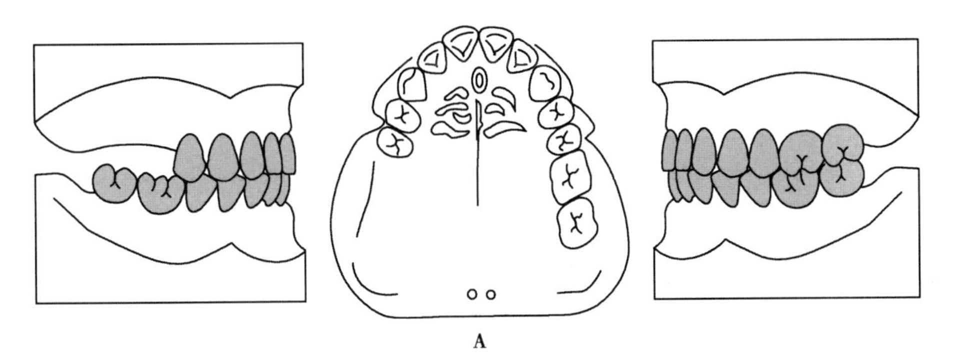

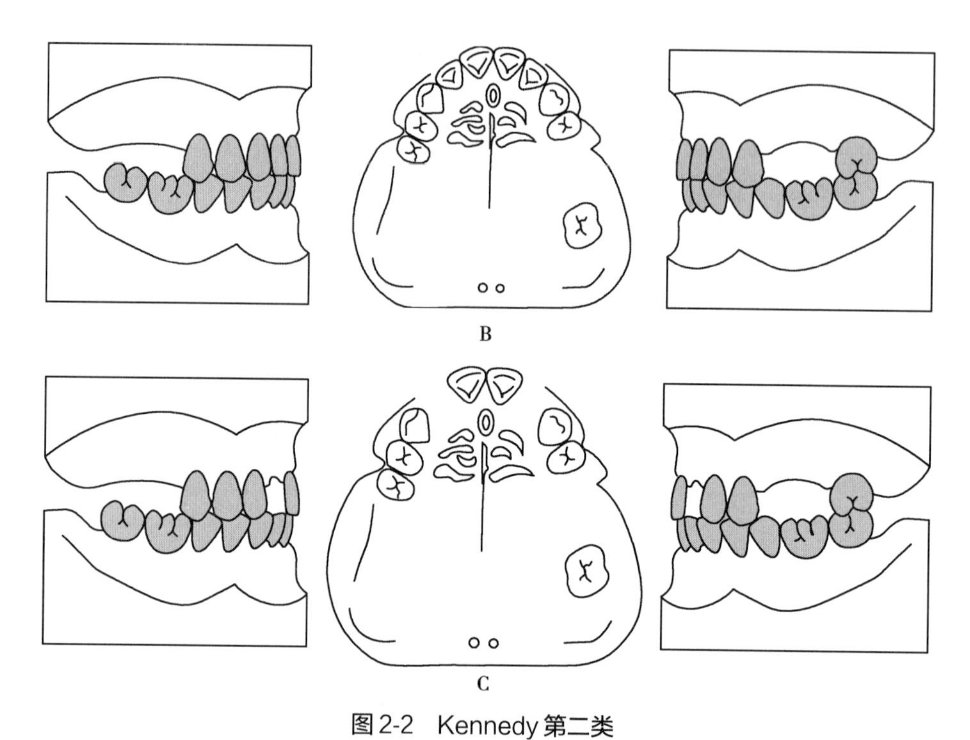

图2-2 Kennedy第二类

A. Kennedy 第二类 B. Kennedy 第二类第 1 亚类 C. Kennedy 第二类第 3 亚类

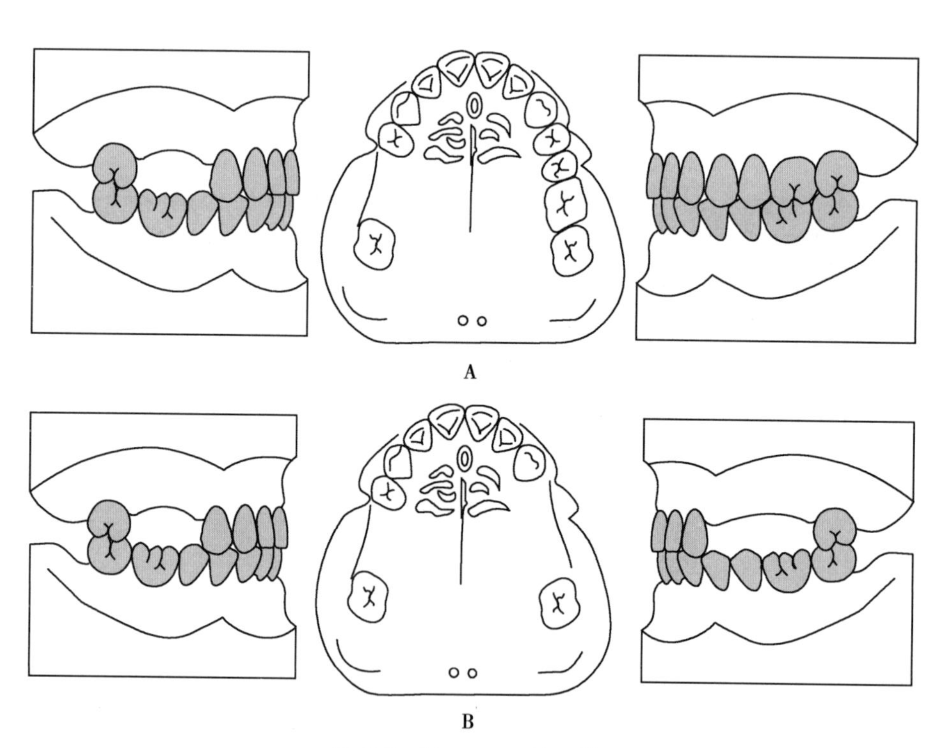

图2-3 Kennedy第三类

A. Kennedy 第三类 B. Kennedy 第三类第 1 亚类

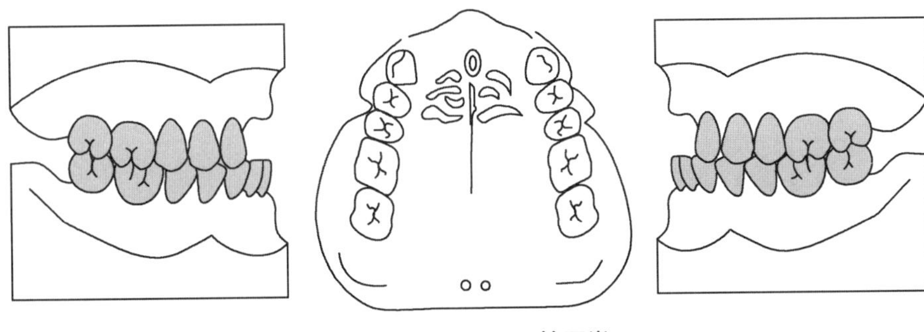

图 2-4　Kennedy 第四类

第二节　可摘局部义齿的分类方式

一、根据义齿固位装置的位置分类

Cummer 分类法，也称库氏分类。

1942 年，由 Cummer 按照可摘局部义齿直接固位体在牙弓中的位置提出了该分类方法。

具体分类方法是，按照直接固位体（主要是起支点作用的支托）的连线与牙弓的位置关系，将义齿分为四类（图 2-5）。直接固位体的连线称为支点线或支托线。

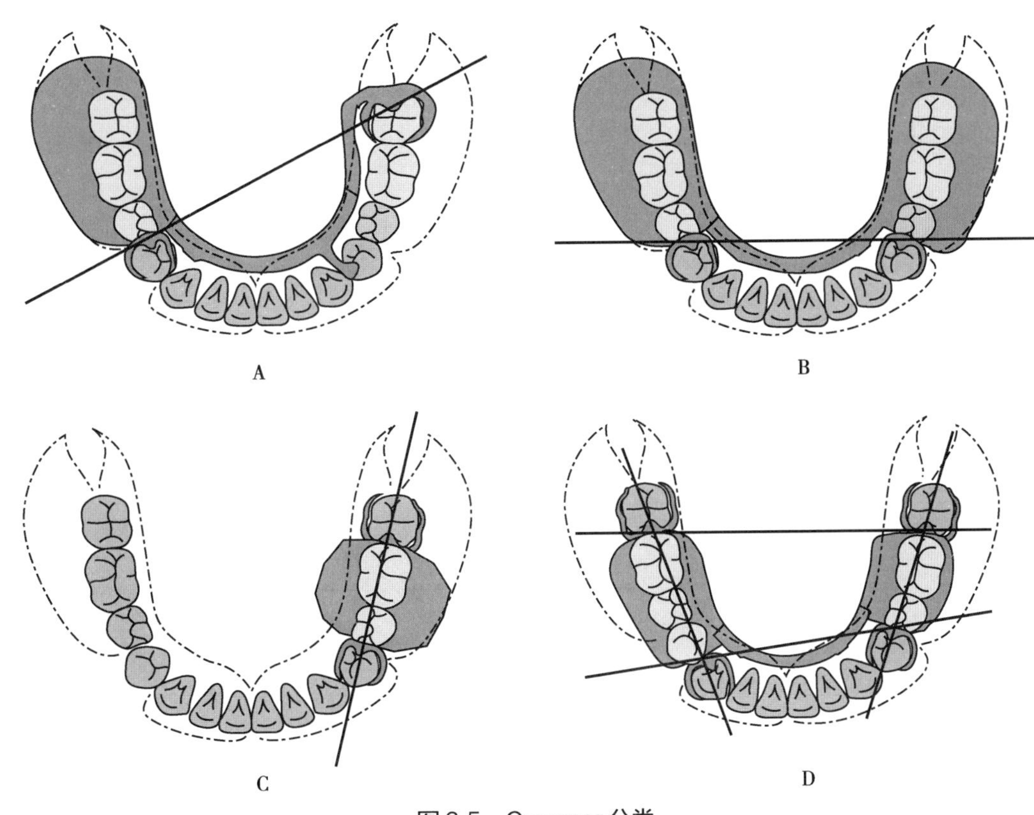

图 2-5　Cummer 分类

A. 斜线式　B. 横线式　C. 纵线式　D. 平面式

Cummer 第一类——斜线式：2 个直接固位体位于牙弓两侧，相连后，支点线斜割牙弓。由于两直接固位体的直线相连，易导致义齿的旋转，因此常需设计间接固位体辅助固位。

Cummer 第二类——横线式：2 个直接固位体位于牙弓两侧，相连后，支点线横割牙弓。为了防止义齿的旋转也常需要设计间接固位体来保证义齿的稳定。

Cummer 第三类——纵线式：2 个或 2 个以上的直接固位体位于牙弓的同侧，支点线相连呈前后方向。此情况通常不需要设计间接固位体来帮助义齿的稳定。

Cummer 第四类——平面式：3 个或 3 个以上的直接固位体分布于牙弓的两侧，支点线构成三角形或多边形。此情况义齿不需要间接固位体也能获得稳定。

Cummer 分类的特点是按支点线或转动轴划分，便于指导可摘局部义齿的固位稳定设计和固位体的设置，但该分类没有亚类，不能反映多缺隙牙列缺损修复的情况。

二、根据可摘局部义齿的最终完成形式分类

王征寿六类分类法。

此分类法由我国原第四军医大学王征寿教授于 1959 年提出。其将可摘局部义齿归纳为六大类型，并根据缺牙部位和缺隙数目来划分，用三位数码命名（图 2-6）。即百位数代表

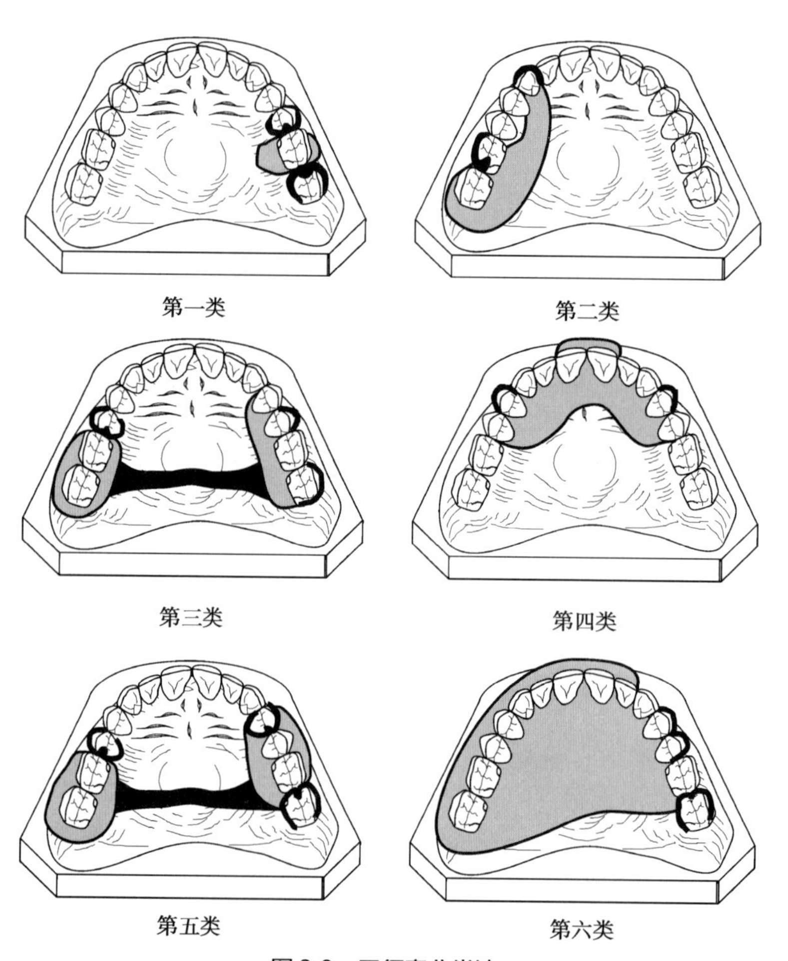

图 2-6 王征寿分类法

1～6类型，十位数代表义齿的实际卡环数，个位数代表除决定分类的主要缺牙区以外附加的缺隙数量。若前后均有缺牙，分类发生矛盾时，以后牙缺隙为主。

第一类：缺牙在一侧，其前后都有基牙，与对侧不相连者。

第二类：一侧后牙缺失，基牙在缺隙的前端或后端，不与对侧相连者。

第三类：一侧后牙缺失，无论义齿末端是否为游离端，但需连到对侧者。

第四类：缺牙在两侧基牙前面。

第五类：两侧后牙缺失，无论义齿末端是否为游离端，但需两侧连成一整体者。

第六类：缺牙超过牙弓一侧，基牙全部在另一侧（该侧可缺牙亦可不缺牙）。

该分类的优点是：以号码命名可摘局部义齿，便于临床使用，在记录、归档、教学等方面都有实用价值。

三、根据义齿对咬合压力的承受方式分类

根据可摘局部义齿在口腔中行使咀嚼功能时，口腔组织支持咬合压力的方式不同，将可摘局部义齿分为三类。

1. 牙支持式可摘局部义齿　牙支持式义齿是指义齿所承受的咬合压力主要由天然牙承担，缺隙两端基牙均设置支托。此类义齿适用于缺牙少，基牙稳固的病例。义齿修复效果好，咀嚼效率较高。

2. 黏膜支持式可摘局部义齿　黏膜支持式义齿是指义齿所承受的咬合压力主要由黏膜及其下方的牙槽骨承担。虽然缺席的一端或两端有天然牙存在，但因余留牙松动或咬合过紧而不宜设置支托。此类型义齿适用于缺牙多，余留牙条件差，或咬合关系差的病例。此类义齿咀嚼效率较低。

3. 混合支持式可摘局部义齿　混合支持式义齿是指义齿所承受的咬合压力由天然牙、黏膜、牙槽嵴共同承担。基牙上设置支托，基托适当伸展，可摘局部义齿大多属于此类，兼有牙支持式和黏膜支持式的特点，适应范围广，咀嚼效率介于前两者之间。

四、根据制作义齿的材料结构分类

可摘局部义齿通常为金属和树脂等材料联合制成，特殊情况下也有采用单一材料制作。根据义齿制作材料的不同，可以将义齿分为：

1. 树脂胶连托式可摘局部义齿（plastic）　此类义齿用树脂基托连接义齿各部分，基托多为树脂类材料。多用在缺失牙多，基牙健康条件差者（彩图2-7，见书末彩插）。

2. 铸造支架式可摘局部义齿（framework）　此类义齿主要以金属支架作为义齿的主要连接部分，多用在后牙缺失和缺牙前后均有基牙，基牙健康状况良好者（彩图2-8，见书末彩插）。

3. 全金属可摘局部义齿（full metal）　此类义齿的各部分均为金属铸造而成，多用于后牙区，修复空间不足和咬合力过大者。

五、可摘局部义齿的其他种类

除了上述分类形式的可摘局部义齿之外，还有下列适用于特殊情况的可摘局部义齿。

1. 覆盖可摘局部义齿 指义齿基托覆盖并支持在经过完善治疗的天然牙根上的一种可摘局部义齿。覆盖基牙的保留，能有效阻止和减缓剩余牙槽嵴的吸收，增强义齿的固位、稳定和支持。覆盖义齿是保存和利用口腔内残根、残冠以及一些松动牙的一种理想的修复形式。同时还可以保留残留牙的本体感受器，使覆盖基牙受到垂直力的作用，从而改善基牙的牙周状况，延长覆盖基牙的寿命，尤其适用于一些拔牙禁忌证的患者。

2. 修复颌骨缺损的义颌可摘局部义齿 也称赝复体，是对因肿瘤手术后、外伤、先天性疾病等所导致的牙列缺损同时伴有颌骨的缺损，从而给咀嚼、吞咽，甚至发音等带来障碍的病例，采用可摘局部义齿修复缺损牙齿的同时，恢复或部分恢复缺损的颌骨，闭锁开放的鼻咽腔。

3. 暂时性义齿 最终修复治疗完成之前，为了某些特殊的原因，例如维持美观、调整咬合关系、治疗牙周疾病等原因，暂时制作并戴用的可摘局部义齿。

第三节 可摘局部义齿的设计类型对口腔组织的影响

可摘局部义齿修复的目的之一就是要保护口腔余留天然牙（特别是基牙），保护口腔的其他余留组织，恢复口腔功能，维持口颌系统的健康。因此，可摘局部义齿设计必须充分考虑生物力学的因素，如果设计不当，可能导致基牙松动、龋坏；颌骨吸收、变形；黏膜炎症等不良后果。

一、基牙的受力及其影响

义齿支持形式的不同，其承受咬合压力的形式也不同。在牙支持式和混合支持式可摘局部义齿的设计中，基牙承担力量的大小和形式是必须慎重考虑的。众所周知，健康的天然牙具有一定的牙周储备力，余留天然牙设计为基牙，它既要承担自身的咬合力量，又要分担义齿固位和支持而额外施加的力量，因此，了解义齿额外施加力量的性质，合理分担，才是合理利用基牙的关键。

一般说来，基牙所承受的负荷大体可分为水平向负荷和垂直向负荷两种。当基牙受到过大的水平力，则有可能导致受压侧的牙槽骨吸收，牵引侧的骨新生，从而引起基牙的松动和移位。当基牙受到过大的垂直力时，则有可能产生牙槽骨的吸收和牙根的吸收。由于天然牙抵抗水平力的能力要远低于抵抗垂直力的能力，因此在可摘局部义齿的设计和过程中，应当防止基牙承受过大的力，特别应当减少水平向力的产生。

例如，在设计修复游离端缺失的可摘义齿时，常见直接固位体的卡环臂进入基牙颊侧近中倒凹，𬌗支托位于远中，当游离基托下的支持组织允许其向龈方运动时，就会对基牙产生向远中扭转的作用力（图 2-9）。为了减少或避免不利的扭转力，可以将基牙颊侧设计为 I 杆，作为颊侧稳定臂而不进入倒凹等，设计近中𬌗支托来前移支点，从而减少这种不利力量的作用。RPI 卡环就是减少或避免基牙受扭转力的一种设计（图 2-10）。

可摘局部义齿的基牙若承受的负荷过重，有可能导致基牙的疼痛、松动，甚至难以保留而拔牙。因此，各类可摘局部义齿在设计是必须考虑基牙所承受的负荷量，以寻求合理的设计方案。

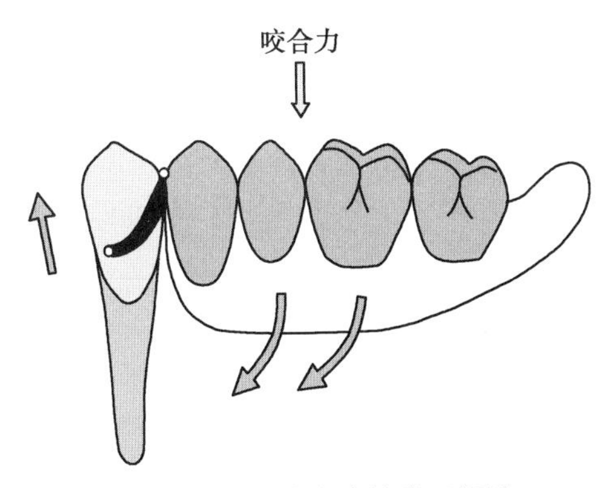

图 2-9　游离端义齿的常用设计

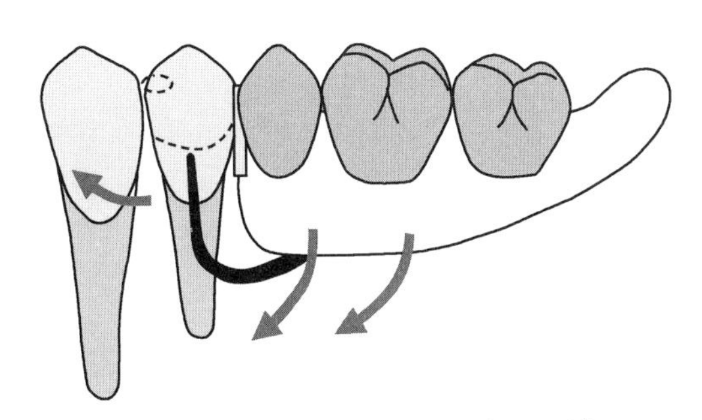

图 2-10　游离端义齿 RPI 卡环设计

二、卡环和基托对牙龈组织的影响

牙龈是一种很脆弱的组织，轻微的牙垢沉积就会引起局部的炎症。在可摘局部义齿的设计和制作中，要充分考虑与牙龈组织邻近的基托或卡环部分的位置和形状，以免给牙龈组织带来不良影响。

位于牙齿颊舌面的卡环等固位体，其走行部位和厚度应尽量不影响食物对牙龈的冲刷和按摩作用，避免牙龈局部的菌斑堆积。义齿基托与牙龈组织相邻处，应当进行必要的缓冲，不得压迫牙龈组织，尽量保持距离，义齿舌侧基托应与天然牙的非倒凹区轻轻接触，避开牙龈组织使其免受损伤。

三、基托对牙槽骨的影响

黏膜支持式和混合支持式可摘局部义齿在口腔内行使咀嚼功能时，咬合力量是通过义齿基托传导到下方的黏膜及颌骨组织，若是承受的力量过大，则有可能导致黏膜的溃疡、颌骨的吸收等。这就要求可摘局部义齿的基托要与其下方的黏膜均匀接触，并且适当伸展基托的范围，使咬合力均等地分散到黏膜组织的每个部分，对于黏膜较薄的区域，应缓冲处理；黏膜较厚的区域应适当增加压力，使颌骨受压均匀，获得类似生理性的刺激。

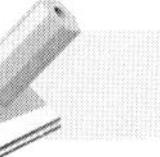

小　结

本章着重阐述了牙列缺损和可摘局部义齿的分类，特别是对 Kennedy 分类进行了详细的叙述，这一分类是国际国内通用的、最常用的分类。同时也介绍了可摘局部义齿的其他分类及其特点。探讨了可摘局部义齿各种类型设计对口腔内存留软硬组织的影响。

思考题

1. Kennedy是如何对牙列缺损进行分类的？其特点是什么？
2. 可摘局部义齿的支持形式有哪几种？
3. 不同的义齿设计对基牙受力会有什么影响？

（潘 灏）

第三章　可摘局部义齿的组成

学习目标

1. 掌握：可摘局部义齿的组成部分，各部分的要求及作用。
2. 熟悉：人工牙、基托、支托、固位体和连接体的主要种类。
3. 了解：可摘局部义齿各部分的连接方式。

可摘局部义齿通常由人工牙、基托、支托、固位体和连接体五部分组成（图 3-1）。按照各部分在义齿组成中所起的作用，可归纳为三种作用：修复缺损作用、固位和稳定作用、传导咬合力量及相互连接成整体的作用。

具有修复缺损作用的部分包括：人工牙、基托和支托；具有固位和稳定作用的部分包括：固位体、基托和支托；具有传导咬合力量和连接作用的部分包括：基托、支托和连接体。

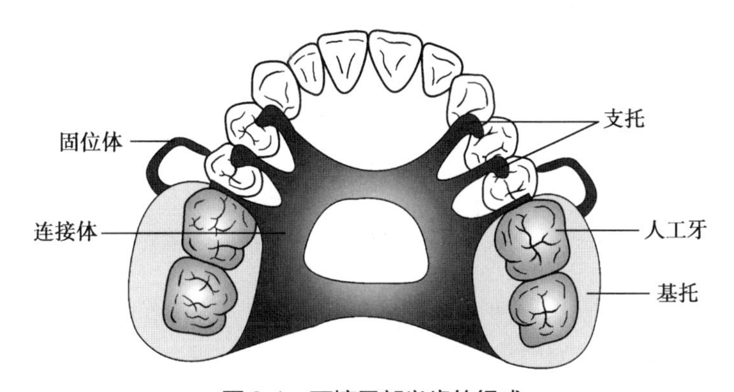

图 3-1　可摘局部义齿的组成

第一节　人　工　牙

人工牙（artificial teeth or denture teeth）是代替缺失的天然牙，恢复缺失牙的形态及咬合关系，从而达到恢复咀嚼、发音、美观等功能的部分。

现在使用的人工牙绝大多数是工厂制造的成品，其材质、色泽、形态种类繁多，人工牙的选用原则上由医师根据临床需要选定。

一、人工牙的分类

（一）按制作材料分类

1. 树脂牙　是有机类高分子材料的聚合物，其成分大多是聚甲基丙烯酸甲酯，或加入其他树脂层复合制作。树脂牙色泽美观，形态逼真，韧性好，不易折断，表面硬度较高，耐磨损，易抛光，它与基托为化学性结合，结合强度高。成品复合树脂牙是目前临床广泛选用的人工牙品种。

2. 瓷牙　即成品陶瓷牙，瓷牙色泽好，硬度高，耐腐蚀，耐磨损，咀嚼效率高；但脆性大，易折裂，不易调改，不好抛光。瓷牙借助其上的钉或孔与树脂基托相连，为机械固位，故其结合强度不如树脂牙好。瓷牙一般用于后牙连续缺失，且缺牙区牙槽嵴高而宽，对颌牙健康者。

3. 金属 - 树脂牙　是由金属和树脂材料共同组成，用于比较特殊的情况。

（1）金属舌面牙：多用于前牙，由成品树脂牙面和金属舌面背板组成。金属舌面背板表面用成品树脂牙面与热凝树脂结合覆盖，树脂牙面可以更换。适用于前牙重度磨耗、咬合间隙较小者。

（2）金属𬌗面牙：人工牙的𬌗面用金属制作，利用金属固位装置与树脂相连接，金属𬌗面耐磨损，不易折裂，能承担较大𬌗力。适用于后牙缺失间隙小或缺隙𬌗龈距低者。

（二）按𬌗面形态分类

后牙牙尖斜面与𬌗平面所形成的角度称为牙尖斜度或牙尖高度。人工牙根据𬌗面形态不同的分类，主要是根据牙尖斜度（高度）的度数来分，不同牙尖斜度的人工牙发挥的咬合功能也不同，临床医师根据患者的口腔情况选用合适牙尖高度的人工牙，才能更好地发挥义齿的功能（图 3-2）。

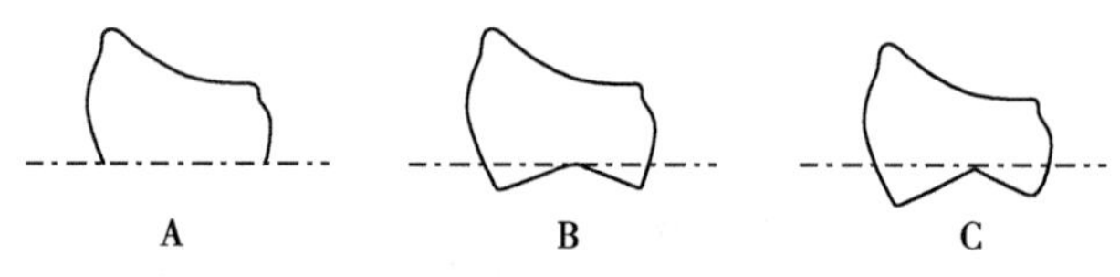

图 3-2　人工牙𬌗面形态
A. 非解剖式牙　B. 半解剖式牙　C. 解剖式牙

1. 解剖式牙　𬌗面形态与初萌出的天然牙𬌗面形态相似，有清晰的尖、窝、沟、嵴等解剖形态，其牙尖斜度为 30°～33°。在牙尖交错𬌗时，上下颌牙齿的尖窝锁结关系良好，咀嚼功能好、咬合效率高，但解剖式人工牙的侧向𬌗力也较大，对牙槽嵴及支持组织要求高。适应于固位条件好并且对颌牙形态正常的病例。

2. 半解剖式牙　𬌗面有近似正常的解剖形态，但牙尖斜度大约只有 20° 左右，上下颌牙齿在牙尖交错𬌗时有一定的尖窝锁结关系，咀嚼效能较好，比解剖式牙所承受的侧向𬌗力小，临床病例大多数都采用此类型人工牙。

3. 非解剖牙　𬌗面没有牙尖斜面，即牙尖斜度为 0°，又称为无尖牙。其颊、舌轴面与解剖式牙类似，𬌗面有食物溢出沟，有助于食物的溢出。咀嚼时产生的侧向𬌗力小，对牙槽嵴的损害小，有助于义齿的稳定，常用于牙槽嵴严重吸收及颌位关系不稳定的病例。

二、人工牙的选择

人工牙的选择在义齿修复中起着重要作用。成品的人工牙种类繁多，在选择人工牙时，要根据口腔内牙列缺损的具体情况，从颜色、形状、大小和材质等入手，选择既有利于义齿发挥良好的功能，又能维持良好美观效果的人工牙。

1. 大小的选择 人工牙大小的选择主要根据缺失牙间隙的大小及对颌牙的情况决定。

（1）前牙大小的选择：主要考虑恢复患者面部的美观功能，选择时应参考口内缺牙间隙的大小和同名牙或余留牙的大小决定，若前牙全部缺失，可参考患者拔牙前的照片或旧义齿的前牙大小；也可参照蜡𬌗堤上标记的左右口角线间的𬌗堤唇面弧线长度，即为上颌六颗前牙的总宽度。

（2）后牙大小的选择：主要考虑恢复患者的咀嚼功能，同时还要注意保护支持组织的健康。后牙的大小包括近远中径的长度、颊舌径的宽度以及牙冠的𬌗龈高度。如果后牙全部缺失，下颌后牙近远中径的总长度应当等于下颌尖牙远中面到磨牙后垫前缘间的距离，上颌后牙近远中径的总长度应与下颌后牙近远中径的总长度匹配。后牙颊舌径的宽度应稍小于天然牙，以减轻支持组织所承受的咀嚼压力。后牙𬌗龈径的高度应参照前牙唇面长度，上颌第一前磨牙的牙冠高度应与尖牙协调。

2. 形态的选择 人工牙形态的选择对于前牙尤为重要，当前牙缺失又有同名牙存在时，应选择形态与同名牙相似，且与邻牙协调的人工牙，尽量恢复前牙的美观与协调性。当前牙全部缺失时，可参照患者拔牙前的照片，记存模型或原有的旧义齿进行选择。在无参照条件时，可根据患者的面型，选择形态为方圆形、尖圆形或卵圆形的人工牙。学者 Williams 把人的面部外形分为方圆形、尖圆形或卵圆形三种类型（图 3-3），并提出上颌中切牙的牙冠形态与面部的倒置形态相似，目前临床大多采用这个学说选择前牙的形态，并增加了每种形态的中间型，来丰富人工牙形态的可选性。

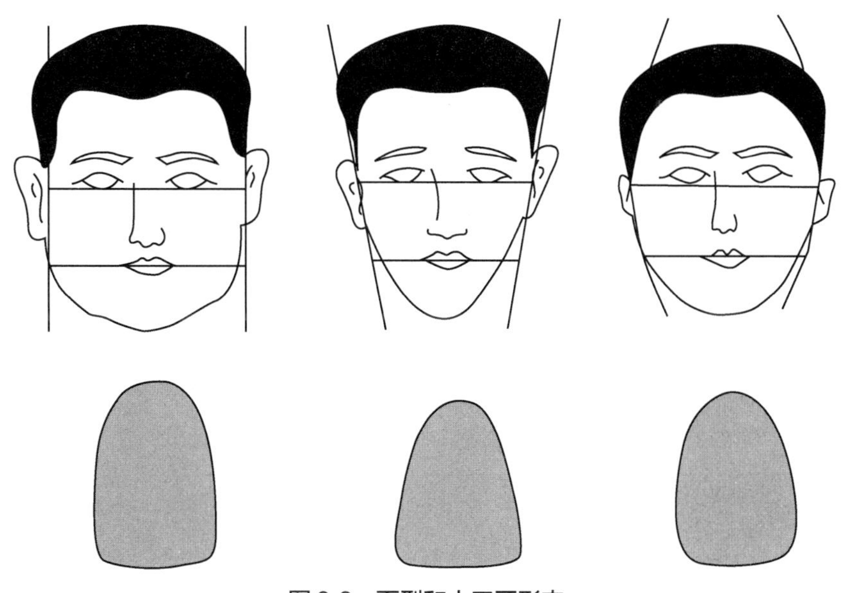

图 3-3 面型和人工牙形态

SPA学说是指选择前牙的形态时要根据性别（sex）、个性（personality）和年龄（age）进行选择。把人工牙形态分为表达男性阳刚之美、女性温柔秀丽之美和中立的形态。在人工牙选择时男性多选方形牙，唇嵴要明显，侧切牙要偏大，尖牙粗大颈部突起；女性多选尖圆形牙，切缘切角圆钝，侧切牙、尖牙较细小，唇嵴不明显。再根据年龄不同选择颈缘外露的量，年龄偏大者需多外露些颈缘。目前，用SPA学说选择牙齿外形，更受患者的认同。总之，前牙形态选择要综合患者脸形、性别、性格特点、年龄、患者本人的喜好等因素来决定，以获得和谐、自然、美观的视觉效果。

3. 牙尖斜度的选择　牙尖斜度的选择，主要考虑后牙，需要根据缺牙间隙牙槽嵴的丰满程度、殆龈距离高度、对颌牙的解剖形态，以及义齿的支持方式和缺牙区软硬组织的承托能力来选择。能承受较大殆力者可选用解剖式人工牙；牙槽嵴吸收较多，或者是黏膜支持式的义齿，通常选用半解剖式人工牙；牙槽嵴重度吸收且缺牙多者也可选用无尖牙。

4. 颜色的选择　人工牙的颜色应该和患者的肤色、性别、年龄相适应，同时应征求患者的意见。选色的过程中要考虑颜色的色调（色相）、明度、饱和度（彩度）和透明度等四维特性。

选色主要是前牙的选色，少数前牙缺失时，以余留邻牙和同名牙及对颌牙的颜色作为主要参照。多数或全部前牙缺失时，面部肤色则为选择人工牙颜色的主要参照。选色时常用比色板，人工牙的比色应在自然光下进行，选择与面部、唇和牙龈颜色等相协调的色调。

一般来说，年轻人应该选择色淡且透明度较高的色调，老年人应该选择色深且透明度较低的色调，女性应该选择比男性更加明亮的色调。选色也需体现与年龄相协调。人工后牙的颜色一般应和前牙的颜色相协调。

第二节　基　托

基托（denture base）是义齿覆盖在缺牙区牙槽嵴，且与承托区黏膜直接接触的部分，其中位于缺隙部分的基托又称为鞍基。

一、基托的作用

1. 连接作用　承载人工牙并将义齿各部分连接为一个整体。

2. 支持和分散殆力作用　支持义齿，承担咬合力量并传递分散到承托区黏膜及黏膜下的牙槽骨上。同时防止义齿下沉。

3. 固位稳定作用　借助基托与黏膜之间的附着力，可以增加义齿的固位稳定作用，特定部位的基托还有间接固位的作用。

4. 正常生理刺激作用　基托传导殆力至黏膜及其下方的牙槽骨上，保持正常的生理性刺激，避免缺隙处软硬组织的失用性萎缩。

5. 恢复缺损组织外形的作用　基托能弥补牙龈及牙槽骨的缺损，恢复其外形。

6. 其他作用　利用基托可对义齿进行修补。

二、基托的种类

义齿基托按制作材料的不同，可分为全金属基托、树脂基托和金属树脂联合基托三种。弯制支架的可摘局部义齿一般都采用树脂基托，整体铸造支架可摘局部义齿的基托都采用金属树脂联合基托或全部金属基托。

1. 全金属基托　基托都由金属制成，其强度高，体积小，厚度薄，温度传导性好，易于清洁，戴用较舒适。缺点是难以修补、衬垫，调改比较难，颜色不美观。

2. 树脂基托　基托由树脂制成，颜色近似口腔黏膜组织，美观，重量轻，便于修补和衬垫，操作简便。树脂基托多用于缺牙多，基托覆盖面积较大，有助于义齿的支持、固位和稳定，还可以有效传导和分散𬌗力，是弯制法制作可摘局部义齿基托的常用形式。其缺点是基托强度较差，温度传导性差，不易自洁，并因体积较大而异物感明显（彩图3-4，见书末彩插）。

3. 金属树脂联合基托　基托由金属与树脂两部分组成，它兼有金属基托和树脂基托的优点，在缺牙区的唇颊侧设计树脂基托，保持义齿美观，腭侧或舌侧设计金属板或金属杆，减小基托体积，增加基托强度，牙槽嵴顶上设计金属网或钉、环等联结形，以供树脂与金属以及人工牙相互连接（彩图3-5，见书末彩插）。

三、基托的要求

（一）基托的大小

1. 基牙条件　缺牙少，基牙条件好，设计牙支持式义齿时，基托可减少伸展范围。

2. 义齿支持形式　黏膜支持式义齿，基托要尽量伸展，以加大基托与黏膜的接触面积，分散𬌗力；混合支持式义齿，基托的大小应介于牙支持式义齿与黏膜支持式义齿之间。

3. 对颌牙条件　对颌牙为天然牙，咬合力量大，基托伸展范围应加大。

4. 其他情况　需要用基托增加固位力量或起间接固位作用时，相应部位的基托要加大。

（二）基托的伸展范围

黏膜支持式义齿，基托的唇、颊侧翼缘伸展可达口腔前庭龈颊黏膜移行皱襞处，边缘形态圆钝，与局部黏膜密贴，以获得良好的边缘封闭；基托舌侧可伸展至口底与龈黏膜移行皱襞处；基托上颌后缘的两侧可伸展到翼上颌切迹，中间盖过腭小凹后约2mm；下颌后缘可覆盖磨牙后垫的前1/3～1/2，并在颊棚区充分伸展。在系带区，基托局部应形成切迹，不妨碍其活动。

临床上基托伸展范围的大小应根据具体情况进行调整，原则上在保证义齿的固位、支持和稳定的条件下，应适当缩小，让患者舒适美观。

（三）基托的厚度

基托应有一定的厚度，以保证其强度。铸造金属基托厚度为0.5mm，边缘可加厚至1mm左右，并且圆钝。树脂基托的厚度不少于2mm，边缘及硬区部位可稍厚，上腭前1/3区可稍薄，以利于发音。基托厚度应均匀一致，避免因薄厚不均产生应力不均，引起基托折裂。

（四）基托与余留牙的位置关系

缺牙区基托应与基牙邻面非倒凹区紧密贴合，不进入其基牙倒凹区，便于摘戴，舌腭侧基托边缘应与天然牙舌腭侧面非倒凹区紧密贴合，但对基牙应无压力。基托覆盖的天然牙龈缘区应做缓冲，以免压迫龈缘（图3-6）。

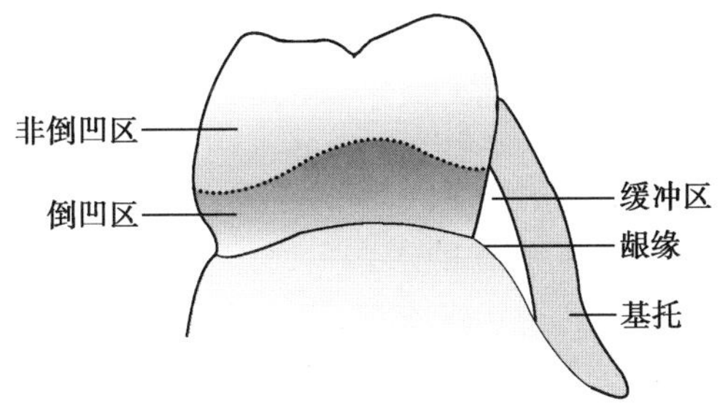

图3-6　基托与余留牙的位置关系

（五）基托的缓冲

基托应与黏膜紧密贴合而无压痛，在上颌结节颊侧，上颌硬区、下颌舌隆突、下颌舌骨嵴及一些骨尖、骨嵴处，相应部位的基托组织面应做缓冲处理，以免基托过分压迫黏膜而产生疼痛。基托覆盖的组织如存在倒凹区，则应做填倒凹处理，避免基托的相应部位进入倒凹区而产生摘戴困难及疼痛。

（六）基托磨光面的外形

根据患者牙槽嵴组织缺损的具体情况和对美观的要求，应借助基托恢复缺损组织的外形。在基托唇、颊面相当于牙根的部位，可形成隐约可见的类似于牙根微微突起的外形，增强逼真度。后牙基托的双侧磨光面应形成凹面形，以适应颊舌肌肉及舌体的运动，从而有利于义齿的稳定（图3-7）。

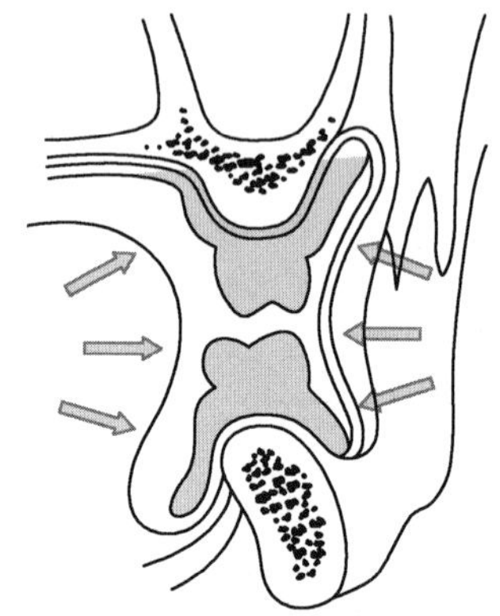

图3-7 基托磨光面的形态与颊、舌肌运动

第三节 支 托

支托是可摘局部义齿的重要部件，由金属制作，放置于天然牙上，用以支持义齿，传递𬌗力，防止义齿龈向移位。若支托放置于天然牙𬌗面，则称为𬌗支托；放置于前牙舌面称为舌支托；放置于前牙切缘则称为切支托。其中，𬌗支托最为常用。𬌗支托呈一定的形状，与基牙𬌗面预先制备留出的形状相契合，不会妨碍天然基牙的咬合关系。铸造𬌗支托经常与直接固位体卡环连接在一起，有时也被看作是卡环的一个组成部分。

一、支托的作用

1. 传递𬌗力、支承义齿　支托可将义齿承受的咀嚼压力传递到天然牙上，从而为义齿提供支持作用，减少义齿受力时的龈向下沉。

2. 稳定义齿　支托与固位体联合在一起，使义齿能够稳定在口腔中的位置，同时还可以防止义齿翘起或摆动，起到稳定义齿的作用。

3. 防止食物嵌塞和恢复𬌗关系　基牙邻面之间若有间隙，放置支托可防止食物嵌塞；基牙𬌗面间若间隙或接触不良者，应放置适当形状的𬌗支托，可以起到恢复咬合关系的作用。

二、支托的要求

为了使支托起到上述的作用，支托的形状、大小、位置都有一定的要求，其目的是既能发挥支托的作用，又要尽量保天然基牙少受损伤。下面分别介绍不同支托的制作要求。

1. 𬌗支托的形态　铸造金属𬌗支托呈圆三角形或称匙形，𬌗边缘嵴处较宽，向𬌗面中心变窄。通常𬌗支托宽度为磨牙颊舌径的1/3或前磨牙的1/2，长度为磨牙近远中径的1/4或前磨牙1/3（图3-8），𬌗支托最厚处大约为1～1.5mm，𬌗支托底面应与预先制备的𬌗支托凹相吻合，𬌗支托的边缘与转角应圆钝光滑，𬌗支托伸向缺隙处与支架或基托相连，亦是与其相连接的部分。特殊情况下𬌗支托形态可以调整。

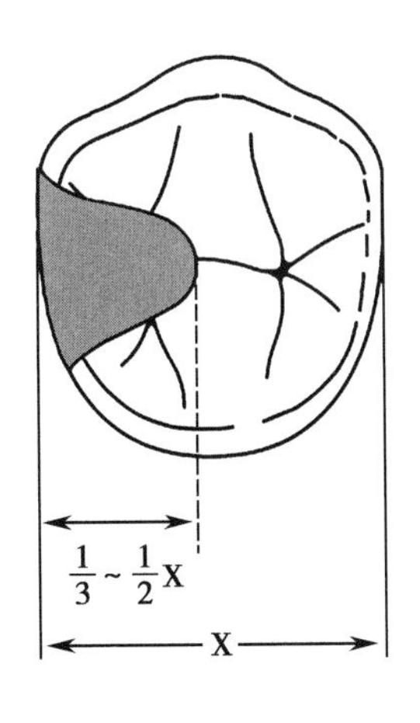

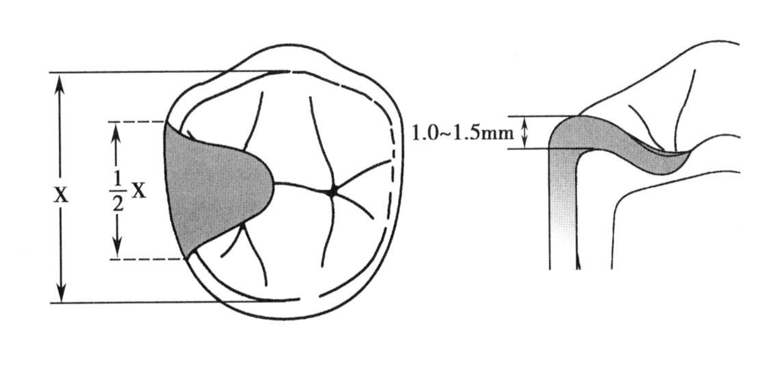

图 3-8　殆支托的形态

2. 殆支托的位置　殆支托一般位于基牙近缺隙侧的殆面边缘，特殊情况下也可设计在基牙的其他区域，殆支托的连接部分应位于基牙非倒凹区，以免影响义齿就位，且与黏膜组织保持一定距离，以免造成压迫。

3. 殆支托的材料　应具有足够的强度，不易变形和折断，支持和传力性能良好，一般采用牙科铸造合金制作。

4. 殆支托与基牙关系　殆支托所传递至基牙的作用力方向应与基牙牙长轴的方向一致或接近，支托凹底面应与基牙牙长轴形成略大于 90° 的夹角（前磨牙约 100°、磨牙约 110° 左右的夹角），以便殆支托所承受的咬合力作用方向恰好通过基牙的转动中心，咬合力大体沿着基牙牙长轴方向传递，避免基牙遭受扭力作用（图 3-9，图 3-10）。

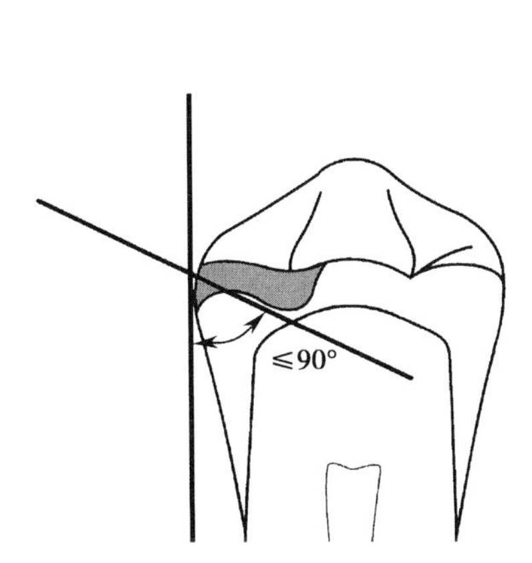

图 3-9　支托与基牙牙长轴方向的夹角≤90°

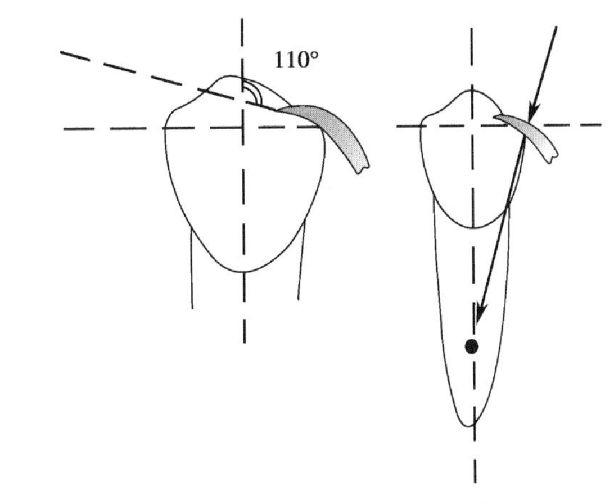

图 3-10　支托与基牙牙长轴方向的夹角为 100° ~ 110°

5. 舌支托　又称舌隆突支托，设置在前牙舌隆突上，多用于上下颌尖牙，偶用于上颌切牙。形态有圆环形、钩形等（图 3-11）。

6. 切支托　放置于尖牙或切牙的近中切缘上（图 3-12）。切支托外露金属不美观，且容易干扰对颌牙的咬合运动，一般很少采用。偶有采用多颗下颌前牙全切端支托设计，以发挥支持和稳定作用。

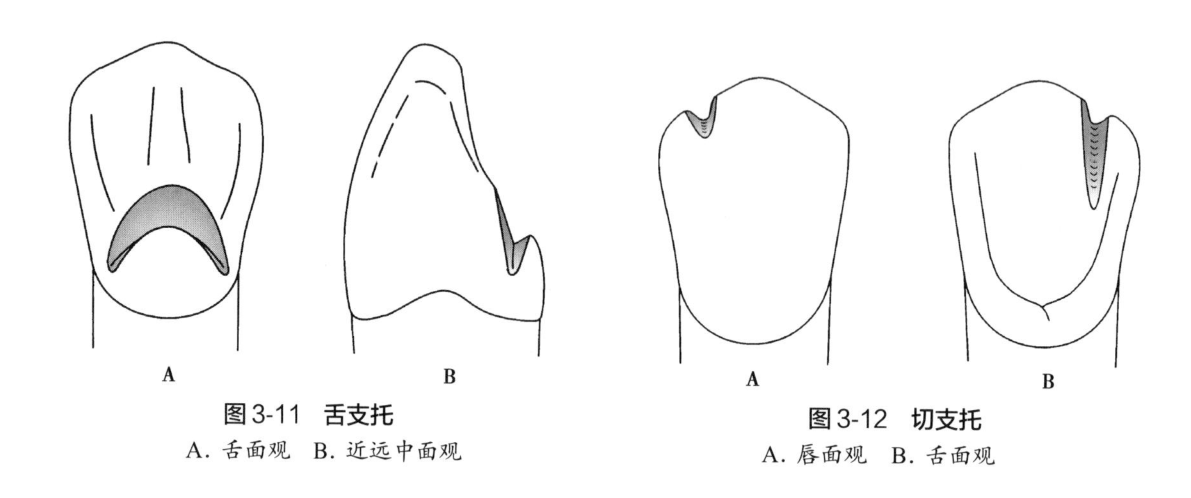

图 3-11 舌支托
A. 舌面观 B. 近远中面观

图 3-12 切支托
A. 唇面观 B. 舌面观

第四节 固 位 体

固位体(retainer)是可摘局部义齿安放在基牙上的部分,起固位、支持和稳定作用的部分。通常由金属制作,固位体按其作用方式不同分为直接固位体和间接固位体。良好的固位体应满足以下条件:

1. 良好的固位能力,保证义齿在行使正常功能状态时不致脱落。
2. 良好的稳定作用,义齿在非功能状态时,不对基牙产生静力(压力或推力)。
3. 摘戴义齿时,不须施加过大的力量,保护基牙不受伤害。
4. 考虑美观要求,尽可能少暴露金属,尤其前牙区。
5. 固位体形态规范,就位后与基牙密合,外形圆钝光滑,不损伤口内组织。
6. 制作材料应具备良好的生物相容性,对口腔组织无刺激,不致敏。

一、直接固位体

直接固位体(direct retainer)是可摘局部义齿安放在邻近缺隙或毗邻间隙基牙上的金属部分,其主要作用是固位和稳定义齿,防止义齿𬌗向脱位。直接固位体按其产生固位作用的部位不同分为冠外固位体和冠内固位体。

(一)冠外固位体

冠外固位体(extra coronal retainer)包括卡环型固位体、套筒冠固位体和冠外附着体。

卡环型固位体是由具有弹性的金属材料制成,将卡环体部贴合于基牙牙冠轴面非倒凹区,弹性较大的卡环臂置于基牙倒凹区,从而使卡环与基牙包绕在一起,起到将义齿固定在口腔中的作用。

套筒冠固位体是按照一定的要求,先在经过制备的基牙上制作金属内冠,再于其上制作金属外冠,并且外冠要与义齿支架稳固连接,义齿完成后,内冠粘固在基牙上,外冠与义齿其他部分相连,利用内外冠接触面之间产生的适当大小的摩擦力,来固定义齿及自由取戴。

冠外附着体是由一对嵌锁式固位装置构成,其中一部分连接于粘固在基牙上的金属冠外,另一部分连接在义齿支架的相应部位,利用这两部分精密嵌锁作用固定和脱卸义齿。附着体及套筒冠详见第十七章、第十八章介绍。

卡环型固位体是可摘局部义齿修复中广泛应用的直接固位体。本章以卡环型固位体为主，介绍可摘局部义齿的固位体。

1. 理想卡环应具备的条件（图 3-13）

（1）良好的支持作用：由卡环未进入基牙倒凹的部分以及支撑在基牙上的𬌗支托，抵抗义齿受到的垂直向𬌗力，防止义齿下沉和龈向移位。

（2）良好的稳定作用：由于卡环各部分（卡环体、卡环臂、𬌗支托等）紧密贴合、包裹在基牙上，帮助义齿抵抗水平方向的力，使义齿不发生水平向移位。

（3）良好的固位作用：由具有弹性的卡环臂进入基牙倒凹区，不施加额外的力量，使义齿不会𬌗向脱位，因此具备固位作用。

（4）良好环抱作用：理想的卡环应环抱基牙的三个轴面、四个轴角，以获得良好的环抱作用。

（5）摩擦力适当：卡环就位或脱位时，进入基牙倒凹的弹性卡环臂与基牙表面的摩擦力大小适当，不对基牙产生过大的侧向力，保护基牙不受伤害。也方便患者日常取戴。

（6）具有对抗作用：卡环就位或脱位时，弹性卡环臂作用于基牙一侧的力量，应由基牙另一侧的对抗卡环臂予以抵偿，从而起到保护基牙的作用。

（7）具有被动性：卡环就位后在基牙上应处于静力状态，不对基牙施加任何力量。

（8）较小的接触面积：在符合制作要求的前提下，卡环与基牙接触面积越小越好，既可减少龋齿发生的概率，金属外露少，又可兼顾舒适美观。

（9）垂直向力：卡环作用到基牙上合力的方向，应该是与牙长轴方向基本一致的垂直向力量。

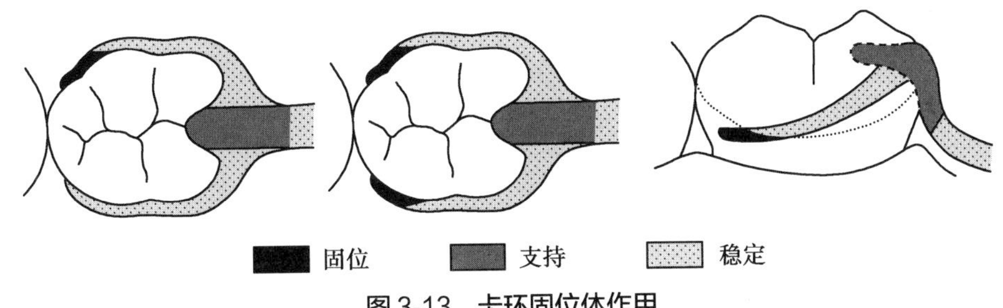

图 3-13　卡环固位体作用

2. 卡环对材料的要求

（1）有足够的强度，不易变形、折断。

（2）有一定弹性，义齿就位与脱位时，卡环能顺利进出基牙倒凹区并与牙面贴合。

（3）金属性能稳定，相容性好，耐腐蚀，不变色，无刺激，易光洁。

（二）冠内固位体

主要是指基牙牙冠内置的精密附着体，通常是插销式冠内附着体。冠内附着体固位作用好、美观、舒适，但对基牙产生的力大，磨除牙体组织多，技术操作精密复杂，损坏后不易修理。基牙牙冠短、活髓牙都不宜选用。

二、间接固位体

间接固位体（indirect retainer），可摘局部义齿在口腔内行使功能时会发生义齿翘起、摆动、旋转、下沉等各种不稳定现象，为了加强义齿的稳定性，往往需要在义齿中添加一些辅助固位装置，这种装置就称为间接固位体（图 3-14）。这些装置包括：支托、附加卡环、连续卡环、金属舌（腭）板、基托等。设计间接固位体时，要考虑到这些装置与义齿支点线的关系，间接固位体距支点线的垂直距离愈远，对抗转动的能力愈强。

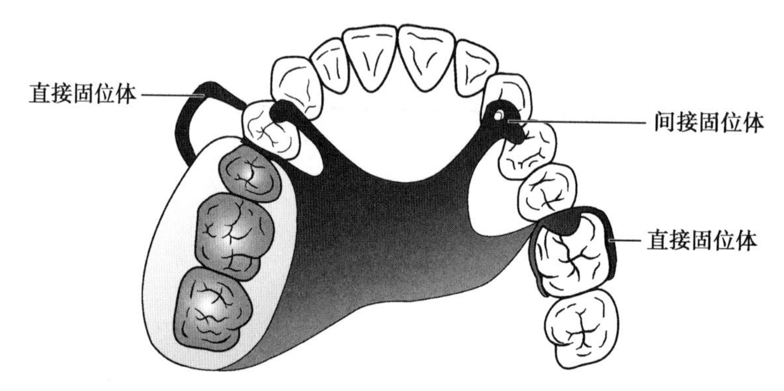

图 3-14 间接固位体

1. 间接固位体的作用

（1）防止游离端基托𬌗向脱位或翘动和防止舌连接杆因游离端翘动而向下移位压迫黏膜（图 3-15）：双侧磨牙均缺失，义齿在双侧末端基牙上安置直接固位体，两直接固位体支托连线横割牙弓，并形成一转动轴，当游离端受力翘起时将会以转动轴为轴心形成杠杆运动，转动轴之前的义齿部分就会龈向移位，这种移位会压迫局部牙龈或黏膜。如果在两尖牙舌隆突上安置舌支托则会阻止游离端基托翘起和前牙舌侧区舌杆压迫黏膜。此时的舌支托起间接固位作用，即是间接固位体。

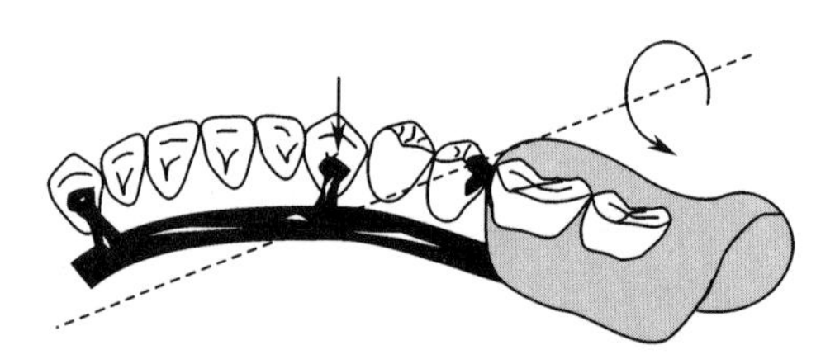

图 3-15 间接固位体防止游离端基托翘起和舌杆下移

（2）防止游离端基托末端水平向摆动（图 3-16）：这种摆动是以末端基牙垂直轴为轴，以垂直轴到义齿游离端基托为半径进行的，同时因直接固位体对基牙的卡抱，还会造成基牙也以其垂直长轴产生转动，造成基牙牙周组织损伤。此时在两侧尖牙舌隆突上安置舌支托，因舌支托抵及尖牙的牙冠硬组织，其反作用力会抵消义齿末端产生摆动的水平向力，稳定了义齿，保护了基牙。

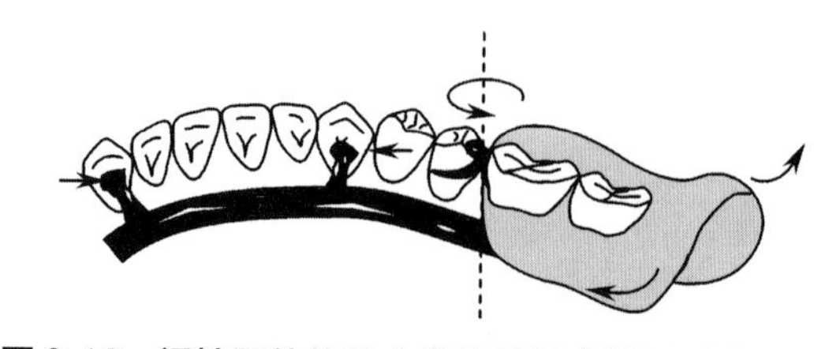

图 3-16 间接固位体防止义齿基托末端沿垂直轴摆动

(3) 防止义齿沿牙弓纵轴转动(图 3-17)：义齿受水平侧向力使义齿基托沿纵线支点线转动，同时还会造成末端基牙颊舌向倾斜移动，对基牙牙周组织造成损伤。此时在牙弓的两侧尖牙上安置舌支托，可防止义齿基托的转动和末端基牙的颊舌向倾斜移位，稳定了义齿，保护了基牙。

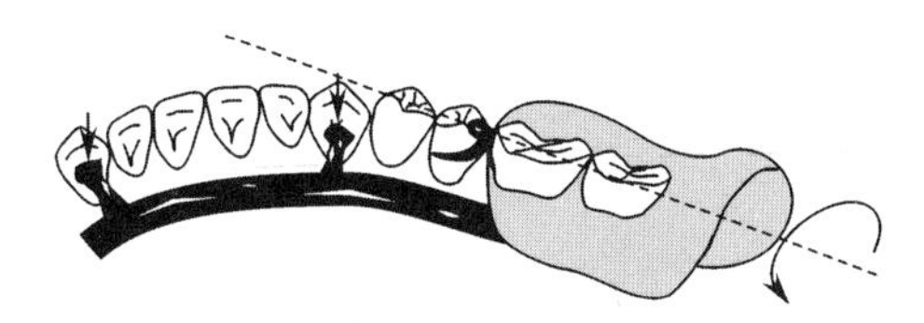

图 3-17　间接固位体防止基托沿纵轴旋转

(4) 分散殆力，减轻基牙负担：义齿承受的殆力通过连接体传导到间接固位体及基牙上，使间接固位体与基牙共同承担殆力。

2. 间接固位体的位置和支点线的关系　影响间接固位体起稳定作用的因素包括：间接固位体在牙弓上的位置、数量，间接固位体及义齿支点线的位置关系。连接义齿固位体或支托的连线称为支点线(fulcrum line)。Cummer 分类提出，根据可摘局部义齿的支点连线在牙弓上所形成的不同形状，将义齿分为四类(图 3-18)：①第一类：斜线式或对角线式，支点线斜割牙弓；②第二类：横线式，支点线横割牙弓；③第三类：纵线式，支点线位于牙弓一侧，成前后方向；④第四类：平面式，支点线互成多边形。

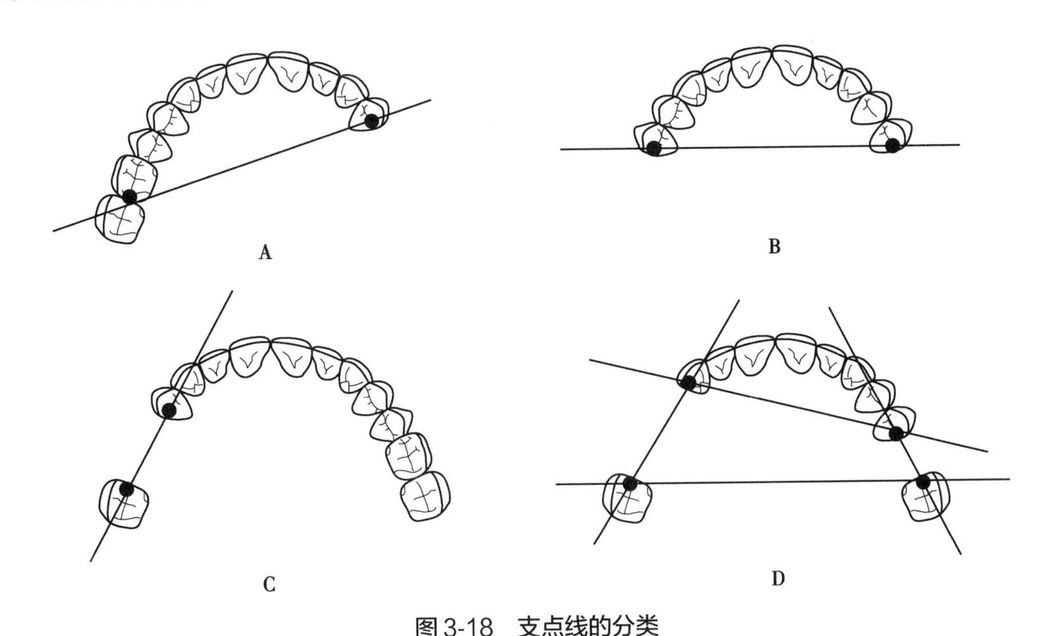

图 3-18　支点线的分类

A. 第一类：斜线式　B. 第二类：横线式　C. 第三类：纵线式　D. 第四类：平面式

充分发挥间接固位体的稳定作用，必须考虑间接固位体的位置和支点线的关系。原则上希望支点线到基托游离端的距离应大于或等于支点线到间接固位体的垂直距离。根据杠杆的原理，受同样大小的力，力臂越长，力矩越大，因此，间接固位体距支点线越远，对抗转动力越强，支持间接固位体的基牙受力越小，且稳定作用也越好（图 3-19）。根据这一原则，选择条件适合的基牙，来设计间接固位体在牙弓上的形状、位置、数量和种类。

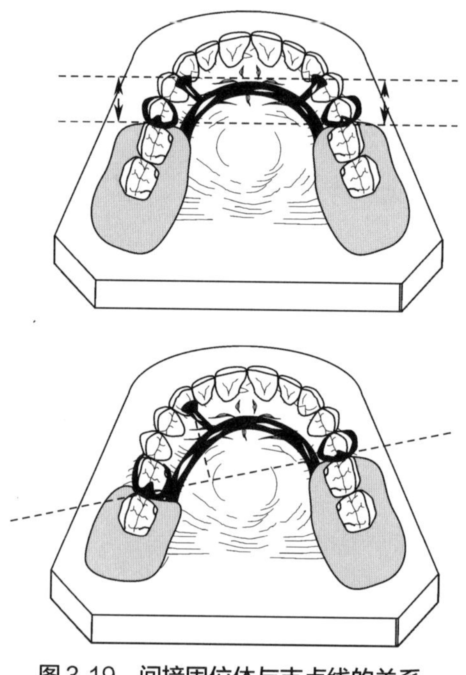

图 3-19　间接固位体与支点线的关系

3. 间接固位体的种类　常用的间接固位体有尖牙舌隆突上安放的舌支托；尖牙远中或近中的切缘处安置的切支托；第一前磨牙近中舌侧𬌗边缘嵴处的𬌗支托；Kennedy 杆，即舌杆和舌隆突杆合并使用，亦称双舌杆（图 3-20）；下颌前牙舌隆突上的舌隆突杆；前牙多数牙缺失时后牙特定部位的𬌗支托，如下颌磨牙舌沟处的𬌗支托或最后磨牙处的远中𬌗支托（图 3-21）。

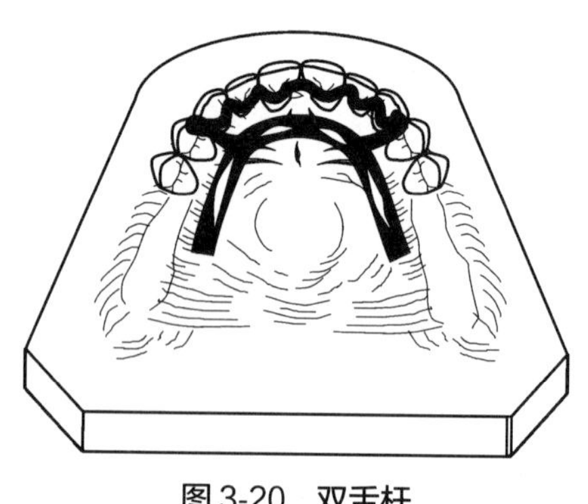

图 3-20　双舌杆

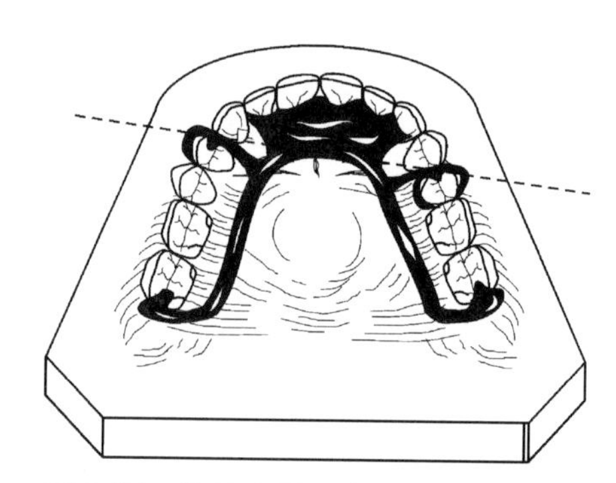

图 3-21　设计在最后磨牙的远中𬌗支托

此外，义齿的一些特定部位也具有间接固位作用，如游离缺失时，支点线前部的舌板、腭板也同样有间接固位作用。另外，特定部位的义齿基托，特定部位的附加卡环，如游离缺失时支点线前安置在前磨牙上的隙卡；特定部位的义齿鞍基，如后牙游离缺失时合并有前牙缺失，此时前牙区的义齿鞍基有间接固位作用，我们也可把它们称作间接固位体。

第五节　连　接　体

连接体（connector）是可摘局部义齿中将义齿各个组成部分连接成一个整体的部分。连接体根据其连接内容分为大连接体和小连接体两类。其连接性质包括机械连接和化学连接。

一、大连接体

大连接体（major connector）的主要作用是将牙弓左右前后的缺失互相连接成一个整体的义齿。大连接体的主要形式有腭杆、舌杆、腭板、舌板以及唇颊杆等，故又称连接杆。

（一）大连接体的作用

1. 连接义齿各组成部分成一整体。增加了义齿的强度。

2. 传导并分散𬌗力至基牙和邻近的支持组织，以减少功能状态时基牙的负荷。

3. 增强义齿稳定和支持作用。将义齿左右或前后连接为一个整体，形成相互制约，同时增加义齿的承托面积，从而增强义齿的稳定和支持作用。

（二）对大连接体的要求

1. 要有一定强度，质地坚韧，不变形，不断裂。

2. 尽量减少对唇、颊、舌和系带运动的妨碍。

3. 其形状呈扁平形、板条形或半扁圆杆形。根据其在口腔内不同的位置、受力的情况和支持组织的健康情况，可呈不同大小、外形和厚度。因连接杆的弹性随长度增加而加大，因此，连接杆应随长度增加而加厚。杆的边缘应圆钝。连接杆多由金属制成，连接板则有金属和树脂两种材料。

4. 不能进入软组织倒凹，以防影响义齿就位和损伤软组织。在上颌硬区、下颌舌隆突区及其他骨性突起区应做缓冲，以防压痛。

（三）大连接体的种类

1. 腭杆（palatal bar）　根据在腭部的位置不同，可分为前腭杆、后腭杆和侧腭杆（图 3-22）。

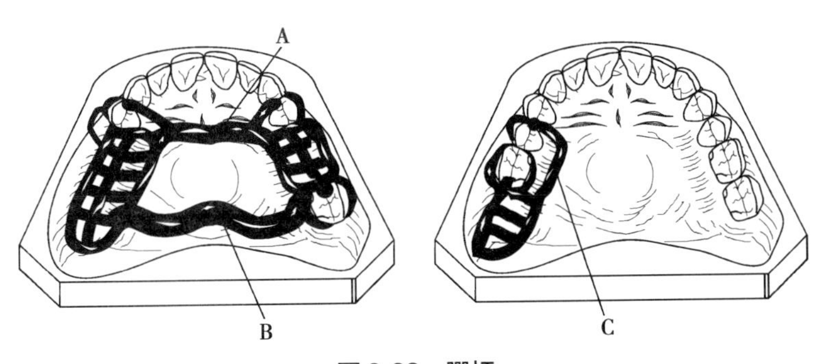

图 3-22　腭杆

A. 前腭杆　B. 后腭杆　C. 侧腭杆

（1）前腭杆（anterior palatal bar）：位于上腭腭皱之后，硬区之前，大约相对于双侧第一前磨牙之间。形态薄而宽，厚约 1mm，宽 6～8mm，离开龈缘至少 4～6mm，与黏膜组织密合而无压力。为了保证不妨碍舌的功能和发音，感觉舒适，可将其位置后移至第二前磨牙之间，又称中腭杆。前腭杆的前缘与腭皱接触时，应位于腭皱隆起的后半部，前缘不覆盖其最高处。必要时，可适当减小其宽度，辅加舌隆突杆。舌隆突杆位于各前牙的舌隆突上，适用于前牙咬合关系正常者（图 3-23）。

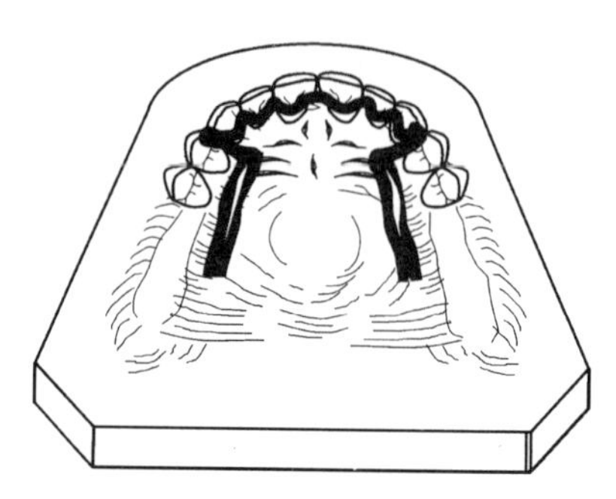

图 3-23 舌隆突杆

（2）后腭杆（posterior palatal bar）：位于上腭硬区后部，软腭颤动线之前，其两端弯向前至第一、第二磨牙之间，宽约 3.5mm，厚 1.2～1.5mm。后腭杆应与黏膜轻轻接触，表面扁圆光滑。设计牙支持式的义齿，腭杆应与黏膜密贴接触；义齿设计为混合支持式时，在游离缺失区，腭杆和黏膜间应留一定的间隙，以防止义齿受𬌗力下沉时对黏膜压迫而损伤。

（3）侧腭杆（lateral palatal bar）：位于上腭硬区两侧，离开龈缘 4～6mm，与牙弓平行，宽 3～3.5mm，厚 1～1.5mm，用于连接前后腭杆。

2. 腭板（palatal plate） 位于腭部的板形连接体，薄厚均匀一致，常用腭板有马蹄状腭板、关闭型马蹄状腭板、全腭板和变异腭板四种（图 3-24）。

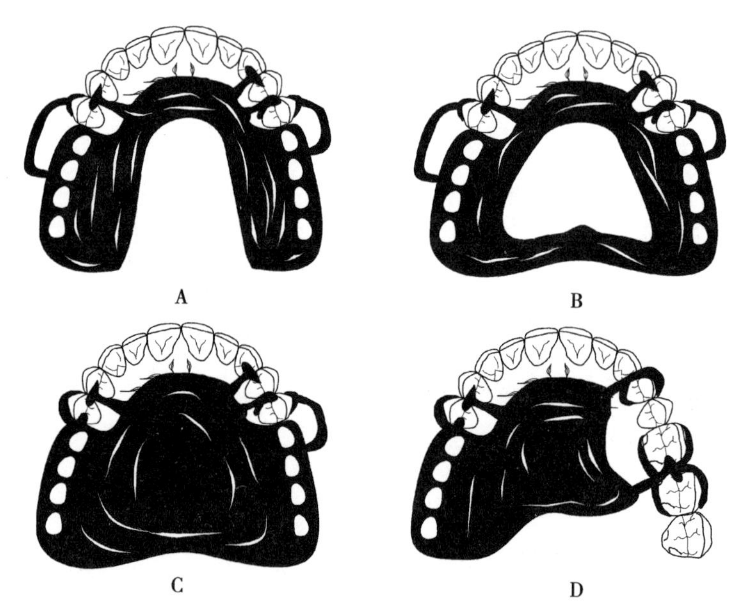

图 3-24 腭板

A. 马蹄状腭板 B. 关闭型马蹄状腭板 C. 全腭板 D. 变异腭板

（1）马蹄状腭板：前腭杆变薄，加宽形成腭板，向两侧远中延伸成马蹄状则称为马蹄状腭板，腭板前缘可离开前牙颈缘 4～6mm，也可向前延伸到前牙舌隆突之上。腭板如覆盖切牙乳头，局部需做缓冲。

（2）关闭型马蹄状腭板：马蹄状腭板与后腭杆相连，形成关闭型马蹄状腭板，与前者相比，形成框架，支持力增强。

（3）全腭板：覆盖全腭区的腭板称为全腭板，其前缘通常离开龈缘 4～6mm，也可向前延伸至上颌前牙舌隆突处。后缘应中止在腭小凹后约 2mm 处，必要时可制备后堤形成后缘封闭，覆盖切牙乳头区应做缓冲。

（4）变异腭板：为覆盖部分上颌硬区的腭板，也称中腭板（middle palatal plate）。其前缘在腭皱后缘，后缘可在第一磨牙远中连接处。因覆盖硬区，应在局部缓冲，以免因板下沉而压迫软组织。

3．舌杆（lingual bar）　可分单舌杆（简称舌杆）、舌隆突杆和双舌杆（图 3-25）。

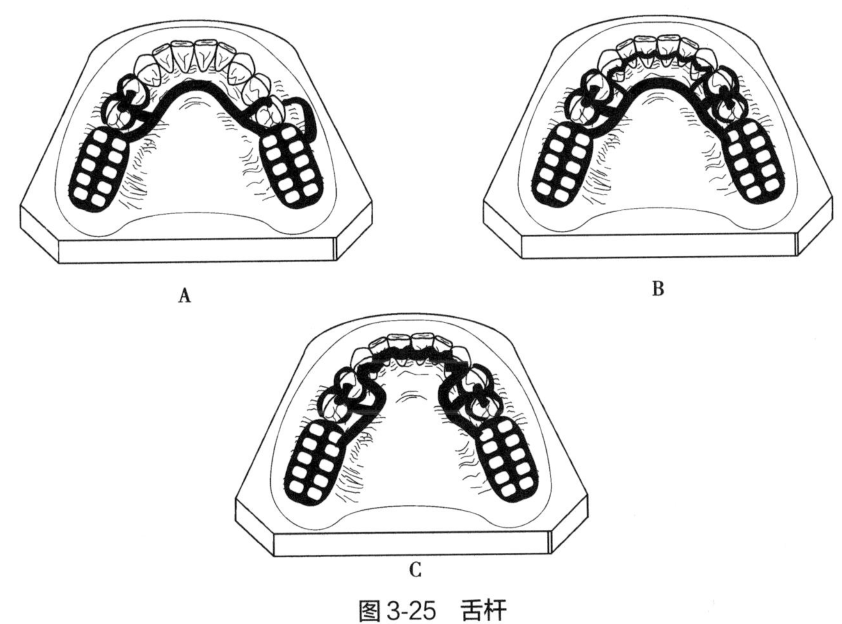

图 3-25　舌杆

A．舌杆　B．双舌杆　C．舌隆突杆

（1）舌杆：安置在下颌舌侧龈缘与舌系带和口底黏膜皱襞之间，厚 2～3mm，宽 3～4mm，距离龈缘 3～4mm。剖面呈半梨形，边缘薄而圆滑，前部应较厚，后部薄而宽。舌杆与黏膜的接触关系，应根据下颌舌侧牙槽嵴形态而定。舌侧牙槽嵴的形态可分为垂直型、倒凹型和斜坡型（图 3-26）。

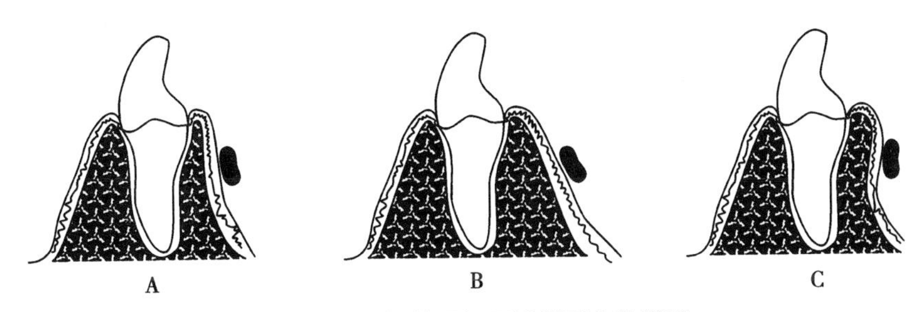

图 3-26　舌杆位置与牙槽嵴形态的关系

A．垂直型　B．斜坡型　C．倒凹型

垂直型舌杆应与黏膜平行接触；倒凹型应放在牙槽嵴的非倒凹区并与黏膜接触，如果口底较浅必须放在倒凹区，制作时应填好组织倒凹，以免影响就位；斜坡型时，牙支持式的舌杆可与黏膜接触，混合支持式的舌杆应离开黏膜 0.3～0.5mm。为减少对发音的影响，舌杆的位置尽可能降低，但不能妨碍系带和口底的功能运动。

（2）舌隆突杆：也称连续舌支托或连续卡环。在下颌前牙舌隆突上安置的连续舌隆突支托，在下颌尖牙远中处与支架相连。由于其位置高，所以不影响龈缘和口底，但异物感较强，单独使用时要求舌隆突杆应有一定厚度以保证其强度。

（3）双舌杆：舌杆和舌隆突杆合并使用，形成双舌杆，又称 Kennedy 杆。双舌杆的支持力强，稳定性好，但舒适度稍差。

（4）舌板（lingual plate）：为下颌前牙舌侧板形大连接体，其上缘位于舌隆突之上，并进入下颌前牙舌侧外展隙，其下缘位于口底黏膜皱襞和舌系带之上。舌板常用于口底浅，舌侧软组织附着高（口底到龈缘的距离在 7mm 以下），舌隆突明显者；特别适用于前牙松动的牙周夹板固定者；也适用舌侧倒凹大，用舌杆不易取得就位道和舌系带附着过高不能容纳舌杆者（图 3-27）。

（5）颊杆（buccal bar）：当前后牙均有缺失，余留后牙向舌侧严重倾斜，腭（舌）侧不宜安置大连接体时，可用颊杆连接。患者多因先天畸形或外伤所致，有条件时可用冠修复体修复或用正畸矫治解决。无条件时，可用颊杆作为可摘局部义齿的大连接体。颊杆影响美观，设计时应慎用（图 3-28）。

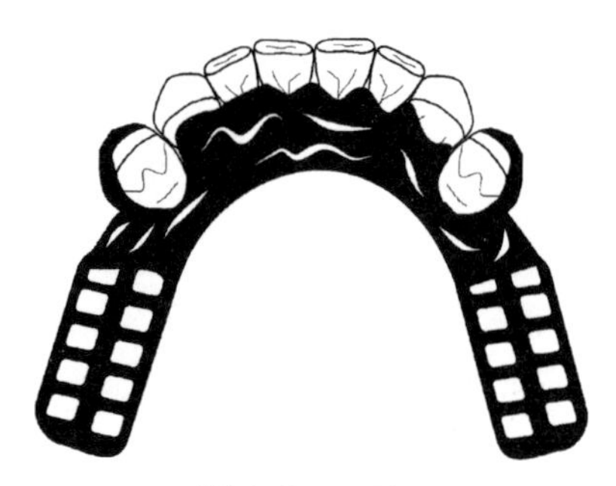

图 3-27 舌板

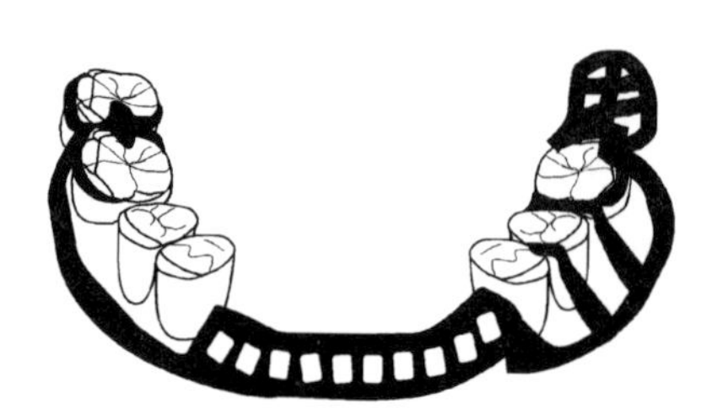

图 3-28 颊杆

二、小连接体

把可摘局部义齿金属支架上的各个部件与大连接体相连的部分称为小连接体（minor connector）。这些部件形式多样，包括直接固位体和间接固位体的连接部分，如卡环、支托的体部，也包括卡环、支托与支架的连接部分，同样还包括支架与树脂的连接部分，如增力网、固位钉等。

（一）小连接体作用

小连接体也是起到将义齿的各部分连接成一个整体的作用。

对于卡环和支托自身的连接体，要求其强度足够，垂直通过基牙龈缘，并应在龈缘处缓冲，以防压迫牙龈颈缘；卡环、支托与支架相连接的部分不能进入基牙倒凹区，以免妨碍义齿就位。卡环与支托的小连接体一般不与基牙轴面接触。

特殊卡环如 RPI 卡环近中𬌗支托的小连接体，则要求局部基牙轴面要制备出与就位道方向一致的导平面，并使基牙与此导平面接触，形成对抗作用，增加义齿的稳定。个别卡环的小连接体较长，有一定弹性，如回力卡环的小连接体。人工牙所承受的咬合力通过小连接体和大连接体传导到基牙、黏膜和黏膜下的牙槽骨上，起到分散咬合力的作用。

（二）小连接体的要求

1. 与大连接体应呈直角相连，但在结合区应圆钝。连接卡环和附加𬌗支托的小连接体要以90°角越过龈缘线。

2. 与牙龈接触区，为防止压迫牙龈应少许离开牙龈，尽可能少覆盖牙龈。

3. 经过牙齿表面处应尽量细小，以免影响舌的活动、妨碍咬合、滞留食物等。

4. 相邻的小连接体之间，应尽可能地保留4～5mm的间隙。

5. 邻间隙处的小连接体，应避免进入倒凹区，以免影响义齿就位。

6. 要有足够的强度和硬度。

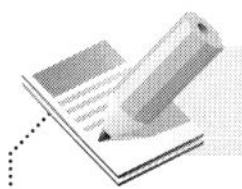

小　结

可摘局部义齿由人工牙、基托、支托、固位体和连接体五部分组成。其中，人工牙是可摘局部义齿恢复咀嚼和美观功能的主要部分，选择合适的人工牙十分重要，临床上选择前牙以美观为主，兼顾功能；选择后牙以功能为主，兼顾美观。基托有承载人工牙、传递𬌗力的作用，选择合适的基托材料，确定基托合适的伸展范围，兼顾基托的强度与舒适，是基托制作的要点。支托是安放在基牙上的金属部件，它是传递𬌗力、支持义齿的主要部件，合理设计支托也很关键。

固位体有直接固位体和间接固位体之分，直接固位体以各类卡环为主，是卡抱在基牙上产生固位作用。间接固位体能辅助固位，增加义齿的稳定因素。连接体包括大连接体和小连接体，大小连接体共同将义齿各个组成部分连接为一整体。同时，大小连接体传递、分散𬌗力至基牙以及邻近的支持组织，以减少基牙在功能状态时所承受的负荷。

思考题

1. 可摘局部义齿的组成包括哪几部分？
2. 可摘局部义齿的人工牙如何选择？
3. 可摘局部义齿基托的作用有哪些？
4. 可摘局部义齿基托的要求是什么？
5. 𬌗支托的要求和作用有哪些？
6. 理想的卡环固位体应具备哪些条件？
7. 间接固位体的作用是什么？
8. 常用的大连接体有哪几种？各有何要求？
9. 小连接体有哪些要求？

（林雪峰　杜士民）

第四章　可摘局部义齿修复的医技沟通与合作

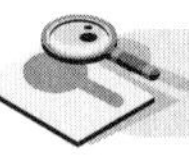

学习目标

1. 掌握：可摘局部义齿修复中医师与技师沟通合作的意义与方法。
2. 熟悉：医师和技师各自的职责以及相互沟通反馈信息的途径。
3. 了解：医师修复设计所遵循的原则以及设计的表达方法。

可摘局部义齿修复治疗的过程是：首先由临床修复医师根据患者的修复要求，进行诊断、设计修复体、预备口腔、制取模型、记录颌位关系，填写详细的书面制作授权书（俗称义齿设计加工单），然后由口腔技师按照要求制作出修复体交还给医师，再由医师进行修复体临床试戴，并教会患者正确使用义齿。由此可见，可摘局部义齿修复治疗是一项需要临床医师和口腔技师相互配合才能完成好的工作，尽管医技的分工不同，但他们需要了解各自的工作内容，交流想法，相互理解和尊重、密切配合，才能完成他们的共同目标，即为患者制作出一副符合患者生理要求的修复体。因此，为达到这一最终目的，医技之间的沟通与合作十分重要。

第一节　医技之间沟通与合作的意义

医师通过临床从患者的病史采集、口腔检查中获取患者的基本信息，并对这些信息进行综合分析完成修复体的设计。医师如何将这些设计思路以及患者的个性要求准确和规范地传递给技师，技师又如何将修复体加工过程中遇到的技术问题反馈给医师，以最终确保高质量地完成修复过程，要求医技之间必须建立良好的沟通与合作关系。

一、医师和技师的职责

医师和技师都应该是具有本学科系统的理论知识与熟练的操作技能的专业人士，在共同完成修复体制作过程中，他们必须清楚自己的职责，了解各自的局限，在相互尊重和信任的基础上建立合作关系。合作过程中，要求技师不仅要了解医师的临床诊治原则和修复设计，同时还需将修复体制作过程中遇到的疑问和困难及时地反馈给医师；同时，也要求医师在制订修复计划时，必须了解修复体制作的工艺流程和操作难度，并努力为技师制作创造有利条件；医技双方在修复体制作过程中，应该始终互通信息，加强交流，尽量为对方着想，才能达成良性的医技合作，制作出优良的修复体。

（一）医师的职责

1. 提供详细的书面工作授权书（义齿设计加工单），并签字认可。

2. 提供精确的印模或模型、咬合或颌位记录。

3. 若技师发现工作授权有疑问或不明之处，医师应及时给予回答，若需要为修复体修改设计，则必须及时给出书面许可。

4. 按定制式义齿生产法律规定，工作授权书应保留一段时间（一般为两倍保修时间）。

5. 严格遵守执业医师法等法律、法规。

（二）技师的职责

1. 认真核对工作授权书要求，印模、模型、颌位记录的准确性。若对上述内容有疑问或不清楚，应立即与医师取得联系，予以确认。

2. 按照医师提供的工作授权书、印模、模型及颌位记录，制作修复体。并准时完成。制作过程中若发现问题也应及时与医师沟通。

3. 按定制式义齿产品质量标准制作修复体。

4. 收集好各类交流信息，并做好记录归档。定期分析数据，根据分析结果做相应的调整。

5. 严格遵守定制式义齿生产的法律、法规。

二、医技沟通的方式

修复体是由医师和技师共同完成的，医师与技师的沟通贯穿于整个修复体制作的过程。常用的医技沟通方式有：

1. 通过书面工作授权书（义齿设计加工单）沟通　该沟通方式简单、有效，是口腔修复行业广泛应用的沟通方式。书面工作授权书的内容大体包括：发送医师及单位信息、患者个人信息、患者口腔信息、修复项目信息、修复材料信息、制作技师及单位信息、联系方式信息及其他相关信息等，书面信息越详细，医技沟通就越充分。书面工作授权书（义齿设计加工单）一式三份，医技双方各保留一份，另一份伴随修复体制作流动。

2. 电话沟通　为了弥补书面工作授权书（义齿设计加工单）的不足。若医师或技师对书面工作授权书上尚有不清楚或不确定的内容，医师和技师还可以通过电话的方式沟通。

3. 面对面的沟通　若上述两种沟通方式仍不能准确传达所有信息，那么，医师和技师面对面地交流则是更直接、更充分、更有效的沟通了，特别是一些复杂疑难的修复病例，医技双方面对面的沟通是十分有效的，书面工作授权书和电话往往不能获得面对面沟通的效果。

4. 通过互联网沟通　随着科学技术的快速发展，互联网技术为远程交流提供了平台，医技信息交流也可以通过互联网实现虚拟的面对面沟通，医技交流还可以不受地域、时间限制。同时，互联网还为数字化技术的制作提供了方便，医师获取的患者口腔信息可以数字化，技师制作修复体也可以用数字化技术，数字化信息在互联网上传输通畅，医技沟通也十分通畅，且数字化信息准确无误差。另外，传统方式传达色彩信息转达是比较困难的，这是因为牙齿的颜色很难用语言进行准确描述。互联网提供了色彩、图像、声音的传输，弥补了传统信息交流的不足。

三、医技沟通的模式

从医技沟通的模式来看，医技之间是“主从 - 合作型”关系。医师提供修复体设计信息，技师提供修复体制作反馈信息，其间每一个环节的信息出现偏差，都会直接影响到修复体的质量。

1. 医师环节　医师是临床修复的设计者和执行者，应该准确把握修复治疗的原则，运用自己的知识和经验，充分理解患者的意图，为患者设计出合理的修复体，并将修复体制作的明确要求准确地传达给技师。传达的内容包括：书面工作授权书（义齿设计加工单）、精确的印模或模型、准确的咬合记录等信息。如果医师设计不当，例如口腔预备不足、模型不精确、咬合记录不准确、义齿设计加工单不规范，都会直接影响技师的制作。所以医师下达的制作要求一定要完整、准确和清楚。

2. 技师环节　技师是修复体制作的执行者，技师首先必须熟悉制作工艺要求，熟练掌握各项操作技能；同时技师还必须能理解医师的修复意图，对医师传达的每一点要求都清楚，若对医师的修复指令有任何疑虑或不解，都应主动与医师取得联系，将疑虑和不解，抑或建议和意见，及时反馈给医师，就制作上的问题与医师讨论并取得一致。虽然临床修复存在医技的主从模式，但对于修复体的制作，技师的作用却是主动的，修复体制作的每一个步骤，都离不开技师对医师的设计意图以及修复体制作技术的理解。因此，技师与医师必须加强互相的沟通。

3. 沟通渠道　医技沟通的渠道是医师和技师联系的纽带。在修复体制作的过程中，医技沟通渠道主要通过义齿设计加工单和口腔模型来完成，其他的沟通渠道如电话、面对面、互联网等，也是医技沟通渠道的必要补充和完善。如果沟通渠道不通畅，就会造成修复体制作出现问题。

第二节　医技沟通的具体信息

在修复治疗过程中，医技之间的沟通信息很多，如义齿设计加工单、模型、咬合关系以及其他的信息。其中，最主要的信息是模型和义齿设计加工单。

一、模型

模型是医技信息沟通最主要的内容。对模型的要求是：

1. 模型是全牙列模型，大小、厚度要适宜，由硬度良好的石膏灌注，有一定的强度。

2. 模型完整清晰、解剖标志清楚、无损伤、无变形、无压痕，同时，基牙完整清晰、无折断和缺损，支托凹、邻间沟、基牙处无气泡，模型能反映出口腔软、硬组织在功能状态下的解剖结构。

3. 模型的上下颌能准确对合，具有稳定的咬合关系。若上下颌没有天然咬合关系或存在咬合不稳定的情况，模型应附带能准确恢复咬合记录的附件。

4. 医师应该在模型上确定义齿的就位道方向，并在模型上标记出等高点，以便技师收到模型后，利用等高点来恢复出义齿就位道的方向，从而理解医师的设计意图。

二、义齿设计加工单

义齿设计加工单（图 4-1）是医师下达给技师的书面指令，也是医师给义齿制作部门的工作授权书和订单。

NO:0019040

×××义齿加工中心修复体设计单

科室名称：×××

患者姓名	杨×	性别	男	年龄	63	电话	136×××××××	收件时间	年　月　日
医生姓名	马×	联系电话	135×××××××					出件时间	年　月　日

项目	
	烤瓷冠☐　铸造冠☐　全瓷冠☐　嵌体☐　桩核☐　聚合瓷冠☐
	局部义齿☑　总义齿☐　利植☐　磁性附着体☐　其它附着体☐
	固定桥☐　甲冠☐　贴面☐　诊断蜡型☐　腮复体☐
	其它☐

复诊日期	
试内冠	年　月　日
试支架	年　月　日
试排牙	年　月　日
完成	年　月　日

制作费　　　　用金量　　　　克

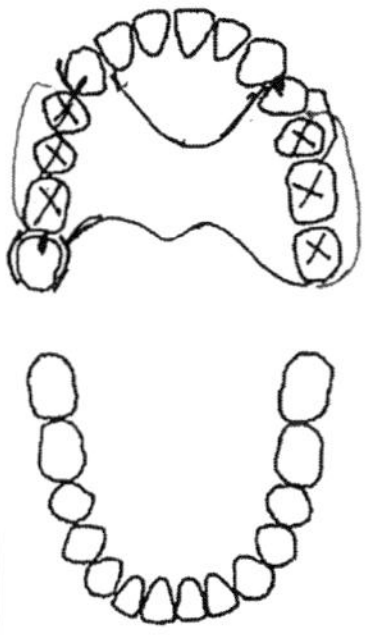

设计说明及要求：
1. 3┘：美观卡环＋合支托.
2. 4┘：RPI卡环组.
3. 2┘：隙卡环.
4. 附件：咬合记录.

特殊比色

比色　21#

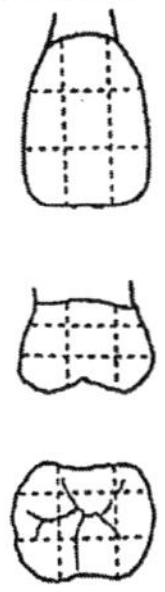

原模型检验/制作单评审		
基牙边缘：	清楚☐	不清楚☐
咬合：	稳☐	不稳☐
牙体预备：	够☐	不够☐
颌位记录	有☐	无☐
参考模型☐　对颌☐　𬌗架☐ 其它附件☐　旧义齿☐		
发现问题	处理方法	
初检签字： 时间：	质检签字： 时间：	

修复材料		
固定	镍铬合金☐　钴铬合金☐　金钯合金☐　金铂合金☐ 铸瓷☐　氧化铝☐　CAD/CAM氧化锆☐　Procera氧化锆☐	
活动	人工牙：拜耳牙☑　四色牙☐　普通牙☐　型号 支架：钴铬☐　纯钛☑　Vitallium2000☐　Vitallium2000⁺☐ 基托：胶连☐　注塑☐　隐形义齿☐　金-塑☑	

加工制作工序检验记录

固定组工序检验	模型组	蜡型组	打磨组	烤瓷组
	制作人：	制作人：	制作人：	制作人：

活动组工序检验	蜡型组	打磨组	排牙组
	制作人：	制作人：	制作人：

×××义齿加工中心　　地址：×××
电话：×××
E-mail：×××

第一联（白单）：工厂存单　　第二联（红单）：客户存单

图 4-1　义齿设计加工单

义齿设计加工单是医师将所需要制作的修复体种类、要求等信息传递给技师的桥梁。技师通过阅读设计单，可了解患者的基本情况、缺牙数目、需制作的修复体种类以及设计要求等信息。

要求义齿设计加工单具有科学性，所传达的信息不仅要系统、规范、完整，而且每项内容都要求准确、清晰、无歧义，便于技师理解。目前义齿制作行业尚未形成统一的义齿设计加工单，但加工设计单基本都包含以下信息：

1. 义齿加工部门的信息　包括义齿加工部门的名称、地址、联系电话、电子邮箱等。

2. 医生的基本信息　医院（诊所）的名称、医生姓名、联系电话。

3. 患者的基本信息　患者的姓名、性别、年龄、职业、电话等。如有可能可描述出患者的面型、肤色及兴趣爱好等。

4. 定制式义齿的种类　义齿的种类很多，大体上分为全口义齿、固定义齿和可摘局部义齿三项。每个大项下又分很多的小项，内容包括义齿名称、制作材料、颜色选择等。例如可摘局部义齿以下的选项包括：整铸支架、弯制支架，树脂基托、金属基托，人工牙型号、色泽等内容。

5. 义齿设计平面图　它是设计单的核心内容。医师按照修复体设计单的表示方法，将患者的缺牙情况和修复体设计方案画在设计单的牙列图上，如医师有特殊的设计或要求，还可以附加文字说明。设计平面图有时还需要在模型上标示。

6. 义齿的详细信息　以可摘局部义齿设计为例，包括：确定的基牙、咬合的设计、卡环与殆支托的位置、基托的范围、材料的种类、人工牙的颜色等内容。

7. 修复体制作工序及检验记录　为有效控制修复体制作质量，落实工作责任，设计单上标注每一制作步骤的制作技师姓名。

8. 数码图像等　若有数码图像等附加信息，也需在加工单上标注。

9. 其他信息　包括送件时间、出件时间、有无附件等。

三、义齿设计加工单的一般表示方法

义齿设计加工单是医师将患者信息转达给技师的载体。技师在制作义齿之前，应认真阅读理解和识别设计单内容，按照设计单上所表示的内容要求，制作定制式义齿。义齿设计加工单的一般表示方法介绍如下：

1. 在牙列式上的某牙位处，用蓝色笔画“×”，表示此牙缺失。

2. 在牙列式上的某牙位处，用蓝色笔画“ʊ”，表示此牙作为固定义齿的基牙。

3. 在牙列式上的某牙位处，用蓝色铅笔画出卡环和支托形状，表示此牙作为可摘局部义齿固位体的基牙。

4. 在牙列式上，用红色铅笔所画部分，表示是树脂基托以及其伸展的范围。

5. 在牙列式上，用蓝色铅笔画出卡环和支托以及基托所应伸展的范围，表示此修复体为整体铸造支架。

四、绘制支架框图

在义齿设计加工单上，医师将自己设计的可摘局部义齿以平面示意图的方式表达给技师（图 4-1），技师应理解和识别该平面图的设计内容，并结合医师设计要求的文字说明将该平面图转移到工作模型上，在工作模型上勾画出符合医师要求的立体图，即在工作模型上绘制支架框图。下面简单地介绍框图的绘制步骤和方法。

1. 工作模型复位　将工作模型放置在观测仪上，按照医师在模型上标记的三个等高点位置，确定模型的倾斜方向，即还原了医师设计的义齿就位道方向（彩图 4-2，见书末彩插）。

2. 画观测线　按照医师确定的就位方向，在模型观测仪上描画出基牙各个轴面的观测线，以及其他软硬组织较大的倒凹（彩图 4-3，见书末彩插）。

3. 填补倒凹　对观测分析出的倒凹区域，尤其是影响义齿就位的不利倒凹，用适当的材料填充掉，注意义齿固位所利用的有利倒凹区域需要保留，不能充填。具体的充填方法详见义齿制作章节（图 4-4）。

4. 画出义齿各部分的准确位置，根据义齿选用的材料、观测填凹的结果以及基牙倒凹的深度，画出义齿各部分的准确结构和位置，包括卡环臂部、卡环体部、殆支托、基托范围以及大小连接体等部件的位置（彩图 4-5～彩图 4-7，见书末彩插）。

5. 标出缓冲区和后堤区　在基托覆盖区域画出缓冲区和后堤区的位置及范围，并对其进行相应的处理（彩图 4-8，见书末彩插）。

为便于在模型上清晰地分辨出支架各个部分的结构，可采用不同颜色的有色笔进行标记。

第三节　医师与技师的合作环节

在修复治疗过程中，尽管医师和技师沟通与合作最主要的环节是修复体的制作，但如果能将医技的沟通与合作环节扩大到修复治疗的全过程，那么，对临床医师的修复工作和口腔技师的义齿制作两个方面都将带来更大的益处。因为有技师参与到临床修复的设计过程，这样的设计会更加易于制作；同样，有医师参与到义齿制作过程，那么制作出的义齿更容易符合临床要求。医技双方虽处在不同的工作环境中，但双方相互沟通的渠道是畅通的，尤其是现在互联网平台的进步。修复体从设计、制作到试戴的每个环节都有医技双方的合作，才能更好地提高修复水平，制作出优质的口腔修复体。下面简述临床诊疗和技术制作这两个医技合作的主要环节。

一、临床诊疗环节

临床环节包括：医师首先需要倾听患者的修复意愿，检查诊断牙列缺损及余留牙的情况，设计可摘局部义齿修复的形式及各部分内容，然后进行牙体预备、制取印模与模型、记录颌位关系、填写义齿设计加工单，所有这些环节，若能有技师参与，将有利于获得更好的效果。

技师参与诊断设计，利用研究模型进行观察分析，可以检查出设计中的不合理因素；可以标示出义齿各部件的位置、形态与大小；可以准确了解口腔形态及咬合情况；可以精确理解临床医师的设计意图，从而使得修复体制作变得更加顺利。

二、技术制作环节

技术制作环节是指口腔技师制作修复体的过程。要求技师必须熟悉制作的工序、流程，执行工艺的标准，接受质控的管理，按照医师的要求制作出合格的修复体。技术制作环节具体内容包括：检查模型与咬合关系，认真解读义齿设计加工单，修整模型，观察填凹，模型上描画立体的设计框图，模型处理及复制，制作支架、固位体、支托及连接体，选配人工牙，完成蜡型，装盒、充胶，热处理成形，打磨、抛光等步骤。

这些技术制作步骤中，特别是检查与确认模型及咬合关系，解读加工单，绘制设计框图等步骤，如果有修复的设计者一起参与，那么模型及其咬合关系会更精确，设计加工单意图会更明确，设计框图可以得到确认，制作出的修复体更加符合设计者的本意，修复体的质量会大大提高。

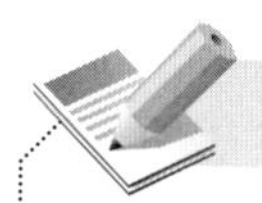

小 结

一副合格的可摘局部义齿需要口腔修复医师的精心设计和口腔技师精细加工才能完成。医师应通过义齿设计加工单和模型等将自己设计思路以及患者的个性要求准确和规范地传递给技师，技师也要通过医技之间的沟通通道将修复体加工过程中遇到的技术问题反馈给医师，医技之间必须清楚各自的职责，了解自己的局限和不足，建立和谐默契的沟通与合作关系，才能使修复体的设计与制作方法得到不断的完善和更新。这样，双方的智慧都能得到充分展示和发挥，并为患者提供满意的医疗服务。

思考题

1. 医技之间沟通与合作的意义。
2. 医技之间沟通的渠道。
3. 医师和技师的职责及沟通模式。
4. 义齿设计加工单的表示方法。
5. 可摘局部义齿支架框图的绘制方法。

（杜士民）

第二篇

常用可摘局部义齿修复工艺技术

第五章　印模与模型的工艺技术

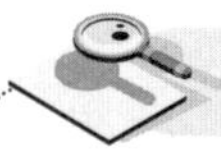

学习目标

1. 掌握：有关印模和模型的各项理论知识和实践操作技能；灌注模型和修整模型的方法及注意事项。

2. 熟悉：口腔印模、模型材料的定义、种类、使用方法和注意事项。

3. 了解：印模与模型的消毒方法，数字化印模系统。

第一节　印模与模型制作

印模（impression）是物体的阴模。口腔印模是指口腔有关组织的阴模，是在临床修复操作中利用托盘和印模材料获得的反映与修复相关的口腔软、硬组织的阴模。在可摘局部义齿的制作过程中，制取印模是必不可少的重要步骤，所取得的印模能否真实反映口腔组织情况与最终修复体的制作精度紧密相关，高质量的印模是翻制精准模型，进而制作精良修复体的重要前提。

一、印模的种类

根据印模制取时患者的开闭口情况分为开口式印模和闭口式印模；根据印模制取时是否对黏膜加压分为压力式印模、非压力式印模和选择性压力印模；根据印模制取的次数分为一次印模法和二次印模法；根据印模灌注时模型所反映的口腔组织状况分为解剖式印模和功能性印模。功能性印模是目前临床应用最多的印模。

（一）解剖式印模

此种印模是在义齿的软、硬组织处于静止状态下取得的印模，属于无压力印模，灌注的模型仅能反应休息状态下口腔软硬组织的解剖形态。通常用成品托盘和稠度较小、流动性较好的弹性印模材料一次性取得。制取过程相对简单。它可以准确地反映牙齿和牙槽嵴的解剖形态，据此制作的义齿对牙和所接触的其他组织皆不产生压力，牙支持式和黏膜支持式义齿均可采用这种印模。前者的殆力主要由基牙承担，基托面积可适当减小，故印模的边缘不宜伸展过大；后者的殆力主要由黏膜和牙槽骨承担，可适当增大基托面积，故印模边缘宜充分伸展，但以不妨碍附近组织的正常生理活动为原则。因此在为制作黏膜支持式义齿取印模时，必须行肌功能修整。

肌功能修整是指在制取印模过程中，印模材料尚未凝固前，模仿周围软组织的正常生理活动，对印模进行整塑，使印模既能伸展到黏膜皱襞区，又不致延伸过度而有碍肌功能活动。肌功能修整有主动和被动两种，主动修整为患者自行做一些动作，如大开口、轻轻活动上下唇、伸舌向前并左右摆动、吞咽、鼓腮等；被动修整为操作者帮助患者做一些口腔周围软组织的功能活动，如用手指牵拉患者的唇颊部，在上颌应向前下拉动，在下颌应向前上拉动。有时亦可主动和被动修整同步进行。

（二）功能性印模

此种印模是在对不同组织选择性加压的状态下取得的印模，也称为选择性压力印模，灌注的模型可以反映患者在㓖力作用下黏膜的位置和形态。一般采用个别托盘、二次印模法等进行制取。适用于基牙与黏膜混合支持式义齿，特别是牙列缺损类型为Kennedy Ⅰ类和Ⅱ类的义齿修复。这种义齿在功能状态时，义齿鞍基远中端下沉程度较近基牙端明显，导致近缺隙基牙受到远中向的扭力。但目前还没有一种材料在制取印模时，能够一次同时取得牙列的解剖外形和缺牙区黏膜在功能状态下的外形。因此，对缺牙区牙槽嵴吸收明显、黏膜及黏膜下组织松软，动度较大的游离端缺失的病例，最好采用压力印模技术，以减少义齿鞍基远中端下沉过多所带来的不良影响。

二、托盘的选择

托盘是承载印模材料在口内制取印模的一种工具。要制取一个高质量的印模，选择一副适合患者口腔情况的托盘非常重要。取印模前要根据患者的牙弓大小、形状，缺牙区牙槽嵴的高度和印模材料的不同选择合适的托盘。

（一）托盘的种类

成品托盘按材质分为金属托盘、塑料托盘和金属支架外部涂塑托盘；按托盘的结构和使用目的分为全牙列托盘（图5-1）、部分牙列托盘（图5-2，图5-3）、无牙颌托盘（图5-4）；金属托盘还可分为无孔型和有孔型两种（图5-2，图5-3）。

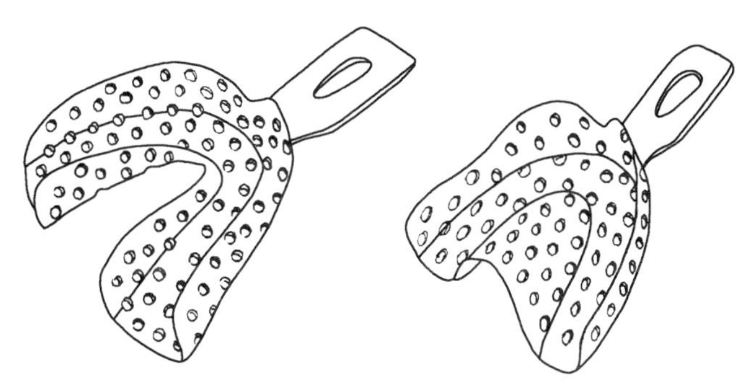

图5-1　全牙列托盘

（二）托盘的选择

选用成品托盘时，成品托盘有各种大小、形状和深浅的型号，应尽量选择与牙弓大小形态协调一致的，托盘要略大于牙弓，其内面与牙弓内外侧约有3～4mm间隙以容纳印模材

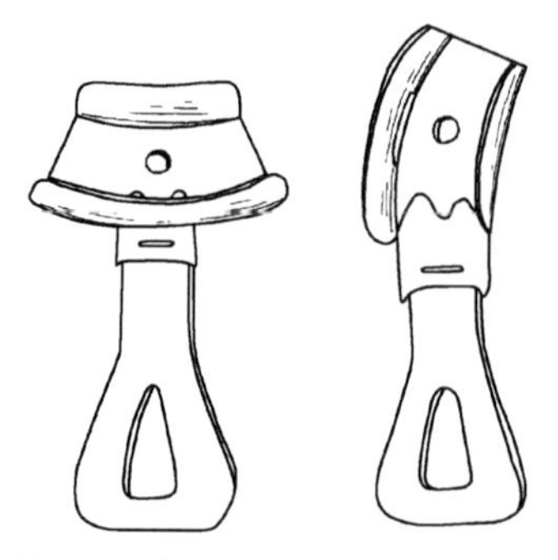

图 5-2 部分牙列托盘（无孔型）

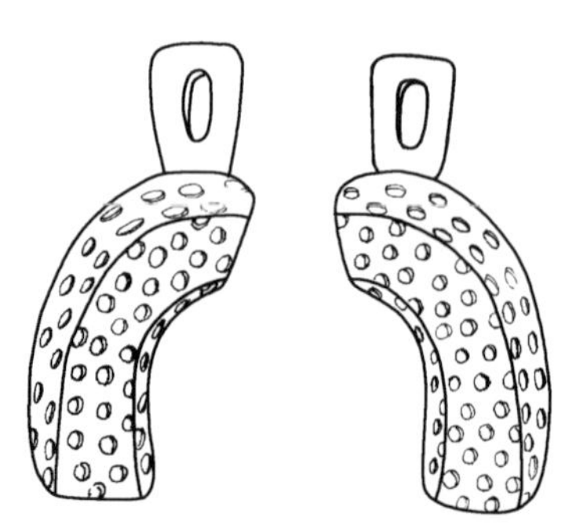

图 5-3 部分牙列托盘（有孔型）

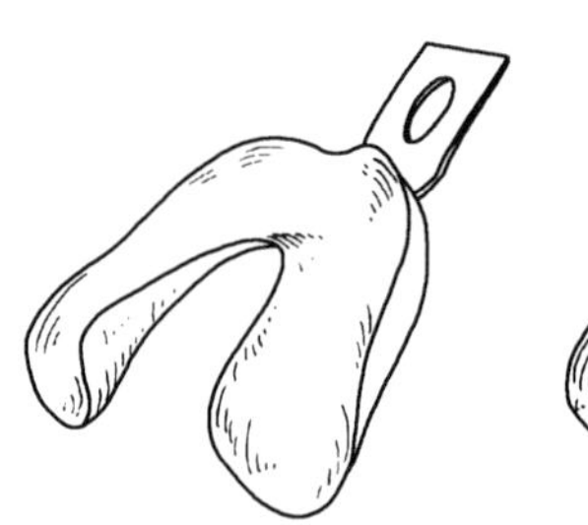

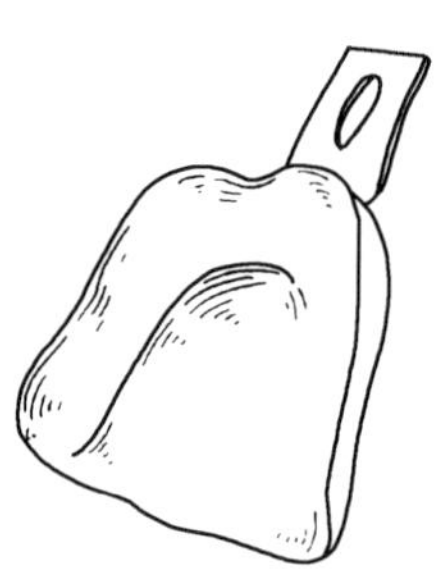

图 5-4 无牙颌托盘

料。托盘翼缘一般止于距黏膜皱襞约 2mm 处，不能妨碍唇、颊、舌及口底软组织的功能活动，在其唇、颊系带部位亦应有相应切迹。上颌托盘后缘应盖过上颌结节和颤动线，下颌托盘后缘应盖过最后一颗磨牙或磨牙后垫。如果成品托盘某个部位与口腔情况不太合适，可用技工钳加以调改，或用蜡、印模膏添加托盘边缘长度及高度。用于牙列缺损取模的成品托盘与牙列缺失取模的成品托盘不一样，前者托盘底为一平面，边缘伸展较长而深；而后者托盘底呈椭圆形，边缘伸展较短。

若缺失个别后牙，缺隙前后余留牙的𬌗关系正常，且义齿设计仅限于缺失侧牙弓，则可选用只盖过缺隙邻近几颗牙的部分印模托盘即可。

若双侧后牙游离缺失，且缺隙处牙槽嵴明显吸收，则应选择一种前牙区底平而深，后牙区底浅而为椭圆形且适合牙弓外形的托盘（图 5-5）。目前临床上，如采用弹性印模材料取模，主要选用有孔托盘或边缘有倒凹的托盘，当选用无孔托盘时，应在其边缘加蜡或绕贴一圈胶布，以加强印模材料与托盘间的固位，防止脱模；如采用印模膏取模，则应选用光滑无孔、无倒凹的托盘，以便在处理完成模型翻制后的印模时，印模膏与托盘较容易分离。

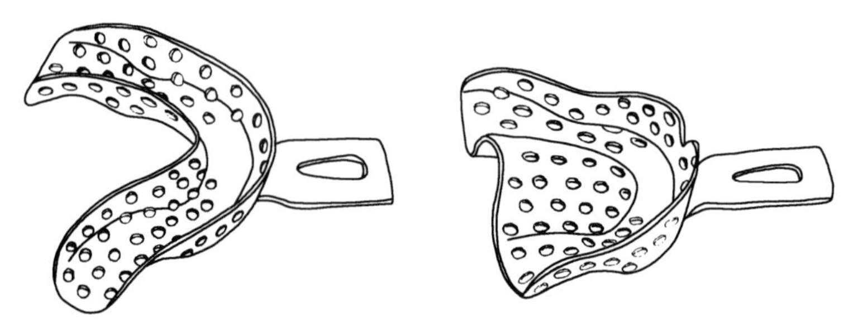

图 5-5 后牙游离缺失印模托盘

三、个别托盘的制作技术

若成品托盘不能满足临床印模的要求，则需要制作个别托盘来为患者制取印模。

（一）个别托盘

由于患者口腔的个体差异，在有些情况下，很难选一个完全符合某一特定患者情况的成品托盘。此时需要为患者专门制作个别托盘。个别托盘是用来制取与特定患者的牙弓和牙槽嵴相吻合的托盘，是在用成品托盘取得的研究模型上利用个别托盘材料制作而成的。用个别托盘制取印模时，因就位后稳定不易移位，易于进行肌功能修整，与患者的口腔组织吻合，减少制取印模时患者的不适感，可准确反映义齿基托伸展范围，且托盘内各部分印模材厚度均匀，变形率小，所以最终获得的印模更准确。

（二）制作方法

1．先用普通成品托盘为患者制取一副印模，灌注后作为研究模型备用。

2．确定边缘位置　根据操作者对义齿边缘伸展的设计要求，用铅笔在修整后的研究模型上画出个别托盘的边缘位置。一般在有余留牙的部分，边缘应完全覆盖余留牙；在缺牙区，边缘伸展至比前庭沟底短 2～3mm 处，上颌后缘为翼上颌切迹与腭小凹后 2～3mm 的连线，下颌后缘盖过磨牙后垫 2/3 处；避让唇颊舌系带（图 5-6）。

3．模型填倒凹　用模型观测仪在研究模型上画出余留牙及牙槽嵴等组织倒凹，用蜡或填倒凹材料填去画出的托盘边缘线内部分过大倒凹，使个别托盘取戴顺利（图 5-7）。之后，在模型表面涂布一层分离剂。

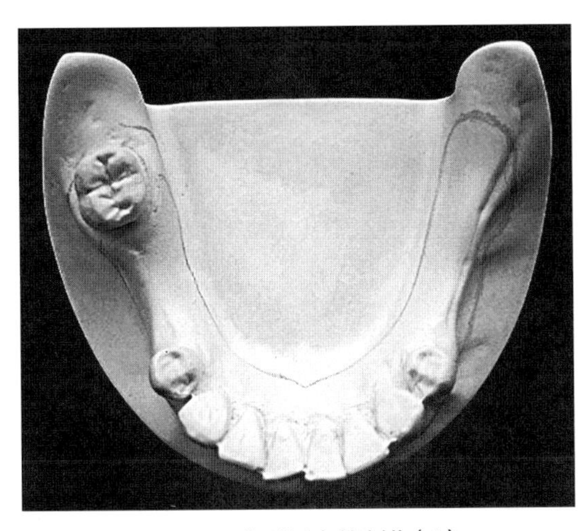

图 5-6　个别托盘的制作（1）

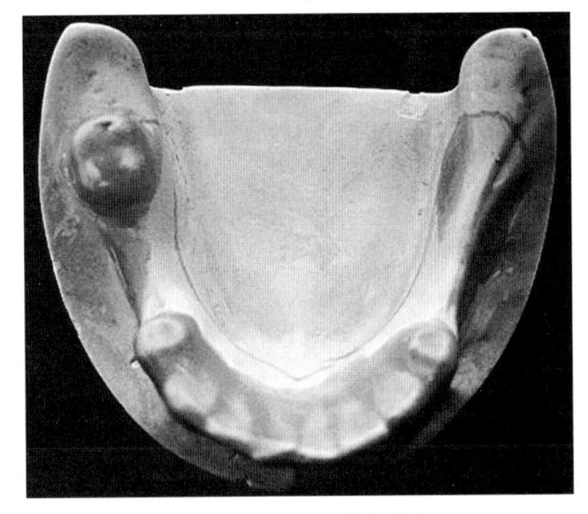

图 5-7　个别托盘的制作（2）

4．保留印模材间隙　通过在研究模型表面铺不同厚度的蜡片的方法，使得将来个别托盘与组织之间保留适当的间隙（余留空间）。根据取模时选用的印模材料及压力要求不同，在模型上铺不同厚度的蜡片。一般在余留牙上铺 0.5～2.0mm 厚的蜡片，而在缺牙区铺 1.0mm 厚的蜡片或不铺蜡片（图 5-8）。

5．制作终止点　铺完蜡片后，在余留牙的𬌗面、切缘或义齿承托区部位的蜡片上开几个约 2mm × 2mm 方形小窗作为终止点（见图 5-8）。但应注意避开设置支托的部位。

6. 制作托盘　准备好形态预成的片状光固化树脂，或将面团期普通自凝树脂压成2mm厚的片状，在已处理好的研究模型上按压成形，按压时注意范围应超过托盘边缘线，保持各部位厚度均匀，并无皱褶形成。于材料固化前，用锐利的雕刻刀切除超过个别托盘边缘线的多余树脂，并用这些树脂于托盘前部正中部位及下颌托盘后牙区牙槽嵴顶区制作把持柄（图5-9）。制作时应注意把持柄的大小和角度，以不妨碍口唇运动为准。光照托盘或等待托盘固化。

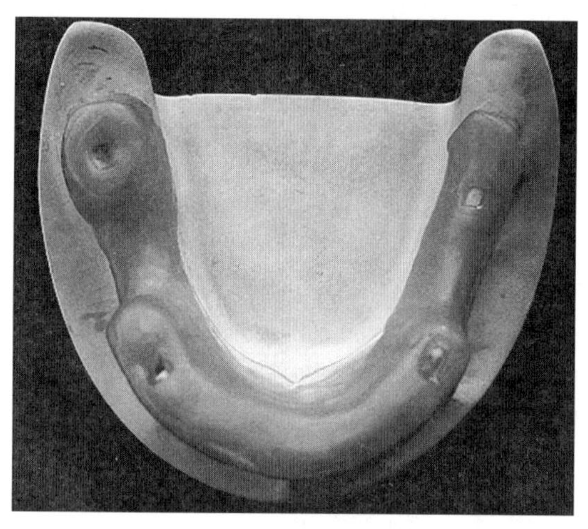

图5-8　个别托盘的制作（3）

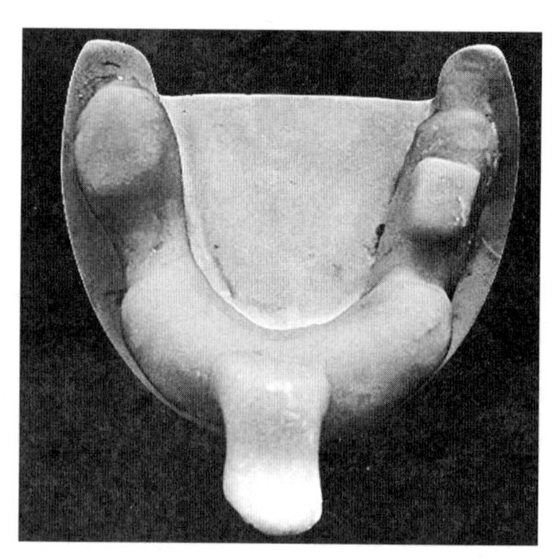

图5-9　个别托盘的制作（4）

7. 打磨修整　材料固化后，从模型上取下个别托盘，检查其组织面、厚度及整体形态等没有问题后，用低速手机和钨钢磨头对托盘进行边缘修整，形成两个小斜面（图5-10）。

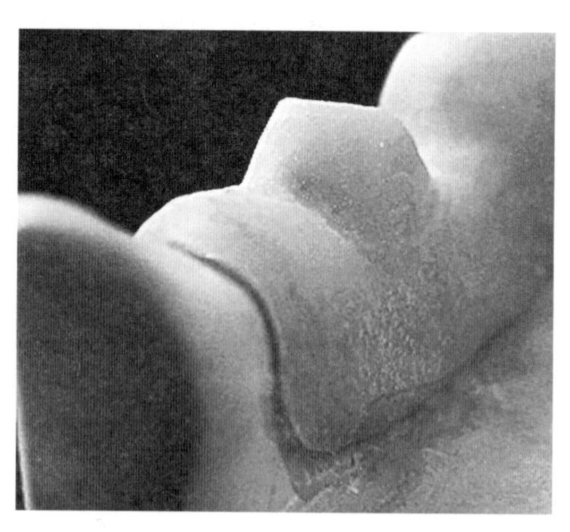

图5-10　个别托盘的制作（5）

8. 完成个别托盘　在需要肌功能修整的个别托盘的边缘（托盘后缘除外）上放置软化的棒状印模膏后，将其按压就位于研究模型上。印模膏变硬后，用锐利刀具去除多余印模膏并修整托盘外形，使托盘整体厚度、宽度均匀，边缘伸展充分、适度。最后用喷灯将托盘边缘的印模膏表面喷光（图5-11）。

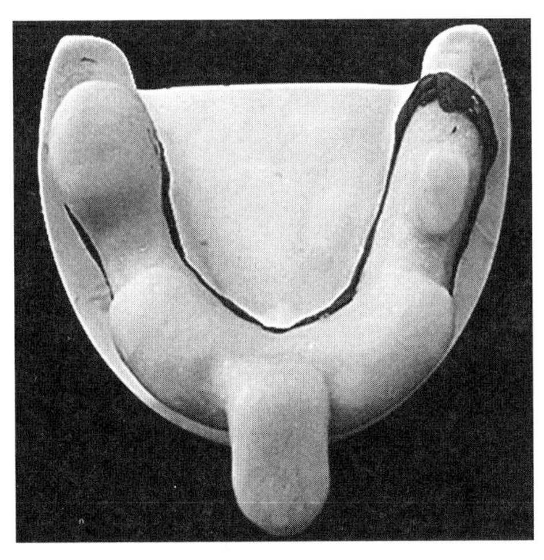
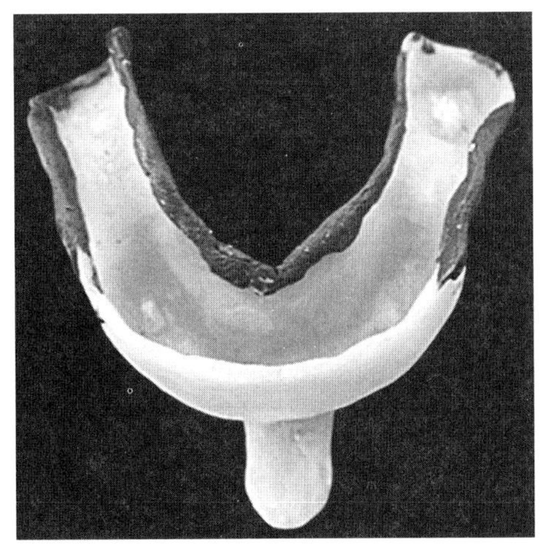

图5-11　个别托盘的制作(6)

除上述方法外，也可用印模膏制作个别托盘。即取适量的完全软化的印模膏，揉捏成形后置于成品托盘中，放入口内按压就位，经主动性或被动性肌功能修整完成印模后，用锐利刀具刮除印模膏以消除牙体及组织倒凹，并通过刮除量控制对组织的压力，一般在缺牙区均匀刮除约2mm，缓冲部位可适当多刮除。最后，为增加与终印模材料的结合，于组织面刻出多条纵横凹痕或钻出多个固位孔。另外，精密弹性印模材的初次印模及旧义齿也可作为个别托盘。

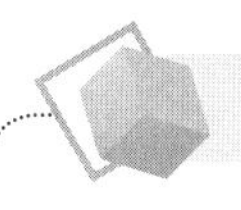
知识拓展

光固化树脂个别托盘

光固化树脂由树脂单体(monomer)及预聚体(oligomer)组成，含有活性官能团，能在紫外光照射下由光敏剂(light initiator)引发聚合反应。光固化树脂基托材料具有固化时间较易控制的优点，在室温和室内光线下，可塑时间长，可塑性大，操作时间充分。应用本方法一般在较短的时间内可完成义齿的制作，是一种高效可靠的制作义齿的方法。

光固化树脂个别托盘的制作简单，将成品的片状或饼状，质地较软的光固化树脂铺在初始模型上(可以先铺两层蜡片保留余留空间)，按照边缘线切割多余边缘，打孔、制作托盘柄，然后光照固化。因为材料里含有光敏剂，只有在特定的波长的光照下才能硬固，所以在自然光下不用担心会提前硬固。前期和后期工作与自凝树脂制作方法一样。

四、印模材料的选择

口腔印模是可摘局部义齿修复的基础，要制取精准的口腔印模，除了与临床医生操作技术的熟练程度有关外，还与印模材料的选择有关，印模的质量主要取决于印模材料的质量和操作者使用材料的技能。这就需要对印模材料有比较深入的了解，根据印模材料成形后有无弹性，可分为弹性印模材料和非弹性印模材料；根据印模材料是否可以反复使用，可分为可逆性印模材料和不可逆性印模材料；根据印模材料凝固的形式，可分为化学凝固、加热凝固和室温凝固三种印模材料。

常用印模材料要求有良好的生物安全性和稳定性，操作过程中有良好的流动性、弹性和适当的凝固时间、与模型材料不发生化学反应、灌注模型时不发生变形、操作简便、价格合理等特点。

用于可摘局部义齿取模的常用印模材料主要包括印模膏、藻酸盐印模材料和硅橡胶印模材料等。

（一）印模膏

印模膏为非弹性、可逆性的印模材料，在口腔中流动性小，印模质量较差，一般不宜作为功能印模材料，临床利用其坚硬度，多用于制作个别托盘或制取初印模。使用时常将其放入 70℃左右水中均匀软化，最好使用恒温水浴箱控制温度，此时可塑性较好，用手揉捏均匀后置于托盘中，放入口内按压取模。印模膏还可被放在烘箱内加热软化，方便清洁，可避免材料中所含的重要成分流失。使用时注意手和使用工具要清洁，水浴温度不要过高，软化和揉捏要均匀，在口腔内最好冷却至室温再取出，以减少其收缩变形。

（二）藻酸盐印模材料

藻酸盐印模材料为弹性不可逆的印模材料。因该材料的分散介质是水，又称为水胶体印模材料。有粉剂型和糊剂型两种，粉剂型临床上应用最广，其内含胶凝剂，只需加水调和即可使用；糊剂型则需与胶凝剂调和使用。该材料的优点是操作简便，富有弹性，从倒凹中取出时不易变形；但缺点是印模的尺寸稳定性和准确性维持时间较短，如果印模放置在空气中时间过长会失水收缩，浸泡在水中会吸水膨胀而使印模变形。因此，对水胶体印模材料要求在完成印模后，应及时灌注模型，以免影响印模的精度。使用时要求调拌工具要清洁、水 / 粉比要适当、同向旋转调拌、调和时间 45～60 秒，取模后须尽快（最好 15 分钟内）灌注模型。

（三）硅橡胶印模材料

硅橡胶印模材料是不可逆的弹性印模材料，其精度较高，近年来口腔修复临床应用广泛，一般由双组份组成，使用时按比例混合，口腔温度下 3～6 分钟凝固。该材料具有良好的弹性、韧性和强度，保证了在灌注模型时不会发生变形，同时流动性及可塑性好，永久变形率小，制取的印模精确度高，化学稳定性好，与模型材料不发生反应，容易脱模，可以用消毒液消毒而不影响印模的精确性，是目前可摘局部义齿制作中较理想的一类印模材料。取模后在 1h 内灌注模型。

（四）琼脂印模材料

琼脂印模材料是一种弹性可逆的印模材料，它受热时熔化为液胶，冷却时凝固为凝胶，两种可以相互转化，琼脂印模材料的成分主要是琼脂，其分子量决定琼脂印模材料胶凝温度的大小和含水量的多少。琼脂印模材料和藻酸盐印模材料相比具有流动性好、精确度高、不易变形、表面再现性和复制精细结构的能力较强等优点，但也存在失水后体积收缩和操作不方便等缺点。琼脂印模材料目前主要用于复模，很少用于制取印模。使用时注意加热和搅拌工具要清洁，同向搅拌防止气泡带入，复模时温度不要太高，取模后尽快灌注模型。

五、印模技术及注意事项

（一）调整体位

制取印模时，先调整椅位，使患者处于舒适而自然的体位。取上颌印模时，操作者位于患者的右后方，患者的上颌应与操作者的肘部相平或稍高，开口时，上颌牙弓的𬌗平面与水平面约接近平行，以免印模材料后溢刺激咽部，引起恶心。取下颌印模时，操作者位于患者的右前方，患者的下颌应与操作者的上臂中部相平，下颌牙弓的𬌗平面与水平面平行。

（二）制取印模

1. 制取解剖式印模　取上颌印模时，用左手示指或口镜牵引患者左侧口角，右手持盛有印模材料的成品托盘，以旋转方式将其放入患者口内，使托盘柄正对面部中线，左手轻轻牵拉上唇向上前，将托盘由前向后上轻微均匀加压，使其就位。操作者用示指和中指支持在托盘的左右前磨牙区，以保持托盘稳定。在印模材料凝固前，做主动性或被动性的肌功能修整。待印模材料凝固后，先行脱位后部，再沿牙长轴方向取下印模，将印模自口内取出。取下颌印模时，用左手示指或口镜牵引患者右侧口角，右手持成品托盘旋入患者口内，嘱患者舌尖伸向前上，使托盘就位于正确位置后，嘱患者舌尖左右摆动，以达到主动性肌功能修整的目的，但应注意舌不能过分上抬，否则会破坏印模边缘的准确性。同时操作者进行唇颊侧被动性肌功能修整。待印模材料凝固后，将印模自口内小心取出。

2. 制取功能性印模　利用针对某一患者事先特制的个别托盘采用上述方法获得的选择性压力印模即是功能性印模。

也可采用如下方法进行制取：第一步，先制作义齿鞍基区的个别托盘，托盘边缘应离开余留天然牙，在鞍基区上作蜡堤，然后用印模膏或氧化锌丁香糊剂取缺牙区咬合时的印模，因取印模时缺牙区的软组织受到咬合力，所以取得的印模下面的黏膜组织已有一定程度的下沉移位。修去托盘边缘和伸展到余留牙的多余印模材料，使其留在原位不动。第二步，再选一成品托盘，用弹性印模材料，制取整个牙弓及相关组织的印模。此印模即为游离鞍基在咬合压力下的功能性压力印模，而余留牙区则为解剖式印模。用此印模灌制的模型而制作的义齿，其基托在承受𬌗力时，鞍基不再有下沉或下沉较少，基牙所受扭力亦相应减少，符合基牙的生理功能要求。

不论哪一种印模，制取过程中，都要保持托盘稳定不动，否则会造成印模变形。印模托盘由口内取出时，要求印模材料不得与托盘分离。印模取出后，要对照口腔情况进行检查，印模要清晰、完整，且边缘伸展适度。

（三）制取上下颌印模的注意事项

取印模是修复体制作的第一步，直接关系到修复体的精确度，所以要求必须准确无误地反映患者口腔的解剖形态及缺失情况。在取印模时，应注意以下事项：

1. 取印模前，根据要求调整适当的椅位，使患者感觉舒适和便于临床工作者进行操作。取上颌印模时，患者直坐，头稍前倾；取下颌印模时，下颌𬌗平面与地平面平行。

2. 选择合适的托盘和印模材料，托盘的大小、形状必须与患者口腔解剖形态一致，并有容纳印模材料的空间，若成品托盘达不到要求时，应制作个别托盘。同时根据具体的修复方法结合患者的要求选择合适的印模材料。

3. 在取印模时应该戴医用手套，防止交叉感染。在取印模时要求在印模材料凝固前要进行肌功能修整，在凝固过程中托盘在口腔中保持稳定的位置，同时两侧压力要均匀，避免托盘移动，导致印模不准确。

4. 在印模材料凝固后从患者口腔中取出，取出印模时应采用较快、稳定的拉力。在印模从口内取出后，必须对印模进行检查，检查印模是否完整，有无分层现象，印模表面是否光滑，印模边缘伸展是否足够，主要区域有无气泡、撕裂，印模材料是否与托盘分离等，若不符合要求，需重新制取印模。

5. 印模取出后符合要求，在灌注石膏模型前清洗印模，以免影响模型的准确性。

（四）印模的消毒

印模托盘是从患者口腔取出的，口腔是有菌的环境，唾液和血液等组织液中细菌和病原体都能够生存，这些病原体通过唾液、血液、软垢等可以污染印模表面，再通过翻制石膏模型污染工作室和感染技师。如果消毒措施不得当就会在修复治疗和义齿修复过程中导致医源性交叉感染。因此，印模和模型的消毒应该是口腔修复工作者要求掌握的基本技能，应引起充分的重视。

印模的消毒方法在国内传统的是用流动水冲洗，但大量实验证明单纯的冲洗只能去掉大部分有机物残渣和污渍，并不能去除印模表面的微生物，所以必须结合其他的消毒方法达到彻底消毒的目的。

1. 浸泡消毒法　浸泡消毒法是目前最常用的印模消毒方法。常用的浸泡消毒剂是 2% 戊二醛、0.5% 次氯酸钠、碘伏等，浸泡时间一般在 10 分钟左右。临床采用浸泡消毒效果虽好，但不同的消毒剂对印模材料的稳定性、表面的湿润性等会有一定程度的影响，或对托盘有一定的腐蚀，也有可能引起印模和托盘的分离现象等，在消毒过程中应注意。

2. 喷雾消毒法　喷雾消毒法也是目前常用的印模消毒方法，主要采取的是碘伏喷雾和 0.5% 的次氯酸钠溶液喷雾，这种方法对印模的稳定性影响较小，但由于口腔解剖的特殊性，消毒对某些部位有可能不完全。

近年来随着材料学的发展，陆续出现了一些新的印模消毒方法，有的是在印模材料中加入四价铵、氯化物等，有的是用紫外线激活氮、氩等离子流对印模进行消毒，或通过加入消毒剂对印模材料进行消毒等。

（五）不同种类印模的消毒方法

1. 藻酸盐和琼脂类印模材料的消毒　藻酸盐和琼脂类印模材料是从海藻中提取的一种弹性水胶体材料，其吸收水分会发生膨胀，失水后凝胶会出现裂隙。为了保证这类材料的准确性，使用喷雾法和短时间浸泡法消毒可以达到比较理想的消毒效果。当浸泡时间短，在 30 分钟内，印模材料的微小变形不会影响修复体的准确性修复，所以在不影响模型精度的有效时间内，浸泡法比喷雾法更有优势，一般浸泡消毒 10 分钟最为理想。

2. 合成橡胶类印模材料　硅橡胶印模材料是高分子人工合成橡胶，作为印模材料它有良好的流动性、可塑性、精确度高、化学稳定性好等优点，从印模消毒的角度看，高温煮沸、长时间浸泡都不会发生明显的变形，所以硅橡胶印模材料的消毒方法有浸泡法、喷雾法、臭氧消毒法、蒸汽灭菌法等，是目前印模材料中最为理想的一类。

3. 高危印模的消毒　高危印模就是患者自述有传染性疾病病史或医生检查怀疑患有传染病患者的印模，处理这类印模时技师要做好严格的自身防护措施，先用流动水冲洗，然后将印模装入有杀菌剂的密封口袋中，按照规定的消毒时间消毒后再清洗 15 分钟左右。

（六）印模完成后的质量检查

取印模是口腔修复工作者最基本的操作技能，在印模取出后必须要进行仔细的检查，如印模是否清晰，表面是否光滑，是否完整，同时检查是否与托盘有分离，印模内的附件不能移位或遗失等。在检查印模过程中，多余的部分可以用器械去除，然后用流动水冲洗干净残留的唾液、血液、食物残渣等，检查无误的印模在消毒后要及时灌注石膏模型，防止在空气中失去水分导致印模变形，影响修复体的准确或修复体制作失败等。

六、数字印模系统

随着口腔修复技术的提高，很多品牌推出了椅旁数字化印模系统，通过口内扫描获取修复体的数字化印模，并将印模用于后续的修复体加工。随着计算机辅助设计和制作技术在口腔医学领域中的广泛应用，口腔数字印模技术逐渐成为口腔修复学设备发展的热点之一，使得口腔印模的数字化成为计算机辅助修复的核心部分。数字化印模系统对于全牙列的印模制取有一定优势，但在可摘局部义齿修复治疗中，牙列缺损的范围超出一个象限或多数牙缺失时，数字化印模系统的表现则有待提高。

数字化印模技术的具体操作，详见第三篇相关章节。

第二节　模　　型

模型即物体的阳模。口腔医学中的模型是指在口腔印模内用某种模型材料灌注而成的，脱模后能够完整再现与修复相关的口内余留牙及相应软、硬组织形态结构的阳模。可摘局部义齿就是在模型上制作完成的。在义齿制作过程中，模型的任何破损和磨损都可能影响修复体的精确性。

一、模型的基本要求

1. 模型应能反映口腔软、硬组织的精细解剖结构，尺寸稳定精度高，表面清晰无缺陷。

2. 模型的范围大小应符合修复体制作的要求。

3. 模型应有一定的形状和厚度。模型的基底面与𬌗平面大体平行，侧壁与基底面垂直，最薄处不少于10mm，边缘宽度3～5mm（图5-12）。

4. 模型表面硬度高，能耐受修复体制作过程中的磨损，且抗压强度较大。

5. 模型表面光滑，容易脱模。

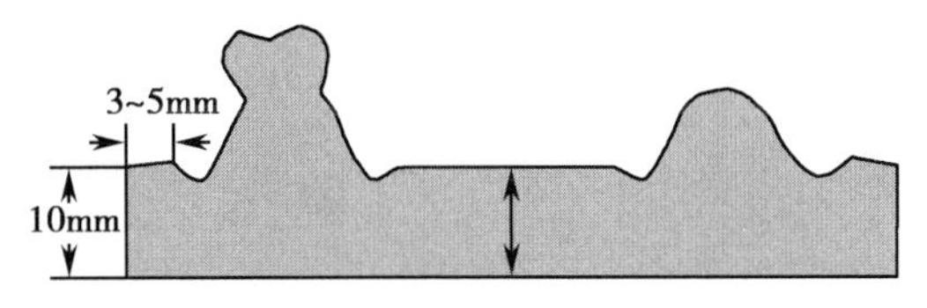

图5-12　模型厚度及形状要求的剖面示意图

二、模型的类型

根据模型的不同作用，可分为研究模型、工作模型、记存模型和复制模型。

1. 研究模型　指在制订工作计划之前制取的、用于制订诊疗计划和设计修复体的模型。主要用于较复杂的牙列缺损设计以及殆重建治疗设计。

2. 工作模型　指用来制作各种修复体的模型，包括在可摘局部义齿制作流程中用不同材料翻制而成的模型。

3. 记存模型　指在治疗前后用来对比治疗效果的模型，一般用于正畸治疗及美容修复治疗的病例。

4. 复制模型　主要是制作代型，用于带模铸造，或是保留原有的模型，以作为修复体的精确性检测和修整等。

三、模型材料的选择

对临床常用石膏类模型材料的要求：有良好的流动性和稳定性、有合适的凝固时间、模型体积变化小精确度高、模型材料抗压强度大硬度高等性能。目前修复临床常用的模型材料主要包括普通熟石膏、普通人造石和高强度人造石等。

（一）普通熟石膏

熟石膏由生石膏经开放式加热脱水煅烧而成。临床使用时，先将水放入橡皮碗内，再按照合适的水 / 粉比逐渐放入石膏粉进行调拌。临床上以石膏全部浸湿，没有多余的水为准。均匀搅拌约 1 分钟，在振荡器上灌注模型。一般 15 分钟初凝，1 小时基本凝固可以脱模，24 小时后石膏强度最大。由于调拌时混水率大，材料的结构疏松，结晶体间的相互胶结现象少，材料的硬度和强度均较低。主要用于研究模型、记存模型，及树脂基托可摘局部义齿的工作模型的灌制。

（二）普通人造石

又称为硬质石膏，是由生石膏密闭式加热脱水制成。由于该工艺脱水均匀，纯度较高，结晶致密，混水率低，在强度和硬度方面均比普通熟石膏高。调和时需水量减少，可用于金属支架可摘局部义齿和某些固定修复体的模型制作。

（三）高强度人造石

又称为超硬石膏。与普通人造石相比，其纯度更高，晶体不变形，混水率比人造石低，凝固时体积变化小，硬度和强度比人造石大。调和时需水量更少，一般用于精密铸造的义齿的模型制作，如较大型的固定桥、较复杂的各种嵌体 / 冠、精密附着体义齿、金属支架可摘局部义齿等。

四、模型的灌注及修整技术

模型的制取是义齿修复过程中极为重要的操作步骤。在取得准确印模后，应及时用熟石膏、人造石或超硬石膏等模型材料进行灌注，以获得精确的、高质量的工作模型。

（一）模型的灌注方法

1. 一般灌注法　指制取印模后不做处理，按正确的水 / 粉比混合并调拌均匀的模型材料直接灌注模型。灌注时，为了使模型材料均匀流入到印模的各部并减少气泡形成，一般将模型置于专用振荡器上，用手固定。也可不使用振荡器，仅用手轻轻振荡，灌注模型。此方法操作简单、省时，但经验不足者可能造成灌注不全或出现气泡，影响模型质量。

2. 围模灌注法　用蜡条和蜡片等沿着印模的边缘将印模围绕起来，称为围模。先在距印模边缘 3～5mm 处，用直径 5mm 的黏蜡条将印模包绕一周。对于下颌印模则需在舌侧包绕黏蜡条后，再用蜡片封闭相当于口底的位置。然后用蜡片沿黏蜡条外缘垂直围绕印模，使蜡片边缘高于印模最高点以上 10mm。用蜡封闭黏蜡条与蜡片间的间隙（图 5-13）。将完成围模后的印模置于专用振荡器上，用调拌好的模型材料进行灌注。此方法灌注制成的模型厚度适宜、外观整齐、方便义齿制作，但操作复杂、费时。

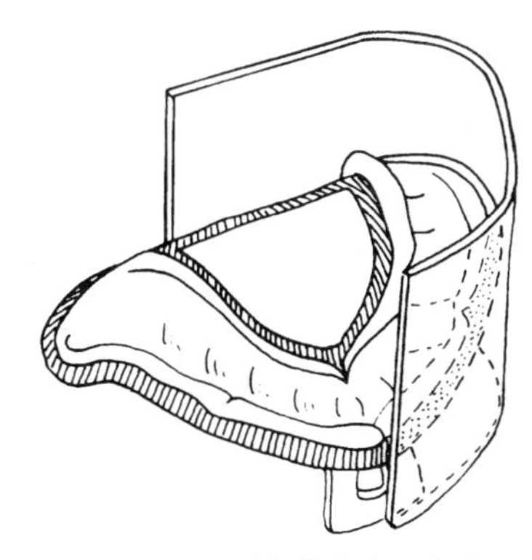

图 5-13　围模灌注法示意图

3. 分段灌注法　指仅在印模组织面灌注硬质石膏或超硬石膏，而其他部分用普通熟石膏灌注的方法。此方法既可保证模型工作面的强度和硬度，又可节省材料，降低成本。但需注意在超硬石膏未完全凝固前灌注普通熟石膏，以免分离模型时两者分开。

（二）灌注与获取模型技术

1. 灌注模型技术　按产品说明中水 / 粉比与调和时间调拌模型材料，在专用振荡器上自一个位置逐渐灌注，特别是余留牙的牙冠处避免混入气泡，对于牙冠以外的部分也需要边振荡边灌注。在余留牙及牙槽嵴部充满石膏后，再在上部加石膏，然后将印模翻转过来，平放在玻璃板上，用石膏调拌刀将周围石膏刮平，模型的远中部分一定要加够石膏，下颌的舌侧要刮平。模型𬌗面与模型底部的厚度：下颌为 3.5～4.0cm，上颌为 4.0～4.5cm。

2. 分离获取模型　根据不同的印模材料分别采取不同的脱模方法。待模型材料充分凝固后，一般是灌注模型 1～2 小时脱模比较合适，先拆除围模蜡片和蜡条，在确保余留牙不折断的前提下，谨慎地按托盘取戴方向取下托盘和印模材料。如遇有牙齿倾斜、缺牙或孤立牙等，脱模时先去掉托盘，将印模材料分段后完整取出模型；如石膏凝固后没有及时脱模造成脱模困难，可将模型和印模托盘放在热水中 15～20 分钟后再脱模。

（三）修整模型技术

用石膏模型修整机（打磨机）对模型进行切割或修整。修整时，必须握紧模型靠近砂轮进行加工，以防因抖动而损坏模型，也防止伤到自己。修整后的模型基底面与𬌗平面平行，基底面至上颌腭部或下颌口底的厚度为 10mm 左右，模型侧壁与基底面垂直，并确保在黏膜皱襞外有 3～5mm 的宽度，以保护模型的边缘。基底面的后缘与中线呈直角，上颌模型的后缘应达翼上颌切迹的后方，下颌应处于磨牙后垫的后方，下颌模型的舌侧要修平整。

1. 工作模型的修整　从印模中分离出的模型应在模型修整机上进行修整，模型刚脱出时，石膏未达到最大强度，便于修整。修整时使上颌模型前面为尖形，下颌模型前面为弧形。在修整模型前，将模型在水中浸湿，防止石膏残屑粘在模型表面；在修整过程中，要求模型的底与𬌗平面平行，周边与底部呈 90°，模型最薄处至少有 10mm，模型的边缘有 3～5mm；同时保留模型上重要的解剖标志，仔细去除模型上的石膏结节，如有小的气泡，可用较稀的石膏充填。

2. 研究模型的修整　脱模后用石膏修整机磨去模型周围多余的部分，用雕刻刀修去模型上的瘤子。

3. 记存模型的修整　确定上颌模型的高度后，测量上颌模型从尖牙牙尖到前庭沟的距离，再增加 1/3～1/2 的高度作为上颌模型的高度，用石膏模型修整机修整模型底部，使上颌模型底部与𬌗平面平行；再修整上颌模型周边，使前面形成尖形，两侧壁平行于前磨牙和磨牙颊尖的连线，后壁与底壁垂直；将上下颌模型按照咬合关系对好，用模型修整机修整下颌模型，使底壁与上颌模型底壁平行，上下颌模型的高度约为上颌模型高度的2倍；下颌模型的后壁和侧壁都以上颌模型为标准进行修整，最后将下颌模型的前壁修成弧形，与牙弓形态一致。

（四）灌注模型时注意事项

1. 在灌注模型之前，必须对印模进行消毒。

2. 用于调拌模型材料的工具和装置都必须清洁。调拌模型材料时，如有石膏残渣等杂质混入，将影响材料的凝固时间和膨胀率。

3. 严格按模型材料的产品使用说明进行调拌。在调拌过程中发现水/粉比不合适，不可再加水或粉继续调拌，因为此操作不仅在模型内形成不规则块状物，使凝固时间不同步，而且调拌时间延长可使结晶中心增多，凝固时间加快，导致材料膨胀率变大，均导致模型强度下降，故应弃之，重新按正确的水/粉比进行调拌。

4. 调拌模型材料时搅拌速度不宜过快。否则，不但人为造成气泡增多，还会引起结晶中心形成过多，降低模型材料强度。

5. 不同种类的石膏不可混合使用。因为不同种类的石膏凝固时间各异，混合使用会使模型的质量明显下降。

6. 灌注模型时应从印模的最高点处开始灌注，使模型材料一小份一小份地自高处流向四周，以减少气泡形成，使模型材料既能充满印模的每个细微部分，又可防止形成空腔。也可采用自一侧向另一侧灌注的方法。

7. 不同模型材料灌注模型后所要求的模型分离时间不同。过早从印模中分离模型可致模型的薄弱部分折断。一般普通熟石膏应在灌模后1小时；硬质石膏和超硬石膏应在灌模后6小时再分离模型。

8. 先去除托盘周围多余的石膏，然后按先前设置的就位道的方向小心地把印模自模型上取下来。

9. 为防止孤立牙折断，可在灌模时事先在印模中该牙的部位，插入小竹签或金属钉类物品以加强该石膏牙的强度，也可在脱模时先锯开托盘或适当加热软化个别托盘的边缘，取下托盘后再去除印模材料。

10. 制作个别托盘时，应注意余留牙处的托盘边缘不宜过长。

（五）模型的消毒

目前模型的消毒方法很多，包括浸泡法、喷雾法、熏蒸法、微波或紫外线消毒法，以及臭氧消毒法和模型材料添加消毒剂的方法等。由于对石膏模型的准确度和强度的要求较高，因而对工作模型的消毒方法的选择就要求不但要考虑消毒的效果，还要考虑对模型的强度和表面性能的影响等。

1. 浸泡、喷雾消毒法　浸泡、喷雾消毒法已广泛地应用于印模和模型的消毒，但是浸泡消毒有可能会使模型变形，或导致模型的表面腐蚀、强度降低等，最终会影响修复体的制作。喷雾消毒法较浸泡消毒法对模型材料表面的影响较小，但存在消毒不完全的情况。

2. 熏蒸消毒法　常用的熏蒸消毒剂是甲醛和戊二醛，这类消毒剂的消毒效果好，对芽孢有一定的杀灭作用，效率高，而且对模型表面影响极小，但由于毒性和刺激性较大，在消毒过程中需注意操作者的个人防护。

3. 微波消毒法 微波消毒的特点是快速而均匀的升温，瞬间达到高温，从而达到消毒灭菌的作用，是简便、实用的石膏模型的消毒方法，同时可以加快石膏模型的凝固和干燥，对石膏模型表面没有影响，是一种高效的石膏模型的消毒方法。

4. 臭氧消毒法 臭氧是一种光谱杀菌剂，杀菌效果好，采用臭氧消毒杀菌机对石膏模型消毒必须有足够的消毒时间，一般30分钟可达到理想的消毒效果，而且在消毒过程中对石膏模型的表面精确度和强度没有影响。

5. 紫外线消毒法 紫外线是临床常用的消毒方法，具有广谱、便捷、有效的杀菌作用，对石膏模型的表面精确度和强度没有影响。但由于模型外形不规则，表面结构较复杂，会引起消毒不彻底，影响消毒效果，同时由于时间较长，工作效率较低。

上述是石膏模型消毒常用的几种方法，在实际操作中，为了达到更好的消毒效果又不影响石膏各方面的性能，常常几种方法联合应用，以达到高效、彻底、理想的消毒效果。

（六）模型完成后的质量检查

1. 仔细检查模型表面是否光滑清晰，有无缺陷，确认在无咬合记录的情况下上下颌模型存在咬合接触。

2. 模型的范围大小应符合修复体制作的要求。

3. 模型应有一定的形状和厚度。模型的基底面与殆平面大体平行，侧壁与基底面垂直，最薄处不小于10mm，边缘宽度3～5mm。

4. 模型表面有较高的硬度，能耐受修复体制作过程中的磨损，且抗压强度较大。

（七）模型变形的原因及分析

模型不准确的原因有以下几个方面：

1. 托盘选择不当 临床采用成品托盘取印模，往往与患者口腔的解剖有一定的出入，所以在没有合适成品托盘的情况下，应先制作个别托盘，然后用个别托盘取印模，避免印模不准确。

2. 临床操作不当 印模材料的种类很多，临床常用的是藻酸盐类的印模材料，如果在调拌过程中操作不当，也会影响模型的准确性。

（1）材料调拌不当：没有按照材料的比例要求调拌或调拌不均，口腔内操作时间太长等，都可使取出的印模表面粗糙或局部不清晰、不完整。

（2）未行肌功能修整：正确的肌功能修整是制取印模边缘形态清晰完整的主要手段，操作者在印模材料可塑期内没有行肌功能修整或方法不正确，或患者紧张、配合不到位，也无法获得准确的印模和模型。

（3）组织受压不均匀：在取印模时，要求托盘稳定，组织受压均匀，如果两侧压力不均，也会影响印模和模型的准确性。

（4）印模取出时，如印模与托盘分离，在印模检查时被忽略，也会导致印模和模型的不准确。如果脱模后没有及时灌注石膏，印模脱水变形，体积收缩，灌注的模型也会不准确。

（5）灌注模型时，水 / 粉比不正确，气泡排出不到位，会造成模型硬度下降和气泡的存在；同时在灌注模型后，将模型倒置修整时，压力过大，也会导致模型的不准确。

（八）模型保管

制作完成的模型必须妥善地保管，同时附上修复体制作设计单，填写好相关信息，包括取模医师信息、患者信息、取模时间等，然后由医师填写修复体制作设计单上的其余内容。模型和修复体制作设计单是传递医技交流信息的最主要载体，模型是其中最关键的部分，因此必须妥善保管，直到其送达口腔技师为止。

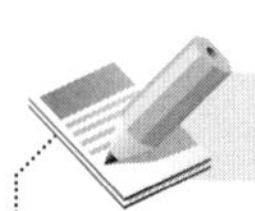

小 结

通过本章节的学习，主要掌握有关印模和模型相关的理论和操作技能，掌握常用印模及模型材料的性能、使用方法及注意事项，在具体操作过程中避免出现取印模和灌注模型时出现变形，为后期修复体的制作做好准备。另外作为一名口腔修复工作者，必须熟悉自身的防护和印模与工作模型的消毒方法。同时了解模型在医技沟通之间的重要性。

思考题

1. 工作模型的基本要求是什么？
2. 取上下颌印模时的注意事项有哪些？
3. 如何制取符合要求的工作模型？
4. 印模与模型的消毒都包括哪些方法？

（姬海莲）

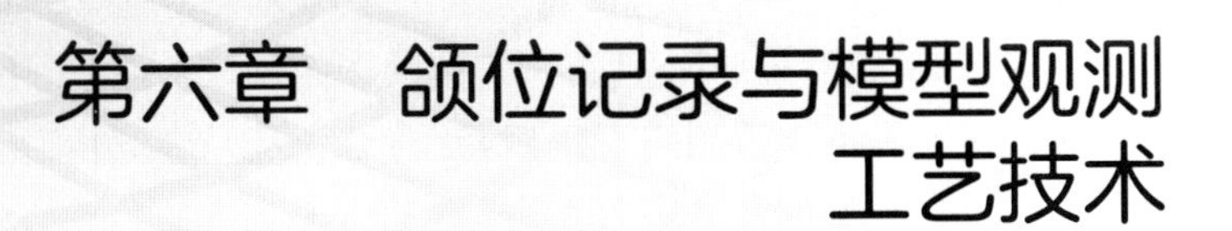

第六章 颌位记录与模型观测工艺技术

学习目标

1. 掌握：颌位记录的概念，𬌗架的种类；上平均值𬌗架的方法和注意事项；模型设计的原则、观测仪的使用和填倒凹的方法。

2. 熟悉：𬌗托（基托与𬌗堤）的概念、制作方法和注意事项；外形高点线和观测线、倒凹的定义。

3. 了解：确定颌位关系的方法；观测仪的结构、功能。

第一节 确定、转移颌位关系技术

决定上下颌垂直向、水平向位置关系的操作，称为确定颌位关系，是制作可摘局部义齿不可缺少的重要步骤之一。具体操作方法与全口义齿基本相同，但它有一个特点，即可用口内余留牙作为参考和基准。不过，由于缺牙的部位和数量不同，确定颌位关系的难易程度和操作方法也不一样，但必须在模型和𬌗架上准确地反映出上下颌之间的位置关系。

一、确定颌位关系

（一）在模型上利用余留牙确定上下颌牙的𬌗关系

此法简便易行，适用于缺牙不多，余留牙的上下颌咬合关系正常者。只要将上下颌模型根据𬌗面形态相互对合，即能看清楚上下颌牙的正确位置关系，用有色铅笔在上下颌模型的相关位置如牙齿的颊面画对位线，标出𬌗关系，便于在义齿制作过程中反复校对𬌗关系。

（二）利用蜡𬌗记录确定上下颌关系

口内余留牙较多，有可以保持上下颌垂直关系的后牙，但在模型上却难以确定准确的𬌗关系者，可采用蜡𬌗记录确定。将蜡片烤软叠成2层宽约1cm的蜡条，置于患者口内下颌牙列的𬌗面上，诱导患者咬合在多次练习已经确定的牙尖交错位上。待蜡条硬化后自口内取出，用锐利的刀片修整牙尖印记以外，尤其是与黏膜接触部分的多余的蜡，再放回口内确认咬合关系的正确性，在蜡𬌗记录没有变形后，取出蜡𬌗记录并准确复位于模型上，对好上下颌模型，即可获得正确的颌位关系。

（三）利用殆堤记录上下颌关系

对于因余留牙与缺牙间隙的位置关系、患者的习惯性咬合等导致下颌位置不稳定或缺失牙齿较多的患者，如：缺失牙多，余留牙少，且余留牙的分布局限于某一区，其他区域不能保持正确殆关系者；单侧或双侧游离端缺牙，且每侧连续缺牙两颗以上，或上下牙列所缺牙无对颌牙相对，但仍有余留牙能维持上下颌垂直距离者；咬合紊乱，在口外模型上找不到一个恒定的牙尖交错殆关系者，均需用殆堤记录上下颌的位置关系。

对于因咬合磨耗等原因致垂直距离过低，需升高咬合者；上下颌交叉缺牙，对颌牙伸长或缺牙区殆龈距离过低，修复困难，需升高咬合者；一颌牙列为无牙颌，另一颌牙列为牙列缺损；后牙缺失，前牙覆殆加深致垂直距离过低者，均需在口内重新确定垂直距离和正中关系后，用殆堤记录上下颌关系。

（四）殆托的制作技术

可摘局部义齿修复用的殆托，作为颌位关系记录的载体，由基托（多为暂基托）和殆堤两部分组成。基托是殆托的基底，应与缺牙区牙槽嵴及口腔黏膜紧密贴合，产生一定固位力；其上的殆堤相当于缺失的牙列及吸收的牙槽嵴部分，反映人工牙的位置、高度和丰满度。制作方法与全口义齿相同，但制作时应注意避开口内余留牙，而且由于余留牙的存在，使基托形态复杂，更易变形和折裂，因此有时需在特定部位添加增力丝。

1. 暂基托的制作　此基托为暂时性基托，简称暂基托，为记录颌位关系时用，暂基托需要有一定的强度和精确度，并且在口腔内就位后不变形。其外形线一般与完成后的义齿一样，有时视情况可设置临时卡环，以增加基托的稳定性。暂基托可用可塑性片状材料按压在模型的缺牙区及大连接体的相应部位来制作，待材料硬化后修整边缘。常用的暂基托材料有基托蜡片、室温固化树脂和光固化基托树脂板。

（1）蜡质暂基托的制作：将双层蜡片烤软粘在一起，轻按蜡片于模型上使蜡基托与模型表面紧密贴合，在舌腭侧基托中埋入增力丝，形状与牙槽嵴的舌腭侧组织面大体一致，靠近上殆托后缘处也要埋入一根横行的增力丝。

（2）树脂暂基托的制作：将模型上的软、硬组织倒凹用蜡填塞消除后，于模型表面涂布一薄层分离剂，取预成的光固化树脂基托板或适量的调拌至胶黏期的室温固化树脂在模型上按压成形，保证基托厚度为2mm左右。去除多余树脂后用光固化灯照射使其固化或待其自然固化。

2. 殆堤的制作　殆堤是代替天然牙及牙槽嵴所占据的空间。通常用操作性能较好的基托蜡片制作，与牙槽嵴顶走向相一致。其尺寸以余留牙的宽度和高度为准。如果无余留牙作参照，则按照全口义齿殆堤要求制作。殆堤在记录上下颌位置关系的同时还可以作为排列人工牙的标准，预测修复后容貌的恢复程度。具体制作过程如下：

（1）根据缺牙间隙的大小，切取宽度适当的基托蜡片。

（2）均匀软化后，自一端卷成蜡条，注意勿卷入气泡。

（3）将软化成形的蜡条置于缺隙处的基托上，用手指捏成大致形态后，用蜡刀将其烫固。

（4）用雕刻刀修整殆堤，使其宽度与余留牙的颊舌径相同，后牙区高度与邻牙边缘嵴等高，前牙区与上颌前牙切缘一致，唇向弯曲同自然牙弓。

（5）用喷灯喷光殆堤表面，完成殆托的制作。

（五）颌位关系记录时的注意事项

1. 记录颌位关系时，𬌗托在口内必须稳定，基托部分与黏膜紧密贴合，避免其变位、变形造成结果误差。

2. 记录颌位关系之前，必须反复确认患者的正中关系位及牙尖交错位时口内余留牙间的接触关系，同时确定好垂直距离。

3. 记录颌位关系时，避免患者下颌前伸或偏斜造成颌位记录错误。

4. 记录颌位关系时，蜡片必须充分软化，无阻力，以防咬合力量过大导致基托变形。

5. 颌位关系确定后，要削除牙尖印记以外的蜡，尤其是与黏膜接触的部分，避免多余的蜡影响模型的对合。

（六）颌位关系记录完成后的质量检查

1. 上下颌暂基托边缘是否到达封闭区，暂基托边缘是否光滑，是否在系带部位进行了避让，是否在伸展区做了适当的伸展，基托与模型是否全面贴合，制作良好的基托在模型上不能有翘动和摆动。

2. 上下蜡堤的位置是否合适，是否牢固地粘在基托上，是否正确恢复了患者的咬合关系，蜡堤的表面是否平滑，垂直距离是否正确。

3. 对于前牙缺失的患者，蜡堤的形态是否与颌弓的形态一致，上下中线是否与面中线一致，蜡堤的突度能否恢复患者的面容；对于后牙缺失的患者，蜡堤的后部中线与牙槽嵴中线是否一致，多余的蜡是否去除干净。

4. 𬌗托完成后还要检查上下中线、口角线对位是否一致。

二、转移颌位关系

转移颌位关系又称为上𬌗架，是在临床确定了颌位关系后，将上下颌模型用石膏正确地固定在𬌗架上的操作过程。𬌗架（articulator）又称咬合器，是一种固定上下𬌗托和模型的机械装置，它具备与人体咀嚼器官相当的部件和关节，并能在一定程度上模拟下颌的运动。通常𬌗架由固定上下颌模型的上、下颌体及连接上下颌体的关节结构构成。

（一）𬌗架的作用及意义

通过固定患者的上下颌模型到𬌗架，可将患者上下颌高度、颌位关系转移至𬌗架上。也可借助于面弓将患者上颌对颞下颌关节的固有位置关系转移至𬌗架上，再根据颌位记录将下颌部分固定到𬌗架上，保持上下颌模型位置稳定不变。使得全口义齿、可摘局部义齿及各种固定修复体的许多制作工序，如排牙、蜡型制作、选磨调𬌗等操作得以在口外进行，即利用𬌗架确定和调整修复体的咬合接触关系。在𬌗架上完成的修复体能符合或接近患者的实际情况。

由于𬌗架可将人体咀嚼器官的结构和功能在口外模拟出来，使得口腔修复体得以用间接法工艺制作，并且在𬌗架上制作完成的修复体戴入口腔后，可与机体达到形态和功能的协调。𬌗架除用于修复体制作外，也可作为各种咬合分析及正畸、正颌外科治疗时的重要辅助工具。

（二）𬌗架的种类

𬌗架的种类很多，根据其关节结构模拟下颌运动的程度不同，可将其分为简单𬌗架、半可调节𬌗架和全可调节𬌗架三大类。

1. 简单殆架　又称为不可调节殆架，分为单向运动式与多向运动式两种。

（1）单向运动式殆架：结构最简单，上下颌体之间为铰链轴，仅可模拟下颌的上下开闭口运动（图 6-1）。可保持上下颌模型的位置关系及上下牙列的一种咬合接触，但前伸殆及侧方殆的咬合关系需在口内调磨。一般用于牙体缺损修复，不宜用于牙列缺损及牙列缺失的义齿修复。

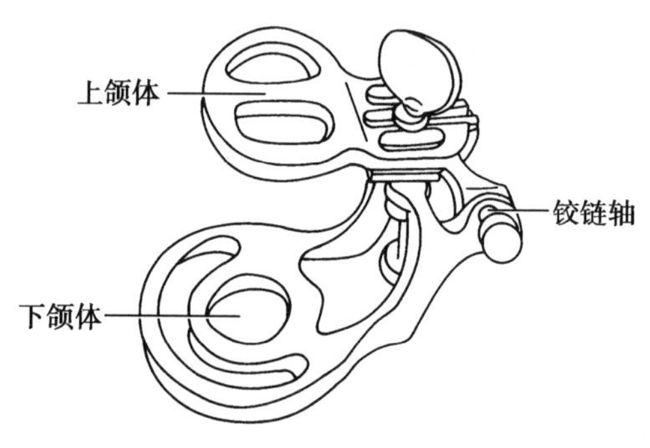

图 6-1　单向式运动殆架

（2）多向运动式殆架：又称为平均值殆架，上下颌体之间有近似于颞下颌关节的髁球与具有固定倾斜角度的髁槽结构相连接，髁球可在髁槽内旋转和滑动。不仅可模拟下颌的上下开闭口运动，还能在一定程度上模拟下颌的前伸及侧向运动。该殆架的切导斜度及髁球间距离为固定的平均值（图 6-2），但由于不同个体间存在差异，其模拟下颌运动的准确性较差。可用于较短的固定桥、可摘局部义齿及全口义齿修复。

2. 半可调节殆架　该类殆架均配有面弓，能通过面弓将上颌与颞下颌关节的位置关系准确地转移到殆架上。在模拟下颌运动程度上大于平均值殆架，其前伸和侧方髁导斜度均可根据患者的实际情况进行调节，可在很大程度上模拟下颌的前伸及侧向运动（图 6-3）。适用于牙列缺损较严重的固定义齿、可摘局部义齿和全口义齿的修复。

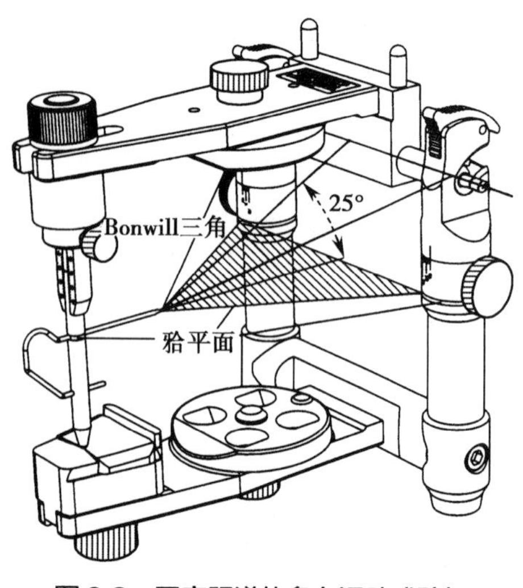

图 6-2　固定髁道的多向运动式殆架

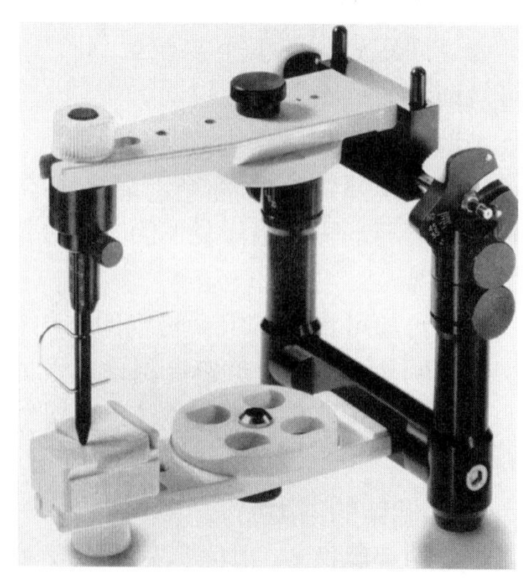

图 6-3　半可调节殆架

3. 全可调节𬌗架　模拟下颌运动程度比半可调节𬌗架更精确，除髁导斜度外，𬌗架的髁球间距亦可调节，也可模拟迅即侧移等下颌运动特征，即可将患者所有的有关参数转移至𬌗架上（图 6-4）。由于此种𬌗架结构和操作均复杂，仅适用于全口咬合重建治疗或科研工作。

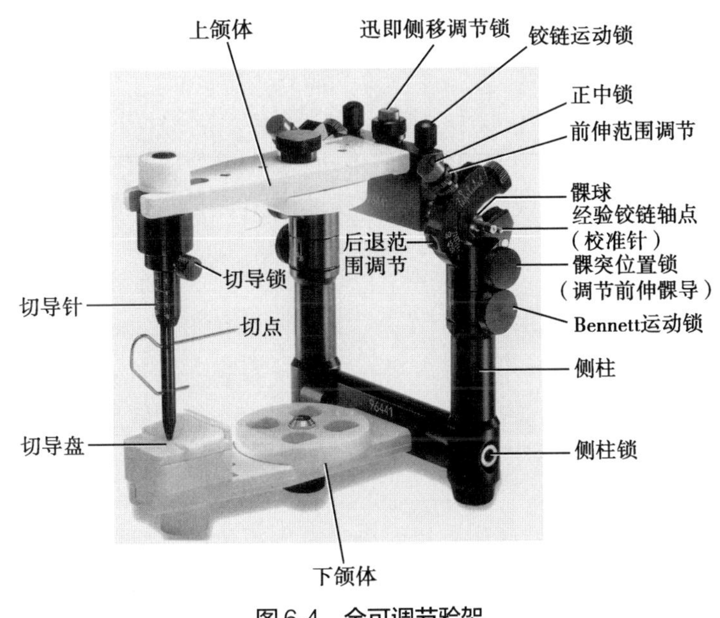

图 6-4　全可调节𬌗架

另外，根据髁导结构的位置不同将𬌗架分为 Arcon 型和 Nonarcon 型两类。髁导盘置于上颌体，髁球置于下颌体者被称为 Arcon 型𬌗架，此类𬌗架与人体的颞下颌关节的结构相似，下颌模型可以进行开闭口、前伸和侧方运动，而且升降颌间距离也不会影响髁导斜度；而将髁球置于上颌体，髁导盘置于下颌体者被称为 Nonarcon 型𬌗架，这种𬌗架是通过上颌模型的开闭口、前伸和侧方运动来模拟患者下颌的运动，因此颌间距离的改变会影响髁导斜度。

（三）𬌗架与颞下颌关节的关系

颞下颌关节是颌面部唯一可以活动的左右联动关节，也是人类最复杂最灵活的关节，具有一定的稳定性与多方向的活动性，与颌面部其他组织器官协同作用完成口腔咀嚼、吞咽、语言及表情等各项复杂的生理功能。在咀嚼时，颞下颌关节需承受来自升颌肌群收缩所产生的负荷，在言语和表情等活动中，又表现出极为灵活的运动形式。对于牙列缺失或缺损的患者而言，由于咀嚼器官的病变会导致颞下颌关节相应的改变，修复体的制作又是在口外完成的，所以在修复体的制作过程中就需要借助一个仪器来替代颞下颌关节，从而在生理状态下完成修复体的制作，最大可能地恢复患者各项生理功能。

𬌗架是一种固定上下𬌗托与模型的仪器，它具备与人类咀嚼器官相似的部位和关节，能在一定程度上模拟下颌的运动，其主要构造都是对颅颌结构和功能的模拟，所以修复体在制作过程中就需要借助𬌗架，在体外模拟患者复杂的下颌运动来完成修复体的制作。工作模型放在𬌗架上与𬌗架结合的过程称为上𬌗架，上𬌗架需要借助面弓将患者上颌对颞下颌关节固有的位置关系通过上𬌗托转移到𬌗架上，这样上颌模型固定在𬌗架的位置就与患者上颌对颞下颌关节固有的位置关系相当，𬌗架就可以在口外模拟患者口内的情况，使在𬌗架上制作的义齿戴入患者口中能符合或接近患者的实际情况。

半可调式𬌗架中上下颌体分别代表了患者的上下颌骨，下颌体的前部有切导盘，可以调节切导斜度；𬌗架侧柱上部髁球中心有髁杆穿过，相当于以双侧髁突为中心的假想的轴，侧柱上部有圆形的髁导盘，可以根据患者情况调节髁导斜度；面弓可以将患者的上颌对颞下颌关节的位置关系转移到𬌗架上，这个位置与患者的情况是一致的。通过上𬌗架就将患者口内的关系转移到口外，通过在𬌗架上制作的修复体基本符合患者的生理要求。

随着对咀嚼系统运动规律知识的认识的不断加强，𬌗架的结构也在不断改进，但并不是说𬌗架的结构越复杂越好。我们应当在对𬌗架结构和功能深刻理解的基础上，针对不同患者的情况选择适当类型的𬌗架。

（四）上𬌗架前的准备

1. 检查咬合关系　将蜡𬌗记录复位在上下颌的工作模型上，检查上下颌模型的咬合关系是否正确。

2. 工作模型的准备　按照模型修整的方法在模型修整机上修整模型，使上下颌模型的高度在𬌗架上下颌体的高度范围内，但是模型底座不能修整太多，必须保持模型要有一定的抗压强度。

3. 模型修整完成后，在模型底座上用雕刻刀刻出固位槽以增加固位，同时在上下颌模型后壁的中线位置划线，以利于上𬌗架时模型的正确对位，然后将模型放在水中浸湿以备上𬌗架。

4. 准备𬌗架，根据𬌗架种类的不同，检查上颌体的固定螺丝有无松动，调紧𬌗架穿钉两端的螺丝，使𬌗架只能做上下运动；根据上下颌模型的高度调节升降螺丝，使上下颌体间的距离大于上下颌模型间的高度。如果是平均值𬌗架还要确定切导针与切导盘是否接触，各部位固定螺丝是否固定等。

（五）上𬌗架的方法和步骤

1. 上简单𬌗架的方法

（1）上单项运动式𬌗架的方法：将𬌗架放在操作台上，打开𬌗架，以适宜的水 / 粉比调拌石膏，放在𬌗架下颌体上，再把浸湿的下颌模型固定在下颌体上；按照正确的咬合关系将上颌模型和蜡𬌗记录放在下颌模型上，闭合𬌗架，用石膏将上颌模型固定在上颌体上。同时用调拌刀刮去模型周围多余的石膏，并将石膏表面涂抹光滑，然后用橡皮筋加压固定。

（2）上多项运动式𬌗架（平均值𬌗架）的方法

1）检查上下颌模型的咬合关系及𬌗架各部件的固定位置是否正确。

2）在𬌗架的上、下颌体表面涂布凡士林，置𬌗架于平面板上。

3）将上下颌模型的基底面制备出固位沟后充分浸水。

4）将上颌模型固定在𬌗平面板上，使其𬌗平面与𬌗平面板一致，模型中线与切导针方向一致。

5）用石膏将上颌模型固定在𬌗架的上颌体。

6）卸下𬌗平面板，倒置𬌗架，依据咬合记录将下颌模型就位于上颌模型并暂时固定。

7）用石膏将下颌模型固定在𬌗架的下颌体。

8）确认切导针与切导盘相接触。

9）用橡皮筋加压固定，防止切导针上浮。

2. 利用面弓上半可调节殆架的方法，参见全口义齿修复的相关章节。

（六）上殆架的注意事项

1. 在上殆架前模型底部要刻出固位沟，然后在模型底部涂分离剂，同时模型在上殆架前一定要浸湿。

2. 检查殆架上的各个螺丝是否拧紧，以免造成咬合关系的错位。

3. 用简单殆架上上颌模型时，一定要使上颌体与调节升降螺丝的顶部接触，以免咬合升高。

4. 用平均值殆架上殆架时，用石膏固定模型时不能移动已定位的模型，模型应位于殆架的中心，殆托的中线应与殆架的中线一致。

5. 在上平均值殆架时，随时注意切导针与切导盘是否接触。

6. 为了防止切导针上浮，可使用加速剂以减少石膏的膨胀率，或适当加大水的比例，分两次上石膏等。

7. 在上殆架完成后，为了防止由于石膏膨胀引起的垂直高度改变，用皮筋加压固定直至石膏完全固化。同时洗干净殆架上多余的石膏，避免因石膏残渣影响殆架各部位的固位和殆架的运动。

（七）上殆架后的质量检查

1. 检查上下颌模型的咬合关系是否正确无误，上下颌模型的前后中线是否一致。

2. 检查切导针与切导盘是否接触；简单殆架上殆架时，一定要使上颌体与调节升降螺丝的顶部接触。

3. 检查殆架各部位残留的石膏是否去除干净。

第二节 模型观测

一、概述

模型观测是指用连接到模型观测器垂直分析杆上的各种附件，对牙列缺损者的牙颌模型进行观测分析，通过检查各基牙及软组织的倒凹情况，确定可摘局部义齿的就位道，并用碳标记杆画出各基牙导线的过程。模型观测作为模型设计的重要内容之一，是确定修复治疗计划和可摘局部义齿最终设计的重要依据。

（一）外形高点线

外形高点是指物体表面最突出的部分。对于牙齿，外形高点是指牙体各轴面上最突出的部分（图 6-5），其连线称为外形高点线（图 6-6）。外形高点是一个解剖学概念，每颗牙齿的外形高点线是固定的，不随模型位置、倾斜度、义齿就位道等的变化而变化。例如，上颌第一磨牙颊面的外形高点在颈 1/3，舌面外形高点在中 1/3，邻面外形高点在殆 1/3；上颌第一前磨牙颊面的外形高点在颈 1/3 的颊颈嵴上，舌面外形高点在中 1/3；下颌第一磨牙颊面的外形高点在颈 1/3，舌面外形高点在中 1/3。外形高点对于维持牙齿正常的生理功能具有重要意义。

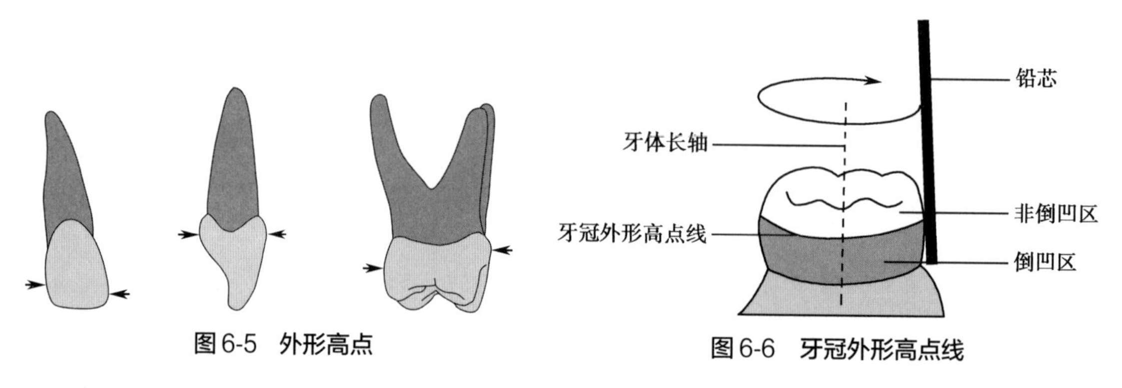

图 6-5　外形高点　　图 6-6　牙冠外形高点线

（二）观测线

将口腔模型放在观测仪的观测台上，选好就位道后，将分析杆沿牙冠轴面转动一周，铅笔在牙冠轴面描画出的一条线，称为观测线。观测线又叫导线，是依据义齿就位道描画出来的，用以区分口腔软、硬组织的倒凹区和非倒凹区的分界线。观测线并非基牙的解剖外形高点线，而是随观测方向改变而改变的外形高点线，它随义齿就位道的变化而变化。设计义齿时，将模型放在观测仪的观测台上，调节观测台，使分析杆与牙列䜣平面呈现不同的角度，则可描绘出不同的基牙观测线。观测仪分析杆的方向代表义齿的就位道方向。

观测线用以指导卡环的设计和指明基托边缘可以伸展的范围，根据观测线合理制作的修复体在共同就位道上能顺利取戴。在牙体预备时就应考虑观测线，适当磨改基牙或余留牙，以调节倒凹，确保能合理利用倒凹。

观测线与外形高点线之间既有区别又有联系。它们的区别在于：外形高点线是一个解剖学概念，它是牙齿的解剖外形高点线，不随模型位置、倾斜度、义齿就位道等的变化而变化，每颗牙齿的外形高点是固定的；而观测线不是解剖学概念，它与义齿就位道有关，随义齿就位道的变化而变化，当基牙牙冠有不同程度的倾斜时，观测线的位置也随之改变（图 6-7）。但观测线与外形高点线之间又有一定的联系：当牙长轴与水平面垂直时，也就是当就位道方向与牙长轴一致时，分析杆围绕牙冠轴面转动一周所画出的观测线与外形高点线一致，此时，外形高点线就是观测线（图 6-6）。也就是说，随着模型向不同方向倾斜，同一基牙可以画出无数条观测线，外形高点线是其中之一。另外，观测线是沿义齿就位道方向的牙体轴面最突点的连线，可以理解为是沿义齿就位道方向的外形高点线。

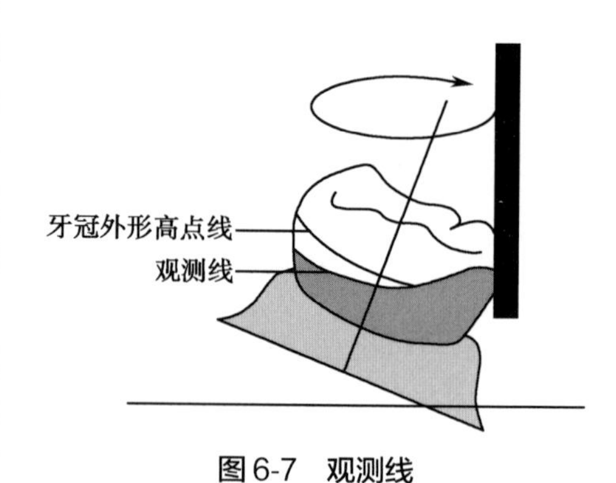

图 6-7　观测线

由于各个基牙倾斜的方向和程度不同，画出的观测线也不同。根据基牙的倾斜方向和倒凹位置，观测线可分为三种不同类型（图 6-8）。

Ⅰ型观测线：为基牙向缺隙相反方向倾斜时所画出的观测线。此线在基牙的近缺隙侧距䜣面远，远缺隙侧距䜣面近，其倒凹区主要位于基牙的远缺隙侧，而近缺隙侧倒凹区小。

Ⅱ型观测线：为基牙向缺隙方向倾斜时所画出的观测线。此线在基牙的近缺隙侧距䜣面近，远缺隙侧距䜣面远，其倒凹区主要位于基牙的近缺隙侧，而远缺隙侧倒凹区小。

Ⅲ型观测线：为基牙向颊侧或舌侧倾斜时所画出的观测线。此线在近缺隙侧和远缺隙侧距殆面都近，倒凹区较大，非倒凹区较小。

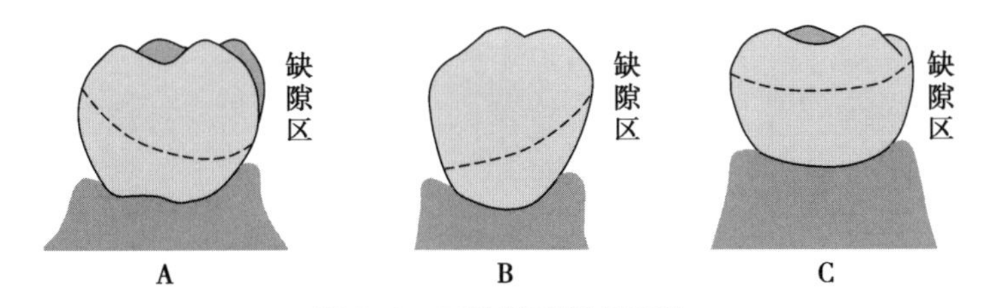

图6-8　三种类型的观测线

A. Ⅰ型观测线　B. Ⅱ型观测线　C. Ⅲ型观测线

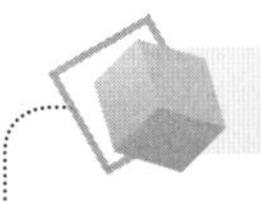

知识拓展

Ⅳ型及Ⅴ型观测线

除上述三种基本类型外，也有学者提出Ⅳ型观测线和Ⅴ型观测线概念。Ⅳ型观测线是基牙向颊侧或舌侧倾斜，基牙的近、远缺隙侧均没有明显的倒凹，倒凹区小而非倒凹区大。Ⅴ型观测线是基牙向缺隙方向或者反缺隙方向极度倾斜，观测线形似对角斜线式。

观测线是设计卡环的依据，在描绘观测线时应考虑合理利用倒凹，以便选择合理的卡环类型，使卡环更好地发挥固位和稳定作用。每类观测线可以设计出相应的卡环类型。根据观测线确定卡环各部分在基牙上安放的正确位置，即卡环臂位于基牙导线以下的倒凹区，卡环体位于基牙缺隙侧轴面角导线以上的非倒凹区，小连接体不能进入倒凹区，使卡环能更好地发挥固位和稳定义齿的作用。根据不同的观测线类型，可设计出相应的卡环类型。目前根据三种基本类型的观测线可选择与之相应的卡环，以发挥卡环的固位作用（图6-9）。

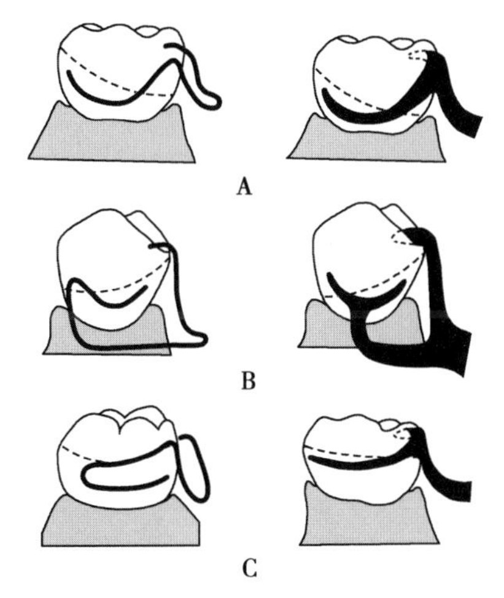

图6-9　三种类型观测线与相应的卡环

A. Ⅰ型卡环臂　B. Ⅱ型卡环臂　C. Ⅲ型卡环臂

Ⅰ型观测线适用于Ⅰ型卡环，该卡环常为铸造而成，亦可用直径 0.9mm 或 1.0mm 的不锈钢丝弯制而成。Ⅰ型卡环臂具有良好的固位、稳定和支持作用。

Ⅱ型观测线适用于Ⅱ型卡环，常为铸造的 T 形卡环。卡环有两个水平向的臂，一个臂进入近缺隙侧的倒凹区，另一端置于远缺隙侧的非倒凹区，该型卡环也可用直径 0.9mm 或 1.0mm 的不锈钢丝弯制，还适用于铸造的 U 形、C 形、I 形、L 形等杆形卡环。Ⅱ型卡环臂通过迂回或大角度折返的方式伸到近缺隙侧较大的倒凹区，此型卡环的固位作用好，但稳定和支持作用较差。

Ⅲ型观测线适用于Ⅲ型卡环，由于基牙的倒凹较大，制作卡环臂的材料应具有良好的弹性，常规采用直径 0.9mm 或 1.0mm 的不锈钢丝弯制而成，且不能进入倒凹区较深。因非倒凹区较小，应注意的是卡环臂的体部不能影响咬合。Ⅲ型卡环臂也可使用铸造卡环，但由于其弹性较差，应避免卡环臂较深地进入倒凹区。此类卡环固位和支持作用较好，但稳定作用较差。

在各个不同的基牙上，由于基牙的倾斜方向和程度不同，基牙上颊、舌侧所绘制的观测线也各有不同。如缺隙在基牙的近中，若基牙向近中舌侧倾斜，则基牙的颊侧出现Ⅱ型观测线，舌侧出现Ⅲ型观测线，因此应选用Ⅱ型、Ⅲ型联合卡环。若基牙向远中舌侧倾斜，则基牙颊侧会出现Ⅰ型观测线，舌侧为Ⅲ型观测线，应选用Ⅰ型、Ⅲ型联合卡环臂。

（三）倒凹及相关概念

物体在光源投照方向下的阴影部分，称为倒凹。口腔修复专业所谓的倒凹是用来描述口腔软、硬组织的情况，依据观测线来定义，观测线以上𬌗向部分为非倒凹区，观测线以下龈向部分为倒凹区（图 6-10）。观测模型时，观测仪分析杆、基牙牙面及牙龈组织三者构成的三角形区域即为倒凹区。

倒凹是口腔修复学的重要概念，用于指导可摘义齿的设计，决定修复体各部件的位置以及基托的伸展范围等。不考虑倒凹概念而制作的修复体必定是一不良修复体，存在摘戴困难或食物嵌塞等问题。一般而言，富于弹性的卡环臂尖端应进入倒凹区一定深度，起固位作用；而卡环的对抗臂及坚硬部分应位于非倒凹区的牙面上，发挥支持和稳定作用。基托和连接体也不应该进入倒凹区。

临床上，基牙倒凹是控制卡环固位力的重要因素。设计义齿时应该考虑基牙倒凹深度和倒凹坡度。倒凹深度是指观测器的分析杆至基牙倒凹区牙面间的水平距离。倒凹坡度是指倒凹区牙面与基牙牙长轴间构成的角度（图 6-11）。在卡环臂的弹性限度内，倒凹深度越大，则产生的正压力越大，固位力越强。但对义齿的固位来说，同样深度的倒凹，由于其坡

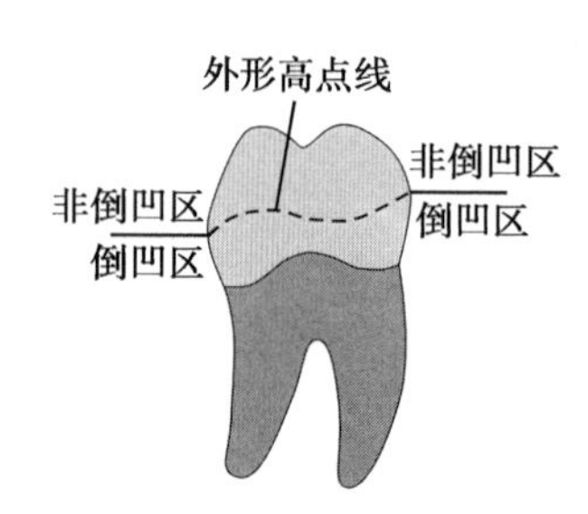

图 6-10　基牙的倒凹区和非倒凹区

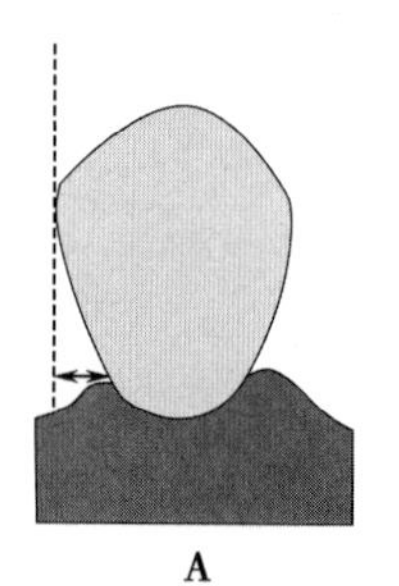

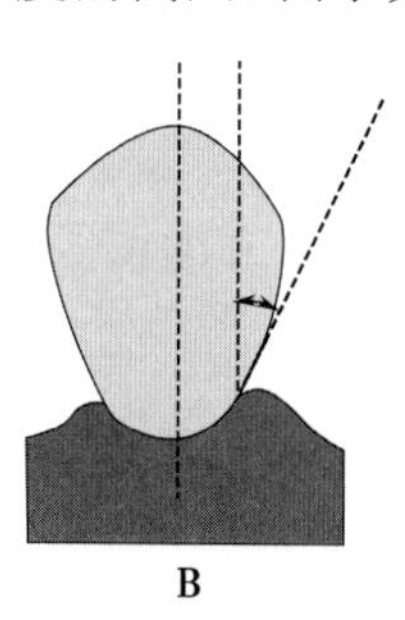

图 6-11　基牙倒凹的深度和坡度
A. 倒凹深度　B. 倒凹坡度

度不同，固位力亦有所不同。在倒凹深度相同情况下，坡度越大，固位力越大。

选择基牙要注意牙冠需有一定倒凹，但倒凹的深度应在卡环臂的弹性限度之内，而且坡度应较大。若基牙的倒凹深度过小或过大，倒凹的坡度过小，都不利于义齿的固位。一般倒凹的深度应小于1mm，倒凹的坡度应大于20°。卡环材质不一样进入倒凹的深度要求也不一样，弯制卡环弹性大，进入倒凹深度一般是0.75mm；铸造钴铬合金卡环弹性较小，不能进入倒凹过深，一般进入0.25mm深度；贵金属铸造卡环要求是0.5mm深度的倒凹。

倒凹对于义齿制作具有双重意义：一方面可以利用倒凹增强义齿的固位，如在设计卡环的时候，要把卡环的固位臂末端设置在倒凹区，利用倒凹来取得义齿的固位；另一方面，由于倒凹的存在，将妨碍义齿的就位。所以在考虑义齿就位时，要设法避开或消除妨碍义齿就位的倒凹。

二、观测仪

观测仪是用来分析和检查各基牙、余留牙、缺牙区牙槽嵴及口腔黏膜组织的情况，判断各部位倒凹的大小，来确定义齿共同就位道的一种仪器，是可摘局部义齿制作过程中必不可少的器械。使用观测仪对模型进行分析和设计，可以准确地取得义齿的共同就位道，使临床医师对义齿的合理设计得以实现，提高缺牙修复的疗效。

（一）观测仪的结构

不同的观测仪具有不同的结构，但都有共同的构件。观测仪一般由支架、观测台、分析杆（图6-12）及附件（图6-13）组成。

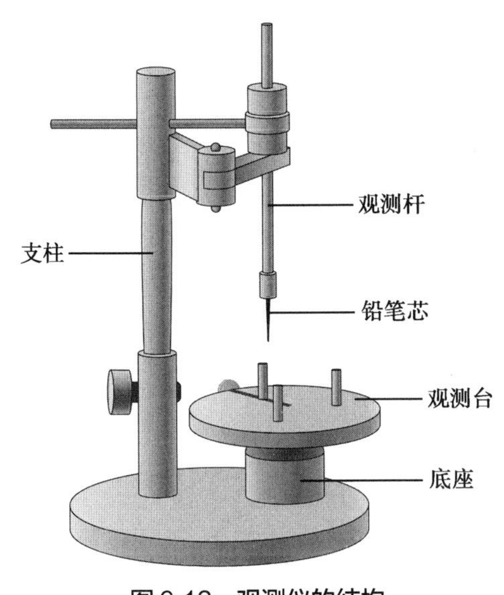

图6-12　观测仪的结构

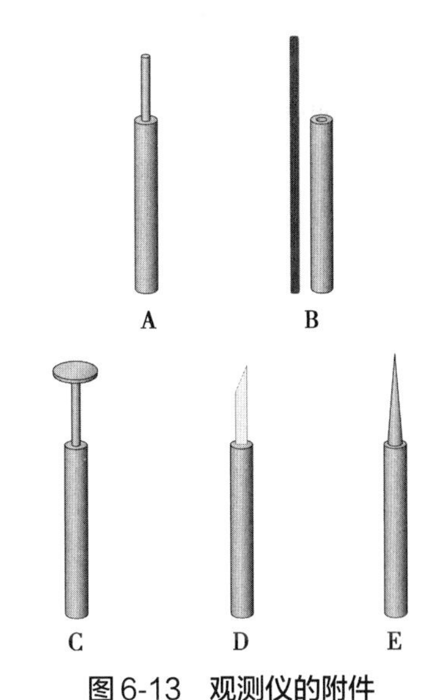

图6-13　观测仪的附件

A. 测量规　B. 描记铅笔芯与笔芯鞘

C. 倒凹规　D. 铣刀　E. 锥度规

1. 支架　包括基座、支柱、横臂。基座又称为平台，表面光滑有利于观测台在其上自由滑动，其上可放置观测台，并在一侧边缘与支柱相连。支柱又称为垂直支柱，位于基座的一侧，垂直于基座，并与横臂相连。横臂又叫水平杆，与支柱相连，与基座平行，横臂的一端上有多个活动关节，便于观测臂在水平方向灵活移动。

2. 观测台 放置在基座上，用来安放和固定模型，有一活动关节，能做旋转，可使台面做前后左右不同方向和角度的倾斜，从而使模型可以向需要的方向倾斜，倾斜度确定后可用台面下的旋钮固定。

3. 分析杆 上端与横臂连接，且与之垂直，可垂直升降，下端附有一夹持器，可固定观测过程中需要的观测用具，分析杆也必须能流畅地进行升降运动。分析杆下面的工具夹，用来固定观测仪的附件。

4. 观测仪的附件 包括：测量规、描记铅笔芯与笔芯鞘、倒凹量规、铣刀、锥度规等。测量规是使用观测仪操作时，先测量余留牙（特别是基牙）及牙槽嵴倒凹的状况，并用于决定义齿就位道方向的直而细的金属棒。描记铅笔芯为普通的铅笔芯，描记观测线时安装在分析杆上，为防止笔芯的折断，增加了套管状的金属鞘，称为笔芯鞘。倒凹量规是直而细的金属棒，前端带有金属盘，盘缘与金属棒间距有 0.25mm、0.5mm、0.75mm 三种常用规格，用来测量基牙倒凹的深度。铣刀一端为圆柱状金属杆与分析杆连接，另一端为刀刃状，填塞倒凹后，使用铣刀消除过剩的填塞倒凹材料。锥度规一端为圆柱状金属杆与分析杆连接，另一端为下细上粗的锥形金属杆，锥度通常有 2°、4°与 6°三种规格，使用锥度规消除过剩的填塞倒凹材料，切削面可形成与锥度规相同的角度。

（二）观测仪的作用

观测仪是义齿修复设计中的主要工具，它的使用不仅提高了义齿质量和修复效果，也为临床医师戴牙带来了便利。具体有以下几方面的作用：

1. 有利于正确选择和确定义齿就位道。

2. 有利于制订一个合理的口腔预备计划 包括预备基牙邻面的导平面，基牙外形磨改以利于卡环对抗臂和固位臂的放置等。

3. 有利于描绘观测线 观测线是区分口腔软、硬组织的倒凹区和非倒凹区的分界线，是义齿设计的基础，是卡环、连接体设计和基托伸展范围等的依据。不同的观测线类型对应不同的卡环类型，并要求不同的基托伸展范围和不同的连接体位置。

4. 有利于确定基牙邻面是否预备成平行面，作为义齿摘戴的导平面 导平面对于患者摘戴义齿有重要作用，如果义齿有确定的导平面，患者能够沿一个方向轻松地摘戴义齿。临床可以通过观测模型，确定预备导平面的部位和范围。

5. 有利于确定基牙的倒凹深度 观测仪的倒凹量规可以测量基牙的倒凹深度，并根据卡环类型、卡环材料、基牙状况、所需固位力大小等因素选择卡环的合适位置。

6. 有利于确定倾斜牙和移位牙的情况，便于修复体外形的设计。

7. 有利于确定牙和软、硬组织干扰区域是需手术去除，还是选择其他就位道来避开。

另外，模型观测仪还可用于指导个别托盘设计、辅助制作卡环蜡型、指导冠内附着体、冠内支托的放置等。

（三）观测仪的使用方法

对于可摘局部义齿，模型观测仪主要应用于以下两个方面：

1. 观测诊断模型 主要是为了确定最佳就位道，制订一个准确的口腔预备计划。

2. 观测工作模型 主要是为了科学地设计义齿。

观测仪结构不同，使用方法也不尽相同。有的观测仪分析杆在水平方向上可以活动，通过水平移动分析杆在基牙轴面描画观测线；有的观测仪分析杆是固定不变的，需要通过在基座上水平移动观测台，使分析杆铅笔芯在基牙轴面描画观测线。

口腔预备之前，可以先取诊断模型，并进行观测。将石膏模型固定在观测仪的观测台上，分析杆末端装上测量规，把观测台向各个方向倾斜，分析杆与模型呈现不同的角度，代表着不同的就位道，分析杆方向即义齿就位道方向。在不同的就位道方向，分别用测量规测量各个基牙及组织倒凹情况，并根据义齿固位、美观、就位等的要求以及基牙的位置、形态、倾斜度、倒凹大小、缺牙部位、组织倒凹大小等情况，选择一个最合适的角度作为义齿就位道方向。选择就位道时主要考虑以下几个因素：

1. 余留牙是否适合选作基牙，是否需要磨改。
2. 对影响义齿就位的余留牙或组织如何进行处理。
3. 放置卡环的位置是否符合美观的要求。
4. 是否需要预备导平面，若需要，则要考虑其部位及范围。
5. 判断义齿是否易摘戴。

就位道确定后，把观测台台面下的旋钮拧紧固定，用红笔在诊断模型上标记需要磨改的区域，再用倒凹测量尺测量能够去除的牙体组织量，以不暴露牙本质为准，然后用测量仪上的铣刀切削石膏模型上标记的区域，确定需要磨除牙体的角度和量。

取下诊断模型，注意记录模型与所选择就位道的位置关系，记录观测仪上观测台位置的坐标，以确定共同就位道方向，为以后观测工作模型作参考；也可以在模型上确定三个点或平行线，由此建立一个相对于观测仪垂直臂的水平面。然后，根据诊断模型观测的结果进行牙体预备。基牙颊侧应保留一定的倒凹，舌腭侧应尽量消除倒凹；远中游离缺失者，缺失近中应尽量消除倒凹。

口腔预备完成后，取工作模型进行观测。参考诊断模型把工作模型放到观测台上，按照选好的就位道方向固定观测台，在分析杆上安装描记铅笔芯，水平移动分析杆或观测台，使分析杆铅笔芯在基牙及邻牙的所有轴面上画出观测线。此外，还可以使用倒凹量规测量每颗基牙的倒凹深度，填塞倒凹后，可以用铣刀削除多余的材料，也可以使用锥度规削除多余的材料，形成一定的锥度。

三、模型观测、确定义齿就位道

（一）模型观测的目的

1. 确定可摘局部义齿的共同就位道。

2. 在基牙上画出导线，并根据导线类型确定卡环的种类。

3. 用倒凹测量尺确定并记录基牙倒凹的深度，标记固位卡环臂尖进入基牙倒凹的位置。

4. 在软组织上画出导线，明确不利倒凹区，确定基托范围与大连接体的位置，指导个别托盘的设计。

5. 通过对研究模型的观测分析，辅助临床医师进行基牙牙体预备。

6. 标记等高的三点定位标记点，以便对模型进行再观测时恢复模型的原始位置和原始就位道。

7. 用于附着体义齿制作时，按就位道方向转移、固定附着体附件。分析杆上安装电动手机后也可用来研磨附着体。

8. 用于测量固定桥基牙间的平行性。

（二）确定义齿的就位道方向

牙列缺损的患者，其各个基牙的位置、形态、倾斜度、倒凹及缺牙间隙等情况有差别，并且义齿一般有2个或2个以上固位体，义齿必须顺着一定的方向和角度，才能在口内就位和取出。可摘局部义齿在口内戴入的方向就是义齿的就位道。选择合理的就位道既有利于义齿顺利摘戴，又利于义齿的固位、稳定。义齿的就位道可根据下列原则来选择：

1. 选择就位道原则

（1）就位道应便于患者摘戴义齿。

（2）根据义齿的固位需要选择就位道。

（3）根据义齿的稳定需要选择就位道。如果固位和稳定有矛盾时，应首先从义齿的稳定来选择就位道。

（4）选择的就位道不应使义齿与邻牙间出现过大的空隙，尤其在前牙区，否则会影响美观。

（5）在口腔预备时，应根据所设计的就位道，对基牙外形进行必要修整，尽量做到既能满足固位的要求，又能兼顾稳定的需要。

2. 决定就位道的因素　决定义齿就位道的因素主要包括：导平面因素、固位区因素、干扰因素和美观因素等。

（1）导平面因素：导平面是在基牙邻面预备的用来引导义齿摘戴的平行面。导平面可以引导义齿的坚固部分顺利通过干扰区，使患者顺利地摘戴义齿而不造成义齿本身或与其接触牙齿的损伤；也不会损伤义齿覆盖的软组织。导平面同时也是确保卡环固位作用的重要因素，它使义齿沿正确的就位道方向摘戴，减小了卡环臂的受力变形，确保了卡环应有的固位作用。

（2）固位区因素：义齿固位区随就位道的变化而变化。在义齿摘戴过程中，固位臂在通过基牙的凸面时受力弯曲，并与固位区接触，起固位作用。在选择就位道时，须考虑义齿的固位以及固位区，使设计的义齿具有合适的固位力。

（3）干扰因素：修复体设计的目的是使其能顺利摘戴，不会遇到余留牙和组织的干扰。如在选择的就位道上存在干扰，就须通过口腔预备或适度填塞倒凹来去除。在口腔准备过程中，可以通过手术、拔牙、调磨牙面或用修复等措施来去除干扰。但对于无法去除的干扰因素，设计时应强调干扰因素比固位和导平面等因素需先考虑。

（4）美观因素：选择义齿就位道时，应尽量减少金属卡环和基托材料的暴露，使人工牙位于较美观的位置，达到美学效果。通过选择就位道或利用基牙修复体改变基牙的形态，使卡环位于牙面的远中龈向区域，减少金属的外露。如前牙缺失进行局部义齿修复时，美观因素也会影响就位道的选择。因此，通常需要选择一个较垂直的就位道，使人工牙和相邻的天然牙都不必做过多的磨改，而达到美观的目的。

3. 确定就位道的方法　可摘局部义齿在口内摘戴必须顺应一定的角度和方向，就位与摘出时的角度相同，但方向相反（图6-14）。可摘局部义齿至少有2颗或2颗以上的基牙，各基牙上的固位体必须沿同一方向戴入，义齿方能就位。但由于基牙的位置、形态、倾斜度、倒凹大小、缺牙部位、组织倒凹大小等情况均不相同，所以需要借助模型观测器采用下列方法进行义齿就位道的确定。

（1）平均倒凹法（均凹法）：是通过调整工作模型的倾斜方向和角度，使缺隙两端或牙弓两侧的基牙倒凹被平均分配，保证各基牙均获得有效的固位倒凹的方法。此方法可充分发挥各基牙的固位作用，以及固位体之间的交互对抗作用，利于义齿的固位和稳定。多用于缺牙间隙多、基牙倒凹大的病例（图 6-15）。

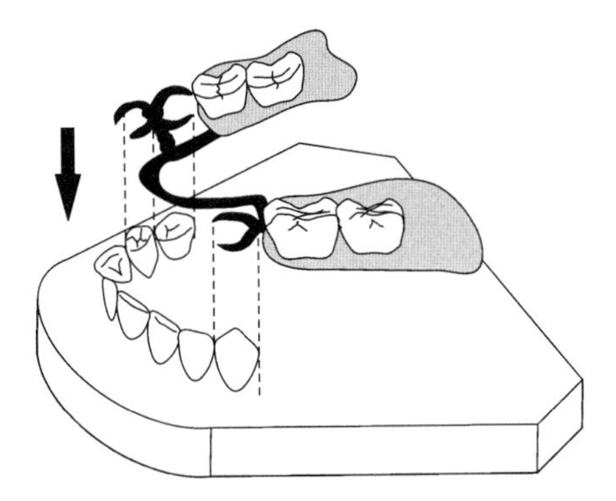

图 6-14　可摘局部义齿的共同就位道

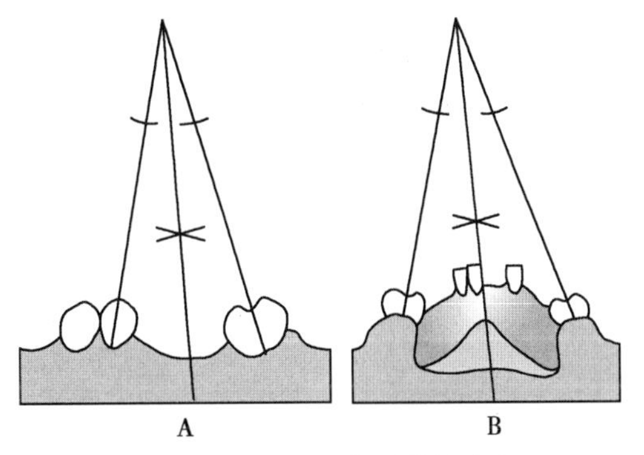

图 6-15　均凹法就位道的确定

A. 前后就位道的确定　B. 左右就位道的确定

（2）调节倒凹法（调凹法）：是根据设计的需要，通过将模型向一侧倾斜，使倒凹集中于缺隙一侧的健康基牙的有利位置，义齿采用斜向就位，可利用制锁作用，增强义齿的固位。此方法也可消除组织倒凹的干扰，有利于基托的伸展（图 6-16）。

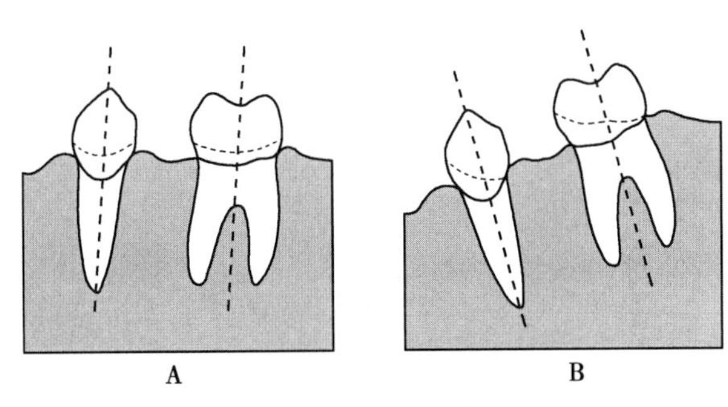

图 6-16　调节倒凹

A. 基牙牙长轴彼此平行　B. 模型向近中倾斜

（三）绘制观测线

将模型安放在观测仪的观测台上，根据所选择的就位道固定模型，分析杆末端装上铅笔芯，并与基牙牙冠轴面轻轻接触，转动分析杆，即可在基牙的轴面上绘出观测线。若观测仪分析杆是固定不变的，则需要通过在基座上水平移动观测台，从而使分析杆铅笔芯在基牙轴面描画观测线。

为把观测线延伸到牙龈上，可在笔芯中部触及牙冠轴面时，笔芯的尖端也同时触及牙龈后描绘，明确倒凹标记，利于填塞倒凹。

（四）量度倒凹并确定卡环的位置

绘制观测线后，基牙的倒凹区和非倒凹区已经明确。卡环是可摘局部义齿的主要固位因素，其坚硬部分，如卡环体、𬌗支托等应位于非倒凹区，起稳定和支持作用；其弹性部分，如卡环臂应位于倒凹区，起固位作用。

卡环臂尖进入倒凹的深度需根据具体情况而决定。为了选择与卡环相称的倒凹深度，可使用倒凹量规测量基牙倒凹的深度。不同规格的倒凹量规适用于不同类型的卡环。卡环臂的种类和应用的材料不同，其安放的位置也不同，即卡环臂进入倒凹区的深度不同。不同材料的卡环臂需要不同的倒凹深度：钴铬合金铸造的卡环臂一般需要0.25mm的倒凹深度；圈形卡环臂的固位臂较长，需要的倒凹深度可稍大些；若前磨牙较短者，卡环的固位臂只要0.25mm的倒凹深度；不锈钢锻丝卡环臂需要的倒凹深度可达0.75mm；金合金铸造的卡环臂常需要0.5mm的倒凹深度；弯制的金合金丝卡环臂常规需要0.5mm的倒凹深度。

（五）描记边缘线

填塞倒凹之前要在模型上描记基托、连接杆、卡环等边缘线。义齿基托的伸展范围决定了义齿边缘线的位置，基托的伸展范围应根据缺牙的数目、缺牙的部位及义齿的支持形式来决定。

1. 观测线与卡环边缘线的关系　弯制卡环常因钢丝的弹性大，需把卡环臂靠体部1/3的上臂放置在非倒凹区，下臂逐渐进入倒凹区，尖端放置在倒凹的深处。而铸造卡环靠体部1/2处的上臂处于非倒凹区，下臂进入倒凹区（图6-17）。

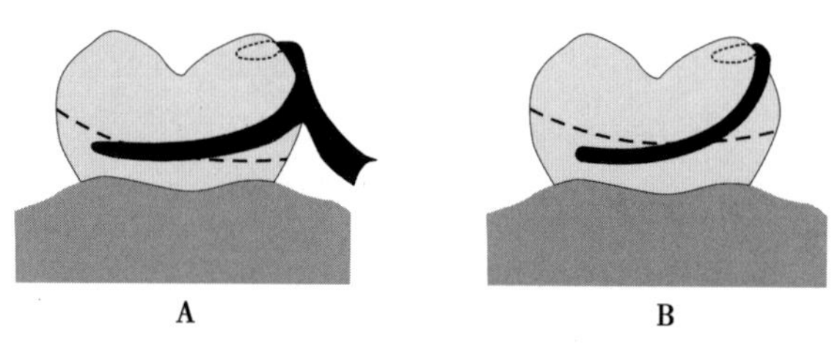

图6-17　观测线与卡环边缘线的关系

A. 铸造卡环　B. 锻丝卡环

2. 观测线与连接杆、舌杆的关系　原则上使舌杆的上缘与舌侧牙槽黏膜的观测线相一致（图6-18），防止舌杆进入倒凹，需用填塞倒凹蜡或石膏等填塞倒凹。

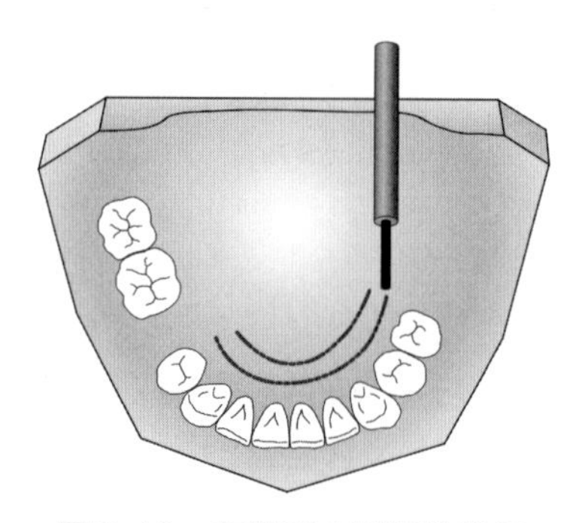

图6-18　在模型上描记连接杆

3. 观测线与基托的关系　原则上沿观测线描记基托边缘线，同时还要兼顾美观性、基托固位的稳定性。

缺牙多，基托的伸展范围应增大；缺牙少，基托的伸展可缩小。游离缺失者的基托伸展范围较非游离缺失者要大。牙支持式义齿，基托伸展范围可缩小；混合支持式义齿，其伸展范围可增大；黏膜支持式义齿，基托应尽量伸展。连接体的位置不应进入组织倒凹区，以免影响义齿就位及压迫软组织；其组织面应不压迫硬区（如腭隆突或腭中缝、下颌舌隆突及其他骨性突起）；应远离龈乳头区和游离龈，以免因刺激引起炎症；应不影响周围组织的功能性运动，如唇、颊、舌的运动；应尽可能减小连接体的体积。此外，还要确定卡环的位置、形态。

最后，在模型上画出大连接体、小连接体、网状支架、卡环的位置、基托范围和形态等的边缘线。

四、填塞倒凹

模型设计完成后，即可明确基牙倒凹及组织倒凹的位置和大小。为了避免在义齿制作过程中，卡环的坚硬部分、小连接体和基托进入倒凹区而影响义齿的摘戴，同时又不至于形成基托与基牙之间过大的间隙，需要在制作卡环和基托之前，在模型上对基牙、余留牙和黏膜的不利倒凹进行处理，使得修复后的义齿能摘戴自如，避免造成食物嵌塞及对美观的影响。

（一）填塞倒凹的目的

1. 确保义齿能顺利就位，并易于摘戴。
2. 消除义齿基托对牙龈和口腔黏膜的压迫。
3. 避免基托与口内余留牙之间形成过大的间隙。

（二）填塞倒凹的部位

1. 靠近缺隙的基牙、邻牙邻面的倒凹（图 6-19），颊侧不应超出颊轴面角。
2. 基托覆盖区内所有余留牙舌（腭）侧的倒凹及龈缘区（图 6-20）。

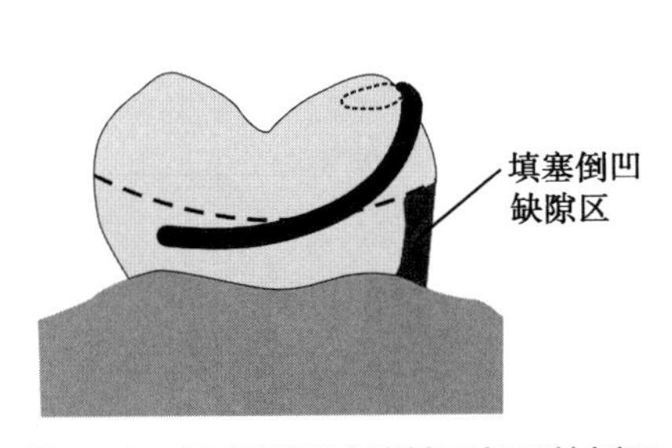

图 6-19 填塞靠近缺隙基牙邻面的倒凹

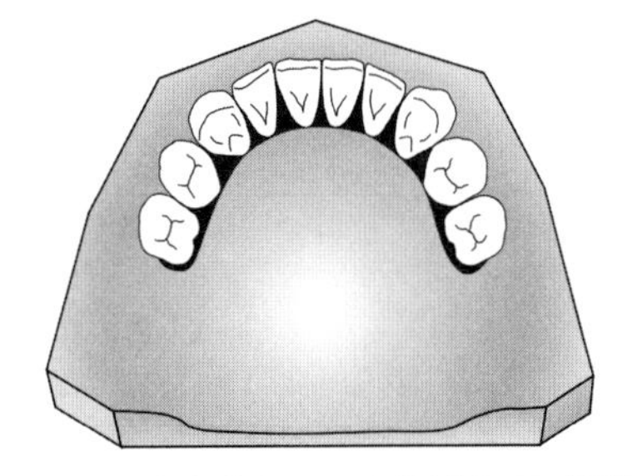

图 6-20 填塞余留牙舌侧的倒凹及龈缘区

3. 妨碍义齿就位的软组织倒凹。
4. 基托覆盖区的骨尖处、硬区及未愈合的伤口。
5. 义齿设计范围内小气泡造成的模型缺损处。
6. 高拱的腭皱襞。
7. 必要时还可填补基牙颊侧部分倒凹，如 RPI 卡环中的 I 杆接触点下方的倒凹。

（三）填塞倒凹的材料

常用的填凹材料有蜡、磷酸锌粘固粉、石膏等。若用石膏填倒凹，最好选用与工作模型颜色不同的石膏，以示区别。

（四）填塞方法

1．器材准备 填补倒凹的器材有粘固粉调拌刀、小橡皮碗、毛笔、清水盆、毛巾、着色的人造石粉和蜡等。

2．模型准备 先将工作模型浸泡于清洁的水盆中，一般浸泡10分钟左右。浸泡时间的长短视模型的干燥情况而定。模型取出后要用毛巾擦干，以利于填补的人造石与模型结合牢固。

3．填塞过程

（1）先在模型上对要填塞的倒凹区用雕刻刀或车针刻纹。

（2）用粘固粉调拌刀在小橡皮碗内调拌着色的人造石粉，调拌均匀后，用调拌刀挑起适量人造石糊剂填入牙冠轴面与牙龈的两条观测线之间，从龈缘向𬌗方进行填补。填塞牙冠轴面倒凹时，应注意刀面与就位道保持一致。

（3）在人造石固化前用雕刻刀和铣蜡刀刮除多余的人造石粉。不足处再添加，使之完全合适。

（4）用小排笔沿就位道方向，从龈到冠方将人造石刷平。

（5）观测线以上的非倒凹区，尤其是𬌗支托凹内若有填塞的人造石粉，需清除干净。

（6）人造石初步凝固后进行精修。将模型放回到观测仪的观测台上，按模型的设计原则，顺就位道方向，用带刃的分析杆去除多余的填凹材料，但要求适量、适度。也可使用锥度规修整填塞处，牙冠长的基牙采用2°锥度规；牙冠短的基牙采用6°锥度规。

4．注意事项 ①填凹材料不宜过多或过少。若填凹材料过多，义齿虽容易就位，但与天然牙之间留有较大间隙，易造成食物嵌塞，若在前牙区还影响美观；过少则达不到填倒凹的目的。填凹材料的多少可使用模型观测仪的分析杆进行检查确定。②填凹材料应终止于观测线之下，这样才能使义齿就位后，支架、基托与天然牙牙冠之间保持接触。尤其是𬌗支托窝、隙卡沟等处不得填塞，上述各处若有填凹材料进入，则必须清理干净。③卡环固位臂进入基牙倒凹区处不得填塞，因为该处为有利倒凹，填补后会影响义齿固位。

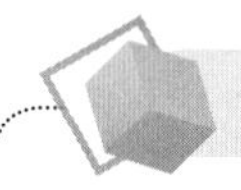

知识拓展

磨托法去除不利倒凹

除了上述填塞倒凹的方法之外，也可采用磨托法去除不利倒凹：在工作模型上用小刀刻画出树脂基托将要覆盖的组织倒凹部分，这样在义齿完成后，树脂基托的组织面就会形成一条突起的线条，该线条范围内即为不利倒凹的所在，在试戴义齿之前将进入倒凹的该部分基托磨除即可。但应注意，制作基托蜡型时此缓冲区应相应加厚。

（五）缓冲区和边缘封闭处理

义齿基托覆盖区内的骨突、骨嵴或骨尖、未愈合的伤口等，以及义齿的缓冲区，如上颌隆突、上颌结节、下颌隆突、下颌舌骨嵴等。因其表面覆盖的黏膜很薄，义齿受力时会产生压痛。故可在模型上的骨突区薄薄地涂一层调拌好的磷酸锌粘固粉予以缓冲。也可采用磨托法来达到缓冲的目的。

当缺牙较多，余留牙较少，主要依靠基托吸附力和边缘封闭作用来加强固位时，应在模型的后缘刮去少许石膏形成后堤区。

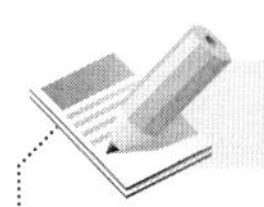

小　结

本章介绍了颌位记录的概念、详细阐述了确定及转移颌位关系的方法。有效地利用殆架与颞下颌关节的关系在体外模拟下颌运动，这是保证制作适合口腔内环境义齿的必要条件。选择适合的殆架制作义齿，采用正确的方法固定模型于殆架上，是义齿制作的关键所在。本章还介绍了模型观测，这是可摘局部义齿设计和制作过程中重要的一步。模型观测是指用连接到模型观测器垂直分析杆上的各种附件，对牙列缺损的模型进行观测分析，通过检查各基牙及软组织的倒凹情况，确定可摘局部义齿的就位道。通过模型观测，能科学合理地进行义齿设计，并能有效地保护基牙和剩余组织的健康。学习模型观测应理解观测线与倒凹的概念，且学会观测仪的使用方法。

思考题

1. 外形高点线和观测线的区别和联系？
2. 什么是倒凹？填塞倒凹的意义？
3. 观测仪的组成有哪些？观测模型有什么意义？
4. 可摘局部义齿选择就位道的原则是什么？
5. 填塞倒凹的步骤和方法有哪些？

（李斯日古楞　牟　星）

第七章　弯制法制作卡环及支架

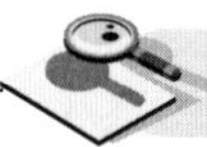

学习目标

1. 掌握：常用卡环、支架的弯制技术。
2. 熟悉：常规卡环、支架的名称、组成形式及固位原理。
3. 了解：特殊卡环的结构、原理及应用范围。

第一节　卡　　环

传统可摘局部义齿的直接固位体主要形式是卡环，它是直接卡抱在基牙上的金属部分。其主要作用为防止义齿殆向脱位，亦能防止义齿下沉、旋转和移位，也起一定的支承和稳定作用。卡环的连接体还有加强基托的作用。

一、卡环的结构、作用和要求

本节以三臂卡环（圆环形卡环）为例，介绍由卡环臂、卡环体、殆支托和小连接体构成的典型卡环（图 7-1）。

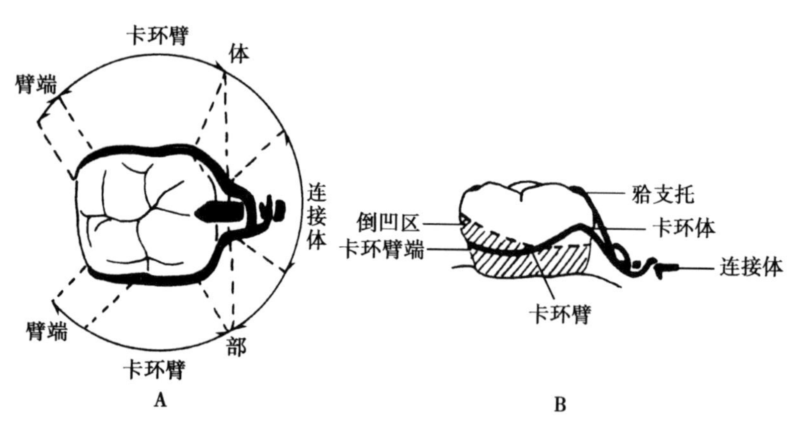

图 7-1　典型圆环形卡环

A. 圆环形卡环的结构　B. 圆环形卡环在基牙上的位置

1. 卡环臂　为卡环的游离部分，位于基牙轴面环抱基牙。卡环臂由卡环体部伸出，向游离端逐渐变薄、变窄，卡环臂游离端弹性较强，近卡环体的部分弹性较弱。卡环臂位于基牙的倒凹区，是卡环产生固位作用的主要部分。当义齿戴入时，由于卡环固位臂游离端的弹性，卡环臂方能通过基牙牙冠的外形高点进入倒凹区，借以固位。当外力作用义齿有脱位趋势时，则由卡环臂起阻止义齿䝼向脱位的作用。卡环臂在经过基牙外形高点进出倒凹区的过程中，其对基牙产生的水平分力应该被对侧卡环臂或导平面板、小连接体等相抵消，从而避免基牙一侧受力造成基牙的损伤。卡环臂与卡环体相连接的部分比较坚硬，应放置在非倒凹区，起稳定作用，防止义齿侧向移位。卡环臂的横截面形态依所用材料和制作方法不同，常用的有圆形、半圆形和扁平形三种。

2. 卡环体　又称卡环肩，为连接卡环臂、䝼支托和小连接体的坚硬部分，位于基牙的非倒凹区，包绕基牙近缺隙侧的颊、舌轴面角，主要起对基牙的环抱作用，阻止义齿龈向和侧向移动，起稳定和支持义齿的作用。故要求卡环体要有较高强度，不易变形，位于非倒凹区，且不影响咬合。

3. 小连接体　是卡环、支托等结构延伸与大连接体或基托相连的部分，主要起连接作用。小连接体不能进入基牙或软组织倒凹区，以免影响就位。

4. 䝼支托　是由卡环体伸向基牙䝼面产生支持作用的部分，无弹性，有较高强度。常与卡环铸造成一个整体。所谓三臂卡环，是把䝼支托亦当成一个臂的笼统称呼。

（1）䝼支托的功能

1）支持义齿，防止义齿龈向下沉移位。

2）将义齿䝼力传导到基牙上。

3）部分恢复咬合接触不良基牙的咬合关系，例如倾斜基牙。

4）铸造䝼支托在基牙上的位置稳定，能协助阻止义齿游离端翘起或摆动，起到稳定义齿的作用。

（2）䝼支托的设计要求

1）䝼支托的位置：䝼支托一般位于基牙邻近缺隙侧的䝼面边缘嵴上，近中䝼支托应位于基牙远缺隙侧舌外展隙的䝼面边缘嵴上。磨牙若因咬合过紧，不易获得支托间隙，可设计在下颌磨牙的舌沟处或上颌磨牙的颊沟处；尖牙可将支托安置在舌隆突或近远中近外展隙的切嵴处。

2）䝼支托与基牙牙长轴的关系：䝼支托所传递至基牙的作用力应与牙长轴方向一致或接近。Mc Cracken、Kratochvil、平沼谦二等学者认为，䝼支托或支托凹底应与基牙的牙长轴线形成等于或小于 90° 的夹角（图 7-2），使得䝼力能够沿基牙牙长轴方向传递。汪文骏等学者认为，当䝼支托长度为基牙近远中径的 1/4 时，䝼支托或支托凹底面应与基牙牙长轴线形成略大于 90° 的夹角（前磨牙 100°、磨牙 110° 左右夹角），以便䝼支托所承受的作用力方向恰好通过基牙的转动中心，避免基牙受到向缺隙侧的扭力作用（图 7-3）。

3）䝼支托的大小和形态：铸造䝼支托应呈尖端圆钝的三角形，尖端指向基牙牙长轴，近䝼缘处最宽、最厚，䝼缘转折处圆钝。铸造䝼支托的颊舌径宽度约为磨牙颊舌尖距离的 1/3 或者前磨牙颊舌尖距离的 1/2；其长度应为磨牙近远中径的 1/4 或前磨牙近远中径的 1/3。铸造䝼支托的厚度应为 1.0～1.5mm。

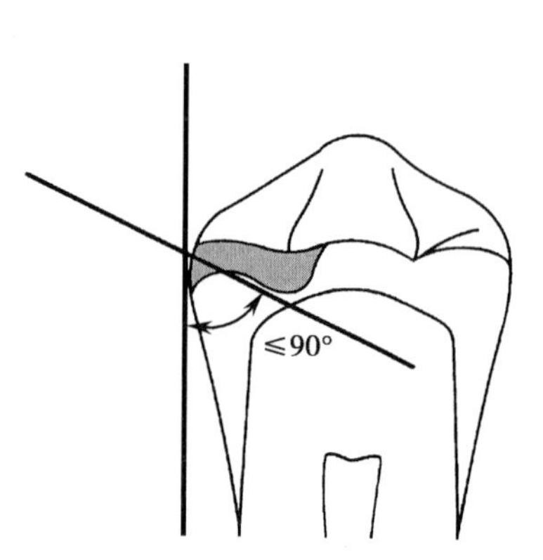

图 7-2　支托与基牙牙长轴线夹角等于或小于 90°

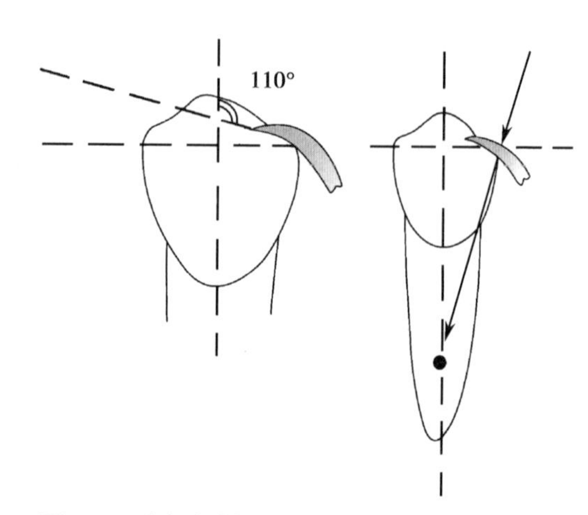

图 7-3　支托与基牙牙长轴线夹角 100°～110°

锻丝卡环的𬌗支托可用厚 1.0～1.5mm 成品𬌗支托钢丝弯制，或用直径 1.2mm 的牙用不锈钢丝压扁或锤扁后，使其厚度达 0.9mm 左右再行弯制。

如果基牙安放𬌗支托的部位有龋坏或解剖形态不适合安置支托，例如尖牙舌隆突形态不明显，应先用冠修复体进行牙体修复，恢复解剖形态并预先制作出支托凹，以便放置𬌗支托。

二、卡环应具备的条件

1. 有良好的支持作用　由𬌗支托提供支持功能，抵抗垂直向𬌗力，防止可摘局部义齿下沉和义齿龈向移位。

2. 有良好的稳定作用　单臂卡环应环抱基牙牙冠周径的一半以上，三臂卡环应环抱基牙三个轴面、四个轴角。且卡环的非弹性部分（卡环体、𬌗支托、特殊卡环的小连接体）用以抵抗水平方向的力，使义齿不发生水平向移位。

3. 有良好的固位作用　由卡环臂的弹性部分提供，防止义齿𬌗向脱位。

4. 有对抗作用　卡环就位或摘下时不应对基牙产生水平方向的侧向力，卡环固位弹性部分作用于基牙上的力，应能为另一个力量相等、方向相反的力所抵抗。

5. 不损伤基牙　卡环就位后在基牙上应处于静止状态，无任何力施加于基牙，只有当义齿受到脱位力时，卡环的相应部分才发挥作用；卡环传导到基牙上的力的方向，应尽可能与牙长轴方向一致，不产生侧向力及扭力。

6. 异物感小，对美观影响小　卡环与基牙接触的面积减小，可减少龋坏的发生及减轻戴入后的不适程度。另外，金属外露少，对患者美观影响小。

7. 有足够的强度，不易变形或折断。

8. 安全稳定　制作卡环的材料在口腔内应对组织无刺激，耐腐蚀，不变色，能保持光洁度。

三、影响卡环固位的相关因素

卡环的固位力是可摘局部义齿固位的主要构成，卡环的固位力大小与以下因素有关：

1. 卡环结构的稳定平衡　卡环实现固位的前提是卡环结构的稳定平衡。义齿就位后卡环臂对基牙并无作用力，而当义齿经就位道方向基牙外形高点进出时，卡环臂及对抗臂、小连接体或导平面等同时与基牙接触，抵消水平分力，避免侧向分力对基牙的损伤，同时产生弹性卡抱作用，阻止义齿𬌗向脱位。

2. 脱位力大小和方向　义齿脱位力是指义齿从就位道相反方向脱出的力。在脱位力相等的条件下，脱位力的方向与牙面间构成的角度 α 越大，对牙面的正压力越大，所能获得的起固位作用的摩擦力也越大（图 7-4）。

3. 基牙倒凹的深度与坡度　基牙倒凹的深度是指导线观测器的分析杆至基牙倒凹区牙面间的垂直距离（图 7-5A）。在卡环臂的弹性限度内，倒凹深度越大，则产生的正压力越大，固位力也越大。倒凹坡度指倒凹区牙面与基牙牙长轴构成的角度。角度越大，坡度越大。在相同深度下，坡度越大，固位力越大（图 7-5B）。

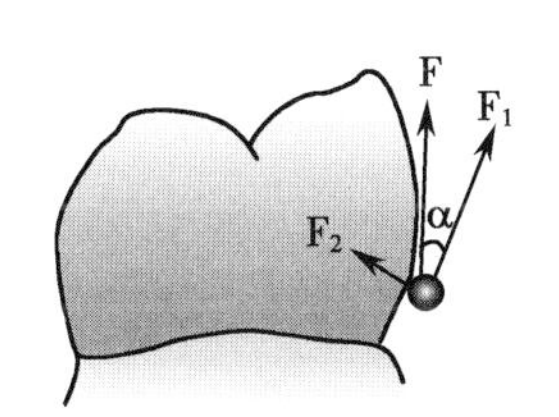

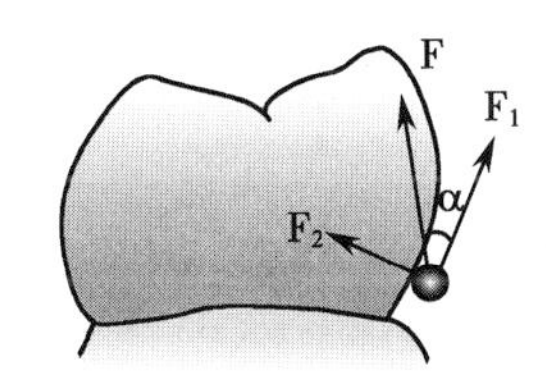

图 7-4　脱位力方向对固位力的影响

F. 脱位力；F_1. 脱位力在切线方向的分力；F_2. 脱位力在垂直方向的正压力。

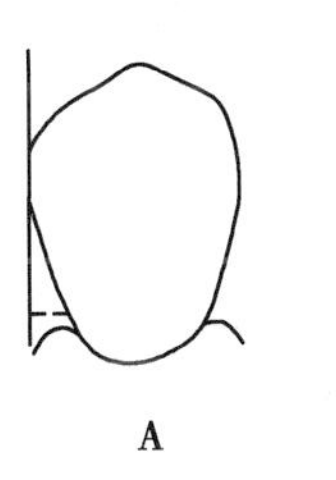

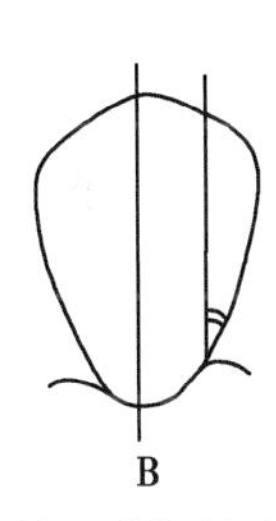

图 7-5　基牙倒凹的深度与坡度

A. 倒凹深度　B. 倒凹坡度

4. 卡环的弹性　在卡环臂端位移距离相同的情况下，卡环材料的弹性越大，受脱位力作用时对基牙平面的正压力就越小，获得的摩擦固位力就越小。一般而言，卡环臂越长，固位力下降；卡环臂越粗，弹性越小，正压力越大，固位力也越大。

5. 卡环材料的刚度和弹性限度　卡环材料的刚度是指使材料位移的力与位移程度之比。刚度越大，在相同位移下产生的正压力越大，所获得的固位力也越大。弹性限度是指材料的弹性与范性之间的临界点。超过弹性限度，则发生永久变形。因此相同刚度材料，弹性限度越大可达到的正压力也越大，固位力也越大。

目前从临床所使用的卡环材料来看，铸造钴铬合金刚性最大，用于 0.25mm 深的倒凹；成品 18-8 不锈钢丝弹性最大，用于 0.75mm 深的倒凹；金合金介于上述两者之间，用于 0.5mm 深的倒凹。需要注意的是，一般情况下卡环臂在任何方向上强迫移位超过 1mm 时，则可能会超过材料的弹性限度而发生永久变形。

四、卡环与观测线的关系

1. 外形高点线　外形高点是口腔解剖学的一个概念，是指牙体各个轴面上最突出的部分。当牙齿随牙列模型固定在观测台上，令被观测牙齿的牙长轴与垂直分析杆平行一致时，移动垂直分析杆，使其与牙列模型上被观测牙齿相接触，这时会有一个接触点，此点即为牙冠的一个外形高点；当分析杆接触牙体轴面上的不同部位，在被观测牙齿的轴面上可画出很多个外形高点，将这些外形高点连接成一条线，即为此牙体的外形高点线。牙体外形高点线只有一条，一般都在牙冠上。

2. 观测线　又称导线，是将牙列模型放置在观测台上，分析确定义齿就位道后，将分析杆紧贴被分析牙齿的牙冠转动一周，分析杆与该牙冠的轴面突点接触所描画出的一条线。若模型上软组织部分有倒凹亦可画出分界。

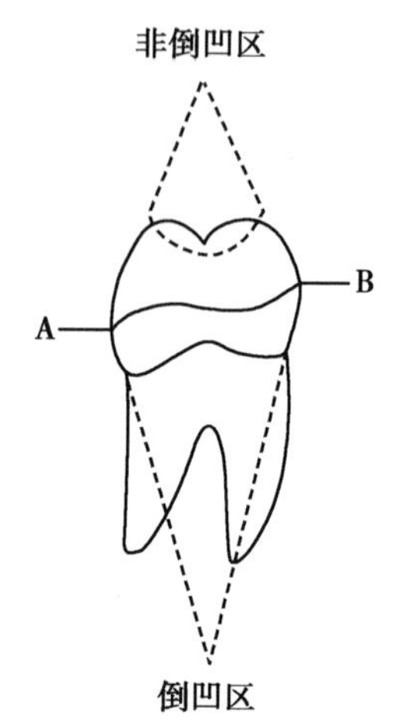

图 7-6　基牙的倒凹区与非倒凹区（AB 为外形高点线）

观测线是考虑义齿戴入时共同就位道方向所描画的，用以区分硬、软组织的倒凹和非倒凹区的分界线。观测线是按义齿就位方向所画，此时模型上被分析牙齿的牙长轴可以呈任意方向，被观测牙齿（即基牙）轴面最突点的连线，亦可称为基牙导线。当义齿就位道设计变化时，观测线的位置亦随之改变。观测线以下，龈向部分为基牙的倒凹区，观测线以上𬌗向部分为基牙的非倒凹区（图 7-6）。

基牙观测线，不一定是基牙牙冠的解剖外形高点线，而是依观测方向改变而改变的基牙牙冠特殊位置的高点线。模型观测器的垂直分析杆方向代表义齿的就位方向。描绘观测线可以指导卡环的设计，明确基托边缘的伸展范围。依据导线合理制作的义齿，按共同就位方向即能顺利摘戴。在牙体预备时就应考虑导线的大体位置，通过适当磨改调整基牙或余留牙的轴面形态，以确保能合理利用倒凹。在义齿初戴时，亦应运用导线的概念，通过目测判断以调磨妨碍义齿就位的部分，使义齿能够顺利就位。

3. 观测线的类型　由于各个基牙倾斜的方向和程度不同，所画出的观测线也不同，一般可有三种类型（图 7-7）。

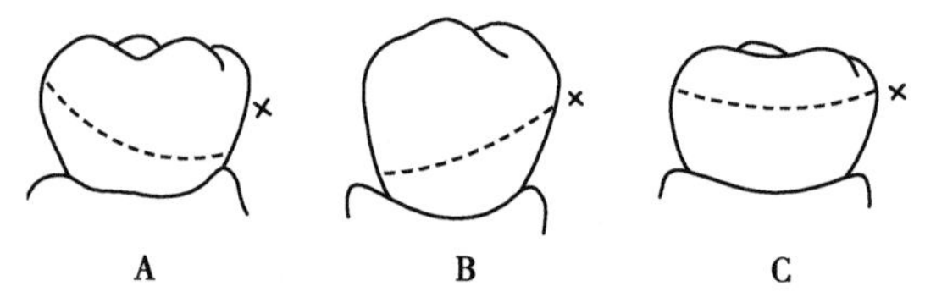

图 7-7　基牙观测线的类型（有 × 处为缺牙区）

A. Ⅰ型观测线　B. Ⅱ型观测线　C. Ⅲ型观测线

（1）Ⅰ型观测线：为基牙向缺隙相反方向倾斜时，于基牙的颊面（或舌面）所画出的观测线。此线在基牙的近缺隙侧距离𬌗面远，远缺隙侧距离𬌗面近，基牙上主要倒凹区在远离缺隙侧。Ⅰ型观测线上应安放Ⅰ型卡环臂，其具有良好的固位和稳定作用。

（2）Ⅱ型观测线：为基牙向缺隙方向倾斜时所画出的观测线。此线在基牙的近缺隙侧距离𬌗面近，远缺隙侧距离𬌗面远，基牙上主要倒凹区在靠近缺隙侧。Ⅱ型观测线应安放Ⅱ型卡环臂，其具有良好的固位作用，但稳定作用较差。

（3）Ⅲ型观测线：基牙的近缺隙侧及远缺隙侧均有明显倒凹或基牙向颊、舌侧倾斜时所形成的观测线。此线于近缺隙侧和远缺隙侧均距离𬌗面较近，即导线位置靠近𬌗面，倒凹明显且范围较大。Ⅲ型观测线应安放Ⅲ型卡环臂，其具有良好的固位作用，但稳定作用较差。

4. 卡环与观测线的关系　观测线是设计和制作卡环的依据，卡环的类型和它在基牙上的位置是根据观测线确定的。卡环的坚硬部分不得进入观测线以下的倒凹区，卡环的弹性部分可进入倒凹区，但应根据材料的机械性能使卡环臂尖端进入倒凹区的适当深度，通过合理的利用倒凹，使卡环更好的发挥固位和稳定作用。

五、卡环的种类

卡环的种类繁多，通常根据制作方法、卡环臂数目、卡环与观测线的关系以及卡环的形态进行分类。

1. 按制作方法不同分类　可分为铸造卡环和锻丝卡环（图 7-8）。

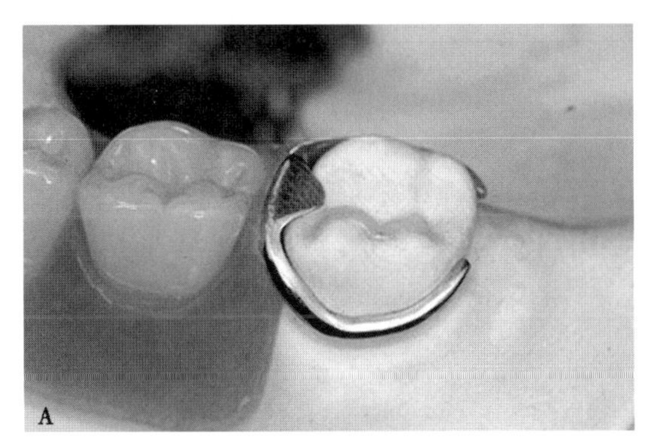

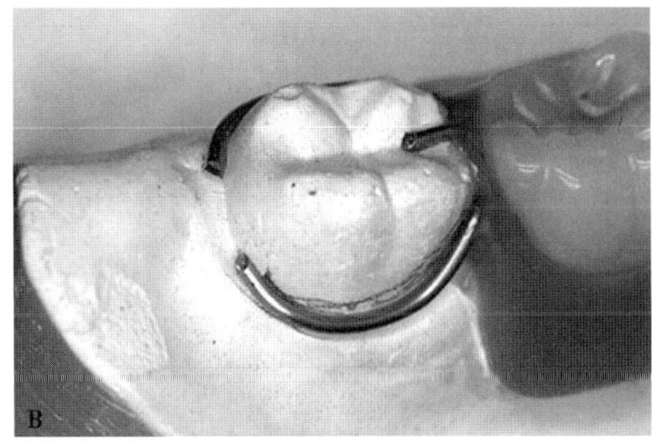

图 7-8　铸造卡环和锻丝卡环

A. 铸造卡环　B. 锻丝卡环

（1）铸造卡环：一般临床常用 18-8 镍铬不锈钢或钴铬合金，目前已开始用纯钛、钛合金等通过制作熔模、包埋、失蜡铸造而成，有条件者还可采用金合金。其优点是可根据基牙条件及基牙上观测线的位置，充分利用基牙上的有利倒凹，设计制造成任何形式的卡环臂。因此铸造卡环的固位、支持、卡抱作用都较好。但中温或高温精密铸造，需要专用器械、材料和设备，以及相关的工艺技术。

（2）锻丝卡环：目前临床仍较为常用，是用成品的牙用不锈钢丝弯制而成。磨牙卡环多用直径 0.9～1.0mm 钢丝，前牙及前磨牙卡环多用直径 0.8～0.9mm 钢丝弯制。其优点是弹性较大，与基牙接触面小，光滑易清洁，对基牙损伤小，患龋率较低，制作简便，经济耐用。

2. 按卡环臂数量分类　可分为单臂卡环、双臂卡环和三臂卡环等（图 7-9）。

（1）单臂卡环：只有一个弹性卡环臂，位于基牙颊侧，其舌侧则用高基托起对抗臂的作用，可铸造或弯制而成，多半利用连接体作跨越殆外展隙的间隙卡环。

（2）双臂卡环：有颊、舌两臂。颊侧为固位臂，舌侧为对抗臂或两侧交互作用臂，可铸造或弯制而成，无支托。

（3）三臂卡环：由颊、舌两臂及殆支托组成。

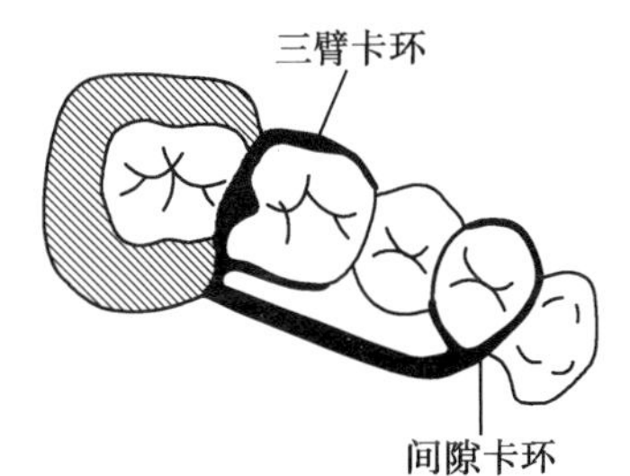

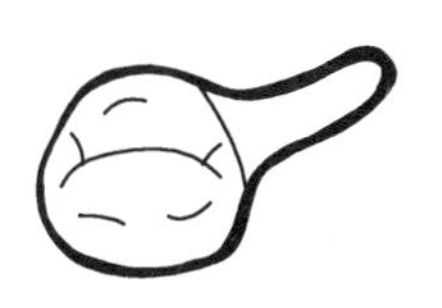

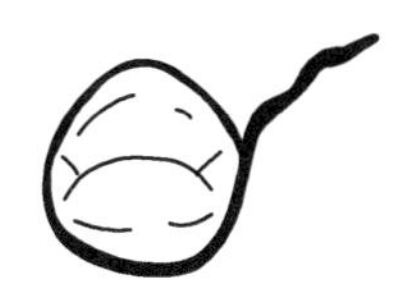

图 7-9　单臂、双臂及三臂卡环

3. 按卡环与导线的关系分类 可分为Ⅰ型、Ⅱ型、Ⅲ型导线卡环（图7-10）。

（1）Ⅰ型导线卡环：铸造、锻丝卡环均为正型卡环，卡环臂在倒凹区，卡环体在非倒凹区，此类卡环的固位作用及卡抱稳定作用良好。

（2）Ⅱ型导线卡环：铸造卡环为分臂卡环，锻丝卡环为上返卡环。分臂卡环的近缺牙区臂端及上返卡环的游离臂端在倒凹区，其另一端在非倒凹区，起对抗平衡作用。此类卡环有一定的固位作用，但因无卡环体，故稳定作用较差。

（3）Ⅲ型导线卡环：铸造卡环臂较细，因导线较高，需靠近𬌗缘。锻丝卡环亦为靠近𬌗缘的高臂卡环，或用下返卡环臂，卡环臂端在倒凹区。此类卡环有一定的卡抱和稳定固位作用，但不如Ⅰ型导线卡环理想。要求卡环臂富有弹性，能通过基牙较高的突区进入倒凹。但必须注意卡环体既不能太低进入倒凹区影响就位，亦不能太高影响咬合。卡环臂端不能进入倒凹区过深，否则在摘戴通过突点时，超过金属丝的弹性限度，卡环臂则会产生永久性变形。一旦产生永久性变形，就位后臂端则不密合，可使义齿上下松动。

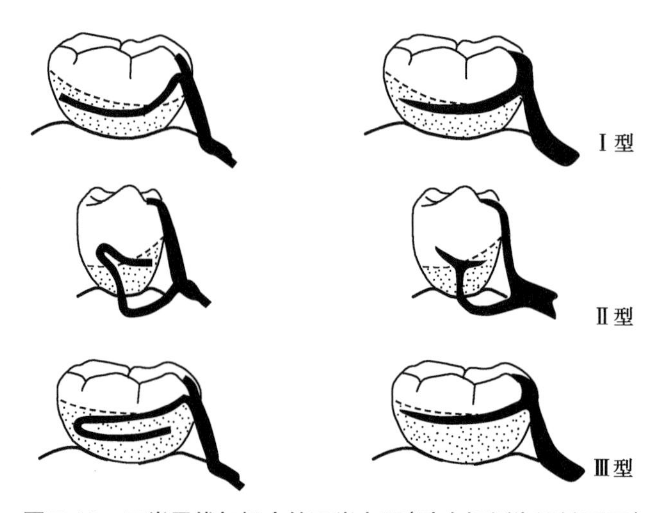

图7-10 三类导线与相应的三类卡环（𬌗支托侧为近缺牙区）

4. 按卡环的形态结构分类 可分为圆环形卡环和杆形卡环。

（1）圆环形卡环：因圆环形卡环包绕基牙的3个面和4个轴面角，即包绕了基牙牙冠的3/4以上，形似圆环，故名圆环形卡环。这种卡环为Aker首先应用，故又称Aker卡环。此卡环适用于牙冠外形正常、健康的基牙，因其固位、稳定作用好，常用于牙支持式可摘局部义齿。常见的圆环形卡环除单臂、双臂、三臂卡环外，还有圈形卡环、回力卡环、对半卡环、联合卡环、延伸卡环、倒钩卡环、尖牙卡环等。

1）圈形卡环：亦称环形卡环，多用于最后孤立的磨牙上，基牙向近中舌侧（多为下颌）或远中颊侧（多为上颌）倾斜。卡环游离臂端设在颊面或舌面的主要倒凹区，经过基牙远中延伸至舌面或颊面的非倒凹区。铸造圈形卡环的近、远中分别或同时放置𬌗支托，并可以加宽非倒凹区对抗臂或设计并行双臂，以提高其强度；对锻丝弯制者，非倒凹区用高基托，起对抗臂作用，加𬌗垫来恢复𬌗面咬合形态，临床应用较多（图7-11）。

2）对半卡环：由颊、舌侧两个相对的卡环臂和近、远中两个𬌗支托组成，以各自的小连接体分别连接于树脂基托中或铸造支架上。主要用于前后有缺隙的孤立基牙上，例如孤立的前磨牙或磨牙（图 7-12）。

3）延伸卡环：又称长臂卡环。用于基牙松动或外形圆秃无倒凹，且无法获得足够固位力者。此时，将卡环臂延长伸至邻牙的倒凹区以获得固位，并对松动基牙有固定夹板的保护作用。该卡环任何部件不应进入近缺隙松动基牙的倒凹区（图 7-13）。

4）连续卡环：多用于牙周夹板，放置在两颗以上的基牙上。锻造连续卡环常可包括整个前牙区或后牙区，卡环臂很长，两端固定埋入基托，仅其中间部分弹性较大处可进入基牙倒凹区，其余部分与导线平齐（图 7-14）。此类卡环无游离臂端。连接体越过殆外展隙至舌侧，埋入基托内。铸造连续卡环位于两颗或两颗以上相邻的基牙上，具有独立不相连的颊

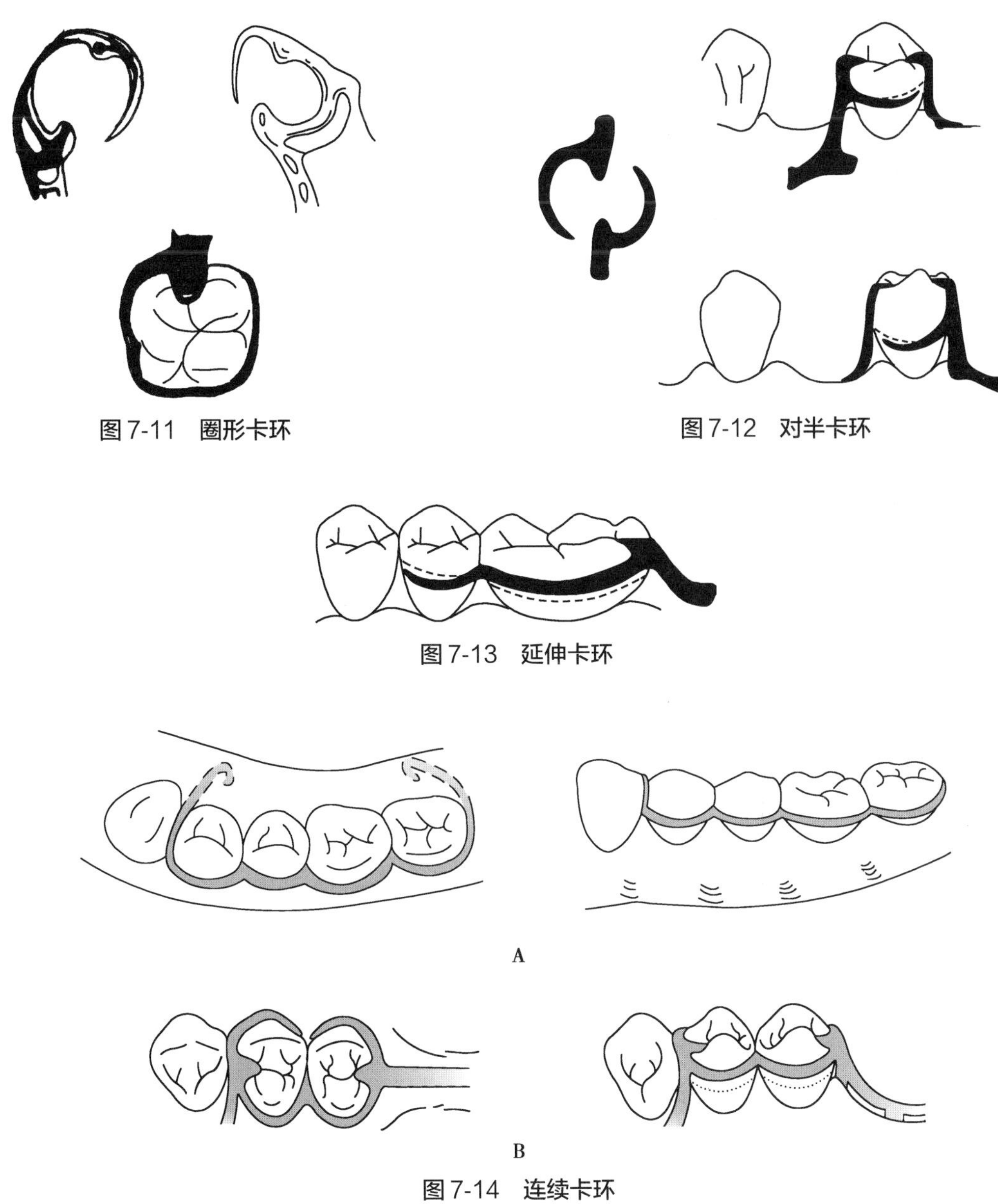

图 7-11　圈形卡环

图 7-12　对半卡环

图 7-13　延伸卡环

图 7-14　连续卡环

A. 弯制连续卡环　B. 铸造连续卡环

侧固位臂和各自独立的小连接体，而舌侧固位臂末端相连并与舌侧导线平齐，由于该类卡环弹性小，有学者认为不宜过多进入倒凹，以免损伤基牙，只发挥摩擦固位和稳定作用。

5）联合卡环：由位于相邻两基牙上的两个卡环通过共同的卡环体相连而成。此卡环需用铸造法制作。卡环体位于相邻两基牙的𬌗外展隙，并与伸向𬌗面的𬌗支托相连接。适用于基牙牙冠短而稳固，相邻两牙之间有间隙或有食物嵌塞等情况者（图 7-15）。

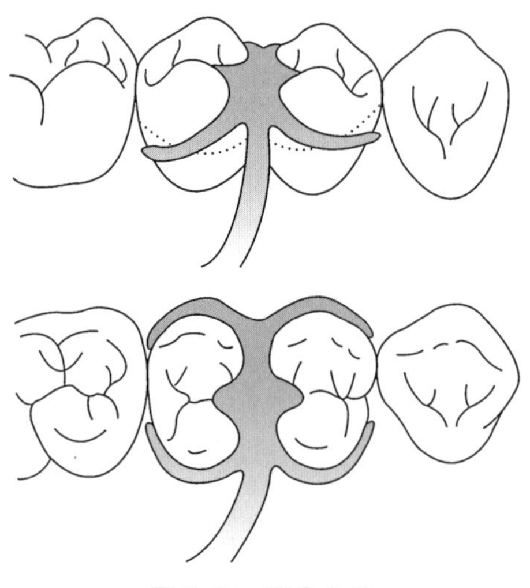

图 7-15　联合卡环

6）回力卡环及反回力卡环：常用于后牙游离端缺失，基牙为前磨牙或尖牙，牙冠较短或呈锥形。卡环臂尖位于基牙唇（颊）面的倒凹区，绕过基牙的远中面与𬌗支托相连接，再转向基牙舌面的非倒凹区，在基牙近中舌侧通过连接体与基托或连接杆相连（图 7-16）。或者，卡环臂尖端位于基牙舌侧倒凹区，经过基牙非倒凹区与远中支托相连，再转向近中颊侧非倒凹区，通过连接体与基托相连者称为反回力卡环（图 7-17）。两者均为铸造卡环。由于远中𬌗支托不与基托或连接杆直接相连，𬌗力则通过人工牙和基托首先传至基托下组织上，可减轻基牙承受的𬌗力，起到应力中断的作用。

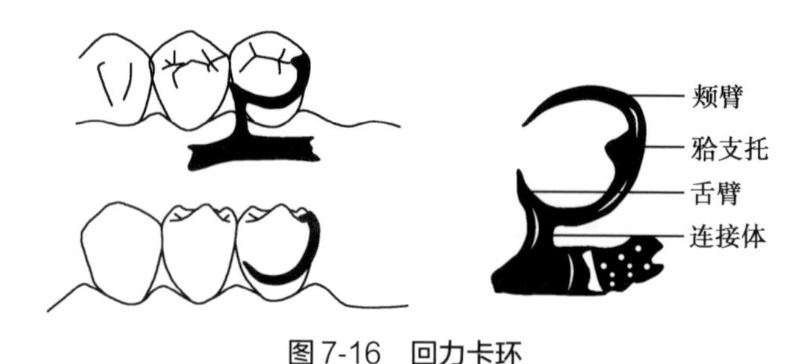

图 7-16　回力卡环

7）倒钩卡环：常用于倒凹区在𬌗支托的同侧下方的基牙上，又称下返卡环。当有软组织倒凹区无法使用杆形卡环时更为常用（图 7-18）。

8）尖牙卡环：专门用于尖牙上。设计近中切支托，卡环由切支托顺舌面近中切缘嵴向下，至舌隆突，方向上转，沿舌面远中边缘嵴至远中切角，反折至唇面，卡环臂在唇面进入近中倒凹区。此卡环的支持、固位作用较好（图 7-19）。

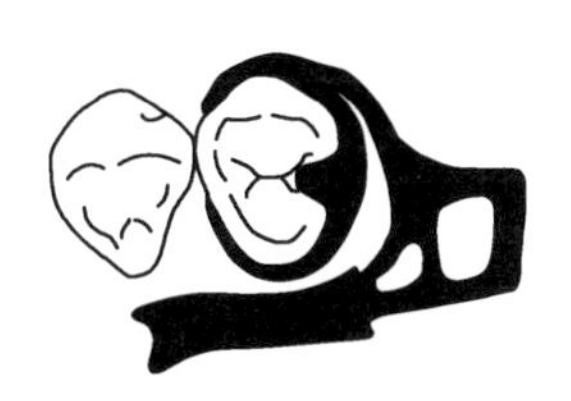
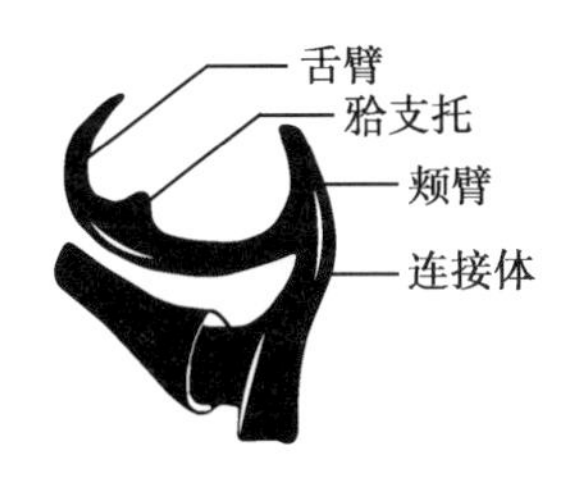

图 7-17　反回力卡环

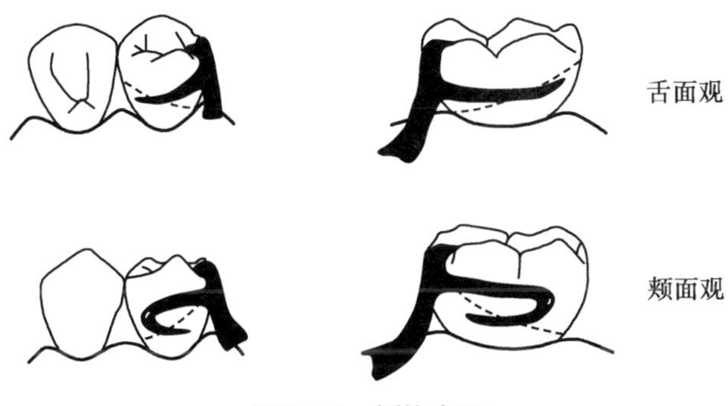

图 7-18　倒钩卡环

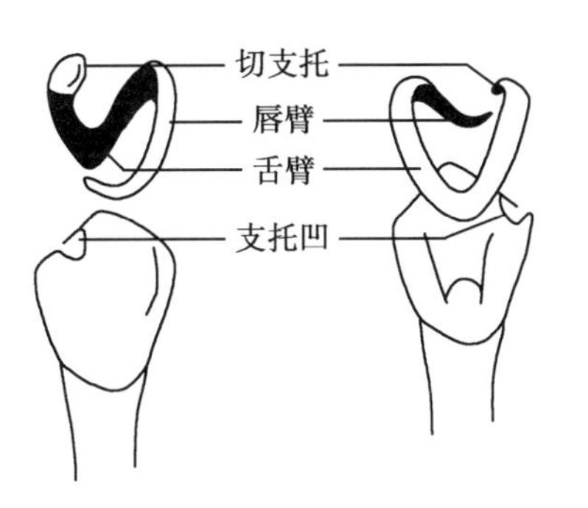

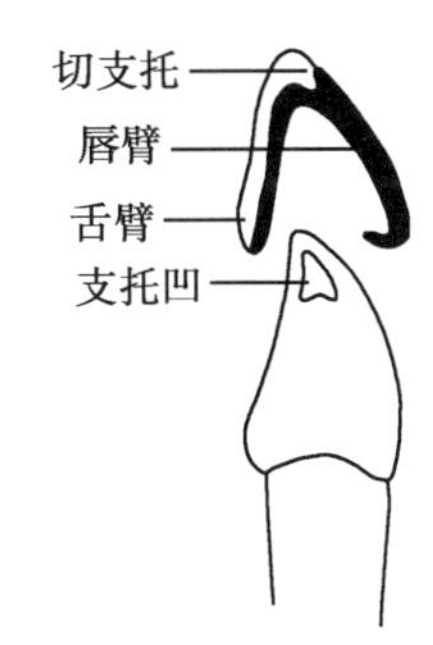

图 7-19　尖牙卡环

（2）杆形卡环：杆形卡环由 Roach 提出，故又名 Roach 卡环。此类卡环是从义齿基托中伸出，沿牙龈缘下方约 3mm 的位置平行向前延伸到达基牙牙冠唇、颊面的倒凹区，深度约 0.25mm，臂尖末端约 2mm 与基牙表面接触。其固位作用是由下而上呈推型固位，故又称推型卡环。杆形卡环有相对独立的颊侧臂和舌侧臂，包绕基牙约 1/4。卡环臂从金属支架、基托内网状支架，或大、小连接体伸出，经牙龈区域至牙冠倒凹区。适用于后牙游离端缺失的邻缺隙区的基牙。杆形卡环均用金属铸造制作。

根据基牙的外形，倒凹位置和大小，设计有不同种类的杆形卡环（图 7-20）：I 形杆卡、变异杆卡（分臂卡）、T 形卡环、U 形卡环、L 形及 C 形卡环等。杆形卡环的优点主要是：金属外露少，美观；基牙外形磨改量少，推型固位作用强；可降低加到游离末端基牙上的扭力。杆形卡环的主要缺点是：口腔前庭浅、软组织倒凹大、系带附着高等情况下不宜使用；卡抱和稳定作用不及圆环形卡环，因此常与一些相应设计的义齿部件组合应用。

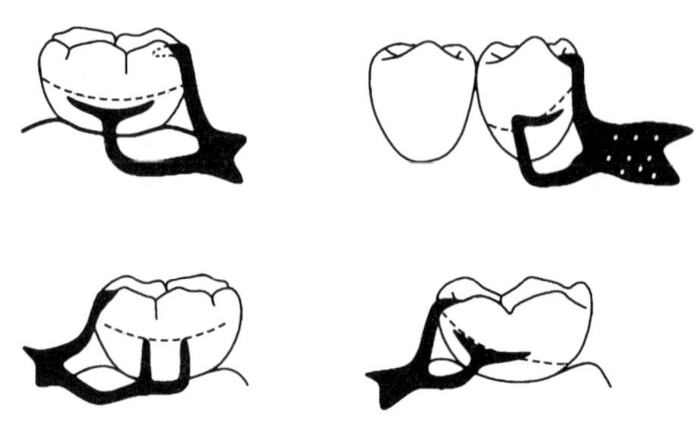

图 7-20　杆形卡环

六、卡环的组合应用

根据临床上牙列缺损的程度、口内基牙和余留牙的条件以及义齿的设计要求，各种卡环可以灵活组合应用。

1. 混合型卡环　主要指Ⅰ型、Ⅱ型、Ⅲ型卡环的组合应用（图 7-21）。

2. 结合型卡环　指铸造卡环臂与锻丝卡环臂组合应用（见图 7-21）。

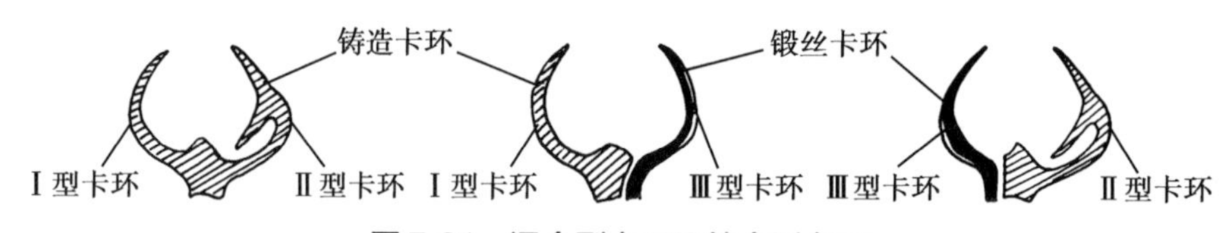

图 7-21　混合型卡环及结合型卡环

3. RPI 卡环组　由近中𬌗支托、远中邻面板、颊侧Ⅰ型杆形卡环三部分组成（图 7-22）。常用于修复远中游离端缺失的义齿。

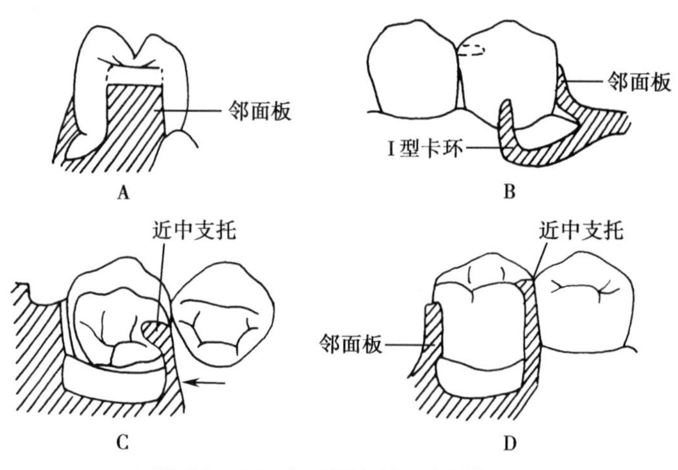

图 7-22　RPI 卡环组在基牙上的各面观

A. 远中面　B. 颊面　C. 𬌗面　D. 舌面

（1）近中𬌗支托：指远中游离端义齿在邻缺隙基牙的𬌗面近中边缘嵴放置的𬌗支托。支托的小连接体位于两邻牙的舌外展隙处，可与基牙形成小的导平面接触。远中游离端义齿的近缺隙基牙若采用远中𬌗支托，当咬合力垂直作用于义齿时，基牙受力向远中倾斜，而采用近中𬌗支托则基牙向近中倾斜，但由于近中有邻牙支持，使基牙受力减少或抵消。由于近中𬌗支托将支点从远中移至近中，位置前移，使基牙上的卡环臂与游离端位于支点同侧，在𬌗力作用下，卡环臂与基托同时下沉，卡环与基牙脱离接触，对基牙无扭力作用（图 7-23A）。需要注意的是，因支点前移，虽然在相同𬌗力作用下，基牙受力减少，基托下黏膜及牙槽骨组织的受力方向接近垂直，而且受力比较均匀（图 7-23B），但基托下组织受力增加。所以，还是应根据口腔的具体情况，选择𬌗支托的放置位置。

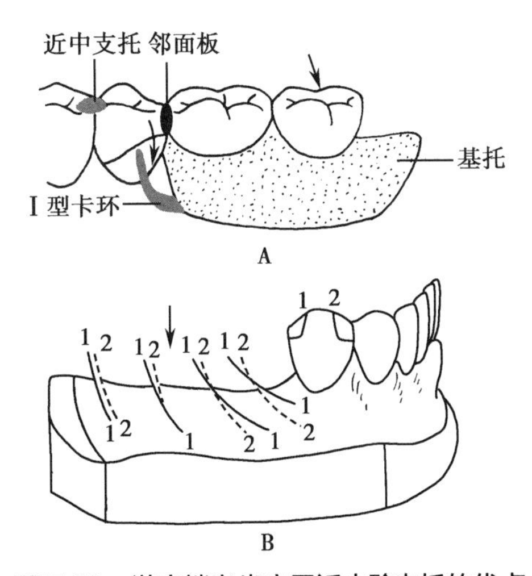

图 7-23　游离端义齿应用近中𬌗支托的优点
A. 𬌗支托前移，基牙上不形成杠杆式扭力
B. 𬌗支托由远中 1 移至近中 2，由于加大了转动半径，使基托下组织受力均匀

（2）邻面板：是卡环组中与基牙邻面上通过基牙预备形成的导平面紧密贴合的金属板，与义齿就位道方向平行。但其𬌗向高度不得越过基牙远中邻面的外形高点，并且在咬合运动时，邻面板与导平面应脱离接触。邻面板与导平面相接触的主要作用是：①防止义齿脱位，即抵抗除就位道方向以外各方向的脱位力；②向舌侧伸展至远舌轴面角，对抗颊侧卡环臂，起卡抱和稳定作用；③减小基牙邻面倒凹，防止食物滞留，且利于美观。

（3）I 型杆卡：放置于基牙颊面倒凹区，与基牙接触面积小，对基牙的损伤小，美观，固位作用好。

RPI 卡环组的优点是：①在𬌗力作用下，游离端邻近缺隙基牙受力小，且作用力方向接近牙长轴；②近中𬌗支托小连接体可防止游离端义齿向远中移位；③ I 型杆卡与基牙接触面积小，美观，龋患率低；④远中邻面板可防止义齿与基牙间食物嵌塞，同时起舌侧对抗卡环臂的作用；⑤游离端基托下组织受力虽然增加，但作用力较垂直于牙槽嵴，且较均匀。

RPI 卡环组用于游离端义齿时，由于其在保护近缺隙基牙的同时，有可能会增加缺牙区牙槽嵴的负担，因而在具体应用时，宜采取人工牙减数或减小人工牙近远中径、增大基托面积、增加间接固位体等减小𬌗力的措施，以降低牙槽嵴的受力。

4. RPA 卡环组　是 Eliason（1983）在 RPI 卡环组的基础上提出的，由近中𬌗支托、远中邻面板和圈形卡环固位臂组成。RPA 中的 A 为 Aker 的前缀，它与 RPI 卡环组的不同点在于以圆环形卡环固位臂代替杆式 I 型卡环臂。用于不宜使用 RPI 卡环组的口腔前庭深度不足或基牙下存在软组织倒凹者。

RPA 卡环组要求基牙排列正常，基牙导线应位于牙冠的中部，使颊面近、远中均有倒凹。颊侧卡环臂的坚硬部分应准确地位于颊面导线上缘，而弹性部分进入倒凹区（图 7-24）。

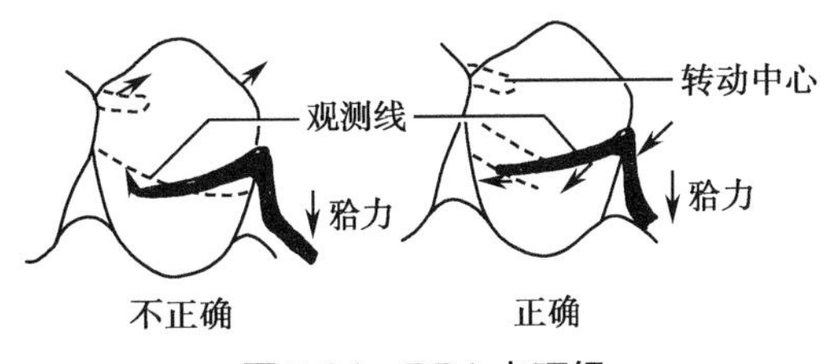

图 7-24　RPA 卡环组

5. 美观卡环　近年来，随着人们美观意识的不断提升，对于活动义齿固位体的美观性也

提出了新的要求，美观卡环则应运而生。美观卡环目前多由高弹性钴铬钼金属铸造，将卡环放置在不易暴露或不会影响美观的区域，固位源自基牙上隐蔽的美观固位区（图 7-25）。美观卡环有两方面的设计原则，一方面尽量使用牙色、牙龈色、透明色的材料使卡环隐身（图 7-26）；另一方面尽量将卡环安放在美观固位区。美观卡环既保留了活动义齿的优点，又兼具美观性。

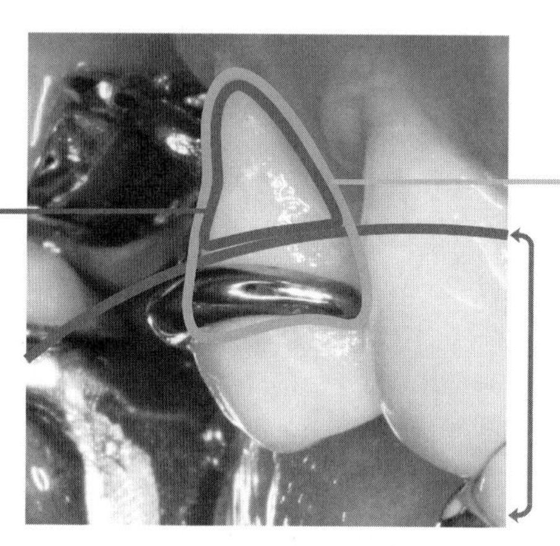

图 7-25 美观固位区

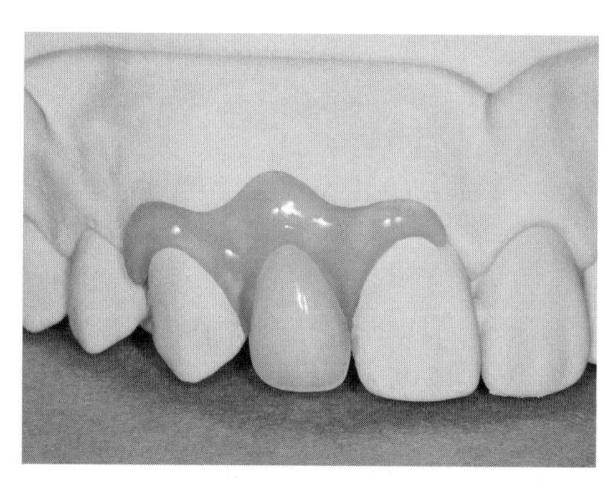

图 7-26 隐形义齿

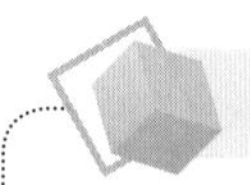

知识拓展

美观固位区

美观固位区是指基牙上不影响美观的倒凹固位区，这类倒凹区在正常功能活动时受到唇、颊、邻牙的遮挡而不暴露。主要包括基牙颊轴嵴远中倒凹区、邻面倒凹区、舌侧倒凹区、颈 1/3 倒凹区。

在支架活动义齿中，固位是保证义齿行使功能的前提，这项工作主要有卡环承担，所以完全消除卡环是不可能的。基牙的倒凹中总有一些隐蔽的倒凹可以利用，卡环尖位于美观固位区内，不仅具备固位作用，还兼顾了美观。

美观固位区的存在可以说是设计和制作美观卡环的重要前提。

第二节 锻丝卡环的制作

与铸造卡环相比，锻丝卡环的卡环臂弹性大，对基牙的负担小，特别是可以减轻对基牙的侧方压力；锻丝卡环臂较细，可放在基牙倒凹的深处，美观性较好，通常卡环臂靠近卡环体1/3部分被置于非倒凹区、卡环臂尖端2/3部分被置于倒凹区。但是弹性过大使卡抱作用减小，影响义齿的稳定性。锻丝的断面为圆形，且粗细相等，不但异物感强，而且卡环臂起始部位容易因应力集中而折断。另外，在密合性及设计的自由度方面，锻丝卡环也不及铸造卡环。

一、锻丝的种类

目前，常用弯制卡环的锻丝是截面为圆形的不同直径的牙科用不锈钢丝；弯制𬌗支托的锻丝是截面为半圆形的牙科用不锈钢丝。

牙科用不锈钢丝具有良好的抗腐蚀性能，对口腔组织无不良刺激，机械性能好，坚硬而富有弹性。弯制成的卡环弹性好，固位力强，与基牙呈线式接触，易清洁，致龋率低，容易修改。常用的不锈钢丝的规格有直径0.8mm、0.9mm、1.0mm和1.2mm四种。一般前牙及前磨牙卡环用直径0.8～0.9mm的钢丝，磨牙卡环用0.9～1.0mm的钢丝弯制。𬌗支托用截面是半圆形、直径为1.0～1.5mm的成品𬌗支托钢丝弯制或用直径1.2mm的牙用不锈钢丝压扁或锤扁，使其成宽1.5～2.0mm，厚0.5～1.0mm的扁条状后再行弯制。

二、锻丝卡环的制作要求

1. 严格按照义齿的最终设计要求进行手工弯制。在弯制过程中检查卡环与模型的贴合状况时，不得磨损石膏模型。

2. 弯制卡环时，用技工钳夹持、固定钢丝的一端，另一端用手指推弯钢丝成形。

3. 卡环的弯制顺序一般是从唇/颊侧或舌侧的卡环尖端开始，由卡环臂至卡环体，再到小连接体。当采用整体法弯制时顺序相反。

4. 卡环臂应呈光滑连续的弧形，弹性部分应进入倒凹区的适当部位，卡环体及坚硬部分应位于基牙非倒凹区，并与工作模型上的基牙密合，以免影响就位和稳定。

5. 卡环最好一次弯制完成，尽量避免在同一部位反复钳夹或弯折扭转钢丝，以防卡环折断。

6. 卡环臂的尖端应用锉刀或磨石调磨圆钝，防止义齿摘戴时刺伤口腔组织。卡环尖端不应顶靠邻牙，避免就位时出现障碍。

7. 卡环的转弯处应圆滑，并避免不必要的拐角。

8. 卡环各组成部分均不能影响咬合，卡环连接体（小连接体）水平部分应离开模型0.5～1.0mm，以便能被基托材料完全包埋。

9. 卡环、𬌗支托、小连接体应用焊锡或自凝树脂固定在一起，连接固定部位应能被完全包埋在基托材料中。

10. 隙卡的卡环体位于外展隙，与基牙上预备的隙卡沟密合，卡环体和卡环臂交界的部分位于颊外展隙，以免影响咬合。

三、弯制锻丝卡环的器械

弯制锻丝卡环的器械有：日月钳、平头钳、三德钳、三叉钳、切断钳等（图 7-27）。

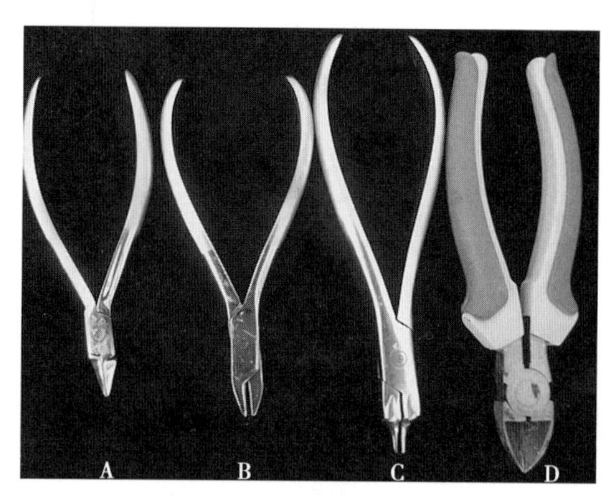

图 7-27　弯制卡环的器械

A. 平头钳　B. 三叉钳　C. 三德钳　D. 切断钳

1. 日月钳　喙长，一侧喙为圆柱形，另一侧喙为新月形，凹面向内。常用来弯制用平头钳不易成形的卡环尖、小连接体末端等部分，但易在钢丝上留下钳痕。

2. 平头钳　喙长，扁平，钳喙有有齿和无齿之分。易于弯曲任何形状，可用其固定钢丝已弯制成形的部分，以免弯制其他部分时使已弯制好的部分变形。在卡环臂部位尽量使用无齿的平头钳进行弯制，以免在钢丝上产生钳痕。

3. 三德钳　也常用来弯制卡环，并可切断钢丝。优点是夹持钢丝较稳，缺点是对钢丝损伤大。

4. 三叉钳　该钳具有三个喙，一侧一个喙，另一侧分成两个喙。主要用于对钢丝实施短距离大角度的弯曲，对钢丝损伤较大。

5. 切断钳　喙较短，内缘有刃，用于切断金属丝。

四、锻丝卡环的制作方法

锻丝卡环是根据义齿设计的要求，利用各种技工钳等手工器械对成品牙用不锈钢丝进行冷加工而形成的。虽然锻丝卡环的种类相对较少，工艺质量和修复效果也不及铸造卡环，但锻丝卡环的卡环臂弹性好，制作简单，容易调改，价格低廉。目前，在临床上仍被广泛采用。

（一）单臂卡环的弯制

1. 单线法　又称为整体法，即采用一根钢丝连续弯曲卡环臂及小连接体而完成整个卡环的弯制方法。与双线法相比，单线法对操作者的弯制要求较高，适用于缺隙较小、对颌牙咬合力较大的病例。

（1）先弯折钢丝使其呈 U 形，间距为 1.0～1.5mm。同时上弯 U 形钢丝形成小连接体的形态，使其垂直部与水平部近似垂直，且略离开基牙邻面的填倒凹处。

（2）上弯的U形钢丝触及基牙邻面最突点时，用铅笔在比模型上卡环线略低处的钢丝上做记号，钳夹该处弯制卡环体。卡环体不得高于基牙的边缘嵴，以免影响咬合。

（3）将已密合的小连接体及卡环体置于模型的正确位置上，逐渐弯制卡环臂，并使其与模型上的卡环线吻合。

（4）研磨卡环尖端及体部，使尖端圆钝，体部无残留的钳痕，再行抛光。

2. 双线法　又称为分体法，即采用两根钢丝分别弯制唇/颊侧卡环臂及舌侧卡环臂的方法。与整体法相比，易于弯制，密合性好，多被采用。

（1）先从舌侧（或颊侧）的卡环尖端开始弯制，沿模型上卡环线的走向弯向卡环体，卡环体的高度不得超过基牙的边缘嵴。之后弯制小连接体的垂直部及水平部，要求同单线法。

（2）同法从颊侧（或舌侧）的卡环尖端开始弯制对侧卡环，使之与基牙密合，卡环体、小连接体需与舌侧（或颊侧）卡环保持1.0～1.5mm的距离。通常，采用该法时，小连接体的末端应弯制成环状，形成易于固位的形状。

（3）最后对卡环整体进行研磨抛光。

（二）常用卡环的弯制方法

1. 双臂卡环　在基牙的颊面和舌面各有一个卡环臂，颊侧卡环臂为固位臂，舌侧卡环臂为对抗臂。

双臂卡环可使用平头钳和日月钳进行弯制。将卡环位于缺隙处的连接体弯成U形，再将U形丝同时向上弯曲，斜行弯至基牙卡环肩位置处，做记号，用平头钳夹持记号点后方，用左手手指加压钢丝，使颊侧的钢丝弯向基牙的颊侧，按卡环线的走向形成与颊面密合的颊侧卡环臂。用同样的方法弯制舌侧卡环臂，由于舌侧卡环臂为对抗臂，所以要位于舌面的导线上。也可以先弯制颊侧卡环臂，再形成连接体，最后完成舌侧卡环臂的弯制。

2. Ⅱ型卡环　又称分臂卡环或倒钩卡环，适用于颊侧为Ⅱ型导线的基牙。其位于基牙的颊面，卡环尖端止于基牙颊面近缺隙侧的倒凹区。有条件者，这类卡环最好用铸造法来制作。

Ⅱ型卡环的𬌗支托弯制与前述方法相同。卡环臂的弯制从基牙近缺隙侧的倒凹区开始，用技工钳将钢丝弯制成一弧形并与基牙颊面密合，在转弯处做记号。用平头钳或日月钳将钢丝弯向龈方，越过龈缘2～3mm，再用尖头钳将钢丝向缺隙方向弯成一弧形。要求钢丝与模型轻轻接触，以免义齿戴入时压迫龈组织。钢丝至缺隙处即可弯向上，进入缺隙内与𬌗支托连接体相连。取另一段钢丝弯制舌侧卡环臂或用基托代替舌侧卡环臂的作用。

3. 圈形卡环　为三臂卡环的一种变形。多用于向近中舌侧或近中颊侧倾斜的远中孤立的磨牙上。卡环的游离端位于基牙颊侧或舌侧的倒凹区内起固位作用，而位于舌侧或颊侧的非倒凹区部分起对抗臂作用。由于圈形卡环卡臂较长，故可选择粗一些的不锈钢丝（直径1.0mm）进行弯制，或用树脂基托包埋固定起对抗作用的钢丝。

在弯制圈形卡环之前，同法弯制𬌗支托并固定。然后可从圈形卡环的固位臂开始进行弯制。若基牙向近中舌侧倾斜，卡环则从舌侧倒凹区开始弯制，并沿基牙的远中面至颊侧轴面。卡臂在颊面的位置，以不影响与对颌牙的咬合为准。卡环由颊面转入基牙近中的缺隙区内，与支托连接体相连。若基牙向近中颊侧倾斜，弯制方法相同，但方向则与上述相反。在弯制圈形卡环时，注意轴面角转弯处应准确，角度要合适。另外，由于圈形卡环在模型上比试的次数较多，注意不要磨损石膏基牙。

（三）𬌗支托的弯制

制作𬌗支托的方法常用弯制和铸造两种方法。弯制𬌗支托制作简单，但支托强度及与基牙的密合性不如铸造𬌗支托。从修复效果看，铸造𬌗支托优于弯制𬌗支托。

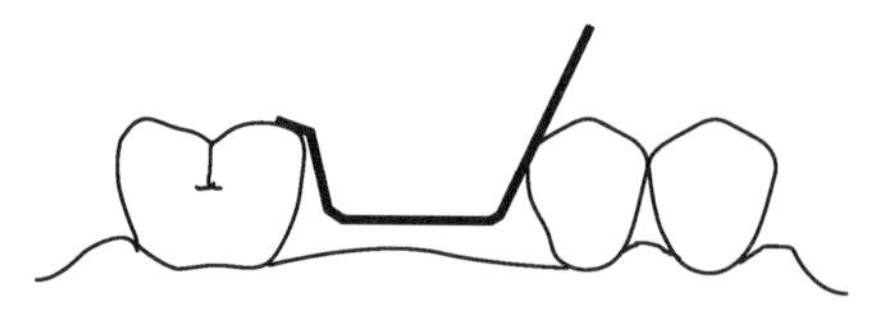

图7-28　𬌗支托的弯制（1）

弯制𬌗支托的工具可选择平头钳和日月钳。弯制的方法有两种：

1. 方法一　从一端基牙的𬌗面弯至另一端基牙的𬌗面。具体弯制步骤如下：

（1）弯制前，先将𬌗支托钢丝的一端磨圆钝，右手持技工钳，左手执钢丝。弯制时，用技工钳夹持一段与𬌗支托凹长度相等的钢丝，然后将其向下弯曲成钝角，目的是使𬌗支托的小连接体垂直段不进入牙冠邻面的倒凹区。

（2）根据缺隙区牙冠的高度，在距牙槽嵴 0.5～1.0mm 处做记号，将钢丝呈水平方向弯向另一端，并与牙槽嵴顶平行。

（3）在该水平端取稍短于缺隙区近远中距离的一段，做记号，再将末端钢丝弯曲向上，与水平部分呈约 120° 的夹角，形成第三个弯曲。

（4）在模型上比试、调整，使钢丝与另一端𬌗支托凹边缘处轻轻接触，再做记号，将末端钢丝弯向𬌗支托凹方向（图 7-28）。

（5）根据该𬌗支托凹的长度切断钢丝的多余部分，并将𬌗支托钢丝的末端磨圆钝，调整𬌗支托使其与𬌗支托凹密合（图 7-29）。

（6）在工作模型上滴蜡固定𬌗支托，注意应在小连接体的垂直段滴蜡固定，且不能影响咬合及后面卡环的弯制和焊接（图 7-30）。

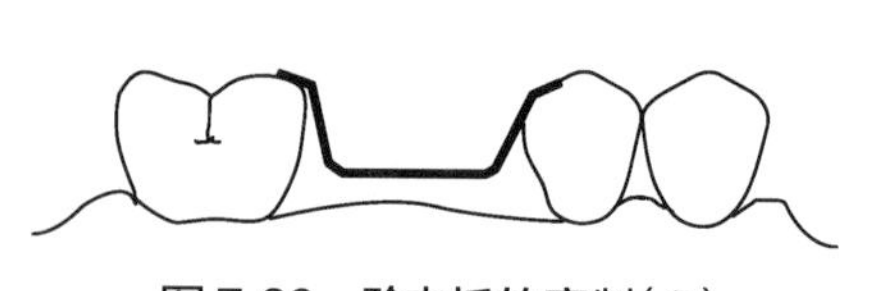

图7-29　𬌗支托的弯制（2）

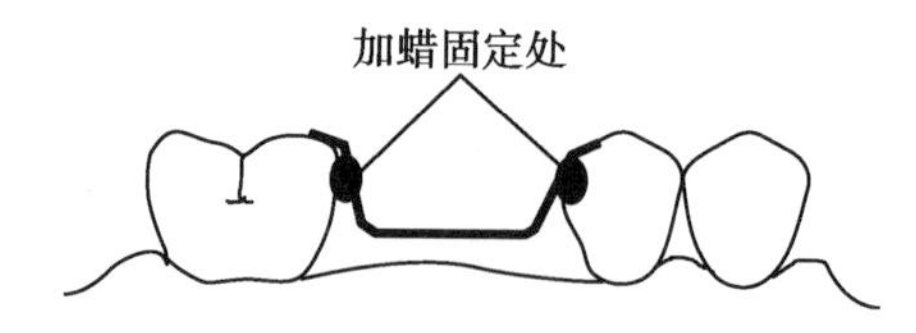

图7-30　𬌗支托的弯制（3）

2. 方法二　先弯制𬌗支托的连接体部分，再弯制𬌗支托部分。具体弯制步骤如下：

（1）首先目测缺牙间隙近远中距离的大小，在𬌗支托钢丝上取稍小于缺牙间隙近远中距离的一段钢丝，两端向上弯曲，弯曲角度约 60°，形成𬌗支托连接体的水平段。

（2）在模型上比试，调整两端钢丝，形成𬌗支托连接体的垂直段。使钢丝与两端𬌗支托凹边缘处轻轻接触，做记号，将末端钢丝弯向𬌗支托凹方向（图 7-31）。

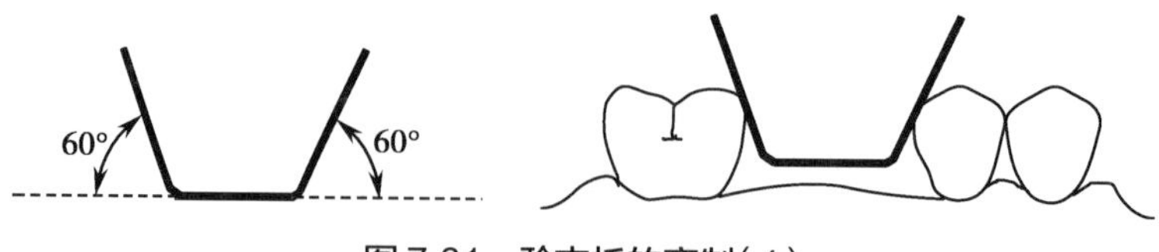

图7-31　𬌗支托的弯制（4）

(3) 再次在模型上比试，根据该殆支托凹的长度切断钢丝的多余部分，并将殆支托钢丝的末端磨圆钝，调整殆支托使其与殆支托凹贴合。

(4) 固定殆支托。

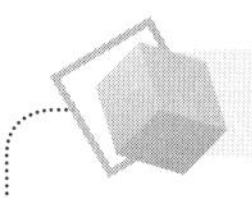

知识拓展

冷作对金属晶体的影响及其与锻丝卡环弯制的关系

在进行轧制、锻造、拉伸、弯曲等冷作加工时，合金中的晶体会沿受力方向伸展。输入的能量会以非自然状态应力能储存于金相组织中，但如果超出了晶格原子的应力能极限，则金相组织中会出现裂纹，甚至断裂。这种现象被称为冷作硬化。

软金属丝冷作引起的晶体畸变较小，而硬的和弹簧型的金属丝冷作后晶体畸变就非常严重。因此材料越硬，能耐受的弯曲次数就越少。同时原子之间滑移排列需要时间，如果金属丝被迅速弯曲，则会更容易在内部造成损伤。

实践中，弯曲金属丝时，动作要慢而均匀。转角越大或金属丝越硬，则弯制动作应越慢，且尽量减少弯制次数。

第三节 支架的弯制技术

一、弯制支架的概述

弯制支架是相对铸造支架而言的可摘局部义齿的制作方法之一。弯制支架式可摘局部义齿通常包括弯制的卡环及小连接体作为直接固位体，弯制的成品金属连接杆作为大连接体，以及将这些卡环、金属杆、人工牙连接成整体的树脂基托。弯制支架则通常是指其中弯制的卡环、弯制的金属杆以及将它们连接成一个整体的树脂基托的部分。

弯制支架的制作是指按照义齿设计的要求，利用各种器械对成品不锈钢丝和金属杆进行冷加工，形成各种卡环、连接体或连接杆，其连接部分延伸至树脂基托中连接成一个整体。这种包含锻丝卡环、成品金属杆以及人工牙和树脂基托的可摘局部义齿，即称为弯制支架式可摘局部义齿。

弯制式支架的连接部分应分布在树脂基托的中央，为树脂基托所包围。采用弯制法制作的卡环、大连接体等虽不如铸造法制作的支架性能优良，但具有弹性好、易于调改、价格低廉的优点。所以目前可摘局部义齿的支架既可采用铸造法，也可采用弯制法，或铸造和弯制联合使用的方法来进行制作。

二、弯制支架的制作要求

弯制支架通常是由卡环、连接杆及基托等部分组成，其制作的总体要求是：

1. 按照义齿共同就位道的设计，合理设计卡环各部分的位置及走向。

2. 合理布置卡环小连接体的位置及大小，使其既能与基托牢固连接，也不影响人工牙的排列。

3. 选择大小、形态合适，强度足够的成品连接杆作为大连接体。

4. 弯制好的连接杆放置在恰当的位置，不影响舌的运动，同时尽量减轻异物感。

5. 弯制好的连接杆与口腔软组织保持适当的距离，使义齿行使功能时既不压迫软组织，也不造成食物嵌塞。

6. 弯制的卡环、连接杆的连接部分应与树脂基托连接牢固，并且包埋在基托的中央。基托的形态、大小及位置应设计恰当。

7. 弯制支架的各个连接部分都应保持光滑，卡环游离端应圆钝。

8. 弯制支架制作时，要求工作模型上殆架，以便保持上下颌正确的颌位关系，支架的任何部分都不能影响上下颌的咬合运动。

9. 弯制过程中任何步骤都不能损伤工作模型。

三、弯制支架的材料及器械

（一）常用材料

主要有不锈钢丝以及成品连接杆。目前我国使用的制作卡环的不锈钢丝大多为18-8镍铬不锈钢的锻制品，其具有良好的抗腐蚀性，对口腔组织无不良刺激，机械性能好，坚硬而富有弹性。根据基牙牙冠的大小可以选择不同规格的不锈钢丝。磨牙卡环常用直径0.9mm或1.0mm的不锈钢丝；前磨牙选择直径0.9mm或0.8mm的不锈钢丝；前牙多选择直径0.8mm的不锈钢丝。殆支托选用1.2mm的扁钢丝。连接杆有不锈钢成品腭杆、舌杆两种，一般分为大、中、小三个型号。

（二）常用器械

常用技工钳有三德钳、三头钳、平头钳、日月钳、尖头钳、切断钳、弯杆钳等，临床是根据支架的要求选择使用。

（三）殆架

在弯制支架之前，首先应检查工作模型，去除模型表面尤其是殆面和基牙上的石膏瘤。然后将检查修整好的模型，按照其咬合关系记录上殆架，以保证弯制时模型具备正确的颌位关系，并用有色笔在上下颌模型相应部位画出支架和卡环的正确位置。

四、弯制支架的制作方法

（一）锻丝卡环连接体的弯制方法

见本书第七章第二节的相关内容。

（二）不锈钢成品连接杆的弯制

1. 常用的弯制连接杆　常用的弯制连接杆有腭杆和舌杆，通过金属成品杆弯制而成。成品连接杆中间较厚，两端较薄，末端有孔，或呈锯齿状，便于与树脂的连接，其尺寸大小有大、中、小三种型号。常用的有位于上颌腭侧的腭连接杆和位于下颌舌侧的舌连接杆。腭杆宽3.5～4mm，厚约1.5mm，成品腭杆一般只有后腭杆；成品舌杆的横断面为半梨形，宽2.5～3mm，厚1.5～2mm。

2. 常用的弯制工具　一般为弯杆钳、大日月钳、平头钳和切断钳等。

3. 弯制连接杆的要求和注意事项

（1）连接杆与黏膜的接触关系因义齿的支持形式不同而不同。牙支持式义齿，连接杆可与黏膜轻轻接触；混合支持式义齿，连接杆与黏膜间应有 0.5mm 左右的间隙，以免义齿受力下沉时压迫黏膜。

（2）在弯制过程中，连接杆在模型上要轻轻比试接触，以免损坏模型。另外，为保护模型不受到磨损，使连接杆与黏膜间有一定的间隙，可在放置连接杆的部位均匀地铺衬一层约 0.5mm 厚的基托蜡或粘一层胶布，但间隙不能过大，否则有可能会导致食物嵌塞或导致患者不适等不良反应。

（3）连接杆不能进入黏膜组织和天然牙的倒凹区，以免影响义齿的摘戴。

（4）弯制时不能在一处反复弯曲，以免造成连接杆的折断。

（5）连接杆的两端应离开模型 0.5～1.0mm，以便为树脂所包埋。并与卡环或支托的连接体靠近，以便于焊接或自凝树脂胶固定，防止填塞树脂时连接杆移位。

（6）连接杆弯制完成后，应适当打磨抛光，将连接杆表面的钳痕磨除。

4. 成品连接杆的弯制方法

（1）成品腭杆的弯制：选择大小合适的成品腭杆一个，用平头钳或弯杆钳进行弯制。后腭杆的位置应在上颌硬区之后、颤动线之前，将腭杆在该部位模型上比试，通常先从腭部中间开始弯制，要求其中间与模型轻轻贴合，可用大日月钳或弯杆钳形成适当的腭杆弧度，并使之与模型均匀接触。然后再沿其中间向两侧分别弯制，使之与模型适合，腭杆两末端应微向前弯，位于第一、第二磨牙之间，并离开模型约 1mm，以便包埋在基托中。两端应与卡环、支托的连接体适当接触，以便焊接固定。

（2）成品舌杆的弯制：弯制方法与腭杆基本相同。舌杆一般位于下颌前牙舌侧龈缘与口底之间，不妨碍舌的功能活动，舌杆不能进入舌侧的组织倒凹区，舌连接杆与模型的接触关系应根据义齿的支持形式和下颌前牙舌侧牙槽嵴的形态而定（图 7-32）。倒凹形者，杆应该位于倒凹之上；垂直形者，杆与黏膜可以轻轻接触；斜坡形者，如为牙支持式者可轻轻接触，若为混合支持式者则应离开黏膜约 0.5mm。连接杆弯制完成后磨去弯制时留下的钳痕，将其用蜡固定在模型上。

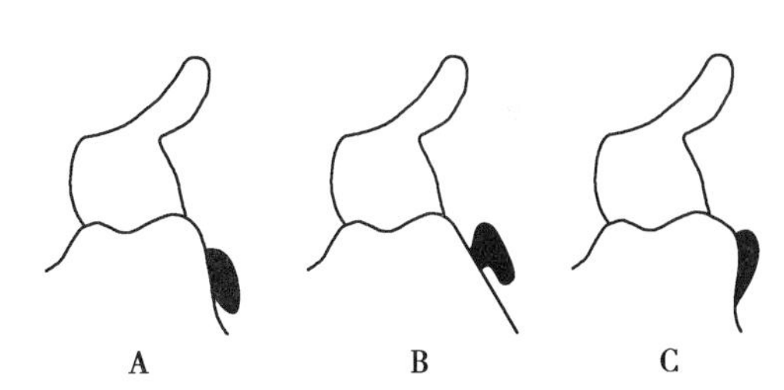

图 7-32　舌杆位置与牙槽嵴形态的关系
A. 垂直形　B. 斜坡形　C. 倒凹形

五、弯制支架的连接

支架弯制完成后，应将支架的各部分连接成一个整体，以免填塞树脂时移位。连接支架的方法有：

（1）焊锡法：在支架连接体需焊接处先涂少许焊媒，用 20～30W 电烙铁将低溶焊锡熔化，涂布于支架连接处。注意焊锡不能太多，焊点不能太大，以免影响人工牙的排列及树脂的强度。

（2）自凝树脂连接法：调少许自凝树脂放置于支架连接体处，待其凝固即可。

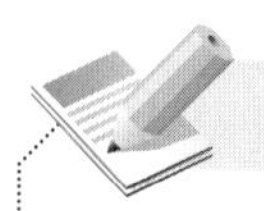

小　结

本章内容介绍了弯制卡环和支架制作传统可摘局部义齿的技术，包括卡环的基本知识和制作方法。主要介绍了卡环的基本结构、作用及设计要求；卡环应具备的条件；影响卡环固位的相关因素；结合模型观测介绍了导线的概念，卡环设计选择与导线的关系；卡环的分类及组合。详细介绍了锻丝卡环的弯制要求与方法。还介绍了弯制式支架可摘局部义齿的基本概念及组成部分；弯制支架的制作要求；制作弯制式支架的常用材料和器械；连接杆弯制的要求与方法及弯制支架的连接方法。

思考题

1. 卡环应具备哪些条件？
2. 简述影响卡环固位的因素。
3. 简述 RPI 卡环的组成及特点。
4. 弯制卡环的要求有哪些？
5. 弯制支架包括哪些组成部分？
6. 弯制支架制作的总体要求是什么？
7. 弯制成品连接杆的器械有哪些？
8. 弯制支架如何连接？
9. 弯制支架制作时为什么要上𬌗架？

（潘　灏　牟　星）

第八章　铸造支架制作工艺技术

学习目标

1. 掌握：常用可摘局部义齿固位体、支架铸造的工艺技术。
2. 熟悉：铸造法制作固位体、支架的种类、作用和要求及其设计原则和要求。
3. 了解：铸造工艺设备、器械的使用和维护方法。

第一节　概　　述

可摘局部义齿的支架（the framework of RPD）包括支托、直接固位体（卡环）、间接固位体、大小连接体、加强丝或加强网等，均为金属制成。支架的制作常用铸造法和弯制法，常根据不同设计和不同要求而选用，各种制作方法也可联合应用以制作支架的不同部分。可摘局部义齿可根据支架的制作方法分为铸造支架义齿和弯制支架义齿。

本章主要介绍可摘局部义齿铸造支架制作的工艺技术。

可摘局部义齿的支架是可摘局部义齿的重要组成部分，其设计和制作直接影响到义齿的修复效果。可摘局部义齿既要能够恢复患者缺失的牙齿及其周围组织的解剖形态和生理功能，又要能够维护患者口腔组织的健康，同时还要外形美观、坚固耐用。要达到这些要求，除材料的选择和先进的制作工艺外，义齿支架的设计是关键。但每一位患者的口腔情况有很大的差异，因此，义齿支架的设计必须遵循一定的设计要求和原则，进行合理的设计。

一、支架设计的要求

1. 良好的固位和稳定作用　良好的固位和稳定，是可摘局部义齿能够正常发挥口腔生理功能的前提。所以要求设计的义齿支架具有良好的支持、固位和稳定作用。

2. 坚固耐用，美观舒适　可摘局部义齿支架在设计和制作时，除了要求材料应具有较高的强度、结构设计合理之外，还应该尽量减小义齿支架的体积，做到小而不弱，薄而不断。同时，还要合理安排义齿支架各组成部分之间的关系，义齿支架的各部件与周围组织也应尽量平滑衔接、和谐自然，以便使患者减少异物感。

3. 保护口腔各组织的健康　若义齿支架设计或制作不当，会引起口腔余留牙的牙体组织、牙周组织、缺牙区的牙槽嵴、口腔黏膜等组织的损伤。因此，义齿支架的设计必须以能够保护口腔组织的健康为原则。

4. 摘戴方便　义齿支架如果设计不当或制作不当，均可能引起固位较差或难以摘戴，从而对基牙造成损伤或引起余留牙或牙周组织的损伤。所以，要求制作的义齿支架既要有足够的固位力，同时又必须方便患者摘戴。

二、支架设计的原则

要制作一副恢复患者生理功能及适合美观需要的可摘局部义齿，合理的义齿支架设计是核心。而可摘局部义齿支架的设计必须遵循生物学原则、生物力学原则、固位与稳定设计原则、连接设计原则、卫生设计原则和美学设计原则等。

（一）生物学原则

义齿支架制作时首先要考虑义齿支架的形态、功能及其材料对人体的影响，要遵循以下生物学原则。

1. 所使用的材料对人体无害。

2. 为了防止基牙受力过大，同时避免扭转或侧向力等损伤性的外力对牙周组织的损害，应根据余留牙的条件及口腔支持组织的情况进行适当设计。

3. 在义齿支架的设计和制作中，尽量减少对余留牙的覆盖，最好设计铸造支架。同时避免过多磨除牙体组织，义齿支架的各部位（网状支架除外）应与口腔组织密合，减少食物嵌塞、滞留，以防止龋病和牙周病的发生。

4. 义齿支架的设计不应妨碍口腔的正常生理功能。

5. 患者容易适应，摘戴方便。

（二）生物力学原则

力学是研究物质运动规律的一门学科，生物力学是力学与生理学、医学等学科之间相互渗透的边缘学科。它用经典力学、固体力学、流体力学等知识来解释生物的某些现象，用力学的方法定量地分析研究生命系统的功能与形态结构之间的关系。口腔生物力学是应用力学的原理、方法和工程技术，研究口腔颌面部的生理、病理及矫治修复变化规律的学科。在可摘局部义齿支架的设计和制作过程中，我们要遵循口腔生物力学的原则，研究支架材料和与之相关的材料力学；应用经典力学、实验力学理论指导义齿支架的设计，在义齿支架的具体制作过程中，还要掌握铸造、焊接、冷加工等技术有关的工艺学知识。总之，可摘局部义齿支架的设计应符合生物力学原理，避免损害患者的口腔健康。

（三）固位性与稳定性设计原则

1. 固位性的设计原则

（1）增减直接固位体的数目。一般情况下，固位力的大小与固位体的数目成正比。在正常情况下2～4个固位体即可达到固位要求。

（2）调整基牙的固位形。基牙应选用牙冠有一定倒凹者。可以通过磨改基牙和调节就位道使之达到要求，一般倒凹深度应小于1mm，倒凹坡度应大于20°。

（3）调整基牙间的分散程度。基牙越分散，各固位体间的相互制约作用越强，从而达到增强固位的作用。

（4）调整卡环臂进入倒凹区的深度和部位。可以将卡环固位臂安置在不同倒凹深度的位置上，调节固位力的大小。

（5）调整就位道的方向。使基牙倒凹的深度及坡度、制锁角的大小发生改变，即可达到增减固位作用的目的。

（6）选用刚性及弹性限度较大的材料以增强固位力。

2. 稳定性的设计原则

（1）应用对角线二等分原理：在支点线的二等分处作垂直线，在该垂直线所通过的牙上安放间接固位体。

（2）应用三角形原理：按照三角形放置固位体。

（3）应用四边形原理：按照四边形放置固位体，其稳定性优于三角形结构。

（4）义齿支架各支点线连接后所形成的多边形的中心和义齿支架的中心如果一致或接近，将会使义齿支架获得最佳的稳定性（图 8-1，图 8-2）。

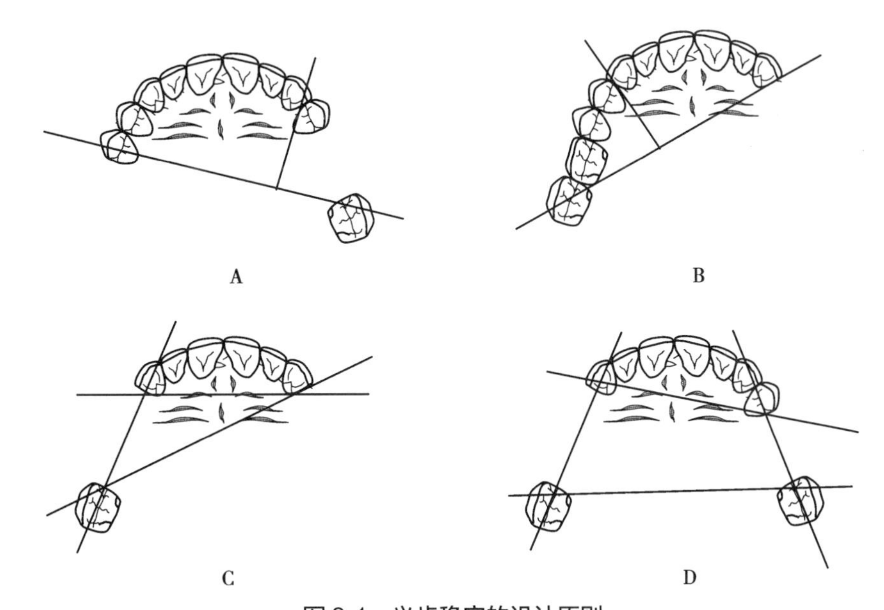

图 8-1　义齿稳定的设计原则

A、B. 对角线二等分原理的应用　C. 三角形原理的应用　D. 四边形原理的应用

（四）连接设计原则

连接体可将义齿支架的多个部件连成一个整体，有利于义齿支架的固位、稳定，并可传递𬌗力分布于基牙和相邻的支持组织，使义齿所受到的𬌗力能较合理的分布。通过连接体还可以增强义齿支架的强度，减小义齿的面积，有利于患者的发音和减少不适感。连接的设计要遵从以下原则：

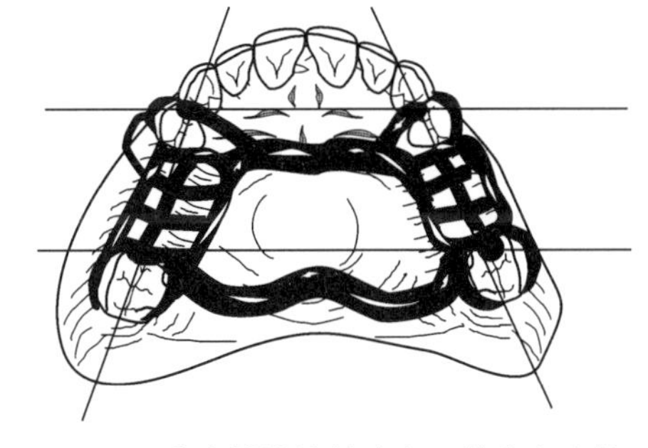

图 8-2　支点线连接的中心和整个义齿的中心吻合时义齿最稳定

（1）要求有一定强度、质地坚韧、不变形、不断裂、能承担及传递𬌗力。

（2）不影响周围组织的功能性活动。

（3）根据不同的位置、受力情况和组织情况等，可呈不同的大小、外形和厚度。连接杆的挠曲变形性随长度而有所增加。因此，若连接杆的长度增加，应相应地增加其宽度和厚度。

(4) 不进入组织倒凹区，以免影响义齿的就位及损伤软组织，有利于保护余留牙的健康。

(5) 各部位的连接体在相连接的部位应呈流线型，不能有死角，同时形成自然过渡。

(五) 卫生设计原则

有证据表明：需要用来保持可摘局部义齿支架固位和稳定的各组成部分可能会对口腔组织造成长期有害的影响。现代的义齿支架设计则通过应用“卫生原则”来尽量解决这个问题。这些概念强调了牙龈清洁和简化设计的必要性，即使用需要保持义齿支架稳定的最少数目的固位体，这就需要最好应用铸造支架制作技术来代替传统的弯制支架的制作。

(六) 美学设计原则

随着社会的飞速发展和人们生活水平的快速提高，人们的审美意识有了不同层次的提高，可摘局部义齿支架的制作还要体现出美学的特性，使之成为一件精美实用的工艺品。

1. 支架的各个组成部分应在满足功能的前提下，充分体现其美感，即线条流畅，起伏自然。同时在某些程度上还可以起到增加强度的作用。

2. 在支架的设计中要考虑到各组成部分的强度，要求比例协调，如连接杆的宽度和厚度的比例等。

3. 在不影响功能和配戴舒适的前提下，支架各组成部分不要过于呆板，应富于变化，增加支架的美感。

4. 支架的边缘应光滑，支架中间最厚部位到边缘最薄部位应形成一自然的过渡，充分体现支架的协调和自然衔接。另外还要注意支架的边缘与组织黏膜的关系，使支架既能使患者感觉舒适，又利于边缘的封闭作用。

三、可摘局部义齿支架的固位和稳定

可摘局部义齿支架良好的固位和稳定作用是义齿支架设计的基本要求和原则，也直接决定了可摘局部义齿的固位和稳定。可摘局部义齿的固位和稳定是义齿发挥良好功能的两个重要因素，除了与义齿支架的固位和稳定相关外，还和基牙、牙槽嵴黏膜形态和健康状况以及唾液的分泌量和性质等因素有关。

1. 可摘局部义齿的固位(retention of RPD)　义齿的固位是指义齿在口腔就位后，不因口腔生理功能运动的外力作用而出现殆向或就位道相反方向的脱位。抵抗脱位的力叫作固位力。义齿的固位力主要来自义齿支架的固位体与天然牙之间的摩擦力，基托与黏膜之间的吸附力和大气压力。义齿的固位力还与基牙的倒凹深度和坡度有关。

(1) 基牙的倒凹深度(depth of undercut)与倒凹坡度(slope of undercut)：基牙的倒凹深度是在工作模型用观测仪观测时，分析杆至基牙倒凹区牙面间的垂直距离。在卡环臂的弹性限度内，倒凹深度越大，在义齿就位或脱位时对基牙产生的正压力就越大。但对义齿的固位来讲，同样深度的倒凹，由于其坡度不同，固位力也有所不同。倒凹坡度是指倒凹区牙面与基牙牙长轴间构成的角度。该角度越大，坡度越大。在倒凹深度相同情况下，坡度越大，固位力越大；反之坡度越小，固位力相对就越小。

(2) 固位力(retention)及其影响因素：可摘局部义齿的固位力受到很多因素的影响，主要相关因素如下：

1) 摩擦力(friction)：义齿的各部位和天然牙摩擦而产生的力叫作摩擦力。义齿的摩擦

力包括：①卡环的卡抱作用所产生的摩擦力：此种摩擦力的大小和这些因素有关：脱位力的大小和方向；卡环的形态、长短和粗细；卡环材料的刚度和弹性限度；基牙倒凹的深度和坡度。根据摩擦力等于正压力乘以摩擦系数，卡环的脱位力越大，卡环越粗，卡环材料的刚度和弹性限度越大，基牙的倒凹的深度和坡度越大，则义齿的摩擦力越大。②制锁状态所产生的摩擦力：利用义齿就位方向和脱位方向不一致而获得的摩擦固位作用称为制锁作用。就位道与脱位道的方向之间所形成的角度，称为制锁角。制锁角越大，越能维持制锁状态，则固位力越大。进入制锁角内的义齿部分（主要是基托）与阻止其脱位的牙体之间产生摩擦力称为制锁力。制锁力的大小取决于牙体或进入制锁角内的义齿部分的强度。③各固位体相互制约产生的摩擦力：可摘局部义齿一般有2～4个固位体，安置在不同的基牙上。义齿在受到脱位力的作用发生脱位时，会受到几个固位体相互协同的固位作用。其中一个固位体如果脱位移动，势必引起其他固位体的移动，从而产生摩擦力。

2）吸附力（adhesion and cohesion）、界面张力（interfacial surface tention）和大气压力（atmospheric pressure）：吸附力是两个物体分子之间的吸引力，包括附着力和黏着力。附着力是指不同分子之间的引力；黏着力是指相同分子之间的凝聚力。可摘局部义齿与所覆盖的黏膜之间有一薄层唾液存在。基托与唾液之间、唾液与黏膜之间都有附着力。唾液本身之间有黏着力。附着力和黏着力构成了基托与黏膜之间的吸附力，可以增加义齿的固位力。液体膜表面的吸引力成为界面张力。基托面积越大，吸附力大，界面张力也越大，义齿固位就越好。根据人类生活环境的特点，人体的各个部位均受到大气压力的作用，戴在口腔中的义齿的基托同样受到大气压力的作用。基托与其覆盖的黏膜紧密贴合，有很好的边缘封闭作用，在大气压力的作用下两者之间形成负压，也使义齿获得良好的固位作用。基托受到的大气压力与基托面积大小有关，基托面积越大，义齿受到的大气压力也越大，义齿固位就越好。

2. 可摘局部义齿的稳定（stability of RPD） 义齿的稳定是指义齿在行使功能时无翘起、下沉、摆动、旋转等现象。良好的稳定作用有利于义齿的固位，同时也有利于义齿咀嚼功能的发挥。

（1）义齿不稳定的原因：可摘局部义齿是建立在基牙、牙周膜和牙槽嵴黏膜的基础上，它们具有不同程度的可让性。义齿本身的某些部分在口腔中有可能形成支点或转动轴（axis of rotation），在行使功能时受到咬合力或在食物黏着力的作用下会出现不稳定的现象。义齿不稳定的两种表现形式：一种是义齿因无支持而下沉；另一种是义齿在行使咀嚼功能时有支点或转动轴而产生的转动。除此之外，义齿存在游离端也是造成义齿不稳定的原因。

（2）义齿不稳定的临床表现：下沉、翘起、摆动、旋转等。

（3）义齿不稳定的消除方法

1）消除支点法（avoid of pivot）：义齿的转动性不稳定，如果是由于义齿某些部位的支点造成的，在去除支点后，义齿即可稳定。可摘局部义齿可能存在的支点有两种：一种是𬌗支托、卡环等在余留牙上形成的支点；另一种是基托或连接体与其下的组织之间形成的支点，一般由人工牙排列在牙槽嵴上的位置不当和咬合关系不当、黏膜厚薄不均、牙槽嵴凹凸不平所引起。

2）平衡法（balancing）：消除转动轴的不稳定需采用平衡法来解决。即采用间接固位体或间接固位装置来解决。它们安装的位置相对支点线而言，应在义齿鞍基所在位置的另一侧，而且距离支点线越远，平衡作用越好，义齿的稳定性就越好。

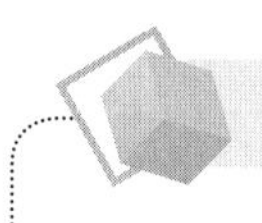

知识拓展

铸造

铸造（casting）是将熔化的金属或合金，浇注入预先制备好的铸型腔中从而形成铸件的过程。铸造技术是口腔修复应用金属材料制作修复体的一种重要的加工工艺。我国是世界上最早掌握铸造技术的文明古国之一。早在商朝和西周时期，就铸造出了许多不朽的作品。口腔科应用铸造技术最早出现在1884年。解放后，随着祖国医学的发展，口腔医学及修复技术的发展也取得了突飞猛进的进步。我国从20世纪50年代初期成功研制出了中熔合金材料；20世纪50年代后期逐步开始了18-8镍铬不锈钢、钴铬合金和镍铬合金等非贵金属高熔铸造技术。从此，高熔合金铸造技术在我国口腔修复领域中逐渐开展起来，各大工厂和高等院校进行了口腔修复工艺技术方面的包括铸造设备、包埋材料、熔模材料的研究和开发工作。

第二节　铸造支架的制作

随着人们对审美和生活质量要求的提高，铸造支架的临床应用越来越广泛。铸造支架是铸造支架可摘局部义齿的重要组成部分。铸造支架相比弯制支架在组织结构、精确性和使用的持久性等方面都有其特有的优越性。

一、铸造支架的优缺点

（一）铸造支架的优点

1. 体积小巧、薄，患者的异物感较小，同时不妨碍舌的运动，舒适美观。
2. 机械强度好，较弯制支架固位好，不易折断。
3. 设计灵活，可以满足各类牙列缺损形式的修复需要，有利于保持余留牙的生理按摩作用，同时有利于促进牙周组织的健康。
4. 金属表面光滑，无异味，可减少龋病和口腔炎症的发生，可保持较好的口腔卫生。
5. 密合性及金属传导性好，不影响口腔黏膜的感觉功能，可给予口腔黏膜适当的冷热刺激。
6. 具有较强的刚性，不易变形，有利于保护基牙。

（二）铸造支架的缺点

1. 由于机械强度好，在发生变形或损坏后不易磨改和修理。
2. 对制作工艺流程和技术的要求较高，制作设备较为昂贵。
3. 制作费用，较高，患者经济负担较重。

二、铸造支架的种类、组成及作用

（一）铸造支架的种类

铸造支架的类型按其结构和表面形态等可以分为多种类型。

1. 按照支架的结构分型

（1）全金属型：即与组织面黏膜相接触的部分均是金属。此类义齿的适应证主要是𬌗龈距离低者、对树脂过敏的患者，同时也用于缺牙间隙过小者。

（2）支架型：即牙槽嵴黏膜大部分与树脂接触，只在腭侧或舌侧有部分金属与黏膜组织相接触，金属部分只起到连接和加强的作用。大多数的牙列缺损均采用这种类型的支架设计。

（3）基托型：即上颌腭侧或下颌舌侧的大部分黏膜与金属相接触，只是在唇、颊侧有部分树脂基托。

（4）网状型：即利用金属制作加强骨架，与口腔黏膜相接触的均是树脂基托。

2. 按照支架的表面形态分型

（1）光滑型：用表面光滑的薄蜡片制作的熔模，经过包埋、铸造、打磨抛光后表面为光滑面。大多数铸造支架采用这种方法制作。

（2）皱纹型：用表面为花纹状或橘皮状的皱纹蜡片制作的熔模，经过包埋、铸造、打磨抛光后金属支架的表面仍为皱纹状。主要用于上颌基托型支架。

（二）铸造支架的组成

根据其功能和主要作用，一个典型的铸造支架分为以下八个部分（图 8-3）：

1. 固位体（retainer）　可摘局部义齿重要的组成部分，一般由金属制成。主要作用是对抗义齿的脱位力，使义齿在口腔内保持正确的位置，从而使义齿获得良好的固位、支持与稳定作用。

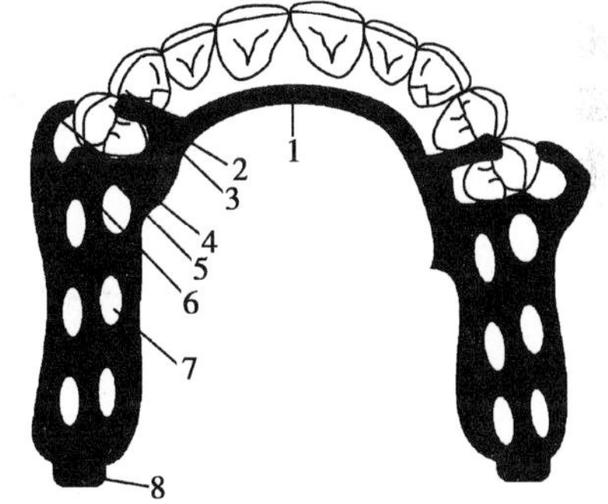

图 8-3　铸造支架的组成

1. 大连接体　2. 支托　3. 小连接体
4. 固位体　5. 邻面板　6. 加强带
7. 网状连接体　8. 支架支点

2. 支托（rest）　指放置于基牙上，在义齿行使功能时可以防止义齿龈向移位及传递𬌗力至该基牙上的一种金属装置。

3. 大连接体（major connector）　可摘局部义齿的重要组成部分之一，它将义齿各组成部分连接在一起，同时还有传递和分散𬌗力的作用。

4. 小连接体（minor connector）　把金属支架上的各部分与大连接体相连接的部分，其类型有与一牙接触式和与两牙接触式两种。

5. 邻面板（proximal plate）　指设置在与缺隙相邻的余留牙邻面的金属部分。包括与基牙紧密贴合式和与基牙部分贴合式。

6. 加强带　位于大连接体与网状连接体相连接处，并被包埋在树脂基托内的线条状金属部分。

7. 网状连接体　将人工牙与固位体、大连接体相连接的部分。包括成品网状式和蜡线组合式。

8. 支架支点　亦称为组织停靠或组织支点，是位于悬空的网状连接体远中游离端与工作模型表面相接触的金属突起部分。

（三）铸造支架各组成部分的作用

1. 固位体　按其作用的不同可分为直接固位体和间接固位体两大类。

（1）直接固位体：具有固位作用，防止义齿在行使功能时𬌗向脱位；同时还有支持和稳定作用，保持义齿在口腔内正确的位置。

（2）间接固位体：是辅助直接固位体的固位部分，起到增强义齿的稳定，防止义齿在行使功能时发生翘动、摆动、旋转及下沉的作用。常用的间接固位体有尖牙舌隆突上的指状支托、连续卡环等。

2．支托　根据其所放置的位置不同分为𬌗支托、切支托、舌支托或舌隆突支托等。其中𬌗支托为最常用的一种。支托必须具有足够的强度，适宜的宽度和长度，在行使功能时不会发生变形、断裂，同时具有良好的抗义齿摆动作用。𬌗支托的作用如下：

（1）支持、传递𬌗力：𬌗支托可将义齿承受的咀嚼压力传递到天然牙上；而支持组织的反作用力也是通过𬌗支托而起支持作用，使义齿受力时不会向龈方下沉。

（2）稳定义齿：支托在基牙上保持稳定的位置，除可以防止义齿下沉外，还可以阻止义齿的游离端翘动或摆动，起到稳定义齿的作用。

（3）防止食物嵌塞和恢复𬌗关系：如余留牙之间有间隙，𬌗支托可以防止食物的嵌塞；如基牙有倾斜、扭转或低位等原因与对颌牙无良好的咬合接触者，还可以通过𬌗支托恢复咬合关系，并起到防止食物嵌塞等作用。

3．大连接体　大连接体按照其所在的部位可分为腭杆、连接板、舌连接杆、唇连接杆、颊连接杆、舌板等多种形式（图8-4）。作用如下：

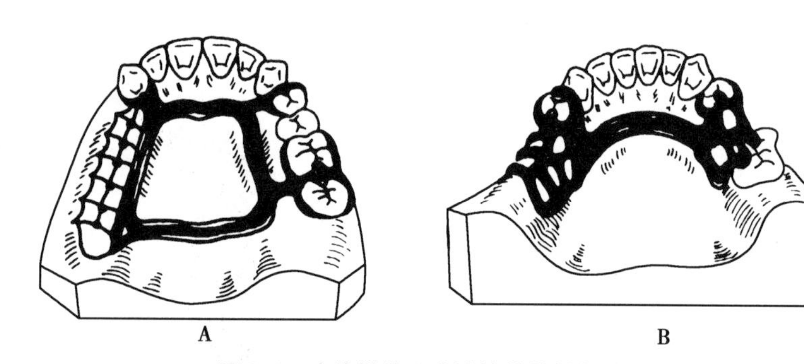

图8-4　大连接体和小连接体的接触关系

A．腭部大、小连接体的位置关系　B．舌杆和基托内支架的连接

（1）可缩小义齿的体积并增加义齿的强度，基托式的大连接体也可起到增强义齿固位的作用。

（2）连接义齿的各部分为一整体。

（3）传递和分散𬌗力，减少基牙行使功能时所承受的扭力和负荷。

（4）由于体积小而薄，异物感小，有利于改善口腔卫生状况，提高患者的舒适感。

（5）连接杆或连接板的抗力性较强，可同时提高树脂基托的抗折能力。

4．小连接体　其作用是把义齿上的各组成部分与大连接体及基托相连接（图8-5），同时将𬌗力分散到支持的基牙及口腔组织上，其主要作用是：

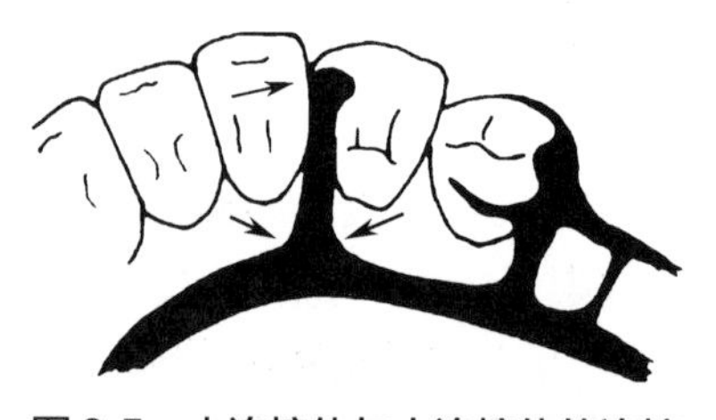

图8-5　小连接体与大连接体的连接

（1）连接的作用。

（2）防止义齿在行使功能时发生颊舌向摆动的作用。

5. 邻面板　可摘局部义齿铸造支架的邻面板与基牙上的导平面接触，当义齿下沉时，邻面板沿导平面随之下沉，但与基牙不脱离接触。邻面板常用于下颌牙的邻面与舌面。其作用是：

（1）引导义齿的摘戴，防止义齿脱位，增强义齿的固位力。

（2）可减少义齿受力时对基牙造成的损害。

（3）防止食物嵌塞。

（4）减少余留牙龋齿的发病率。

6. 加强带　主要作用是增强铸造支架的抗应力强度，防止铸造支架在此处发生断裂。

7. 网状连接体（网状支架）　其作用是连接作用和增强义齿的强度，防止义齿的断裂。

8. 支架支点　具有防止网状连接体在制作义齿及充填树脂时下沉的作用。

（四）铸造支架各组成部分的制作要求

1. 固位体　固位体既要有很好的固位作用，又要便于摘戴。同时还要考虑到美观、患者的舒适度和对基牙的保护作用。

（1）铸造卡环的断面为内扁外圆的半圆形。内扁可使卡环与基牙的接触面积变大，增加摩擦力有利于固位；外圆可以减少卡环与口腔黏膜的摩擦和异物感，增加舒适度，且易自洁，形态美观。

（2）铸造卡环的宽度和厚度应该有一定的比例，理想的宽度与厚度比例关系为5∶4。同时应与卡环的种类、基牙牙冠的大小相协调，进入基牙的倒凹深度应根据卡环的种类、基牙的位置及健康状况区别对待。一般铸造钴铬合金卡环臂进入倒凹深度约为0.25mm，金合金约为0.5mm。

（3）铸造卡环的体部粗，到末端逐渐变细。卡环体部是卡环臂的基础，粗壮有利于卡环臂的固位，限制义齿的水平动度，保持稳定。由体部到卡环尖端呈逐渐、缓和、自然地变细；末端向体部每延长5mm，其宽度与厚度按照0.2mm∶0.16mm比例增加。

（4）铸造卡环进入基牙倒凹的长度应为卡环臂全长末端的1/3。

（5）为了保障打磨抛光后的卡环臂符合义齿支架的设计要求，在制作卡环熔模时要适当加大卡环臂的宽度和厚度。

2. 支托

（1）要求具有足够的强度来承担𬌗力。

（2）能将𬌗力沿着牙长轴的方向传导到基牙的牙根，有利于保护基牙的健康。

（3）𬌗支托整体形态呈圆的三角形，在𬌗外展隙处与卡环体相连。表面呈匙形。长度一般为磨牙近远中径的1/4，前磨牙近远中径的1/3。宽度在磨牙为颊舌径的1/3，在前磨牙为颊舌径的1/2。厚度≥1.3mm，且越靠近𬌗缘越宽、越厚，但其厚度不能影响咬合。

（4）切支托及舌支托的宽度为1.5～2mm，厚度≥1.3mm。

（5）𬌗支托应恢复基牙的𬌗面形态，舌支托应与基牙的舌面外形相协调。

3. 大连接体

（1）连接杆：各种连接杆的要求也不尽相同。

1）腭连接杆（palatal bar）：应宽而薄，宽度与缺牙的多少成正比，游离端缺失或缺牙较多时应稍宽。杆宽时可适当将杆的厚度减薄，杆窄时可适当将杆的厚度加厚。杆的两端应伸入缺牙区至牙槽嵴顶。杆的宽度和厚度应根据所选用的合金材料的不同而进行调整，使用高硬质合金材料制作时可稍薄。一般前腭杆（anterior palatal bar）位于上颌硬区之前，离开龈缘至少 6mm，宽而薄，宽为 6～8mm，厚为 0.8～1mm；后腭杆（posterior palatal bar）位于上颌硬区后部，较窄而厚，宽约为 3.5mm，杆的截面观最厚为 1.5～2mm；侧腭杆（lateral palatal bar）位于上腭硬区两侧对称的位置，离开龈缘应有 4～6mm，并且与牙弓平行，一侧或两侧应用均可，厚为 1～1.5mm，宽为 3～3.5mm（图 8-6）。腭板（palatal plate）位于上颌腭部，应稍薄，一般在 0.5mm 左右，但板的中间部位应适当加强（图 8-7）。

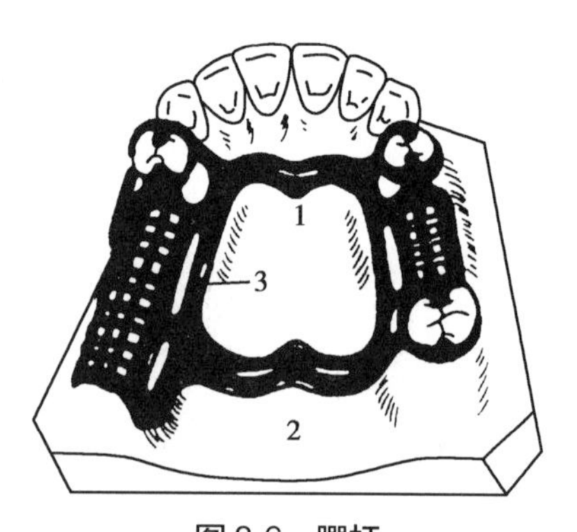

图 8-6　腭杆

1. 前腭杆；2. 后腭杆；3. 侧腭杆。

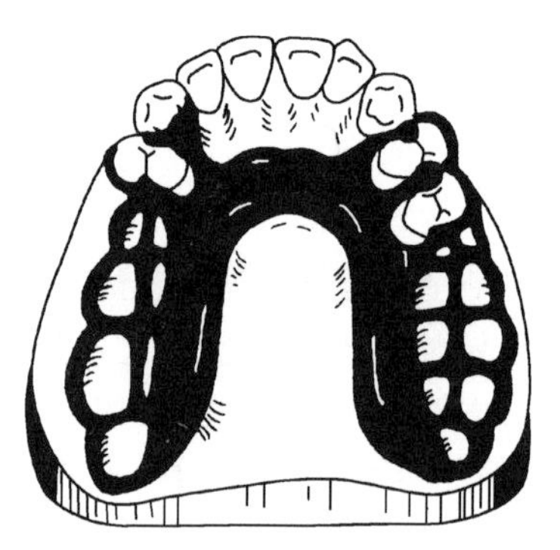

图 8-7　腭板

2）舌杆和舌板：舌杆（lingual bar）位于下颌舌侧龈缘与舌系带之间，离开龈缘的距离不小于 3mm，应窄而较厚，一般宽为 3～4mm，厚为 1.5～2mm。杆的截面观呈半梨状或上薄下厚的条状（图 8-8）。舌板（lingual plate）的外形与下颌舌侧树脂基托的外形相似，主要用于无法设计舌杆或对舌杆异物感强烈的患者（图 8-9）。板的最厚处为 1.0～1.2mm。唇、颊连接杆位于下颌唇、颊侧龈缘与前庭沟之间，要求其边缘圆钝，有足够的强度，厚度在 0.8～1mm，宽度以不妨碍唇、颊组织功能为准。另外连接杆或金属基托在与义齿树脂部分连接处应形成适当的台阶，使局部的树脂结构边缘有一定的厚度，以免形成薄边易与金属分离或断裂。

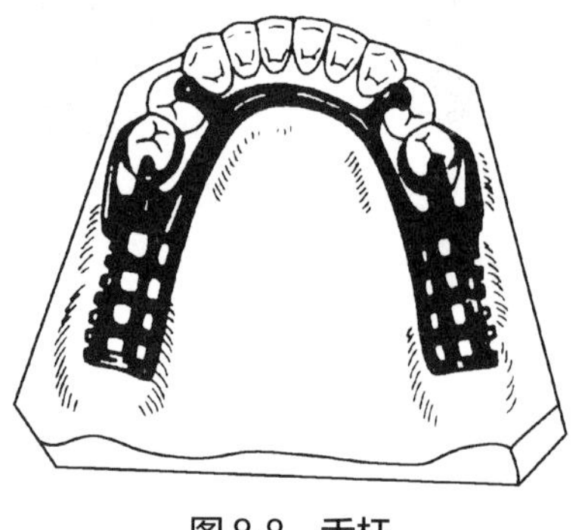

图 8-8　舌杆

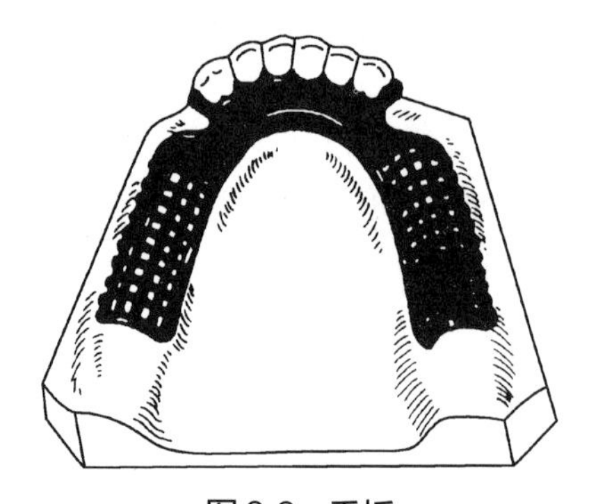

图 8-9　舌板

（2）金属基托：金属基托主要用于缺牙较多、咬合力较大或咬合过紧者，一般依金属基托的形态与大小决定厚度，大多为 0.5mm 左右。下颌金属基托的上端应位于余留牙的导线以上，前牙在舌隆突上。这样，既可封闭倒凹，防止食物嵌塞，又可起到间接固位的作用。

4. 小连接体

（1）要求小连接体与基牙和牙槽嵴呈平面接触，并与大连接体垂直相连。

（2）组织面呈平面，磨光面的外形呈半圆形。

（3）按照设计的要求位于下颌前磨牙上时，厚度要求≥1.3mm；如位于磨牙上时，其厚度≥1.5mm；如位于上颌时，可根据情况其宽度可适当加宽。小连接体有足够的坚硬度，才能传导和分散应力，抵抗折断和义齿的移位。

（4）与大连接体的连接部位应该呈流线型，不能形成死角。同时小连接体应位于舌外展隙内，向牙面移行，形成平滑的表面。

（5）形成与卡环相类似的由粗变细的自然衔接。

5. 邻面板

（1）邻面板的宽度应大于基牙颊舌径的2/3，厚度为0.8～1.0mm。同时颊侧不能暴露出金属以免影响美观。

（2）靠近𬌗面的部位呈移行状，并与基牙紧密接触。

（3）邻面板应完全封闭邻面，使完成后的义齿树脂部分与邻牙没有接触。

6. 加强带　位于大连接体与网状支架之间，且埋藏于树脂基托内的带状金属。要求要具有足够的强度，可以对抗应力的作用而不发生变形或折断。同时要求在其表面形成与树脂具有很好机械嵌合作用的形态，宽度一般为1.5～2.0mm，厚度≥0.7mm，表面应形成便于树脂连接的锯齿状形态。

7. 网状连接体（网状支架）

（1）网状连接体的大小与缺牙的多少成正比关系。

（2）网状连接体应离开工作模型0.5mm以上，以便为树脂基托所包埋。

（3）厚度一般≥1.5mm。

（4）在连接杆或金属基托与树脂交界处有加强带结构，以防止义齿在此处折断。

（5）支架与基托树脂结合处应有小于90°的内、外台阶（终止线），使树脂基托在连接处有一定的厚度。

8. 支架支点　位于网状连接体游离端的边缘，一般要求在组织面上形成一面积为2mm×2mm的方形或圆形的金属突起，即在牙槽嵴后部正中的缓冲蜡上开一小窗（图8-10）。义齿支架铸造完成后，在开窗处的支架组织面上形成一突起，与牙槽嵴贴合，而其他部分与牙槽嵴之间留有一间隙。

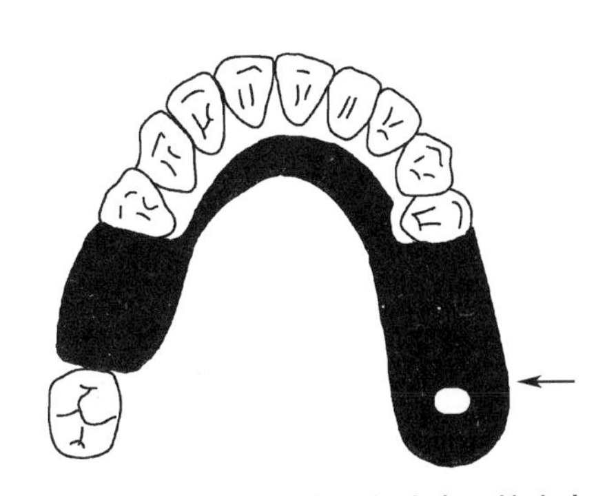

图8-10　缓冲蜡上为组织支点开的小窗

三、铸造材料及设备

（一）铸造材料

口腔修复常用的铸造材料是金属铸造合金（casting alloys），如金合金、钴铬合金和镍铬合金、钛和钛合金等。各种合金的理化性能，如熔点、色泽、机械强度、应用范围等均不相同，且各有优缺点。所以应根据其特点及修复体的设计要求和设备条件、患者的要求及经济承受能力等，进行综合考虑后给予选择。一般来讲，铸造可摘局部义齿支架多选用钴铬合金、铸造钛及钛合金等。

用于口腔的铸造合金应具备良好的机械性能、理化性能、抗腐蚀性能和生物性能，同时要求有优良的铸造性能。铸造合金按照其熔化温度的范围分为高熔铸造合金（1 100℃以上），如钴铬合金、镍铬合金等；中熔铸造合金（500～1 100℃），如铜合金、金合金和银合金等；低熔铸造合金（500℃以下）。现就临床用于铸造金属支架的合金进行简单介绍。

1. 贵金属铸造合金　根据合金中贵金属元素含量的多少，将口腔用的贵金属合金分为高贵金属和贵金属两大类。

高贵金属铸造合金主要包括：金 - 银 - 铂合金、金 - 铜 - 银 - 钯Ⅰ型合金、金 - 铜 - 银 - 钯Ⅱ型合金等。贵金属铸造合金主要包括金 - 铜 - 银 - 合金、金 - 银 - 钯 - 铟合金、钯 - 铜 - 镓合金、银 - 钯合金等。铸造金合金的组成是金、银、铜等。铜、钯、铂可提高合金的强度和硬度，但铜的含量过高则会降低抗腐蚀性能和增加脆性。有关口腔用贵金属合金的组成见口腔材料学。

根据我国的国家标准（GB/T17168-1997）对口腔用贵金属合金的分类标准如下：

Ⅰ型：低强度铸造合金——铸造件仅能承受很小的应力。

Ⅱ型：中等强度铸造合金——铸造件可承受中等程度的应力。

Ⅲ型：高强度铸造合金——铸造件可承受较高的应力。

Ⅳ型：超高强度铸造合金——铸造件可承受极高的应力，并有极薄的横断面，适用于固定修复和活动修复的支架、基托、卡环、舌腭杆等。

贵金属合金同其他合金一样没有一个固定的熔点，只有一个熔化范围，因为它是由不同的元素组合而成的。这一固 - 液相共存的熔化温度范围的大小对合金的熔铸是非常重要的。在铸造过程中，此范围越小越好，这样可以避免合金处于长时间的熔化状态。

铸造金合金主要有金合金、银合金、金 - 钯合金等。铸造金合金良好的机械性能与热处理有关。临床上常采用的热处理方法有软化热处理和硬化热处理两种。软化热处理可使金合金的结构均匀；热处理后可以提高合金的延展性，降低强度和硬度。硬化热处理可以提高金合金的机械性能，降低金合金的延展性。同时金合金的化学性能稳定，抗腐蚀性优良，不易被氧化变色变质。贵金属合金的铸造温度为 850～1 000℃，易加工成形，熔金的流动性较好，铸造收缩较小。另外生物性能良好，无毒无刺激性。

铸造银合金主要有银 - 钯 - 金合金、银 - 钯合金等。其许多性能与金合金相似，加之价格便宜，有时可作为金合金的替代品。

2. 非贵金属铸造合金

（1）铸造钴铬合金：该合金早在 1929 年就已应用于口腔修复，其密度较小，机械性能稳定，抗腐蚀性较好，价格便宜，特别适用于制作可摘局部义齿的铸造金属支架。钴铬合金的熔点都大于 1 200℃，具有良好的生物性能，耐磨性好，但铸造时收缩较大，所以在铸造时应该用高频铸造机，同时要求采用磷酸盐等高温包埋材料进行包埋。

（2）铸造镍铬合金：性能同铸造钴铬合金。合金中镍元素的含量增多，钴元素的含量减少。镍是一种致敏原，目前有关镍铬合金过敏的报道时有出现，所以临床应用时需高度谨慎。

（3）铸造钛及钛合金：钛合金具有良好生物相容性和抗腐蚀性、质量轻、密度低、机械性能好等优异的性能，使钛合金在口腔医学领域中显示出很好的应用前景。由于纯钛密度低，因此常被用来制作可摘义齿的腭板。但纯钛的力学性能低于钴铬合金，制作纯钛卡环应比钴铬合金卡环粗一些。纯钛由于熔点高达 1 668℃，且密度低，化学性质活泼，因此铸造比较特殊和困难。为了避免和空气中的气体发生反应，必须保证纯钛在真空和氩气保护的环境下进行熔化。熔解方式也非普通合金常用的高频方式熔解，而要采用电弧熔解法。

（二）包埋材料

铸造用的包埋材料（investment material）又叫耐火材料或耐高温材料。在可摘局部义齿的铸造过程中，主要用于制作耐火材料模型和支架熔模的包埋。根据高熔铸造合金的性能，应选用高熔合金铸造包埋材料，主要是磷酸盐包埋材料、模型包埋材料和硅胶包埋材料。磷酸盐包埋材料由于其膨胀率接近于高熔点合金的凝固收缩率，目前被广泛地应用于高熔合金熔模的包埋。模型包埋材料又叫带模铸造包埋材料，采用模型包埋法，可以避免熔模从模型上被取下和在包埋过程中发生变形，是目前可摘局部义齿支架铸造中常用的包埋方法。硅胶包埋材料的特点是耐高温、热膨胀系数大，但不易控制，加热后的强度尚好。同时要求包埋材料既能耐高温，又要有较好的强度，以便耐受熔化金属注入熔模腔时的冲击力。包埋材料也不应与铸造合金起化学变化，以保持铸件的光洁度。

理想的铸造包埋材料应具有的性能：①粉末粒度细微，调和时为均匀的糊状，有良好的流动性，使铸件表面光滑；②有合适的固化时间，包埋后凝固时间不宜过长，而且耐高温；③能够补偿铸造过程中金属及熔模的收缩量，即具有合适的膨胀系数；④能够承受铸造压力及冲击力，具有足够的强度，不会产生微裂纹；⑤有良好的透气性，以利于铸型腔中的气体逸出；⑥铸造时，不与熔模材料和液态的合金发生化学反应；⑦铸造完成后，包埋材料容易清除，并且不会粘在金属修复体的表面。

包埋材料按照用途可以分为中熔合金铸造包埋材料和高熔合金铸造包埋材料、铸钛包埋材料以及铸造陶瓷的包埋材料。包埋材料的主要成分是耐高温材料和结合剂，其中结合剂的添加量决定了包埋材料的强度。

1. 中熔合金铸造包埋材料　又称石膏类包埋材料，主要成分是二氧化硅及石膏，同时还有少量用于调整固化时间的石墨和硼酸。适用于铸造熔化温度在 1 000℃以下的合金，如金合金、银合金、铜合金等。此类材料在高温下会分解而失去结合力，所以只适用于耐一般高温的合金。同时热膨胀系数不是很大，具有一定的强度。

2. 高熔合金铸造包埋材料　又称无石膏类包埋材料，适用于熔化温度在 1 000℃以上的高熔点合金，如常用的钴铬合金、镍铬合金等。此类包埋材料包括两种类型。

（1）磷酸盐包埋材料：是最常用的高熔合金铸造包埋材料，用于临床已有几十年的历史。随着口腔医学的发展，磷酸盐包埋材料的性能也有不断的改进，现在除了用于高熔合金铸造及带模整体铸造外，也逐渐用于高精度的种植义齿上部结构的铸造、钛合金支架的铸造以及全瓷材料的铸造。它主要由石英砂、方石英为耐火材料，以磷酸二氢铵、磷酸二轻镁和氧化镁为结合剂的包埋材料。其膨胀率接近于高熔点合金的凝固收缩率，目前被广泛应用于高熔合金熔模的包埋。

（2）硅胶包埋材料：硅胶包埋材料主要指正硅酸乙酯包埋材料和硅酸钠包埋材料。正硅酸乙酯包埋材料以正硅酸乙酯为结合剂，耐高温材料仍然由以二氧化硅形式存在的石英和方石英组成。此类材料的特点是耐高温、热膨胀系数大，但不易控制，加热后的强度尚可。

3. 模型包埋材料　即带模铸造包埋材料，是先在印模上灌注模型，再在模型上制备熔模，然后将模型和熔模一起包埋。采用这种方法，可以避免熔模从模型上被取下和在包埋过程中发生变形。

4. 钛合金包埋材料　是以二氧化锆和结合剂为主制成的新型高温包埋材料，可耐受1 600℃以上的高温，适用于钛合金的铸造。

（三）复模材料

复模材料是在铸造工艺过程中，将石膏材料的工作模型复制成耐火材料的工作模型。最常用的复模材料是琼脂复模材料。该材料可以反复使用，用其制取的印模精确度高，但该材料容易脱水收缩，所以为了保证模型的精确度，要求在制取印模后立即灌注耐火材料模型。另外，临床上也可用硅橡胶复模材料进行复模。

1. 复模材料应该具备的条件

（1）对人体无毒、无害，无不良气体产生，同时操作简单，配制容易。

（2）具有良好的流动性和可塑性，能保证所复制模型的准确和清晰。

（3）与模型材料不发生化学反应，两者容易分离脱模。

（4）具有一定的弹性同时又要有一定的强度，不易变形和破裂，在一定的时间范围内无体积的变化。

2. 琼脂复模材料

（1）琼脂复模材料的主要组成部分是琼脂、高岭土、甘油和水。它具有很好的流动性，可以随温度的变化由液体到固体。但该材料的含水量较高，要求在复制好的阴模中立即灌注模型材料，以免失水变形。

（2）琼脂复模材料可反复使用，而且其制取的阴模的精确度很高。但要适当补充水分及添加新的材料以保证其性能。

（3）使用后应将材料洗干净，放置在密封的容器中低温保存。

3. 硅橡胶复模材料　硅橡胶是属于高分子人工合成橡胶，是弹性不可逆的复模材料。作为复模材料主要是应用它具有良好的弹性、韧性和强度的特点，同时它也具有良好的流动性、可塑性、体积收缩小的特点，有制取的阴模精确度高、化学稳定性好、与模型材料不发生反应、容易脱模等优点，也是目前临床上较为理想的复模材料。

（四）熔模材料

熔模材料是指用于制作支架雏形（熔模）的材料。熔模材料要求易于成形，体积稳定，对温度具有最小的体积变化。同时要求能准确地制作出表面光滑、尺寸准确的熔模，不与模型材料和包埋材料发生化学变化，对人体无害、价格低廉等。目前临床常用的熔模材料是蜡类，包括铸造蜡、嵌体蜡等。

1. 熔模材料应具备的基本要求

（1）对人体无毒、无害，价格低廉，能较长时间存放而不会影响其性能。

（2）在口腔所能耐受的温度范围内具有较好的可塑性、韧性，成形后不易变形。

（3）熔点在60～100℃的温度范围内，软化点不低于40℃。

（4）可以正确地制作出表面光滑、尺寸准确的熔模。同时不与模型材料和包埋材料发生化学反应，并且对包埋材料具有较好的涂挂性。

2. 熔模材料的种类

（1）铸造蜡：主要组成是石蜡、棕榈蜡、地蜡和蜂蜡。铸造蜡主要用于制作各种金属铸造修复体的熔模。临床要求其流动变形小于1%，热膨胀在20～30℃时不超过0.3%～0.6%，精确度高，强度好，保证熔模在取出时不变形。

铸造蜡根据不同的修复的需要，分为嵌体蜡和铸造金属支架蜡。

1）嵌体蜡：要求流动性好，软化温度合适，热胀率小。

2）铸造金属支架蜡：用于铸造金属支架、基托和固位体等的熔模，在性能和要求上可稍低于嵌体蜡。

铸造蜡除有块状和条状外，还有成品的网状蜡、皱纹蜡、支架蜡、卡环蜡等，根据临床不同的需要进行选择。

（2）EVA树脂蜡：此类材料是在以蜡为基本成分又加入适量的EVA树脂。该材料具有弹性好、工艺雕刻性好、不易变形、准确性高、收缩性较小和膨胀率低、表面光滑等诸多的优点。可用于制作各种类型的熔模。

（3）软蜡：由蜂蜡、石蜡和松香等组成，其黏性较大，主要用于冠、桥基牙颈部的衬垫，以消除可能存在的倒凹，确保冠和桥的顺利就位。

（五）铸造设备

由于高熔铸造合金的熔点高，临床现在最常用的熔铸设备是高频离心铸造机或真空压力铸造机等。另外，常用的仪器设备还应有温度可以达到1 200℃，并配有温度显示和程序控制装置的电烤箱、喷砂机、真空搅拌机、琼脂溶解机、技工振荡器、电解抛光机、模型修整机、超声清洗机等一系列与铸造支架有关的仪器设备。

四、铸造支架的制作方法

在一般情况下，支架的制作会采取整体铸造的方法，因此，铸造支架义齿也叫整体铸造支架式义齿。对于精确度要求较高的病例，亦可先分段铸造，再应用焊接方式将支架连成一个整体。有时，也可以只铸造义齿的一些部件（如卡环、大连接体、金属基托或金属𬌗面等），与弯制支架结合使用。

支架的整体铸造法，是可摘局部义齿制作的核心。技工室制作一个铸造支架的基本步骤是：石膏工作模型的处理—复制耐火材料模型—耐火材料模型的表面处理—熔模的制作—安插铸道—包埋—烘烤焙烧—铸造—铸件清理—打磨抛光。

（一）石膏工作模型的处理

1. 石膏工作模型的设计　工作模型的设计和处理是一项非常认真、细致的工作。模型处理工作的好坏将直接影响到铸造支架的精度及质量。它包括观测模型，确定观测线及根据缺牙部位的不同确定卡环的走向、连接体的位置、连接杆、金属基托、内外台阶等各组成部分具体的部位，并用有色笔予以描绘，作为制作铸件原形时的主要依据。同时为了保证上述的线条能够准确和清楚地转移到耐火材料模型上，应采用沿边刻痕方法用锐利的器械沿连接板的外形线刻画一深度为0.2～0.5mm的细沟槽（彩图8-11，见书末彩插）。

2. 石膏工作模型的处理　用嵌体蜡或有色石膏等填凹材料填补工作模型上的不利倒凹，包括基牙的邻缺隙侧的倒凹部分，及妨碍模型复制后脱模的倒凹部分，并在需要进行缓冲的部位给予缓冲。在模型缺牙区的牙槽嵴表面或连接体的相应部位表面均匀的衬垫一层0.5～1.0mm的薄蜡片，使金属支架的网状连接体部分离开口腔黏膜，以利于树脂包埋，同时用蜡刀沿内台阶（内终止线）边缘线切除多余的蜡片，形成明显的内台阶。如铸道采用反插法设计，则应在石膏模型上标出铸道口位置，一般设计在上腭顶或下颌口底中心处。还应在需设计支架支点的位置，形成一个约 2mm×2mm 左右面积的支架支点，以防止义齿在后期制作时网状支架结构发生下沉变形（彩图 8-12，见书末彩插）。

（二）复制耐火材料模型

1．工作模型的浸水处理　将准备好的石膏工作模型放入 35℃石膏饱和溶液的温水中浸泡 20～30 分钟，其目的：一是防止干燥的工作模型在复模时排放其内部的气体影响复模材料的准确性；二是防止工作模型吸取琼脂复模材料中的水分；三是防止工作模型与复模材料的粘连，增加工作模型表面的湿润性。然后取出模型，将模型表面的水分吸干，放入专用的琼脂复模盒中备用。无琼脂复模盒时，也可使用普通大型盒替代，但其上下两层应接触良好，无缝隙，以防止琼脂渗出。

2．琼脂的溶解　用琼脂溶解机加热琼脂或用水浴加热法溶解琼脂。具体的方法是将琼脂凝胶切成小块放入容器中，将容器放入盛有水的锅中，加热使水温达到沸点，容器中的琼脂凝胶受到间接加温而逐渐溶解，在加热过程中要不断搅拌，使其受热均匀。待琼脂完全溶解后，将容器从锅中取出，并进行搅拌，使琼脂温度逐渐下降至 55℃左右，仍有流动性时，灌注至琼脂复模盒内。具体的复模方法是：将工作模型表面的水分擦干，放置于复模的型盒的底盖中比试。要求工作模型应位于型盒的中央，四周的空间适宜后即可灌注琼脂复模材料。此时，应掌握好琼脂材料的温度，温度过低，流动性差，易造成灌注不全；温度过高，则使衬垫蜡片软化变形，影响模型的精确度。

待琼脂完全凝固成形时，将型盒倒置，去掉底盖将石膏模型取出，即形成一清晰的琼脂印模。同时认真检查印模有无气泡、裂纹、表面是否清晰完整等，如有问题需要重新复制；如符合要求，即可灌注耐火材料模型（refractory cast）。

3．灌注模型　选用磷酸盐类的耐火材料灌注工作模型。将琼脂复模盒放在振荡器上，按比例（100g 粉：13mL 水或专用液；或按照厂家说明书要求的配比比例）调拌适量的磷酸盐耐高温模型材料，最好在真空条件下调拌，以免发生气泡。在振荡器的振荡下使包埋材料流到印模所有需要的部分，并达到一定的厚度。灌注 1 小时后将已完全凝固的耐高温模型从印模中取出，注意脱模时不要损伤耐高温模型。最后让磷酸盐耐高温模型自行干燥，或在低温烘箱内烘烤 1～1.5 小时，使模型充分干燥。

4．硅橡胶复模材料复制方法　方法是将准备好的工作模型用蜡固定在复模型盒的底盖内，模型表面用模型表面活性剂喷雾处理后，将一定量的硅橡胶复模材料放置于真空搅拌机内搅拌 60 秒，在振荡器的振荡作用下将硅橡胶液从复模型盒的上部灌注到型盒内。将复模型盒放置在室温下，待其完全固化后脱出工作模型，即可复制耐火材料模型。用硅橡胶复模材料进行复制，其印模的准确性高，不受外界温度的影响，变形率极小，同时复制出的耐火材料模型表面的光洁度也很高，结构致密，并且可反复复制利用。

5．耐高温模型的表面强化处理　表面处理的目的是增加模型表面的强度，使之在制作支架熔模时不易受到损害，使支架熔模紧密贴合在铸型上，封闭耐高温模型上的微孔，避免以后包埋材料的液体被吸入，待高温去蜡后留有空隙，以便铸造时空气的溢出。所以将已干燥的耐高温模型浸入 120℃左右熔化的蜂蜡中，浸泡 15 秒。取出模型，再放入 95℃的烘箱中烘烤 5～10 分钟，使模型上的蜂蜡液均匀被吸收。放置的方法是将耐火材料模型后缘平面向下，以利于多余的蜡液流出，防止产生铸造缺陷。然后从干燥箱中取出模型，让其自然冷却后备用。另一种方法是在耐火材料模型的表面涂布模型表面增强剂，在其凝固后制作熔模；也可用瞬间黏合剂替代，但涂布的黏合剂应尽可能薄，以免造成铸造缺陷。

复制耐火材料工作模型的目的是在耐火材料工作模型上制作熔模以便带模铸造，模型可耐高温而不被烧坏；利用耐火材料在凝固和焙烧时的膨胀性能，以补偿钴铬合金熔化后的冷却收缩。

6. 在耐火材料模型上复画设计　根据石膏模型上的设计方案，在耐火材料模型的相应部位复画出卡环、连接体、连接杆、金属网状支架等义齿支架的位置和形状，在复画时注意不能损伤耐火材料模型。

（三）熔模的制作

熔模就是用熔模材料制作的铸件雏形。熔模精密铸造与其他铸造方法的不同之处就在于熔模经过包埋、加热后，使熔模材料熔化、流出、燃烧至完全气化，形成铸型腔。熔模质量的好坏直接影响铸件的质量。因此，熔模的制作是铸造技术中十分重要的步骤。

熔模的制作根据设计要求及在耐火材料模型上复画出的卡环、连接体、连接杆和金属网状支架等义齿支架的位置和形状，用滴蜡成形法或用成品蜡贴附法制作熔模。成品蜡贴附法是将各种成品的金属基托蜡片、网状支架、卡环蜡、连接杆蜡线条等软化后按照设计要求，贴附在模型相应的位置上，并与耐火材料模型贴合，组成一整体（彩图 8-13，见书末彩插）。滴蜡成形法则是用小蜡刀将熔化的铸造专用蜡滴在模型支架相应的位置上，然后雕塑成所需要的支架形状。该方法常用于制作 殆支托、熔模边缘和需要加厚的连接点部位。在临床上这两种方法常结合使用。

1. 熔模各部位的制作要点

（1）卡环熔模的制作要点：按照结构和功能的设计原理，将卡环的各部位放在准确的位置上，首先制作对抗臂熔模，其次制作固位臂的熔模。卡环外形不宜过粗和过突，一般情况下宽度为 1.5mm 左右。过粗时弹力不够，义齿摘戴时易损伤基牙；过细则易使卡环臂变形或折断。

（2）支托熔模的制作要点：殆支托的大小应根据支托凹的预备情况制作，应注意其形态和高度，制作的面积应稍大于支托窝的面积，以备后期的打磨、抛光。有时还应恢复其咬合作用，即可根据需要雕刻出殆面形态，达到与基牙殆面形态的协调一致。

（3）连接杆熔模的制作要点：根据义齿支架的设计，制作相应的前、后腭杆和舌杆熔模或用成品蜡条制作。

（4）金属基托的制作要点：可选择皱纹型或光滑型基托。制作方法为：取大小适宜的 0.5mm 厚的铸造蜡片，待其加热稍软后压贴于模型上，按照模型上设计的要求用雕刻刀修去周围多余的部分，并用滴蜡器封闭金属基托的边缘。金属基托与树脂基托相接处应形成一定的固位装置，并离开模型约 0.5mm。

（5）网状连接体的制作要点：取大小适宜的网状蜡压贴于缺牙区的牙槽嵴顶处，按义齿设计的要求去除多余的蜡，然后用蜡刀滴蜡将舌腭侧靠近台阶处约 2mm 的蜡网眼填平，以形成加强带。

另外，注意支架与树脂结合交界处应形成小于 90° 的内、外台阶（终止线），并且内外台阶的位置应有适当的错位，以增加此处的强度。此线是金属基托与树脂基托的连接线，故称为终止线，是受应力作用最大的区域之一。该线的作用是使金属基托与树脂基托衔接流畅，避免因树脂的锐角造成义齿的折断或因树脂的收缩而产生缝隙。

在铸造金属基托时，确定终止线的位置及衔接角度很重要。若该线的位置太接近牙槽嵴顶则会影响人工牙的排列，无法进行牙龈自然形态的雕刻；若终止线的位置离牙槽嵴顶太远或衔接角度不当时，与树脂的连接角度太大，将会影响舌感。内外终止线设置的位置首先要保证支架的强度，同时应兼顾与树脂基托能形成自然移行的衔接，不能形成明显的台阶。

为防止上述情况的发生，要正确地确定终止线的位置。可在铸造基托之前，先确定颌位关系，排牙并雕刻牙龈，以此作为确定终止线位置的依据。但在必须先要制作金属基托的情况下，可以在上𬌗架后按照正确的排牙位置来确定终止线的位置。终止线（finishing line）包括内终止线（internal finishing line）和外终止线（external finishing line）（图 8-14），内终止线是指网状支架下方树脂基托与金属基托的连接部位；外终止线是网状支架上方金属基托与树脂基托的连接部位。在两者之间是金属基托与金属网状支架相连接的部位（图 8-15）。同时注意内终止线和外终止线应有适当的错位，即两者不应该在同一个垂直线上，两者之间应有一定的距离，以增强其抗应力的强度。内外终止线的角度应小于 90°，以增强金属与树脂的嵌合，防止由于外力、口腔温度变化及树脂吸水而产生间隙。

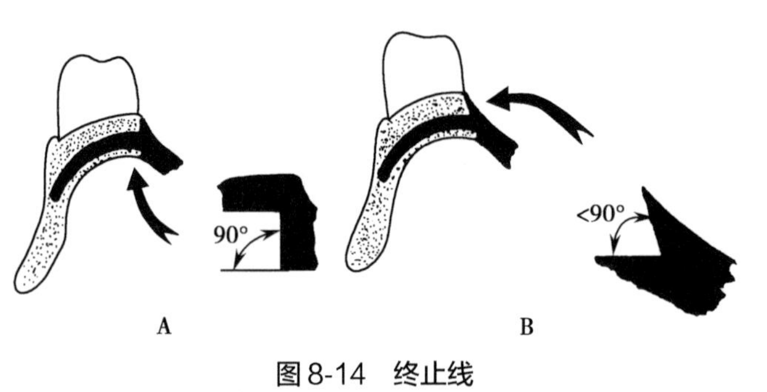

图 8-14 终止线
A. 内终止线 B. 外终止线

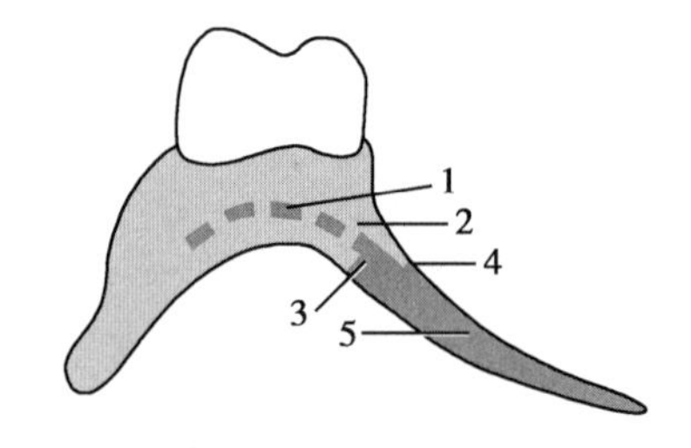

图 8-15 金属支架与树脂基托交接处的关系（终止线）
1. 网状连接体（网状支架）；2. 树脂基托；3. 内终止线；4. 外终止线；5. 金属基托。

2. 熔模制作时的注意事项

（1）严格根据医嘱和设计的要求制作：根据医嘱和设计的要求进行制作是保证铸造支架符合要求的基础，不可随意改变设计，导致支架制作失败。

（2）注意掌握支架的部位及与厚度的关系：在进行金属支架的制作时，在满足支架强度的前提下应尽可能薄，但要注意在制作支架熔模时应该考虑到后期打磨抛光的量，以免造成支架的强度降低。

（3）内外台阶的正确位置（见图 8-15）。

（4）美学知识的充分应用：要求支架各组成部分之间的协调和统一，在满足患者口腔生理功能的前提下，充分体现各组成部分之间的美感，使线条流畅，衔接自然。同时注意支架的各组成部分之间的比例适当和各组成部分的适当变化，另外还要考虑患者的舒适度等。

（四）设置铸道系统

铸道（sprue）系统是指在合金熔化铸造时，保证液态的合金充满铸型腔的一组装置。包括浇注口、铸道、储金球和排气道等。铸道是从坩埚通向铸型腔的通道。铸道起到引导铸金从坩埚流入铸型腔的作用。因此，它们应该有足够大的空间容纳流进的合金，并应具备合适的形态使金属尽可能快速流进铸型腔，同时尽量不要产生涡流。

铸道还起到储存熔金，防止合金凝固过程中由于铸件的收缩而产生气孔的作用。由于支架熔模体积较大，部件多而分散，在铸造时可能发生铸造缺陷。所以铸道系统的设置正确与否与各铸件铸造能否成功有直接关系。首先，铸道应该足够粗，铸造过程中铸件凝固后铸道里的熔金才能固化。其次，铸道应尽可能直接导向铸型腔，而且保证熔金流动时只产生最小的涡流。最后，铸道离开坩埚应有一定的距离，且应固定在熔模最厚的部位。

1. 铸道的设计原则

（1）对铸型腔能产生适宜的压力，有利于合金流入铸型腔。

（2）不对铸件产生变形因素，且能补偿铸金凝固时的收缩，确保铸件轮廓清晰，表面光洁，无内外铸造缺陷。

（3）不破坏熔模的整体形态，不因铸造收缩而使铸件受到牵拉变形，且利于切割和研磨。

（4）不使液态的铸金产生涡流、紊流及倒流现象。

（5）铸道宜粗不宜细、宜少不宜多、宜短不宜长、宜弯不宜直。

（6）利于熔模材料熔化时外流、燃烧及挥发。

（7）铸道必须设置在熔模的最厚部位。同时铸道也应位于铸圈中最热的部位，铸型应位于较冷的部位。

2. 铸道的类型

（1）按铸道的数量分类：可以分为单一铸道和复数铸道两种。单一铸道适用于上颌大面积金属基托铸件。采用直径为6～8mm粗的蜡线条安放于熔模后缘中份。复数铸道适用于大件可摘局部义齿的支架熔模。从主铸道上分出2～4根辅助铸道，分别安放于熔模合金需要量大的部位。主铸道直径为6～8mm的蜡线条，辅助铸道则为1～1.5mm的蜡线条。要求各辅助铸道的长短要相等，以便在铸造时铸金同时流到熔模腔的各个部位。同时要求在主铸道和辅助铸道连接处加蜡以形成储金球，以补偿铸金收缩对铸件的影响。

使用复数铸道的要点是：使用直径粗大的铸道；尽可能保持所有的铸道短而直；避免铸道方向的急剧改变；尽量避免T形连接；用蜡加固所有连接处，防止铸道收缩。

（2）按铸道的形状分类

1）圆柱形铸道：为圆柱形，直接接于熔模上。

2）扇形铸道：铸道与熔模相衔接的部位呈扇形。

3）螺旋式铸道：由两根或多根等粗的圆柱形蜡线条，烘软后拧成麻花状接于熔模。

（3）按铸道的安插方式分类：可以分为以下几种类型（图8-16）。

1）正插法铸道：将铸道口设置在熔模的上方，依靠多个辅助铸道连接于熔模的各个主要部分，主铸道与浇注口相连。

2）反插法铸道：将铸道口设置在熔模下方所在的模型底部，由此形成主铸道或数根辅助铸道（复模时应在耐火材料模型的中央处形成铸道口，或在模型中央用小刀凿一圆孔），铸道安放合适后，用蜡封闭模型孔的边缘。反插法具有安放铸道少、不影响支架熔模的完整性等优点。

3）垂直插法铸道：铸道安插在熔模的后方，与熔模呈垂直的关系。

4）侧插法铸道：铸道安插在熔模的侧方，然后形成S形转弯，接于铸道口。

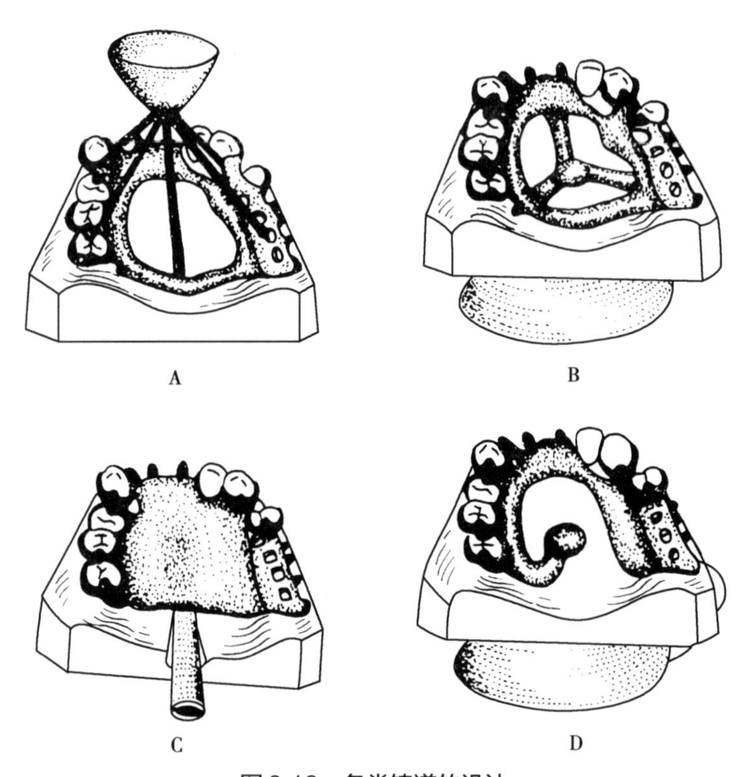

图8-16 各类铸道的设计

A. 正插铸道 B. 反插铸道 C. 垂直铸道 D. 侧插铸道

3. 铸道的设置方法 尽管有许多形式的铸道，在实际工作中应根据支架熔模的大小、形状和部位分别设置不同类型的铸道。

（五）熔模的包埋

在支架熔模制作完成后，仔细检查支架熔模的质量，如支架形态、支架和铸道系统各组成部分所在的部位、连接及光洁度等均符合要求时，即可用耐火包埋材料进行包埋。由于熔模变形较快，所以在熔模制作完成后应立即包埋。

包埋（investment）的目的是：①形成有足够强度的铸型腔（mold），能抵抗铸金流入时产生的压力，便于义齿支架的铸造成形；②利用包埋材料的热膨胀和调拌包埋材料在凝固时的膨胀，以补偿铸造合金的体积收缩，使铸件的体积与熔模完全一致；③为铸型腔提供光滑的表面，使铸件尽量少打磨修整；④在铸金流入时为铸型腔中陷入的气体提供排逸的通道。

1. 包埋前的准备

（1）脱脂及清洗熔模：目的是洗去熔模制作时手或者器械上的污染，对熔模进行脱脂，减少熔模的表面张力，增加其表面的湿润性，以利于包埋材料的附着；同时避免在包埋熔模时产生气泡，导致铸件表面形成瘤状物。

1）脱脂及清洗熔模时的常用方法：①使用专用的熔模表面除张剂对熔模及耐火材料模型进行喷雾；②使用肥皂水、75% 或 95% 的乙醇溶液对熔模及耐火材料模型进行清洗。

2）脱脂及清洗熔模时的注意事项：①涂层必须很薄；②多余的表面张力剂应该去除，当表面张力剂完全干燥后才可以进行包埋。

（2）包埋材料的选择：中熔合金一般采用石膏系包埋材料；高熔合金采用硅酸乙酯包埋材料和磷酸盐包埋材料；钛或钛合金则应使用专用的铸钛包埋材料。

（3）铸圈的选择：铸圈（ring）是使包埋材料成形的工具，多为不锈钢材料，为圆柱形金属圈，有各种不同的型号供选择。铸圈不应太高，够用即可。熔模和模型在铸圈内距铸圈内壁至少有3～5mm，距铸圈顶端8～10mm以上。如果把铸圈高度分成三分，则模型位于下1/3；浇铸道口位于上1/3；中间的1/3是铸道的位置。铸道所在的位置是铸圈中最热的区域，在此区域中金属可保持较长时间的液态状态，以保证铸型腔内被金属充满。另外，铸圈的内壁最好衬垫1mm左右厚的石棉纸，目的是使包埋材料和铸圈之间有一定间隙，以供包埋材料的凝固膨胀和温度膨胀；同时也有利于铸造时空气的溢出。

如采用无圈铸造，则不需要金属铸圈。它是用可与包埋材料分离的铸型成形器进行一次性包埋，待包埋材料凝固后，将成形器与包埋材料分离，形成无圈铸型。这种方法的包埋质量高，包埋材料的膨胀不受金属铸圈的限制，铸型的抗冲击力强，但材料的成本较高。

2．包埋方法　首先选择与铸造合金的熔点、收缩率等相匹配的包埋材料，根据正确的粉液比例称量出所需包埋材料的粉和液体，然后用二次包埋法或一次包埋法完成熔模的包埋。

（1）硅酸乙酯包埋材料包埋法：有内包埋和外包埋两种方法。

1）内包埋：将硅酸乙酯包埋材料的粉液按照产品说明比例调和成糊状，并用真空搅拌机调拌，使包埋材料无气泡，混合均匀。用毛笔蘸少量调好的包埋材料涂布于熔模的表面。涂布的方法应该是由点到面，要特别注意熔模的组织面不能有气泡。包埋材料覆盖熔模表面的厚度约2～3mm，然后及时在包埋材料的表层撒上干的包埋粉，以利于吸收水分，提高内包埋层表面的强度和膨胀性能，增加透气性。

2）外包埋：将已完成内包埋的熔模和模型套上已经选好的铸圈，调拌适量外层包埋材料（多采用石英砂3份加石膏1份，用水调和），将调好的包埋材料由铸圈上端注入铸圈内，边灌注边振荡，使包埋材料内的气泡及时排出，包埋材料流入铸圈的各个部分，一直灌满整个铸圈。

（2）磷酸盐包埋材料包埋法：多为一次包埋法，用磷酸盐包埋材料对熔模进行包埋，此法既可用于有圈铸造也可用于无圈铸造。无圈铸造更有利于包埋材料的凝固膨胀和温度膨胀，铸件的精确度更高。首先根据熔模的大小选择直径适宜的铸型成形器及型孔座，将模型连同熔模用蜡固定于型孔座上，使铸道口位于铸型的中心部位，然后罩上铸型成形器。按照100g磷酸盐包埋材料与13mL水或专用液的比例进行调拌，最好使用真空搅拌机，并在振荡器的振动下注入铸型成形器内，注满为止。待包埋材料初步凝固并开始产热后，取下铸型成形器及型孔座，即形成无圈铸造。

（3）脱模铸造包埋法：脱模铸造法是在人造石工作模型上完成支架熔模，安插铸道后将支架熔模由模型上取下，经包埋铸造等工序完成支架铸件。脱模铸造法主要适用于结构较简单、体积较小的铸件，或用于分段支架的铸造。但由于脱模铸造，可影响铸件的精确度，而且支架在脱模和包埋时易引起变形，在整个制作过程中应给予重视。具体的制作方法如下：

1）在人造石模型表面涂一层藻酸钠分离剂或将模型浸水使之湿润，以免模型与熔模粘连。

2）熔模制作完成后，按常规脱脂。连同人造石模型浸入温水（35℃）中，待分离剂膨胀后，将模型从水中取出。

3）铸造采取正插法，即在模型上从𬌗面方向安插铸道，并向中间聚集汇成总铸道。

4）将熔模松动后轻轻从模型上取下，固定在铸造成形座上。

5）包埋时，先用毛笔蘸取适量的调拌好的包埋材料在支架熔模表面涂一层，然后套上选好的铸圈，在振荡器的振荡下，将包埋材料灌入铸圈形成铸型。

（六）铸型的烘烤、焙烧

为了便于铸造，通常用耐火材料将熔模包埋成具有一定的外形的铸型，以备铸造。铸造前须对铸型进行烘烤、焙烧（burn-out）。

1. 铸型烘烤、焙烧的目的

（1）使铸型内的水分通过缓慢的升温烘烤而逐渐蒸发。

（2）使铸型内的熔模材料全部熔化燃烧，挥发干净。

（3）使铸型腔获得最大的温度膨胀，获得一个补偿铸金收缩的铸型腔。

（4）使包埋材料烧结成一整体，以提高铸型的抗冲击能力及强度。

（5）提高铸型的温度，缩小液态合金和铸型的温差，利于铸件铸造完成。

2. 烘烤、焙烧的方法　烘烤、焙烧应在外包埋完成至少 2 小时以后进行。焙烧应在能自动控制温度的电烤箱中进行，这样有利于控制铸型的升温时间和速度。烘烤、焙烧时应先将铸型的铸道口向下，以利于铸型内熔模材料的流出。当从室温升温到 350℃并维持 30 分钟后，将铸型的铸道口向上，进行焙烧。如一次焙烧多个铸型时，应注意每一个铸型之间应有一定的间隙，以利于空气的对流。

（1）烘烤温度与时间：铸型的烘烤温度应采取缓慢升温的方式，若升温太快，易使包埋材料中的水分在短时间内大量蒸发，内外温度不一致而使铸型爆裂。因此铸型外包埋采用石英砂加石膏方法者，应至少放置 2 小时以上，从室温升温到 350℃的时间不少于 60 分钟。到 350℃后应维持 30 分钟，以利于水分蒸发和热膨胀；若铸型放置时间不足 2 小时，则需延长升温时间和维持所需时间。

（2）焙烧温度与时间：根据所使用的包埋材料而定。石膏系包埋材料从 350℃升温到 700℃的时间不少于 60 分钟；磷酸盐系包埋材料从 350℃升温到 800～850℃的时间不少于 90 分钟；硅酸乙酯系包埋材料从 350℃升温到 900℃的时间不少于 90 分钟。达到温度后仍需维持 20～30 分钟方可铸造。这样可使包埋材料的膨胀率和强度均处于最佳状态，铸型的内外温度一致，有利于铸造成功。

不同的包埋材料其焙烧的时间各不相同，即使是同一材料，但生产厂家不同，其焙烧的时间也有所差异。因此，在使用前需注意阅读说明书以确保获得理想的铸件。

3. 烘烤、焙烧的注意事项

（1）铸型升温不能过快，以免造成包埋材料的爆裂。

（2）烘烤、焙烧后应及时铸造。不能在铸型升温到预定温度时停留过久或降温后又升温到预定温度再铸造。否则会影响包埋材料的强度，降低铸件的精度和光洁度。

（3）铸型最好放在电烤箱的最里面。该处的温度最接近电烤箱显示器上的温度。

（4）铸型与铸型之间应留有适当的空隙，以利于热空气的对流，使各个铸型能均匀受热。

（5）若烤箱中无温度显示，可通过观察铸型焙烧后的颜色改变来确定温度。400℃以下，铸型无明显颜色改变；500～600℃时铸型呈暗红色；700～800℃时铸型呈樱桃红色；900℃时铸型呈赤红色。

（七）铸造

铸造（casting）是指加热熔化合金并将液态合金通过一定的力量注入铸型腔内，形成铸件的过程。熔铸前应做好充分的准备工作，如铸造合金的选择、适合的坩埚的预备、铸造设备的性能检查、热源的选择等。

1. 熔铸设备　采用高熔点的钴铬合金和镍铬合金时，其熔点在 1 100℃以上，可选用加热温度较高的高频离心铸造机、碳棒电弧熔铸器或乙炔加氧气吹管火焰等。

（1）高频感应离心铸造机：为目前国内外较常用的熔铸设备。其原理是利用高频交流电产生的磁场，使被加热的金属内产生感应电流，可将电能转变成热能。此热能继续积累至温度升至被熔金属完全熔化后，即可按动电钮进行铸造。高频离心铸造机的特点是不会造成被熔金属渗碳而影响铸件金相结构的改变，操作时不影响工作环境，铸造成功率高且易掌握。

（2）碳棒电弧熔铸器：采用低电压、强电流、可变电源调节，通过两支碳极发生电弧而产生高温，将金属熔化。

（3）乙炔加氧气熔铸设备：乙炔为可燃气体，氧气是助燃气体，两种气体通过吹管的调节混合燃烧，温度可达 3 750℃。

2. 铸造方法　各种铸件的铸造，均采用压力铸造法，即为将已熔化成液体状的金属合金在一定的压力条件下，以极高的速度迅速充满铸型腔并凝固成形。

（1）离心铸造：是将被熔解的合金，在离心压力的作用下，使金属熔液迅速充满铸型腔内，经冷却、凝固后而获得铸件的一种方法。铸造机旋转臂的一端是熔金坩埚和铸圈，另一端是平衡砣。铸造前根据铸型的大小调整平衡砣，使旋转臂的两端处于平衡状态。然后根据铸型的大小确定旋转发条的圈数，旋转选择臂，使之具有足够的旋转力。用固定栓固定旋转臂，当合金熔化达到要求后，立即去掉固定栓或按动旋转按钮，离心机旋转，液体的合金借助离心力被注入铸型腔内。离心铸造机既适用于高熔合金铸造，也可用于中、低熔合金铸造。

（2）真空铸造：利用真空铸造炉的真空负压作用，待金属熔化后，对半坩埚的下部会分开，将熔化的金属吸入铸型腔内从而形成铸件。

（3）真空冲压铸造：也是利用真空负压作用，将熔化的金属吸入铸型腔内，随即注入惰性气体加压，利用这种压力使熔化的合金液注满整个铸型腔内，铸造出高致密度的铸件。

铸造前的注意事项：①在开始铸造之前，应当用 30 分钟的时间把电烤箱的温度升高到 1 000～1 100℃，否则在铸造时液态合金会快速冷却，使铸型腔不能完全被充满；②根据铸型的大小或重量对离心铸造机做平衡调节；③已清洁干净的熔化合金所用的坩埚应当和铸型一起预热；④铸造机做好启动的准备，同时准备好铸型钳、劳保手套等辅助工具。

3. 合金的熔解

（1）合金的使用量：在合金的使用量计算方面，各个制作中心均有不同的方法，如估算法、比重计算法、不规则物体体积计算法等。其中估算法的应用较多。一般情况下，金属基托及支架的估算应视其面积和直径、数量以及形式等方面综合考虑。一般合金的投入量应略大于金属支架加铸道所需合金的量。这样既可保证有足够的合金使铸件完整，又不会过多浪费金属。

（2）合金的熔解与铸造温度：合金的熔解是铸造的先决条件，不同的合金有不同的熔解温度。在实际工作中，铸造时注入熔模腔内的液态合金的温度应比熔解温度要高，主要是为了增加合金的流动性，降低黏滞性，保证铸造成功。但过高的温度又会引起合金中某些元素的破坏致使铸件的成孔性增加。有研究表明合金铸造的最佳温度应是在原熔解温度上增加100～150℃为宜。对于纯金属铸造来讲，铸造的理想温度应比熔点增加50～70℃。

（3）熔解合金时应注意的问题

1）合金摆放的形式应正确，特别是在使用高频感应方式熔化合金时，要求合金块之间应紧密接触。使用块状合金时采取叠放法；使用柱状合金而合金用量较大时，可采用垂直摆放的方法，同时要求合金块之间应紧密接触，防止产生架桥现象。

2）熔解合金之前应对坩埚进行预热，目的是缩短合金的熔解时间，减少合金的氧化，提高坩埚的使用寿命。

3）熔解不同类型合金时，坩埚不能混用，以防止合金相互污染。

4）铸造温度应略高于合金的熔点，目的是使合金完全熔化，并具有良好的流动性。但应注意不能过度熔解。

5）尽量避免合金重复使用。对于价格昂贵且来源紧张的合金可重复使用，即将铸造后的铸道经过处理后重新熔解，再次铸造新的铸件，但加入量应控制在所用合金的1/3以内为宜，以免对铸件的物理性能造成明显影响。

（八）铸件的清理与打磨抛光

1. 铸件的冷却　金属铸造后的冷却方式和速度对保持和提高铸件的性能十分重要，如处理不当，可使铸件发生变形。在实际工作中，根据不同合金的铸件可采取不同的冷却方法。对中熔合金的铸件，可先在室温下冷却至300℃后再放入冷水中，使中熔合金包埋材料在水中爆裂，以便于与铸件分离；对非贵金属的高熔合金铸造完成后，可将铸型放置在空气中自然冷却到室温，再从包埋材料中取出铸件；对铸金为钛或钛合金的铸件，则多采用速冷方式，以缩短铸造后的金属在高温状态下与包埋材料的反应时间，以保证铸件的质量。

2. 铸件的清理　在铸件冷却到室温后，即可进行清理。可先用木榔头等工具轻轻敲击铸型，使铸件从包埋材料中分离，大部分的包埋材料脱落后，可进行以下处理：

（1）喷砂处理（sandblast）：对非贵金属高熔合金铸件，原则上采用喷砂技术对其表面处理。喷砂是利用压缩空气的压力使金刚砂从喷枪的喷嘴中高速喷射到铸件的表面，以去除铸件表面残留的包埋材料、黏附物和氧化膜，可提高铸件研磨的效率和质量。金刚砂的粒度通常为100～150目，以50～80m/s的高速喷射到铸件表面。在喷射过程中，应随时改变铸件的位置，使各部位均能被喷到，避免某处因喷砂过多而变薄，影响支架的强度。铸件和喷嘴之间的距离应在5mm以内。

（2）化学处理：对非贵金属高熔合金铸件，在无喷砂机的条件下，也可采用化学方法清理铸件的表面。其具体方法是将铸件放入20%的氢氧化钠水溶液中煮沸，使氢氧化钠与铸件表面的二氧化硅发生化学反应，生成硅酸盐后从铸件上脱落下来，或将铸件放入45%的氢氧化钾水溶液中煮沸也可取得满意的效果。最后用热水冲洗干净铸件即可。

3. 铸件的打磨（finishing）　先用高速切割机切除铸道和排气道，然后再进行铸件的打磨，最后还要使铸件的表面达到高度的平整光滑。铸件打磨的原则是：由粗到细、先平后光。铸件打磨的顺序：切除铸道→粗磨、修整外形→细磨、平整表面→抛光。

（1）打磨步骤

1）粗磨（rough finishing the framework）：使用粒度较粗的金刚砂磨头或钨钢磨头打磨铸件，要求磨除金属铸件表面的小瘤、边缘毛刺、铸道切痕及进入倒凹的金属部分等，并调整铸件的厚薄及外形，去除氧化层，达到表面平整。然后在工作模型上进行试戴、调整，使之达到完全就位。

2）细磨（fine finishing the framework）：选用各粒度较细的金刚砂磨头（120～200 目），反复平整铸件的表面，使其逐渐平滑。同时以各种不同形状的磨头精修铸件的外形。

（2）打磨时的注意事项

1）把打磨机的转速调节到相应的速度，因为每个切割器械都有一个最佳的切割速度。

2）通常情况下，硬的铸件用软粘接型的砂轮，以高的转速打磨；软的铸件用硬粘接型的砂轮，以低的转速打磨。

3）在粗磨时，应当用粗砂轮以低的转速加工。打磨后的铸件表面比较粗糙；再用细砂轮用高转速进行打磨修整。同时要求打磨工具和铸件都应在无振动的稳定状态下进行。

4）只能用细砂轮磨除卡环臂的铸造缺陷，在任何情况下都不允许改变卡环的大小。

5）打磨过程中用力得当，防止支架变形。

6）在铸造支架的整个打磨过程中，应严格遵守高转速、轻压力的原则。

4．铸件的抛光（polishing）　铸件的抛光处理是通过机械摩擦、特殊仪器及液体使各种铸造修复体和铸造支架、基托等达到表面高度光亮，使之更加符合口腔生理功能和美观的需要（图 8-17）。

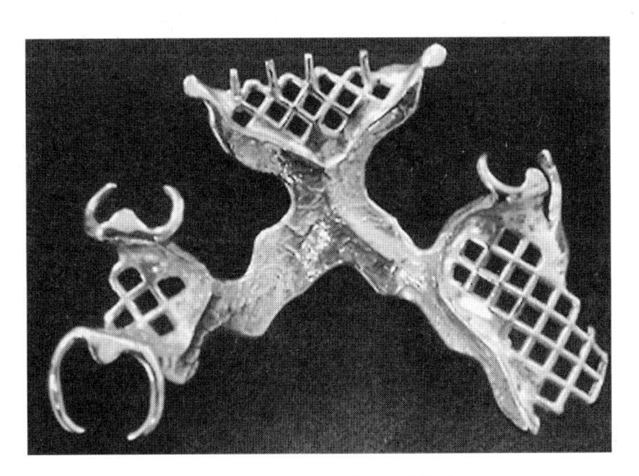

图 8-17　抛光后的铸件

（1）电解抛光（electrolytic depleting process）：利用电解作用，将金属表面溶去一层。电解槽的负极为铅板，铸件挂在正极上，放在电解槽中。通电后铸件表面被电解溶化，溶解的金属和电解液形成一层黏性薄膜，覆盖在铸件的表面，凸起的部分覆盖较薄。由于膜薄而电阻小，而电流密度较大，因而对铸件的溶解也较多。反之，较薄的凹陷部分的金属溶解相对就少。这样就使铸件表面的高低不平得到调整，从而形成平整光滑的表面。

电解时先将电解液注入电解槽中，加温预热至 60～70℃，再把被抛光的铸件挂在正极上，正负极相距 3～6cm，电解密度调到 150～400A/cm^2，电解时间约 4～6 分钟，可根据铸件大小等不同情况给予适当调节。电解完毕后，从槽中取出铸件，用热水清洗干净，再放入

70～80℃、10% 的氢氧化钠溶液中处理 10 分钟即可。电解抛光时应严格控制电解抛光机的电流、电解液的温度及电解时间，同时要注意个人的防护。

（2）机械摩擦抛光：利用抛光轮和精细磨料对铸件进行快速、轻微切削作用，利用磨料和铸件之间的摩擦力，使铸件光亮。常用的抛光轮有布轮、毛刷和毡轮等；常用的抛光膏有红膏（氧化铁）和绿膏（氧化铬）。

（九）铸件的就位

把铸件小心地按照就位道的方向就位于模型上，主要目的是检查铸件的形状是否准确，是否和模型完全密合。简单的支架与模型的密合度较好，但对于复杂的支架，在模型上就位时出现不密合状况的概率比较大，应当仔细检查。在将铸件从模型上取下时要特别注意，不要把持卡环尖，也不要以杠杆作用取下铸件。如果加工后的铸件已与模型特别密合，还必须进行𬌗的检查。一般通过咬合纸标记出早接触点，然后进行调磨，经过数次调磨后即可实现良好的咬合关系。最后观察或用手指触摸检查支架表面是否光滑（彩图 8-18，彩图 8-19，见书末彩插）。

五、铸件缺陷及原因分析

可摘局部义齿支架的精密铸造技术是较复杂的工艺过程。一个铸造支架的完成，从模型的设计到最后的支架打磨抛光，中间的每一个制作环节都会直接或间接地影响到铸件的成功与否。由于各种原因，铸造出的铸件经常会出现缺陷或失败现象，缺陷较轻的可进行适当的修补以达到临床使用的要求，而缺陷严重的则需要返工重新制作。为了保证铸造支架的质量，需要认真对待制作过程中的每一个环节，严格按照操作的要求进行铸造支架的制作。

（一）粘砂

粘砂是指部分铸件的表面与包埋材料牢固地结合在一起，它不仅使铸件表面粗糙度增加，而且会严重的影响铸件的精度，造成铸件失败。

1. 原因分析

（1）耐火材料的质量问题，石英在高温条件下与合金中的碱性氧化物（氧化铁、氧化铬等）发生作用，这种原因导致的粘砂又称为化学性粘砂。

（2）合金铸造时温度过高，包埋材料的耐火度不够，在热力的作用下烧结在铸件的表面，这种原因导致的粘砂又称为热力粘砂。

2. 预防措施

（1）注意包埋材料的纯度和耐火度。

（2）熔铸的时间适宜，切勿高温过熔，以防止合金发生氧化。

（3）铸件之间应有一定的距离，以免影响热量的散发。

（二）表面粗糙

表面粗糙是指铸件表面有较多的微小结节或小凹、毛刺等不光洁的现象。

1. 原因分析

（1）粘砂或熔模表面的光洁度不佳。

（2）温度过高，铸型有开裂现象。

（3）内包埋材料没有涂均匀，或包埋材料调拌过稀等。

2. 预防措施

(1) 防止化学性粘砂和热力粘砂。

(2) 确保熔模表面的光洁度，同时熔模的脱脂处理要彻底。

(3) 正确掌握铸型的焙烧时间，控制好温度。

(4) 内包埋材料要细而均匀，调拌稠度要适宜。

(三) 缩孔

缩孔是指合金凝固后，由于体积的收缩，在支架表面或内部留下不规则孔洞的现象。多发生在铸件较厚的部分、转角处或安插铸道处。

1. 原因分析

(1) 铸件的合金在凝固过程中的体积收缩未得到足够的补偿。

(2) 铸件熔模的厚薄不均匀。

2. 预防措施

(1) 增大铸道的直径，设置储金球以补偿金属的收缩。

(2) 制作熔模时，各组成部分的厚薄差异不可过大。

(四) 砂眼

砂眼是砂粒留在铸件表面或内部而形成的孔穴。

1. 原因分析

(1) 耐火材料的质量或操作问题，致使强度不够而被熔化的合金冲坏。

(2) 铸型腔内壁有脱砂或异物落入铸型腔等。

2. 预防措施

(1) 提高耐火材料的质量，提高材料的机械强度和韧性。

(2) 避免铸型腔内形成尖锐的内角。

(3) 焙烧铸型及熔铸过程中，应防止砂粒、异物进入铸型腔中。

(五) 铸造不全或缺损

合金熔化铸造时，黏度大，流动性差。铸造不全常发生在支架的远端和薄弱处。

1. 原因分析

(1) 合金投放的量不足。

(2) 铸道的方向、直径、位置等设计不当，致使熔金回流所致。

(3) 铸圈焙烧温度不够。

(4) 合金熔化温度较低，流动性较差。

(5) 铸造时压力或离心力不够。

(6) 包埋材料的透气性较差，铸型腔中有残留气体。

(7) 熔模的远端部分过薄，熔金在充盈前已发生凝固等。

2. 预防措施

(1) 根据铸件的大小放置足量的铸金。

(2) 铸道安插的位置要合理，有利于液态合金的顺利注入。

(3) 铸型焙烧的温度需达到高熔合金的要求。

(4) 掌握好熔金的温度和浇铸的时间。

(5) 增加离心铸造机的转速，加大离心力。

（6）改进包埋材料的性能，增加其透气性，或在熔模周边增设排气道。

（7）熔模的厚度要适当，其远端的部分可适当加厚。

（六）铸件变形

铸件在试戴时固位力较差，或支架有翘动、摆动、旋转等现象，主要是由于铸件在制作过程中变形所致。

1. 原因分析

（1）复制耐火材料模型时不准确。

（2）支架熔模变形。

（3）包埋材料的凝固膨胀与温度膨胀性能不足。

（4）打磨铸件的方法不正确，引起支架变形。

2. 预防措施

（1）耐火材料模型的复制要准确。

（2）排除使熔模变形的原因。

（3）包埋材料要与铸造合金匹配，以补偿铸金的收缩。

（4）正确掌握铸件打磨抛光的方法，以免变形。

第三节　铸造卡环的制作

可摘局部义齿支架整体铸造工艺技术在上一节中已经详细介绍过。本节只简要介绍单独制作铸造卡环的制作流程。铸造卡环有两种制作方法，即脱模铸造法和带模铸造法。由于前者制作精度不高，目前大多采用带模铸造法制作铸造卡环，其工艺技术流程介绍如下。

一、工作模型的处理

将修整后的工作模型，在观测仪上分析、确定就位方向，填充好倒凹后，按基牙导线用着色铅笔画出卡环臂及𬌗支托的位置和形状。然后用蜡填满工作模型上非制作区域的明显倒凹，以免翻制耐火材料模型时难与琼脂印模分离。由于小连接体必须埋入树脂基托内，为预先保留该空间，在小连接体的相应部位需均匀地衬垫一层0.5～1.0mm厚的蜡片。

将上述处理后的工作模型放入水中浸泡5～10分钟。复制耐火材料模型前，将工作模型从水中取出，用吸水纸吸去多余水分，放入专用的复制模型的型盒内固定备用。

二、复制耐火材料模型

1. 制作阴模　一般用琼脂印模材料复制阴模。将琼脂切碎，放入专用的电热琼脂搅拌器或水浴锅内加热熔化，温度控制在60℃以内。搅拌均匀后缓慢灌注于专用的复制模型的型盒内。待琼脂完全冷却后取出石膏工作模型，完成琼脂阴模的复制。除琼脂外，也可用硅橡胶印模材料复制阴模。

2. 灌注耐火材料模型　按生产厂商指定的水/粉比真空调拌磷酸盐耐火材料，在振荡器上灌注于琼脂阴模或硅橡胶阴模内。约1小时后包埋料完全固化，谨慎地从琼脂阴模内分离出磷酸盐耐火材料模型，修整模型边缘后待自行干燥或用低温干燥箱烘干。

3. 耐火材料模型的表面处理 将干燥后的磷酸盐耐火材料模型放入约120℃蜂蜡中浸泡半分钟，使蜡渗入模型内以提高耐火材料模型的强度和光滑度，利于熔模的制作。若耐火材料模型上卡环的外形线不清晰，可对照原始模型重新描画。

三、熔模的制作及设置铸道

1. 卡环蜡型的要求 根据设计的卡环类型和位置，使其各部的粗细厚薄既符合固位、坚固等生物力学要求，又尽可能舒适、美观。

（1）卡环臂和卡环体应呈内扁外圆的半圆形，使内面与基牙接触面积大而密合，利于固位；外圆可减少卡环与口腔组织间的摩擦和异物感，易清洁。卡环体应较粗壮，由体部到卡臂尖端逐渐变细并进入倒凹。

（2）𬌗支托位于𬌗边缘嵴处，呈指向𬌗面中心的圆三角形，越靠近𬌗边缘越宽、越厚，向邻面转向后与小连接体相连。𬌗支托不能影响咬合。

（3）小连接体应呈扁平状，并离开模型0.5～1.0mm，以便于被包埋在树脂基托内。

2. 熔模的制作

（1）在耐火材料模型上的设计：将原始工作模型放回到模型观测仪的观测台上，根据之前标记在模型上的3个标记点，恢复其在观测台上的原始位置，然后换上耐火材料模型，将石膏工作模型上的设计转移到耐火材料模型上，用有色铅笔将卡环臂、𬌗支托、小连接体等卡环各部的位置和形态描绘出来。

（2）卡环熔模的制作：卡环的蜡型可用不同粗细和形状的成品或半成品的蜡线条，软化后轻轻贴附在模型的相应部位制作完成。也可采用滴蜡法，用铸造专用蜡，按描画的卡环外形线，用蜡刀将蜡熔化后滴在模型上，经修改后获得所需的卡环形状。最后用喷灯吹光蜡型表面。

3. 安插铸道针 尽量把耐火材料模型磨小，于𬌗支托、小连接体及卡环体三者交界处直立放置直径为1.5mm、长约5mm的铸道，使铸道与卡环臂及小连接体所成的角度大致相同，以利于熔金流入铸模腔，保证铸造完全。铸道的另一端用蜡牢固地固定在铸造座上。

四、包埋、铸造、研磨

详见本章第二节有关铸造支架制作中包埋、铸造和研磨的内容。

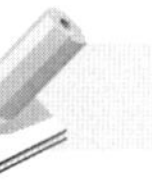

小 结

本章对可摘局部义齿支架部分进行了阐述，着重介绍了支架的基本要求，如何设计出良好的可摘局部义齿支架，使义齿具有舒适感且同时具有良好的功能。特别要了解设计义齿支架的基本原则，是使义齿在口腔内获得良好的固位与稳定。同时也对影响可摘局部义齿支架固位和稳定的因素及其预防方法做了介绍。在本章中还重点介绍了金属支架带模铸造法的制作过程，具体包括：修整工作模型、复制耐火材料模型，金属支架熔模的制作、金属支架的铸造与研磨、试戴。同时还介绍了铸造卡环的制作技术。

思考题

1. 什么是带模铸造法？
2. 制作支架支点的目的是什么？
3. 复制耐火材料模型有哪几个步骤？
4. 铸件熔模的制作方法有哪几种？
5. 什么是铸道？铸道的设计方式有哪几种？
6. 包埋的目的是什么？包埋的方法有哪些？
7. 如何制作铸造卡环？

（潘　灏　郭蕊欣）

第九章　人工牙排列和蜡基托塑形工艺技术

学习目标

1. 掌握：前牙排列应遵循的原则；多数前牙缺失的排牙方法；后牙排列应遵循的原则；多数后牙缺失的排牙方法；缺牙间隙过大或过小的排牙技巧；基托的基本要求；基托蜡型的制作。

2. 熟悉：前牙𬌗关系异常的排牙方法；后牙𬌗关系异常的排牙方法；排牙后的咬合关系调整。

3. 了解：发音与排牙的关系。

第一节　前 牙 排 列

前牙的缺失，缺隙区位于牙列的前端、面型的中部，经常显露于口唇启动之际，对于人的面容美观有着举足轻重的影响。因此，可摘局部义齿前牙修复在恢复其切割和发音功能的同时，应特别注重恢复其面容美观，力求达到美观、自然、逼真的效果。

一、前牙排列应遵循的原则

（一）美观性

可摘局部义齿人工前牙的形态、大小、颜色和排列等，对恢复义齿及牙列的美观性非常重要，因此在人工牙的选择和排列时要综合慎重考虑。

1. 人工牙的形态、大小和颜色　选择人工牙时应以与余留的邻牙及对侧同名牙相协调为主要原则。

（1）形态：前牙的形态与面部的形态和颌弓的形态是协调一致的。

前牙缺失又有同名牙存在时，应选择形态与同名牙相似，与邻牙相协调的人工牙。前牙全部缺失时，可参照患者拔牙前的照片、记存模型或原有的旧义齿进行选择。在无参照条件时，可参考患者的面型、颌弓的形态等进行选择（图 9-1）。总之，前牙形态选择要综合患者的面型、性别、年龄、患者本人的喜好等因素来决定，以获得和谐、自然、美观的视觉效果。

（2）大小：前牙大小的选择应参考口腔内缺失牙间隙的大小和余留牙或对侧同名牙的

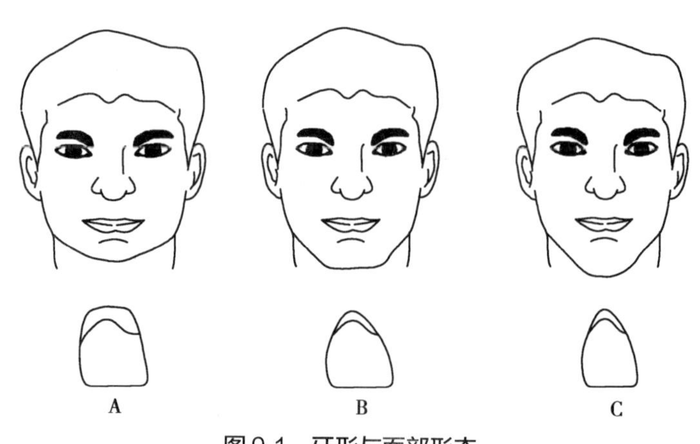

图9-1　牙形与面部形态

A. 方圆形　B. 卵圆形　C. 尖圆形

大小。若个别前牙缺失，可参照对侧同名天然牙；若缺隙大小过宽或过窄，可将人工牙适当地加大或扭转排列；若上颌前牙全部缺失，选择排列时则应与下颌前牙相协调；若上、下颌前牙均缺失，可参照患者拔牙前的照片、记存模型或原有的旧义齿的前牙；也可参照蜡𬌗堤上口角线间𬌗堤唇面弧线距离作为上颌六颗前牙的总宽度，参照唇高线至𬌗平面的距离作为上颌中切牙的切 2/3 高度，唇低线至𬌗平面的距离为下颌中切牙的切 1/2 高度。在选择前牙时还应考虑患者对前牙大小的要求。

（3）颜色：少数前牙缺失时，以余留相邻牙和同名牙的颜色作为主要选择参照。多数前牙缺失时，颜色的选择是根据与患者的肤色、年龄相适应的原则。目前，人工牙大致可分为 6～12 种颜色，根据不同患者的牙齿色调选择相似人工牙。选色过程中要考虑颜色的色调（色相）、明度、饱和度（彩度）和透明度等四维特性。通常从中切牙到尖牙，牙齿颜色有逐渐变深的倾向。此外，天然牙的增龄变化非常明显，年龄增大，牙齿明度降低，饱和度增加明显，选色时需体现年龄的真实性。选色时常用比色板，人工牙的比色选色应在自然光线下进行，用比色板上湿润的树脂牙，以余留牙为依据，进行颜色的选择。

2. 中线　通常人的面部两侧是相互对称的，通过左右两眼之间、鼻尖和上下颌两中切牙间接触区的一条假想垂直线为中线。该线将颅面部平分为左右两等份，上下牙列左右一般是相互对称的。人工前牙排列的中线，应与面部的中线一致。

个别前牙缺失时，确定中线时可参照患者口腔内环境，如上颌前牙中线稍有偏斜，可通过调𬌗或个性化排牙给以调整。

前牙缺失较多时，特别是上下颌前牙全部缺失时，排牙时上颌中切牙间的近中接触点应居中，以免影响美观；若下颌中切牙间的近中接触点因受邻牙限制而稍有 1～2mm 左右的偏斜时，对美观影响不明显；若患者有面部缺陷或面部中轴偏斜等情况时，要利用排牙弥补患者的缺陷而不要使其更明显。

3. 人工牙的倾斜度　牙冠的倾斜分为近远中向倾斜与唇舌向倾斜。人工前牙的唇舌向和近远中向倾斜度应与余留牙协调，与牙弓弧度一致。前牙尽可能恢复唇部的丰满度，给人以自然逼真的感觉。

4. 唇舌向及𬌗龈向的位置　唇舌向及𬌗龈向的位置原则上与余留牙相协调，尤其是切缘与牙颈线的位置应尽可能与余留牙一致。同时形成尽可能正常的覆𬌗、覆盖关系，过深过浅的覆船、覆盖都会影响美观。

（二）发音功能

口腔是语音的共鸣器官。唇、颊、舌、腭和牙列的改变都将影响人的语音功能。牙齿缺失，尤其前牙缺失会直接导致一些音节发音困难或不准。恢复发音功能也是义齿前牙修复的目的。

义齿试戴时应对发音功能的恢复效果进行认真检查，主要观察唇齿、舌齿关系，检测唇音、唇齿音、齿音、舌齿音、双唇音、上腭音等发音功能的恢复情况，同时也可以判断前牙排列位置及覆船、覆盖关系的恢复情况。

1. 前牙的位置　前牙区牙齿排列的位置不仅影响美观，而且对发音功能的恢复也非常重要。前牙区人工牙的排列，原则上应排在原有天然牙的位置上。切牙乳头在上颌腭部的位置相对恒定，可以作为确定上颌前牙水平位置的参照物。上颌前牙唇面至切牙乳头中点一般约 8～10mm。年轻人上颌尖牙牙尖连线通过切牙乳头中点，而老年人上颌尖牙牙尖连线与切牙乳头后缘平齐。上颌尖牙的唇面通常与腭皱的侧面相距约 10.5mm（图 9-2）。上颌前牙切缘在唇下露出约 2mm，而老年人露得较少。

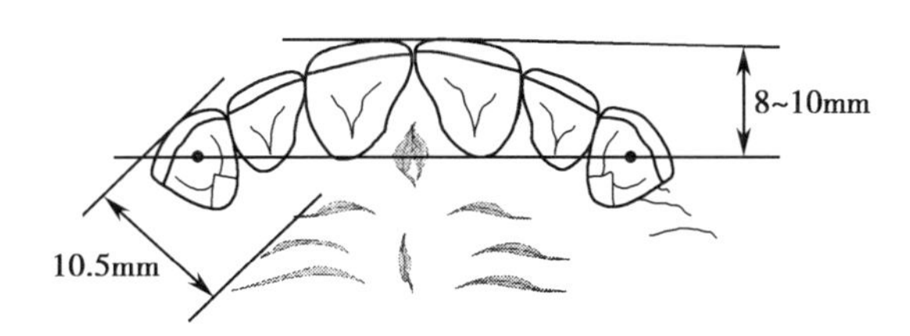

图 9-2　排列上颌前牙的位置标志

前牙区人工牙位置的合理排列，不但使口腔周围的软组织得到应有的支撑，恢复了原有的唇面部丰满度和唇、颊、舌等软组织的正常功能等，而且较好地恢复了发音功能。

2. 覆船、覆盖　覆船、覆盖关系是根据上下颌骨的位置关系，在排列上下颌前牙时确定的。一般前牙呈浅覆船、浅覆盖，切导与船平面的交角接近 15° 时，能较好地恢复发音功能。

3. 前牙位置及覆船、覆盖与发音的关系

（1）唇音：前牙的唇舌向位置异常，会影响唇音 /b/、/p/ 的清晰程度。

（2）唇齿音：发唇齿音 /f/、/v/ 时，上颌中切牙切缘与下唇干湿线接触。如果上颌前牙过长或过短，均会影响发唇齿音的清晰度。

（3）齿音：发齿音 /s/、/ch/ 时，上下颌前牙切缘接近。若前牙唇舌向位置异常，如下颌前牙过于偏舌侧、覆盖过大等，均会影响发音的清晰度。

（4）舌齿音：发舌齿音 /t/、/h/ 时，舌尖位于上下颌前牙切缘之间。如上颌前牙过于偏唇侧或前牙覆盖过大，会影响发音的清晰度。

二、前牙排牙方法

（一）缺牙间隙与缺牙数目相适合的排牙

1. 单颗前牙缺失的排牙方法　结合模型，根据缺牙间隙大小及邻牙的形态、颜色和大小等选择合适的成品人工牙。若人工牙略宽，将人工牙邻面唇舌向的中 1/3 磨成斜向舌侧的斜面，保留其唇面形态；若人工牙略长，则按龈缘外形磨短人工牙颈部及盖嵴部，使其与缺隙区唇侧牙槽嵴贴合；若人工牙略厚，则可磨改人工牙的盖嵴部或舌面，边磨边调整人工牙的外形。将调磨好的人工牙用蜡固定在缺隙区；若缺隙区牙槽嵴丰满，可不作唇侧基托，并按上下颌的咬合及与相邻牙的关系，调整人工牙至恰当的位置（彩图 9-3，见书末彩插）。

2. 多数前牙缺失的排牙方法　排牙前先将模型缺隙区涂分离剂或将模型在水中浸湿，以便排牙后可将人工牙连同蜡基托取下后于患者口内试戴，同时也不会损坏模型。然后取一小块基托蜡片，烤软后铺于缺隙区，修去蜡片多余部分，用热蜡刀烫软基托蜡，再将选好的人工牙固定在上面，以中线为准，分别对称排列左右中切牙、侧切牙和尖牙，并按要求调整至合适的位置。注意蜡刀不宜过热，以免将蜡过度熔化而粘于模型上，使蜡基托不易取下，而且也易损坏模型。最后，在患者口内试戴排好的人工牙后，再继续完成义齿制作（彩图 9-4，见书末彩插）。

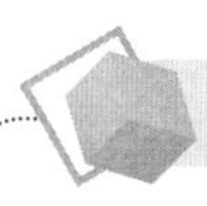

知识拓展

上颌多数前牙缺失的个性化排牙

多数前牙缺失排牙时，一般以左右对称原则排列，也可以根据患者的个性特征排列，以赋予个性的自然美感，但必须经过患者同意。

1. 扭转与倾斜　中切牙的远中切缘略向唇侧突出，以产生类似男性牙冠宽度较大的视觉感，反之产生类似女性牙冠宽度较小的效果；侧切牙的近中略微向唇侧扭转，与中切牙的远中重叠，以产生类似女性的柔弱感，反之产生类似男性的刚强感；可通过调整尖牙颈部略微向唇侧移动、近中略微扭转等体现尖牙的个性化排牙。

2. 切角　修整切角较圆钝，以体现女性之柔美，反之，较直的切角以体现男性之阳刚。

3. 切缘线　上颌六颗前牙的切缘线呈曲线，以体现女性的优雅之美，反之，呈直线较为男性化。

（二）缺牙间隙与缺牙数目不适合的排牙

1. 缺隙小于天然牙的排牙方法　这种情况大多为牙齿缺失之前天然牙排列拥挤所致，人工牙不能按正常位置和数目排列。若缺隙稍窄，选其大小与天然牙一致的人工牙，将人工牙邻面磨成斜向舌侧的斜面，使之与相邻天然牙呈面接触，为使之与邻牙协调，或磨改人工牙近远中唇侧轴面角使其圆钝，降低人工牙唇侧突度，通过视错觉原理达到改善和调节人工牙大小与天然牙协调一致的目的。也可覆盖邻牙唇面（重叠）少许，或将人工牙做适当扭转排入牙列。若缺隙过窄，将人工牙减径、减数排列，或选择小于正常牙的人工牙进行排列（图 9-5）。

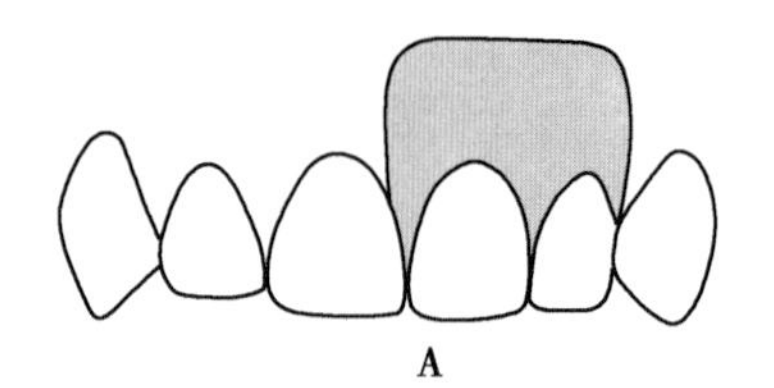

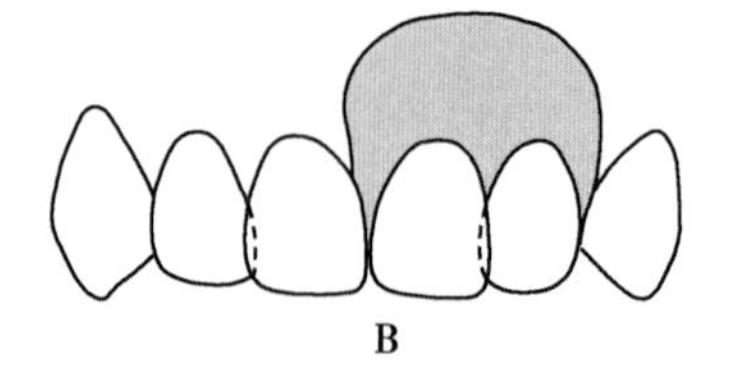

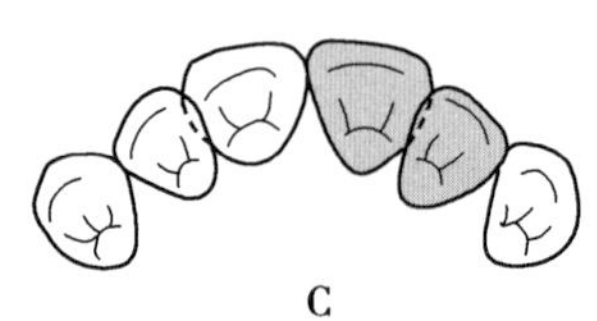

图 9-5　缺隙稍窄的前牙排列

A. 减径或排小一号的人工前牙　B. 参照同名牙略与邻牙重叠　C. 参照同名牙与邻牙重叠

2. 缺隙大于天然牙的排牙方法 这种情况多是牙缺失之前天然牙间存在间隙，若缺隙稍大，可选择稍大于天然牙的人工牙进行修复。磨改人工牙近远中唇侧轴面角使其锐利；调磨远中切角使其圆钝；增加人工牙唇侧突度等，通过视错觉原理达到改善和调节人工牙大小与天然牙协调一致的目的。也可加大人工牙的近远中倾斜度，或仍保留牙间原有的小间隙，使人工牙近中接触，远中与邻牙间略有间隙。若缺牙间隙过大，可先排入与正常牙大小一致的人工牙，剩余间隙可增排一颗近远中径较小的人工牙。若不能对称性增加，其增牙的位置应位于缺隙的远中（图 9-6）。

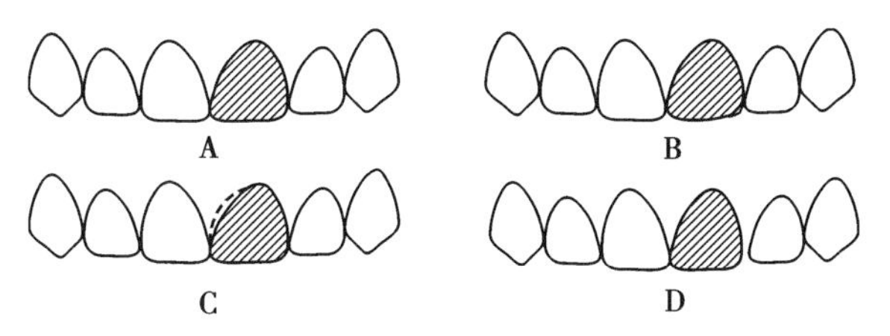

图 9-6 缺隙稍宽的前牙排列

A. 排列大一号的人工前牙 B. 将切角稍磨圆钝
C. 增加倾斜度 D. 保留间隙

（三）前牙𬌗关系异常的排牙

1. 前牙反𬌗的排牙方法

（1）轻度反𬌗：为了美观可将人工牙稍向唇（上颌）或舌（下颌）侧排列，尽可能排成浅覆盖（彩图 9-7，见书末彩插）。

（2）中度反𬌗：上下颌前牙可排成对刃关系。排列时上颌前牙唇倾，但上颌前牙在前倾的角度加大的同时会突出下颌颏部，反而夸大了反𬌗者的面型。因此，上颌前牙可排在原有天然牙位置稍偏唇侧些，并将唇侧翼缘边缘基托适当加厚，可以有效地支撑上唇，使原有的上唇塌陷得到明显的改善（彩图 9-8，见书末彩插）。

（3）重度反𬌗：可排成反𬌗关系，但应注意在人工牙与相邻天然牙相接处，排成自然的弧形，使之协调一致（彩图 9-9，见书末彩插）。如上颌前牙缺失、唇肌较松弛者，排牙时可将上颌前牙排成双牙列，既保持原天然牙的反𬌗关系，使排在唇侧的前牙与下颌前牙呈浅覆盖关系，保证咬合，也改善了面容美观（图 9-10）。

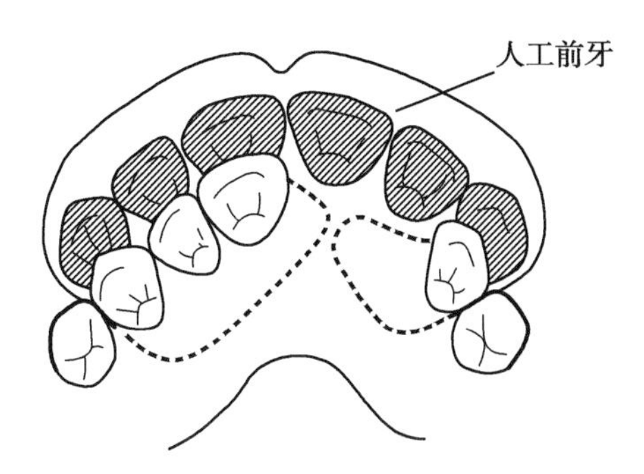

图 9-10 前牙重度反𬌗排成双牙列

2. 前牙深覆𬌗的排牙方法 这种情况下，若是个别上颌前牙缺失，排列上颌前牙时应与邻牙和对侧牙协调；较重的深覆𬌗关系，则应适当磨除下颌前牙切缘或采用金属基托；若是上颌前牙多数或全部缺失，下颌处于明显后缩位，上颌前突、前牙深覆盖明显者，则应将上颌前牙适当向腭侧排列，或采用将上颌前牙排在比天然牙稍高的位置，而不改变牙齿的前后位置，这样垂直向的覆𬌗减小，覆盖也减小，面部外观得到改善。

综上所述，前牙排列在恢复其功能和美观的原则的前提下，还要尊重患者的意见，排牙后在口腔内试戴蜡型，检查前牙位置、形状、颜色及咬合关系，并进行适当的调整。

第二节 后 牙 排 列

可摘局部义齿后牙的排列以恢复咀嚼功能为主要原则。人工后牙与余留牙建立协调的殆关系，较好地发挥咀嚼功能，维持口颌系统的健康。

排列牙齿前，把殆架上切导针升高 1mm，人工牙排列完成后，应进行咬合调整，通过调磨恢复与对颌牙的良好咬合关系，同时把升高的切导针恢复到原来的位置。

一、后牙排列应遵循的原则

（一）恢复咀嚼功能

人工牙的种类繁多，后牙缺失则视缺隙大小、殆龈高度、咬合关系、殆力的大小和对颌牙情况等进行综合衡量，在维持义齿良好的稳定性的基础上，发挥良好的咀嚼效能。

1．人工牙的种类　后牙以恢复咀嚼功能为主，选择人工牙时应注重材质和咀嚼效率。缺牙间隙正常，殆龈距离高，牙槽嵴丰满，能抵抗较大殆力时，可选用解剖式和半解剖式的硬质树脂牙或瓷牙，通常临床多选用成品硬质树脂牙，因其硬度和耐磨性接近天然牙的牙釉质，便于调磨，使其能与对颌天然牙建立良好的咬合关系；若缺牙间隙小，殆龈距离低，且殆力大者，可选择金属殆面牙；若对颌天然牙排列不齐无法排列人工牙时，可雕刻蜡牙冠，置换成树脂牙或铸造牙等。

2．义齿的稳定性　上下颌人工牙，在上下颌牙槽嵴顶所连成的线上相对排列的原则称为牙槽嵴顶线法则。下颌第一前磨牙的颊尖，上颌第二前磨牙的舌尖和上颌磨牙的近中舌尖均为功能尖。功能尖需排列在牙槽嵴顶连线上，使殆力直接传递至牙槽嵴顶，以利于义齿的稳固。

3．广泛均匀的咬合关系　排列人工后牙时，上下颌牙齿尖窝接触，人工磨牙与对颌牙在牙尖交错位时应有广泛的接触关系、稳定的咬合关系，有利于咀嚼功能较好发挥。排列人工后牙时，应根据缺牙区牙槽嵴的吸收程度及对颌牙的咬合状况，可适当减小人工后牙的颊舌径和牙尖斜度或减少人工牙的数目，以减轻殆力、减轻基牙负荷和保护牙槽嵴。

4．适宜的覆殆、覆盖关系　人工后牙应建立正常的覆殆、覆盖关系，避免对刃殆，以免出现咬颊、咬舌等情况的发生。若上下牙槽嵴或一侧牙槽嵴与对颌天然牙成反殆关系，轻者可将上颌后牙稍排向颊侧或下颌后牙稍排向舌侧，以建立正常的覆殆、覆盖关系。若上颌牙槽骨吸收较多，嵴顶腭向移位时，则应排成反殆关系，以使后牙殆力集中在牙槽嵴顶上，避免加速牙槽嵴的吸收。上下颌双侧后牙均有缺失，应按全口义齿的排牙要求，殆平面平分颌间距离，并与前牙协调，要求有适当的纵殆曲线与横殆曲线，达到前伸及侧向殆平衡。

（二）兼顾美观性

1．人工牙的大小　人工后牙的大小，应根据缺牙间隙情况选择大小协调的人工牙。多颗后牙缺失时，后牙近远中向总长度应为由下颌尖牙远中至磨牙后垫前缘间的距离，并应参照余留牙长度和对颌牙大小，尽量使其协调，人工后牙的颊舌径应小于天然牙的颊舌径，以减小基牙及支持组织的殆力负荷。

2．人工牙的颜色　人工后牙颜色的选择，可参考口腔余留牙的颜色，尽量与之协调一致。尤其口裂较宽者，排列第一前磨牙时，要兼顾美观。

（三）与邻牙和固位体的关系

可摘局部义齿排牙时，因口腔内有余留牙和固位体的存在，给排牙提供了一定依据的同时，也限制了人工牙排列。因此需根据前后牙缺失的部位、余留的邻牙、固位体的关系等进行排牙。

调磨人工牙的盖嵴部，使其与牙槽嵴形状一致；如有连接体通过，需在人工牙的盖嵴部磨除足够的空间，避开连接体。

调磨人工牙的邻面，使其与余留邻牙之间有正常的邻接关系，与固位体的体部连接吻合。

二、后牙排牙方法

（一）单颗后牙缺失的排牙

1. 排列人工牙　根据缺隙的大小，选择一合适的成品树脂牙，经适当磨改，以避开支托、卡环的连接体并与对颌牙建立良好的𬌗关系，以蜡固定于缺隙内，如有不足之处以蜡添足并雕刻成形（彩图 9-11，见书末彩插）。

2. 雕刻人工蜡牙　按缺隙大小，取一比邻牙牙冠稍大的软蜡团，置于缺隙区并用热蜡刀将其粘接在鞍基上，趁蜡尚软，在牙尖交错𬌗时与对颌模型做咬合。待蜡块硬固后，用雕刻刀雕出缺失牙的轴面外形及外展隙，并形成与邻牙协调的颈缘线。然后根据缺失牙𬌗面的解剖形态，结合蜡牙𬌗面的咬合印迹，适当加深窝沟，恢复牙尖形态。

（二）单颌多数后牙缺失的排牙

上颌或下颌多数后牙缺失，应根据缺隙及余留牙的情况进行排牙。

1. 排列人工牙　若缺牙间隙正常，对颌天然牙排列位置正常，宜选用型号合适的成品树脂牙进行排列，但需对树脂牙的𬌗面及盖嵴部进行磨改，使其与对颌天然牙建立良好的𬌗关系，并与支架连接部吻合（彩图 9-12，见书末彩插）。

2. 雕刻人工蜡牙　若对颌天然牙伸长，形态特殊或排列不齐，排列成品牙有困难，可根据对颌牙的咬合印迹雕塑蜡牙，再置换成树脂牙或铸造牙。

（三）上下颌多数后牙缺失的排牙

双侧或一侧上下颌多数后牙缺失，人工后牙的排列应按全口义齿的排牙原则进行排牙，要求有适当的纵𬌗曲线与横𬌗曲线，一般均需排列成品人工牙。

（四）缺隙小于或大于天然牙的排牙

缺隙略窄或略宽，其排牙原则与前牙的排牙原则相似。

1. 缺隙小于天然牙　缺隙小于原天然牙时，可将人工牙减径、选择小于原天然牙的人工牙、减数等进行排牙；还可考虑用解剖形态较小的牙代替较大的牙来排牙，如磨牙缺失时用前磨牙代替；亦可雕刻人工蜡牙，但要注意增减人工后牙的外展隙。

2. 缺隙大于天然牙　缺隙大于原天然牙时，可选择大于原天然牙的人工牙；采取排牙加数的方法进行排牙；同样，也可考虑用解剖形态较大的牙来代替较小的牙进行排列，如前磨牙缺失用磨牙代替，排牙时还应注意美观，特别是靠近前牙处的缺失。

（五）反𬌗关系的排牙

1. 轻度反𬌗　轻度反𬌗者，可将上颌后侧人工牙稍排向颊侧或下颌后侧人工牙稍排向舌侧，以建立正常的咬合关系（彩图 9-13，见书末彩插）。

2. 中度反𬌗　中度反𬌗者，可适当磨改下颌磨牙的颊面，或将上颌磨牙颊面加蜡（以建立一定的覆𬌗、覆盖关系)，尽量建立正常的覆𬌗、覆盖关系，避免排成对刃𬌗而发生咬颊的现象(彩图 9-14，见书末彩插)。

3. 重度反𬌗　重度反𬌗者，可排列成反𬌗关系，但应保证后牙排列在牙槽嵴顶上(彩图 9-15，见书末彩插)。

此外，前后牙都有缺失时，人工牙的排列应按全口义齿的排牙原则进行排列，注意恢复颌间垂直距离，恢复面部丰满度。

第三节　排牙后咬合关系调磨

可摘局部义齿人工牙与余留天然牙建立协调的咬合关系，是维护义齿稳定和固位的关键，也是恢复口腔功能、维持口颌系统健康的重要因素。可摘局部义齿牙尖交错𬌗时双侧后牙必须同时接触，达到广泛、均匀的接触和稳定的尖窝关系。人工牙和余留牙有相同的咬合接触，咬合接触点均匀分布在每颗牙的功能尖、边缘嵴及中央窝上(上颌舌尖及下颌颊尖为功能尖，咬合在对颌牙的中央窝或边缘嵴上)，而且侧方𬌗和前伸𬌗也应无𬌗干扰。因此，可摘局部义齿的咬合关系调整非常重要。当咬合调整完成时，应将排牙前升高 1mm 的切导针恢复到原来位置。

一、牙尖交错𬌗关系的调磨

牙尖交错𬌗接触时，上颌后牙的舌尖咬在下颌后牙的中央窝内，下颌后牙的颊尖咬在上颌后牙的中央窝内。调磨牙尖交错𬌗时，主要调磨与颊尖、舌尖相对应的中央窝和近远中边缘嵴。具体的方法是将蓝色咬合纸放在双侧上下牙列之间，使𬌗架做开闭口运动，观察义齿咬合面咬合纸印迹，咬合接触点多数出现在上下牙尖、牙尖的颊舌斜面和近远中边缘嵴上。用钨钢圆钻进行点状调磨。首先调磨义齿人工牙牙尖的颊舌斜面和近远中边缘嵴的接触点，注意保持垂直距离高度，如垂直距离过高时可调磨牙尖。按照单颌、少量、多次调磨的原则进行调磨，直到双侧牙列人工牙、天然牙均有广泛均匀的咬合接触。这时，咬合纸印迹均匀分散在整个牙列的咬合面。

口腔内余留牙有正常咬合关系时，原则上义齿恢复原有的咬合关系。如果原咬合关系不稳定或需要重新建立咬合关系，则应确立适宜的颌位关系，建立新的、平衡的咬合关系。

二、侧方𬌗关系的调磨

侧方𬌗运动中，工作侧上颌后牙颊、舌尖的舌斜面，与下颌后牙颊、舌尖的颊斜面接触，平衡侧上颌后牙舌尖的颊斜面与下颌后牙颊尖的舌斜面接触。

打开𬌗架上的正中锁，将咬合纸置于上下颌牙之间，推动𬌗架上的上颌体，使其向一侧滑动，检查侧方𬌗运动过程中，工作侧人工牙上颌后牙颊、舌尖的舌斜面与下颌后牙颊、舌尖的颊斜面是否均匀接触，如果有早接触点，调磨上颌后牙颊尖的舌斜面或下颌后牙舌尖的颊斜面。

牙支持式义齿和单侧远中游离端义齿因对侧余留牙存在，仅需恢复工作侧接触，无需达到平衡侧牙的接触。而双侧远中游离端义齿，或接近于全口义齿的混合支持式或黏膜支持式义齿，需要达到平衡侧的多点接触。如果有早接触点，应主要调磨上颌后牙舌尖的颊斜面或下颌后牙颊尖的舌斜面。调磨不得降低人工牙工作牙尖（功能尖）的高度，应保持颌间垂直距离，直到侧方殆运动时无殆干扰。

三、前伸殆关系的调磨

余留牙是前牙或牙支持式义齿时无需达到前伸平衡殆。前后牙均为人工牙的混合支持式或黏膜支持式义齿，在下颌前伸运动时，后牙需呈多点接触。推动殆架上的上颌体，使上颌体向后移至上下颌前牙呈切对切状态，检查前牙接触及后牙平衡牙尖接触情况，如有早接触点，应主要调磨上颌牙尖的远中斜面或下颌牙尖的近中斜面，注意上下颌牙尖不得同时调磨。

四、人工牙调磨后的修整

义齿人工牙在调整咬合之后，殆面的牙尖低平，窝沟表浅。在不影响咬合平衡接触的状态下，用细小锐利的车针，磨除殆面锐利边缘使之圆滑，加深沟、窝，形成牙尖的三角嵴，增加咬合接触面的同时增加了咀嚼效能。同时加大食物排溢道，减轻牙槽嵴的负荷，有利于义齿的稳定固位。

五、调磨的注意事项

1. 调磨时，仅磨除咬合纸留下的早接触点与殆干扰，保持人工牙的殆面形态，避免因过多调磨，将人工牙殆面的牙尖和窝沟形态被磨除。

2. 调磨时应注意少量、多次的磨除，注意检查咬合接触，循序渐进。

3. 每次调磨后，擦净咬合纸印记，再进行下一次描记，越调磨接触点越多，逐渐达到广泛均匀的咬合接触关系。

4. 前后牙多数缺失时，注意保持颌间垂直距离，避免因调磨支持尖而降低垂直距离。

第四节 蜡基托塑形

可摘局部义齿基托的形态及大小，对于义齿的修复效果亦很重要。如人工牙牙颈部的基托形态与口腔内余留牙协调自然的衔接，可以有效提高义齿的美观、固位及恢复咀嚼、发音功能。根据模型设计，在模型上完成符合口腔生理及生物学需要的蜡基托形态，以恢复美观、咀嚼、发音、自洁等多项功能。

一、蜡基托塑形应遵循的原则

（一）美观性

可摘局部义齿基托的形状及大小，不但关系义齿的质量和美观，而且对患者面容美观也很重要。作为高质量的义齿修复体，在美观方面的要求必不可少。

义齿基托在不影响固位和支持的情况下，尽量缩小范围，使义齿更加小巧玲珑；义齿磨光面的唇、颊、舌面外形应呈凹斜面，有利于口腔的生理活动；较大缺隙区基托牙槽突的部位应形成根突；义齿基托边缘应尽量圆缓，基托边缘横切面应是圆缓杵状，避免过锐的边缘；磨光面必须高度光滑。

义齿基托上的龈缘应根据患者的年龄、性别、性格等因素，并参照余留天然牙的牙龈，确定基托上龈缘线的位置和形态，以及龈乳头的形态、根突的突度等，并与邻牙协调一致。义齿不仅要符合生理功能，还要达到美观自然的效果，给患者带来心理上满足。

义齿基托的颜色应与周围组织自然衔接，协调一致，采用“仿生”基托树脂，使基托与周围组织的颜色更加协调。

（二）咀嚼、发音功能

义齿基托的磨光面是义齿与唇颊舌腭侧软组织的接触面。磨光面的形状对义齿的固位，以及唇、颊、舌等软组织运动的协调性等非常重要。磨光面应形成适当的凹斜面，以便通过唇颊舌肌的作用，使义齿基托与口腔组织更加贴附，增强义齿的固位。同时唇颊肌向内的作用力与舌肌向外的作用力，可使义齿处于平衡状态，更加有利于发挥其咀嚼效能。

口腔唇、颊、舌、腭等都是重要的发音器官。上颌基托前部形成腭皱和切牙乳头的形态，形成上颌前牙舌面隆突、舌面窝和舌外展隙的形态等，都有助于发音功能的恢复。前磨牙区的腭侧基托和下颌舌侧基托的厚薄，将影响舌的活动空间范围，如基托过厚，缩小了舌的活动空间，会影响患者的咀嚼和发音功能。因此，义齿基托在保证其强度和固位的基础上，可尽量减少义齿基托的体积，以便有效恢复咀嚼和发音功能。

此外，基托的大小、戴用义齿的时间、有无义齿修复史等都会不同程度影响发音功能。一般经过一段时间的戴用和练习，基本上都可以恢复正常发音功能。

（三）自洁功能

义齿基托在不影响固位和支持的条件下，应尽量减少基托面积，使义齿小巧精致。义齿基托磨光面必须保持高度光滑，避免异物附着。为防止食物残渣或牙垢滞留在基托的龈缘区及牙龈乳头等，龈缘线必须光滑流畅。龈乳头及牙龈外形与余留牙的龈组织衔接流畅、互相协调，以提高口腔的舒适感和自洁性。

二、蜡基托的要求

（一）基托蜡型的伸展范围

基托蜡型的伸展范围，应根据缺失牙部位、数目、基牙健康状况、牙槽嵴的吸收程度、邻近软组织缺损情况、𬌗力的大小以及可摘局部义齿的支持形式等确定。在不影响义齿的稳固和唇、颊、舌软组织活动的原则下，尽量减少基托范围，使义齿轻巧、舒适、美观。

1. 牙支持式可摘局部义齿的基托　因缺牙少，义齿的𬌗力主要通过𬌗支托传递到两侧基牙上，固位力主要依靠直接固位体，因此基托主要是为了修复缺牙区牙槽嵴的缺损。为减少异物感，基托伸展范围可尽量小些。如：个别前牙缺失牙槽嵴丰满者可不设计唇侧基托；上颌腭部基托尽可能前移，使基托缩短，以免引起恶心。

2. 混合支持式或黏膜支持式可摘局部义齿　因缺牙多，基托范围应尽量伸展，充分发挥基托的支持、稳定和固位作用。一般颊侧基托近远中伸展以缺牙间隙近远中为界，舌侧基托则可延伸 1～2 颗天然牙。若远中游离端缺失，其上颌义齿的基托后缘应盖过上颌结节，并向后延伸至翼上颌切迹中部，基托后缘中部则应止于硬软腭交界稍后的软腭处；下颌义齿的基托后缘应盖过磨牙后垫的前 1/2～2/3。基托的唇、颊边缘应伸展至黏膜转折处，应不妨碍口腔软组织的功能活动，并有良好的封闭固位作用。基托边缘不宜进入组织倒凹区，以免影响义齿就位或在就位过程中损伤黏膜。

（二）基托蜡型的厚度

基托蜡型的厚度要适当，一般约 2mm，且要求各部位厚薄均匀，边缘和隆突处适当加厚。基托过厚，相对缩小了口腔内的空间，可影响舌的活动和发音，且不易习惯；基托过薄，则易显露支架，基托强度不足，容易折断。唇颊侧基托过厚或过薄还可影响患者面容美观。基托覆盖骨隆突区应稍厚些，以便组织面做适当缓冲；唇（颊）、舌侧基托的边缘应圆钝，其厚度应依唇（颊）、舌侧黏膜皱襞的宽度而定，以保持义齿的边缘封闭作用。上颌腭侧的基托及其后缘应稍薄些，以减轻患者戴义齿后的异物感。

（三）与天然牙的接触关系

缺牙区基托应与基牙邻面非倒凹区密合，而不能进入其倒凹区；舌腭侧基托的边缘应与天然牙轴面非倒凹区轻轻接触，戴入义齿后，基托与天然牙舌面才能保持良好的接触，既可防止食物嵌塞，又可起到对抗基牙颊侧卡环臂的作用。

（四）基托蜡型表面

基托蜡型表面应该平整、光洁、自然。

三、蜡基托的塑形方法

（一）磨光面形成

取红蜡片或软化蜡条，根据基托的大小、范围、厚度，按顺序从唇、颊、舌腭侧依次铺在模型设计的基托范围内。

1. 龈缘的形成

（1）在人工牙的唇、颊、舌腭侧的颈部填蜡，覆盖人工牙颈 1/3，用蜡封闭人工牙与固位体和基托之间的间隙。以相邻余留牙牙颈线为参照，确定人工牙牙颈线的位置及形态。沿人工牙的牙颈线雕刻龈缘线。

（2）前牙区雕刻刀沿人工牙牙颈线的弧度对唇面呈 60°，后牙区雕刻刀对颊面呈 45° 倾斜，雕刻形成厚约 1mm 的龈缘线。人工牙龈的形态应与天然牙牙龈类似，人工牙的龈缘线与余留牙的龈缘线应连续衔接。然后去除人工牙牙面至牙颈线范围内的蜡（图 9-16）。

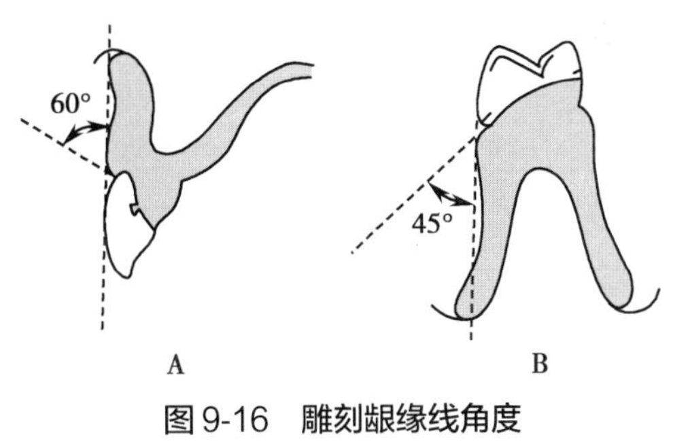

图 9-16 雕刻龈缘线角度
A. 前牙 B. 后牙

2. 唇颊侧面的形成

（1）前牙区采用雕刻法在相邻人工牙的龈缘线之间，从近龈缘处形成浅的 V 形凹陷，向根尖移行并渐浅式散开。雕刻出龈乳头和略微内凹的龈外展隙，形成外形自然的牙根突度，使义齿龈缘形态逼真。注意勿形成极深的凹陷。在相当于附着龈的部位形成点彩。后牙区不用形成明显牙根凹凸形状，防止食物残渣的堆积。向天然牙过渡的义齿鞍部应平滑无台阶，无棱角。

（2）前牙缺失，唇侧牙槽嵴丰满者，为了美观可不作唇侧基托。排牙前可将石膏模型缺隙区唇侧与人工牙盖嵴部接触部位的石膏，均匀地刮去约 0.5mm，使制成的义齿在该处对黏膜有轻微压迫，使其更加密合、逼真。

(3) 前牙缺失，唇侧牙槽嵴缺损者，恢复其唇侧突度时，前牙区形成牙根突度的长度和突度是：上颌尖牙最突最长，中切牙次之，侧切牙相对最短。下颌尖牙最突最长。前磨牙相对平坦，牙根突度不明显。磨牙相对短浅。

3. 舌腭侧面的形成 义齿人工牙的舌、腭侧面，按唇颊面的人工牙长度形成近似天然牙舌侧形态，成品人工牙的舌面只有一半形态，另一半须加蜡恢复。舌侧牙颈线可形成连续浅凹状，不能形成锐沟，以免存留食物。

基托的舌侧边缘应位于天然牙舌面的非倒凹区。这样，基托与天然牙舌面才能保持接触，并可防止食物嵌塞，还能对有颊侧卡环的基牙起对抗臂的作用。接触龈乳头处应做缓冲，以免压伤龈乳头。下颌后牙区舌侧基托形成轻微的凹面以增加舌的运动空间，有利于义齿的增强固位。

(二) 边缘外形

义齿基托边缘厚薄均匀，呈缓杵状、圆钝光滑，与相邻组织衔接处移行并流畅。不影响唇颊舌等软组织活动，以免破坏边缘封闭。

(三) 蜡型表面处理

蜡基托初步完成后，用软毛刷去除其表面的蜡屑，去净人工牙面上的残留蜡。用酒精喷灯吹光蜡型表面，再用小棉球轻擦蜡型表面，使蜡型表面平整、光洁、自然。

四、蜡基托塑形的注意事项

1. 基托边缘应用熔蜡封闭，避免装盒时石膏进入蜡基托与模型之间，影响义齿的精确性。
2. 在塑形的过程中，应注意不能使支架及人工牙的位置发生移位。在殆架上完成的蜡型，当模型从殆架上取下时应仔细，避免损坏模型和蜡型。
3. 除净附着在人工牙牙面上的蜡屑。
4. 用酒精喷灯吹光蜡基托表面，或用汽油棉球擦蜡型表面时，应避免破坏蜡基托的形态。

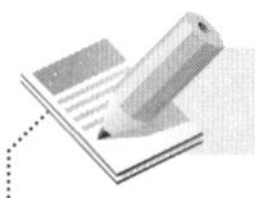

小 结

本章主要介绍可摘局部义齿前牙排列和后牙排列的原则与方法，以及蜡基托的要求、塑形原则和塑形方法。

思考题

1. 前牙排列应遵循的原则有哪些？
2. 多数后牙缺失排列时应考虑哪些问题？
3. 基托的基本要求有哪些？
4. 简述蜡基托塑形的步骤与方法。

（胡飞琴）

第十章　义齿的完成及试戴

学习目标

1. 掌握：装盒及充填树脂的方法。
2. 熟悉：调磨及抛光的方法。
3. 了解：义齿的试戴。

第一节　装盒及去蜡

一、装盒

装盒（flasking）是用石膏将蜡型包埋于型盒内，加热去蜡后形成义齿的阴模，便于填塞树脂，经热处理后用树脂代替蜡型。

（一）装盒前的准备

1. 检查义齿蜡型　在装盒前对义齿蜡型进行全面检查，确保人工牙、支架稳固，基托伸展范围合适并与模型密贴，发现问题及时补救。

2. 选择大小合适的型盒

（1）型盒由上半盒、下半盒和型盒盖三部分组成，通常有大、中、小三个型号。应根据模型的大小选择合适的型盒。

（2）装盒前，选择上、下半盒对合良好和完整无损的型盒，应保持清洁。型盒内壁涂一薄层凡士林，使石膏不会黏附于型盒内，便于包埋石膏顺利脱出。

（3）型盒大小应保证模型四周有足够厚度的石膏包裹。人工牙的切缘或𬌗面距上层型盒顶盖之间应留有 10mm 以上距离，模型与型盒边缘应有 5～10mm 以上距离（图 10-1）。

3. 模型准备　根据不同的装盒方法，选择不同的模型准备方法。

（1）修整模型：用石膏模型修整机或石膏切刀修整模型，以适应型盒的大小。用雕刻刀修平石膏牙的牙尖，以便覆盖其上的石膏有一定的厚度。若采用反装法装盒，则应将放有支托、卡环的石膏牙全部修去，使其完全暴露游离（图 10-2）。修整过程中应注意防止模型损坏，避免损伤义齿的蜡型、支架及固位体，不可改变人工牙的位置。

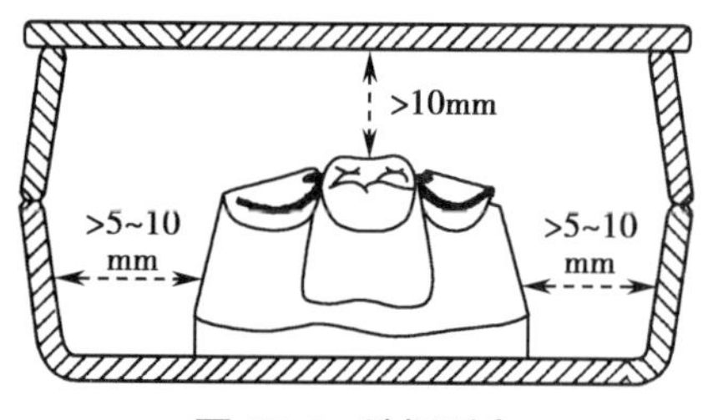

图 10-1　选择型盒

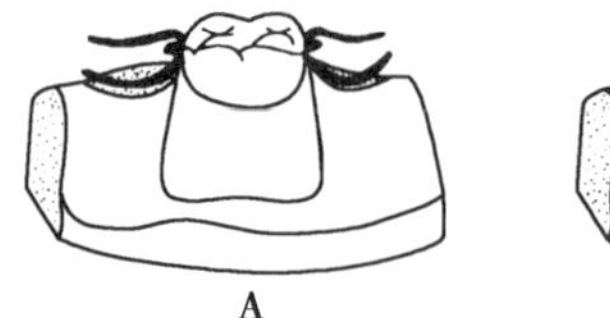

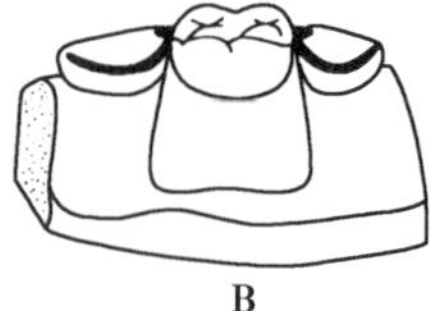

图 10-2　装盒前修整模型

A. 反装法模型修整　B. 混装法模型修整

（2）采用上𬌗架检查咬合：

1）从𬌗架上卸除工作模型，不得修整模型底部，保持模型底部完整、干净（图 10-3）。

2）裁取比模型底部周径大 10mm 的锡箔，覆盖在整个模型底部并包绕模型四周 5～10mm（图 10-4）。

3）根据余留牙范围裁取合适的锡箔覆盖余留牙的咬合面（图 10-5）。

4）锡箔的边缘四周需与模型四周密贴，或用粘接剂固定边缘。

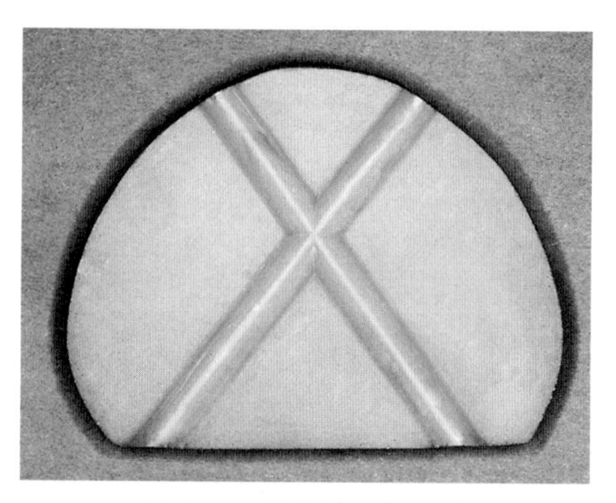

图 10-3　模型底部（分离面）

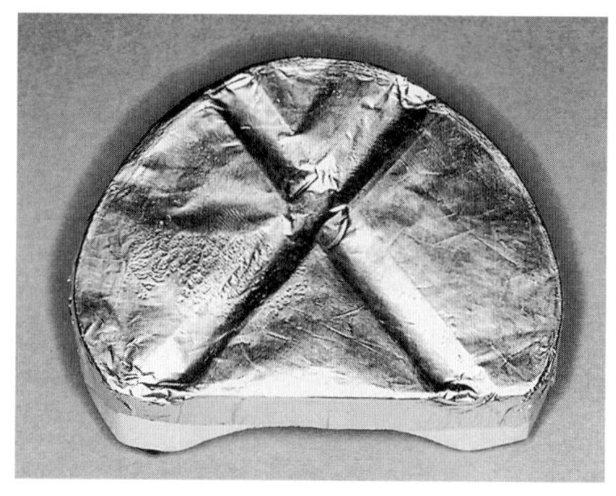

图 10-4　模型底部覆盖锡箔

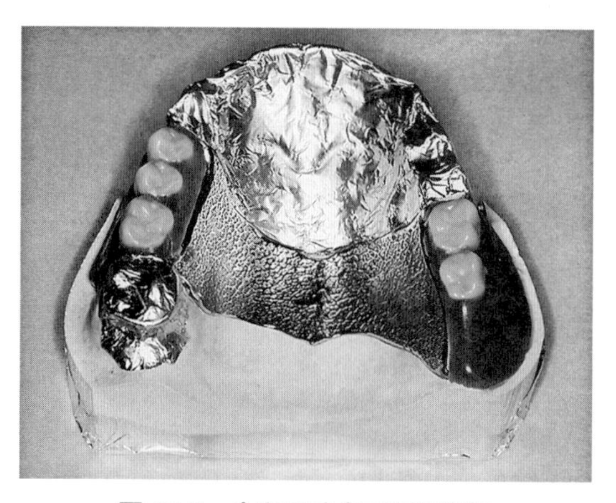

图 10-5　余留牙咬合面覆盖锡箔

(3) 模型吸水：装盒前，为了使模型与包埋石膏牢固结合，石膏模型必须进行吸水处理。避免干燥的模型吸收包埋石膏的水分，使凝固加快，膨胀加大，不便操作。先把石膏模型的底部放入水中，待石膏底座吸足水、没有气泡继续升起时，再用水将整个模型浸泡约 10 分钟。

注意不要将整个模型放入刚流出的自来水中。由于自来水水温低于蜡型的温度，温差会使蜡基托表面单侧冷却变形，使人工牙发生移位及义齿基托边缘翘起。造成装盒时，包埋石膏流到基托与模型间的空隙里，影响义齿的精确性。

（二）装盒方法

可摘局部义齿因有卡环、连接体等装置，装盒时必须根据不同的情况选择适宜的装盒方法。

1. 正装法　又称整装法，是将模型、支架及人工牙的唇（颊）面包埋在下层型盒内，只暴露人工牙的腭（舌）面及蜡基托的光滑面。待石膏硬固后，涂以分离剂，装上层型盒。充填树脂在下层型盒内进行。此法的优点是人工牙和支架不易移位，咬合关系稳定。适用于前牙缺失而唇侧无基托的可摘局部义齿（图 10-6）。

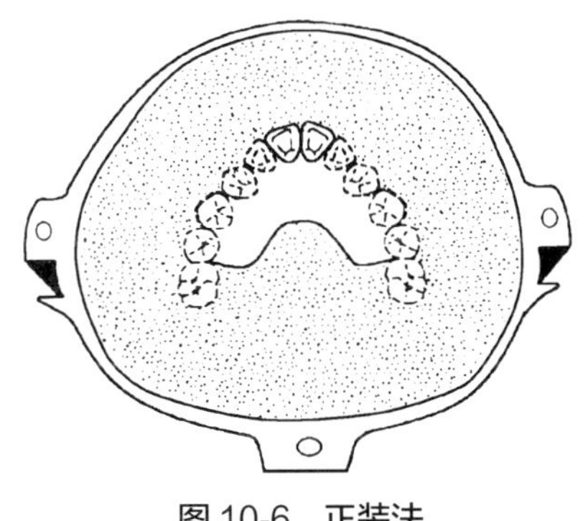

图 10-6　正装法

2. 反装法　又称分装法，将模型石膏基牙修去，卡环和支架被悬空，模型包埋固定在下层型盒的石膏内，暴露支架、蜡基托和人工牙（图 10-7）。涂分离剂后，装好上层型盒。除蜡开盒时，支架、卡环、人工牙均翻置于上层型盒内，充填树脂在上层型盒内进行。此法的优点是便于涂分离剂和充填树脂，缺点是支架容易移位。适用于全口义齿和缺牙多而余留牙少或卡环包埋在下层型盒不便操作的可摘局部义齿。

3. 混装法　又称混合法，是将模型和支架包埋固定在下层型盒的石膏内，暴露人工牙及蜡基托（图 10-8）。除蜡开盒后，人工牙被翻置于上层型盒内，充填树脂分别在上、下层型盒内进行。若为雕刻蜡牙，则在上层型盒充填人工牙树脂，而在下层型盒充填基托树脂。此法的优点是支架和模型包埋在一起，充填树脂时支架不易移位，人工牙颈缘线可做修剪，故与基托的分界清楚，是可摘局部义齿最常用的一种装盒方法。

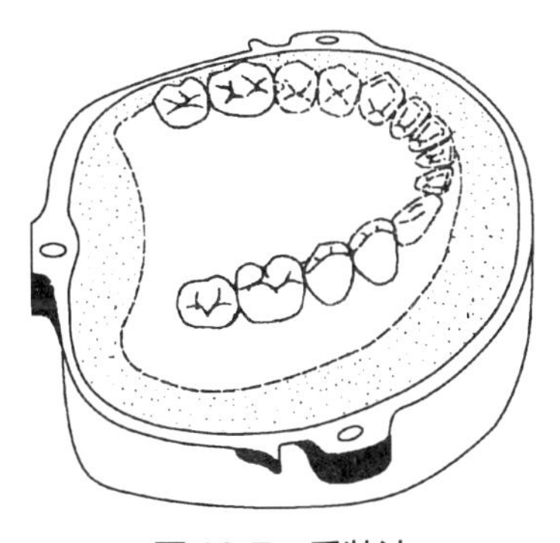

图 10-7　反装法

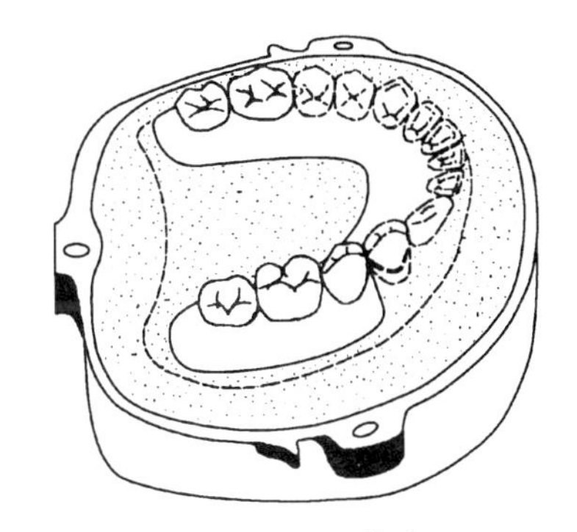

图 10-8　混装法

混装法的装盒步骤：

(1) 准备工作：装盒前，完成选择合适的型盒、修整模型和模型吸水等准备工作。

（2）装下层型盒：将调拌好的石膏充填于下层型盒约 1/2～2/3 的高度，轻轻振荡型盒，排出石膏中的气泡。然后将模型按正确的位置和方向压入下层型盒石膏中，使蜡基托边缘与型盒边缘平齐或稍低 2～3mm。再用石膏将模型、支架、余留牙全部包埋，并将人工牙及蜡基托充分暴露。在石膏接近凝固时，用手或毛笔在缓慢流水下，抹去多余石膏，使石膏表面成为光滑无倒凹的平坦缓坡。最后检查覆盖在固位体、连接体、余留牙及模型上的包埋石膏是否有倒凹、锐缘，同时用雕刻刀去除黏附在人工牙颈缘、龈乳头及型盒边缘上的石膏（图 10-9）。

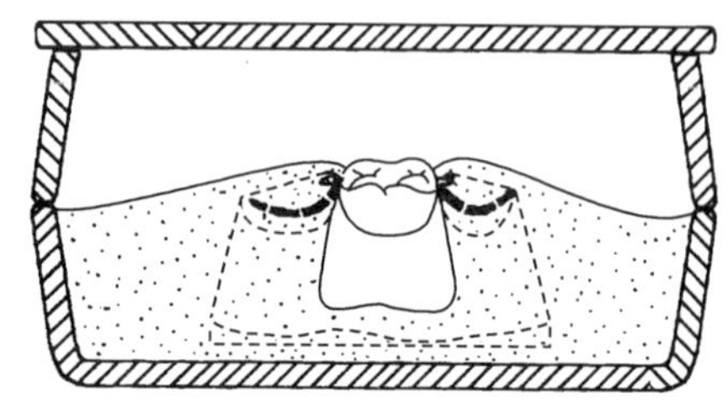

图 10-9　装下层型盒（混装法）

（3）装上层型盒

1）直接法：待下层石膏初步凝固后，用毛笔在石膏表面涂分离剂。将上层型盒罩于下层型盒上，使上下层型盒边缘紧密闭合接触。调拌石膏从型盒一侧边缘缓慢灌入，边倒石膏边振动型盒（或将型盒置于振荡器上）排出空气，直至灌满上层型盒，石膏应略溢出上层型盒，放上顶盖轻轻加压使之密合，洗净型盒周围的石膏。

2）二分式装上层型盒法：下层石膏初步凝固后，在石膏表面涂以分离剂。然后用真空调拌机调和石膏，先用毛笔蘸少量石膏浆涂布人工牙颈缘、龈乳头、卡环体部等细小部位，不得混入气泡。再合拢上下层型盒，使其边缘紧密闭合接触。再从上层型盒一侧边缘缓慢灌入石膏，并轻轻振荡型盒（或将型盒置于振荡器上），直至所有牙和蜡型刚好被覆盖住；待这些石膏硬固之后，再调拌石膏灌满上层型盒其余部分。石膏应略溢出上层型盒，盖上顶盖轻轻加压使之密合，洗净型盒周围的石膏。用液压机或压榨器稍加压固定，保证型盒各金属部件能真正贴合，直到石膏凝固。

传统方法装上层型盒时，采用直接法全部灌满型盒，稍加压固定。忽视了石膏在凝固过程应力的释放，而采用二分式装上层型盒的优点是，可使石膏凝固过程中所产生的应力对蜡型表面的作用减小到最低，减少装盒过程中导致的误差。

（三）装盒的要求及注意事项

1. 装盒的要求

（1）在修整模型及装盒过程中，避免损坏模型。

（2）模型、支架、人工牙等必须包埋牢固，不能移位。

（3）蜡型应充分暴露，便于充填树脂。

（4）下层型盒包埋石膏的表面应光滑、无倒凹和气泡，以便于上、下型盒顺利分开。

2. 装盒的注意事项

（1）避免损坏模型：石膏模型修整时，避免粗暴用力，以防止模型损坏或折断。

（2）防止支架移位及损伤，保护蜡型的完整性。

（3）避免形成倒凹：装下层型盒时，包埋石膏表面应形成连续平坦的缓坡，避免形成高尖、陡坡和倒凹，防止开盒困难或模型损坏。如出现倒凹，可用雕刻刀将其修平，或用石膏将倒凹填平。

（4）避免形成气泡：装型盒时，应通过振动型盒，来有效排出气泡，确保石膏充满型盒。

二、去蜡

去蜡是通过加热将型盒内的蜡型去除干净，为充填树脂备好阴模型腔。

（一）去蜡的操作步骤

1. 烫盒　待型盒内石膏完全凝固后，将型盒放入80℃以上热水中浸泡5～10分钟，使蜡型软化后将其取出。亦可根据观察水面是否出现蜡油花，或型盒间是否有蜡油珠冒出，来判断蜡型是否软化。

2. 开盒　用石膏调刀在上下层型盒间的两侧轻轻翘动使之分开，然后用手垂直向上分开型盒，除去软化蜡质。注意不能从型盒的一侧撬开，避免石膏断裂。

3. 冲蜡　用雕刻刀去除已软化的蜡块，将型盒置于漏网内，用干净的沸水冲净型盒内的余蜡，并修去石膏型腔边缘的锐角，并把薄边修圆钝，再用气枪去除残留在人工牙之间、小连接体等处的水分。

4. 涂分离剂　待模型初步冷却干燥后，在上下型盒石膏模型及形成的义齿阴模腔表面涂藻酸盐分离剂，避免充填树脂中的单体渗入石膏模型内，使单体比例失调，影响树脂的固化，并有利于石膏与树脂的分离，便于打磨抛光。

（二）去蜡的注意事项

1. 把握好烫盒的时机，型盒在沸水中煮沸时间过长，蜡质过度熔化后可浸入石膏模型内而不易冲净，影响分离剂的涂布。石膏黏附于树脂上，给义齿打磨带来一定的困难。浸泡时间太短，蜡型没有充分软化，分离型盒时易损坏石膏模型或使支架移位。

2. 冲蜡时水温要高，并有一定的冲击力，勿使人工牙和支架移位，如有松动、脱落时，应将其洗净后复位，必要时可用自凝树脂加以固定。

3. 型盒内的包埋石膏如有小块折断，可用粘接剂（如502胶）粘固。

4. 分离剂不能涂得过多过厚，支架和人工牙的盖嵴部避免涂分离剂，以免影响其与树脂基托的结合。如不慎涂上，要擦拭干净。

5. 上下型盒涂布分离剂时，务必全面、均匀，排笔朝一个方向刷，不可来回刷，避免破坏已形成的藻酸钙薄膜。涂一遍后可稍等其干固，然后依此法再涂一遍。

6. 分离剂涂完之后，不得用压缩空气喷枪吹，否则会损伤已形成的分离膜。

7. 分开上下型盒时，要佩戴隔热手套，以免烫伤。若整体取出已软化的蜡块，可保存蜡块作为称取充填树脂量的参考。

第二节　充填树脂及热处理

一、充填树脂

充填树脂是指将调和后的树脂填入去蜡后的型盒阴模腔内的整个过程。

（一）充填树脂前的准备

1. 填塞树脂前准备好湿玻璃纸、热凝造牙粉和牙托粉、单体、毛巾及清水，将调拌杯、剪刀、雕刻刀等擦洗干净备用。

2. 根据义齿蜡型的大小或按去蜡时保存蜡块重量的1.2倍称取牙托粉（或造牙粉）。

3. 按粉剂与单体2∶1（重量比）或3∶1（体积比）的比例，或按照厂家提供的配比，置于有盖的调拌杯中，调拌均匀。

4. 面团期是充填树脂的最佳时期，因其具有一定流动性和可塑性，充填树脂应在此期内进行。

5. 树脂调配过程中，其反应速度与室温高低有密切关系。夏天室温高，反应迅速，可造成操作不及，必要时应置于冷水中降温；冬天室温过低，反应缓慢，可将调拌杯置于50℃（切忌水温过高）左右的温水中，间断加温促其聚合变化。

6. 充填树脂前，用蘸有单体的棉球擦拭人工牙和支架的相关部位，除去其上可能黏附的分离剂，以确保人工牙、支架与树脂基托的牢固结合。

（二）充填树脂的方法与步骤

1. 充填树脂

（1）戴聚乙烯薄膜手套，取适量面团期的树脂，反复揉捏至材料颜色均匀一致并形成合适的形状，压入型盒的石膏阴模腔内，一般充填量应较实际用量稍多。

（2）若充填造牙树脂，应在上层牙冠型腔内进行，加压成形后取出，用小剪刀沿颈缘线修剪多余树脂。使龈缘整齐、美观、自然流畅。

（3）基托树脂应稍晚于造牙树脂调拌，在面团期充填于下层型腔内。

2. 型盒加压

（1）充填树脂后，在上、下层型盒之间加隔湿玻璃纸，然后将上下层型盒对准后合拢，加型盒盖。

（2）先用手将型盒对准施力加压，再置于压榨器上缓慢加压，直至上下层型盒完全闭合，使树脂在压力的作用下充满型腔，并使多余树脂溢出。

（3）在加压状态下放置30秒，打开型盒，揭去玻璃纸，检查树脂是否充满型腔，人工牙与龈缘是否整齐，支架有无移位。

（4）若型盒边缘无树脂溢出，并且树脂表面出现皱纹，不光滑，表明充填树脂不足，应适当添加树脂，加隔湿玻璃纸再次加压。若边缘有多余树脂挤出，用蜡刀修去多余的树脂，加隔湿玻璃纸再次加压。若充填的人工牙冠与龈缘不整齐，应取出用剪刀修剪整齐后原位放回；若支架移位应复位后固定。

（5）型盒加压时，应缓慢施力，停顿片刻再继续加力。切不可用力过猛，导致树脂溢出过快，填塞不足；或压坏模型导致支架、人工牙移位。

3. 合拢型盒

（1）经两次加压后，基托边缘外无菲边。取出玻璃纸，用毛笔在人工牙与基托接触面涂少许单体，再将型盒合拢关闭。用压力器压紧或用型盒螺丝固定，以备热处理。

（2）关闭型盒时，切记取出全部玻璃纸和石膏碎屑。否则，会影响人工牙与树脂基托的结合及石膏碎屑会被压入树脂中。

（3）固定型盒时，上、下型盒应紧密封闭，固定牢固，否则可使义齿变形、咬合升高。

（三）充填树脂的注意事项

1. 调和树脂的用具应清洁，调和材料后应加盖，防止单体挥发。

2. 面团期为充填的最佳时期，过早充填，基托内易出现小气泡；填塞过迟，变硬的树脂易压坏模型或造成人工牙和支架移位。

3. 填塞树脂时用量适度，过多会升高咬合，过少易出现气泡。勿用手在石膏阴模腔的薄弱边缘处加压，以防石膏碎裂，杂质混入树脂内。

4. 多个型盒同时充填操作时，勿将上下型盒对位错误。

5. 型盒加压时，上下型盒勿倒置，以防压力不均或损坏石膏模型；缓慢加压，使树脂充分进入阴模腔，压力过快易使树脂填塞不足。

6. 间隔缺失的可摘局部义齿填胶时，操作要仔细，避免遗漏。

7. 加压及固定型盒时务必使上下型盒边缘紧密，防止咬合升高或义齿变形，密合固定后再进行热处理。

二、热处理

热处理是使义齿树脂在一定的压力和温度下，逐渐地完成聚合反应，使义齿树脂固化成形。

（一）热处理方法

目前常用的热处理方法为水浴加热法。将固定好的型盒放入冷水或温水（50℃）中，水应没过型盒，缓慢加热至65～74℃，维持0.5～1小时，然后加热至100℃，再保持0.5小时，型盒经热处理后浸泡在热水中，待其自然冷却后开盒。不同厂家树脂热处理程序可能会有不同，故应参照材料生产厂商的建议进行。

（二）热处理的注意事项

1. 热处理时，切忌升温过快、过高，以免义齿基托树脂内形成气泡。

2. 热处理后，应撤离热源，让型盒继续浸泡在热水中，自然冷却后再开盒。若开盒过早或骤然冷却，由于温度变化太快而引起义齿变形。

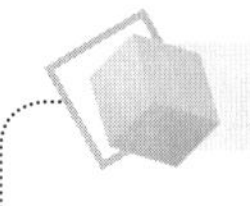

知识拓展

热压注塑工艺技术

传统可摘局部义齿基托成形方法存在聚合时间长，义齿容易变形、增高咬合，义齿表面不光滑、菲边多及易黏附石膏等不足之处。采用热压注塑技术可缩短操作时间，基托颜色及聚合过程稳定，义齿不变形、无气泡，减低了打磨抛光难度等优点。具体操作方法：①调拌硅橡胶印模材料；②将混合均匀的硅橡胶覆盖在模型的义齿蜡型部分；③待硅橡胶印模凝固后从模型上取下，沸水去蜡，高压蒸汽冲洗模型；④在石膏模型上均匀涂布分离剂；⑤将人工牙按正确位置复位到硅橡胶阴模内，并在盖嵴部涂布单体；⑥将硅橡胶阴模复位模型上，按比例调拌树脂粉和单体；⑦在树脂的黏丝期或面团期通过专用的注射机将混合物加压（0.6MPa）注入型盒内的阴模腔内；⑧放入压力聚合器中处理，聚合完成后取出。

微波热处理工艺

水浴法为热凝树脂常用的热处理方法，但存在热处理时间长的缺点。而微波固化法处理热凝树脂具有处理时间短、速度快、基托组织面适合性好、固化后基托与石膏易分离、表面光滑等优点。微波固化法要求使用聚碳酸酯树脂型盒或玻璃钢型盒，且义齿中不含有金属结构。照射时间取决于微波炉的功率及照射强度，一般先照射义齿的组织面约 2 分钟，然后翻转照射另一面约 2 分钟，取出冷却至室温后开盒。若使用微波聚合专用基托树脂，则会使基托树脂整体聚合的均匀性更佳。

三、开盒

型盒经热处理后在水中自然冷却，卸除紧固夹或固定螺丝。用调刀轻轻翘开上、下层型盒，再用小锤敲打型盒底部活动板及型盒周围，使整块石膏从型盒内脱出。用石膏剪先剪掉外围包埋石膏，再去除模型石膏，将义齿从模型上分离出来。义齿脱出后，常有残余的石膏粘在义齿上，可用蜡刀剔刮，再用流水冲刷。如仍有石膏除不尽，可将义齿置于 30% 枸橼酸钠溶液中浸泡数小时至 24 小时，石膏可被溶解，极易刷净。

若采用上𬌗架检查咬合，开盒时只去除包埋石膏，将模型连同义齿清洗干净，保持模型与义齿不分离，且模型底部完整干净。

开盒的注意事项：

1．分离型盒及脱出石膏时，应敲打型盒四周，避免直接用力敲击包埋的石膏，以免引起基托折断或支架变形。

2．使用石膏剪刀时注意分力方向，下颌义齿不可从舌侧中间剪开，避免将义齿基托剪断或致支架变形。

四、充填树脂及热处理时易出现的问题

（一）义齿基托树脂产生气泡

1．原因

（1）调拌树脂的粉液比例不当：单体过多，在聚合过程中体积收缩大，且不均匀，常有较大气泡分布于基托的表面各处。单体过少，牙托粉溶胀不充分，在基托内形成分布均匀的微小气泡；还可因树脂调和后未加盖，造成单体挥发；或模型分离剂涂布不良，使单体渗入石膏内所致。

（2）充填树脂的时机不当：树脂在面团期时体积收缩相对较小。在此时充填，树脂光滑致密，不易产生气泡。如填塞过早，则因材料黏性较大，易人为带入气泡且聚合收缩较大，致基托表面易产生散在性的小气泡；如填塞过迟，则调和物变硬，塑性和流动性降低，可形成欠充性缺陷。

（3）充填树脂不足：可出现散在性的小气泡或局部大气泡。

（4）充填时压力不足：可在过厚的基托表面产生不规则的大气泡或空腔。

（5）热处理时升温过快：在基托较厚处有尚未聚合的单体形成气体，这些气体无法逸出已聚合的树脂表面和包埋的石膏，在基托内形成小气泡。

（6）树脂粉质量较差："含泡聚合体"或催化剂等的含量过多，也易出现气泡。

2．预防措施　调拌树脂时严格按粉液比例调配，搅拌均匀，并加盖密闭；分离剂应涂布均匀；在面团期时充填树脂，充填树脂量应足够，并适当加压；在一定压力下进行热处理，控制好升温时间和温度，避免气泡的产生。

3. 处理方法　如气泡较大，可将气泡表面磨开，用自凝或热凝树脂修补；若为散在分布的小气泡，则应磨除后，用蜡型恢复基托外形，再用热凝树脂常规装盒填胶。

（二）义齿基托变形

1. 原因

（1）装盒时，模型最高处与型盒顶部距离过小，使包埋上层型盒顶部石膏过薄；型盒对位不准确，加压时仅石膏接触受力，此时如压力过大，易使人工牙移位、基托变形。

（2）树脂填塞过迟、填塞时加压过大、包埋时所用的石膏强度不足等，均可造成模型损坏。

（3）基托厚薄不匀，造成聚合收缩不均匀；由于树脂是温度的不良导体，故加热时其外层聚合快而内部聚合慢，如热处理升温过快会导致基托内外聚合不均而致其变形。

（4）热处理后，型盒骤然冷却，可使树脂各部收缩不一致，开盒后会使基托内潜伏的应力释放而致基托变形。开盒过早，基托尚未冷却硬固，也会使义齿变形。

（5）义齿打磨时产热过高，致基托变形。

2. 预防措施　装盒时符合要求，基托蜡型厚薄均匀，热处理时，控制升温时间、速度，型盒自然冷却后再开盒，控制打磨产热。

3. 处理方法　若义齿基托整体变形，一般需重新制作。

（三）支架移位

1. 原因

（1）装盒时，在下层型盒的石膏表面有倒凹存在；卡环、连接体未包埋固定牢，开盒去蜡时石膏折断，卡环、连接体移位。

（2）树脂填塞时过硬或所用的石膏强度不足，均可造成模型损坏、卡环和连接体的移位。

2. 预防措施　装盒时，避免下层型盒出现倒凹，使表面平滑，并将支架包埋牢固。如支架系铸造与弯制联合制作，应将支架用自凝树脂或焊接连接成一个整体，再完成义齿蜡型，避免个别卡环因包埋不牢而脱落或移位。如有移位，应将其准确复位固定后再充填树脂。充填树脂应在面团期内操作完成。

3. 处理方法　如为个别支托或卡环移位，需在义齿上磨除。将磨除后的义齿就位于口腔后重新取模，在其上制作被磨除的支托或卡环，然后用自凝树脂或热凝树脂修复。

（四）人工牙与基托树脂结合不牢

1. 原因

（1）成品人工牙盖嵴部过于光滑、固位不足。

（2）填塞人工牙和基托树脂时，两者先后相隔时间过长，单体挥发过多。

（3）人工牙上有分离剂或分离用的玻璃纸残留。

（4）型盒未压紧，充填树脂不紧密。

2. 处理方法　在脱落的人工牙盖嵴部钻孔，将相应的基托部位磨除一层，分别在基托和人工牙盖嵴部滴加单体溶胀，用自凝或热凝树脂修复。

（五）咬合增高

1. 原因　多系充填树脂过硬或量过多；型盒内的石膏强度不够；关闭型盒时压力不足，未将型盒压紧等。

2. 处理方法　调磨人工牙的𬌗面，降低咬合；磨除过厚的基托磨光面；如义齿咬合增高严重，则应重新制作。

（六）基托树脂颜色不均

1. 原因　树脂调拌不均匀；充填时手和用具污染不洁净；树脂过硬；单体挥发或反复多次添加树脂等。如型盒未压紧或螺丝固定不紧密会使基托树脂颜色改变。

2. 处理方法　将颜色不一的部分磨除，重新填胶。

第三节　调磨、抛光及模型试戴

一、调磨

（一）调磨的原因

在义齿进行蜡型完成、装盒、填塞树脂、热处理及打磨抛光等操作过程中，可出现人工牙或支架的移位；包埋石膏折断；填塞树脂过硬、过多；型盒不密合；咬合面有树脂小结等问题，从而引起义齿早接触点的产生，咬合的升高和翘动。

（二）调磨的方法

在义齿戴入口腔之前需将其再上𬌗架，进行义齿的咬合调整。

义齿聚合硬固后，把义齿及模型一起从型盒中取出，上下颌模型按照模型底部的分离面在𬌗架上复位。模型在上𬌗架前，底部已预备固位沟，与𬌗架底座形成分离面与复位面（见图 9-3）。热处理后开盒时，完整取出工作模型，要求人工牙的𬌗面及模型底部的分离面要干净，义齿与模型不可分离。按照模型的底部与𬌗架上的复位面，把上、下颌模型在𬌗架上复位。

将模型复位于𬌗架时，可见切导针从切导盘上浮起不能接触，后牙的咬合接触关系并不紧密，咬合略有升高，这是由于树脂聚合过程出现的误差导致的结果，这些上浮量即是调𬌗时的选磨量。调𬌗时可从各个角度全面仔细地观察咬合接触情况，进行选磨调𬌗，消除早接触点，恢复广泛而均匀的咬合关系，直至切导针与切导盘接触为止。

具体做法：缺牙数目较少的非游离端义齿，可将咬合纸置于人工牙𬌗面上，以牙尖交错位分别与对颌模型进行多次对合，取下咬合纸，观察人工牙𬌗面，若个别牙有染色点，则为早接触点，用小磨石少量多次调磨。直至所有人工牙𬌗面呈现较均匀的染色，且天然牙牙列𬌗面也有均匀的咬合接触为止。若缺牙数目较多，且伴有游离端缺失者，可将义齿的模型固定在平均值𬌗架或半可调式𬌗架上，进行牙尖交错𬌗、前伸𬌗及侧方𬌗的调磨。调磨的基本原则与人工牙排列时咬合关系的调整相同。最后，还要对调磨的人工牙外形进行消除锐边和加深窝沟的修整，使义齿获得广泛接触的同时提高咀嚼效率。

在𬌗架上进行咬合调整时，易于发现咬合早接触点或干扰点，操作简便；同时可以减少治疗椅旁操作的时间，提高工作效率。

二、打磨抛光

打磨抛光是义齿制作的最终阶段。抛光后的义齿应表面平滑、高度光洁、自然美观；义齿边缘圆钝，不损伤口腔组织，异物感小，患者戴入后感觉舒适、美观，能改善咀嚼及发音功能；减少食物残渣的沉积，保持口腔内的清洁。

打磨抛光应严格按照由粗到细、先平后光的原则进行。

（一）打磨抛光的准备

1. 打磨抛光设备　常需使用技工用微型电机（图 10-10）和技工打磨抛光机（图 10-11）。

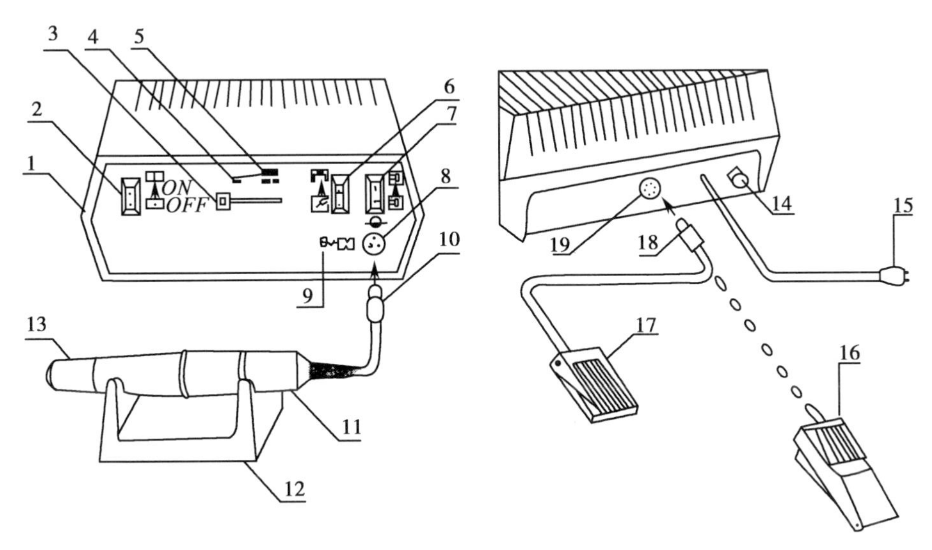

图 10-10　技工用微型电机

1. 控制器；2. 电源开关；3. 调速手柄；4. 电源指示灯；5. 速度显示器；6. 手脚控选择开关；7. 正反转选择开关；8. 电动机电源插座；9. 恢复按钮；10. 电动机电源插头；11. 电动机；12. 电动机托架；13. 机头；14. 保险装置；15. 电源插头；16. 可调速脚控开关；17. 脚控开关；18. 脚控开关插头；19. 脚控开关插座。

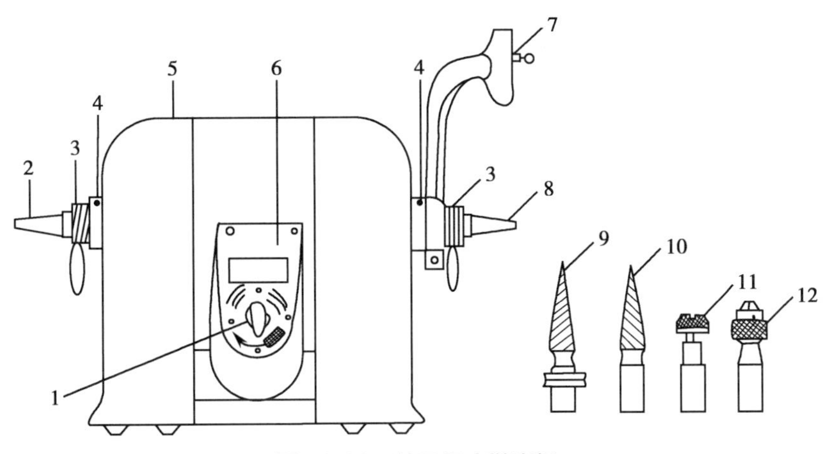

图 10-11　技工打磨抛光机

1. 调速开关；2. 左伸轴；3. 螺母；4. 加油孔；5. 机身；6. 铭牌；7. 机臂支架；8. 右伸轴；9. 右旋锥形螺栓；10. 左旋锥形螺栓；11. 砂轮夹头；12. 车针轧头。

技工用微型电机又称微型技工打磨机，主要用于义齿的打磨、切削和研磨。技工打磨抛光机用于各种修复体的打磨和抛光，打磨机的旋转速度分为快速和慢速两挡，由旋转式速度转换开关控制。

使用过程应注意每次启动微型电机时，要从最低速开始。仔细检查打磨抛光用具有无抖动现象，如有抖动可能为用具不平衡或砂轮杆出现弯曲导致，也可能是电机本身出现问题。应更换用具或维修电机后使用，以免出现危险。使用大直径的砂轮一定要降低电机转速，以免出现砂轮杆弯曲甚至飞裂而产生危险。打磨时用力要均匀，一般为50～100g，不宜过大。使用技工打磨抛光机前要检查砂轮有无破损和裂纹，如有需要重新更换后再使用。启动前先旋转到慢速挡，如需使用快速挡也应由慢速挡启动，待机器运转平稳后再调至快速挡。安装砂轮时要夹紧螺丝，不可用力过猛损伤砂轮。

2. 打磨抛光工具　圆钻、裂钻、各种形状的钨钢（图10-12，图10-13）或碳化硅磨头、抛光布轮、毡轮、毛刷轮（图10-14）、橡皮轮（图10-15，图10-16）等。

3. 打磨抛光材料　石英粉或浮石粉、细砂卷、抛光膏等。

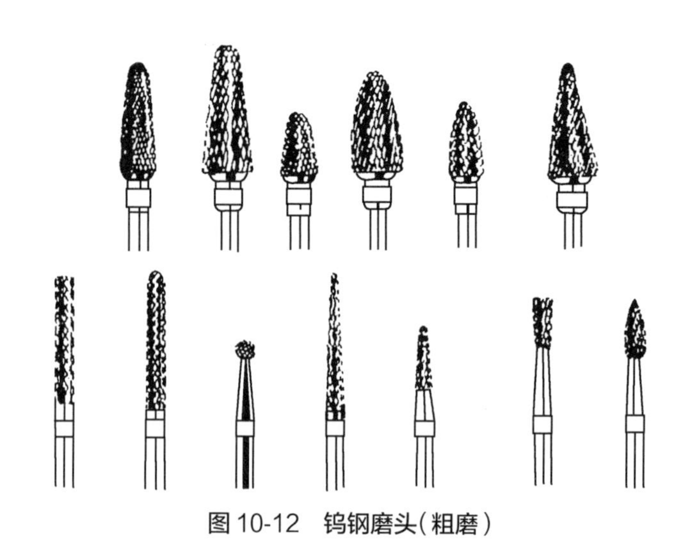

图10-12　钨钢磨头（粗磨）

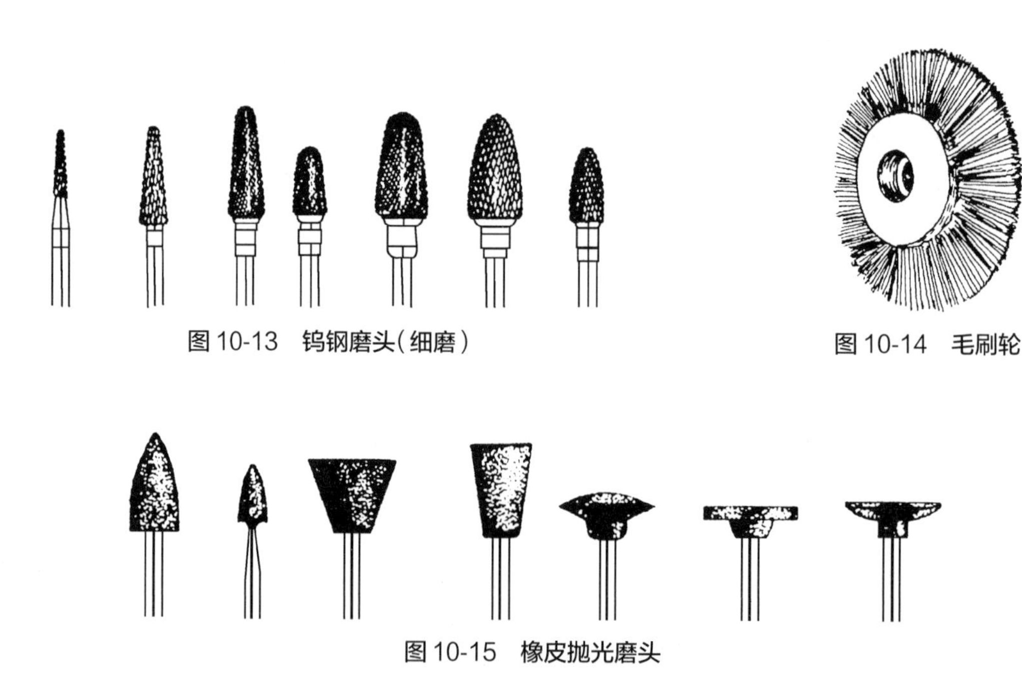

图10-13　钨钢磨头（细磨）

图10-14　毛刷轮

图10-15　橡皮抛光磨头

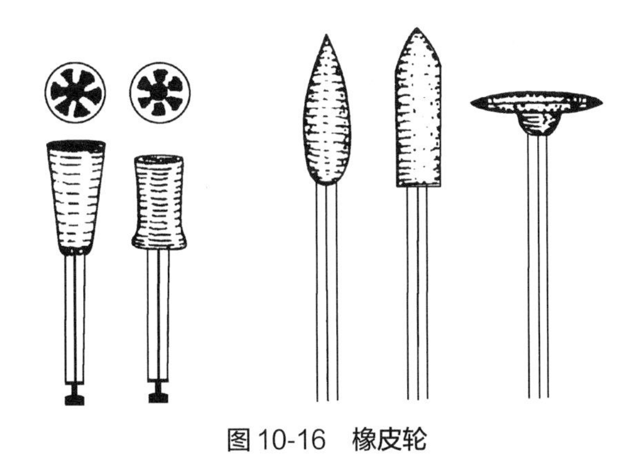

图10-16 橡皮轮

（二）打磨抛光的步骤及要求

1. 粗磨

（1）基托边缘：粗磨时施加的压力应先重后轻。用碳化硅、钨钢磨头或粗砂轮磨除义齿基托边缘过长、过厚及锐利的菲边，但应保持基托应有的高度。上颌基托后缘应为斜坡状，边缘不可过厚，以免引起患者的不适。打磨后的义齿基托边缘应具有一定的厚度且圆钝，与黏膜自然衔接、流畅。用柱状石或小磨头磨去基托进入基牙倒凹的部分。用金刚砂车针或刀边砂石修整系带的切迹。使之呈圆滑的U形，而非V形，以免应力集中，产生折裂。

（2）基托磨光面：用锐利的雕刻刀、细裂钻或球钻去除人工牙的颈缘及龈乳头的小瘤、气泡及石膏残屑。用小号磨头研磨牙颈部、龈乳头，修整基托外形，使之大小厚度适宜。牙颈部的邻间隙、根部隆突和基托的凹面处应尽量少磨或不磨，以保持蜡型所达到的光洁度。

（3）卡环、𬌗支托：用柱状砂石或裂钻，磨去卡环体、支托部附着的多余树脂及影响就位的倒凹。用纸砂片打磨卡环臂靠近卡环体的部位，但不可切入太深，以免卡环体与基托完全分离。最后用小砂轮将卡臂尖及𬌗支托尖磨圆钝，注意不得磨短卡环臂及𬌗支托。

（4）基托组织面：用圆钻或小砂轮将组织面上的树脂瘤磨去，并缓冲组织面上尖锐的突起部分。将黏附于组织面的石膏轻轻去除干净，保证义齿与口腔黏膜的密合。

2. 细磨　选择硅橡胶轮、砂纸卷，由粗到细的顺序研磨基托磨光面。降低打磨机转速，反复交叉的磨光，消除痕迹，使义齿表面平整、细腻，此时研磨越充分，义齿最终越光亮。

3. 抛光　细磨结束后，在抛光机上进行湿抛光和干抛光。

（1）用湿布轮、黑毛刷蘸浮石粉、石英砂或氧化锌糊剂，对义齿表面间断有力地反复抛光。

（2）使用干的、细软的布轮，表面轻擦抛光膏，对义齿表面轻抛，即可呈现树脂光亮度。对细小的部位可用微型电机安放小布轮做最后的抛光。

4. 清洁保存　义齿抛光后，用毛刷清除义齿表面残留的抛光剂，或使用超声波清洗机清洗义齿，用干净布将义齿表面擦干。通过质检后，置于冷水中保存。

（三）打磨抛光的注意事项

1. 打磨抛光使用的器械和磨光材料要由粗到细，循序渐进，先磨平后磨光。研磨时不能破坏基托外形，不可将义齿上形成的牙龈突度及基托应有的厚度磨去。

2. 打磨时注意保护卡环等金属部件，切勿损伤人工牙及卡环。

3. 基托边缘需整体圆滑，腭侧基托后缘与黏膜应自然衔接。

4. 打磨过程中，根据不同程序随时调整打磨机转速，转换义齿角度和打磨部位，并使其表面均匀受力，防止义齿基托局部产热过高变形。

5. 采用石英砂、浮石粉糊剂抛光时，所用布轮、绒轮、毛刷均应充分浸湿，并应随时不断地在需要抛光的部位添加湿润的磨光剂。抛光需间断进行，避免高速打磨时产热，导致义齿树脂基托焦化或变形。

6. 在打磨机上抛光时，应把稳义齿，布轮打磨靠近卡环的部位时，尽量使布轮旋转方向与卡环臂的弯曲方向一致，避免卡环被布轮刮飞，导致义齿变形或折断。

（四）打磨抛光常见问题及处理

1. 基托折断　如果基托磨除过多、过薄，使基托强度过低；或打磨抛光时用力的大小、角度掌控不当，基托受力过大；或打磨抛光过程中义齿意外飞出，均有可能造成基托折断。基托折断的修理见第十一章第二节 三、基托折裂、折断的修理。

2. 与模型不密合　打磨抛光时组织面磨除过多或产热过高，可导致基托与模型不密合。若打磨过多导致的基托不密合，可以重衬处理。如因基托变形引起的不密合一般应重新制作。

3. 基托抛光不良　主要原因为选择的工具不对，或打磨抛光的方法不正确，没有严格按照打磨抛光的原则进行。此时可以按照正确的方法及要求重新打磨抛光。

三、模型试戴

将打磨抛光后的修复体就位于粭架或模型上试合，检查就位及密合情况。由于石膏模型易于磨损，所以义齿就位时切不可使用暴力，以免模型磨损后影响义齿准确性。

1. 检查就位情况　将义齿按就位道方向小心就位于模型上，如戴入时遇到阻碍，可根据障碍点在模型上的基牙表面或组织倒凹处涂显示剂，干燥后将义齿戴入，修复体组织面的障碍点处会出现显示剂颜色，根据显示剂面积的大小，选择球形磨头少量调磨，直至义齿能顺利就位，避免一次调磨过多出现间隙，影响修复效果。

判断可摘局部义齿就位的依据是：

（1）直接固位体、间接固位体戴入模型的位置与设计相吻合。卡环臂在基牙的倒凹区且与牙面密合，卡环体位于非倒凹区，不影响咬合关系。

（2）粭支托就位于模型上的支托凹内，无间隙及翘动现象，且有一定的厚度，不影响咬合关系。

（3）大小连接体、邻面板等部件就位后的位置与设计相符。

（4）除需缓冲的部位外，基托的各个部分与模型贴合，无空隙。

2. 检查密合情况　除倒凹区、缓冲区、龈缘区等需要缓冲外，义齿其他区域均应与模型密合。如义齿就位后发生翘动，难以找到支点或障碍点，可在基托组织面放入调拌好的印模材料，印模材最薄处为障碍点。若卡环由于操作过程变形，可稍加调整，使之与基牙密合。若修复体变形严重则应重新制作。

3. 检查排牙及咬合　人工牙排列的形状、位置及覆粭、覆盖是否与余留牙协调；前牙缺失者要确认中线位置是否正确；缺牙较多、上下颌无正常接触者，还要确认咬合关系是否达到牙尖交错粭，有无低粭、早接触和粭干扰现象。

4．检查基托 基托在模型上应保持平稳，磨光面形态呈凹形，组织面无刮手感，边缘圆钝，伸展范围应符合设计要求。

四、可摘局部义齿的质量检查

修复体的质量是临床修复效果的关键，理想的可摘局部义齿应达到较高的质量标准要求，义齿进入临床环节前需达到如下要求：

1．核对义齿设计 模型编号、缺失牙位、设计种类、固位体数量与设计单要求完全相符。

2．模型要求 义齿完成后，模型应无损伤、断裂，模型附件（咬合蜡、𬌗架、旧义齿等）应齐全，模型应干净整洁。

3．固位体要求 固位体表面光滑、平顺，厚度适当，无黑点、缩孔现象；有足够强度、数量正确；卡环臂位于基牙倒凹区与牙面密合，并有适当的固位力；卡环臂尖端圆钝，无刮手感；卡环体位于基牙非倒凹区，与牙面密合但不影响咬合；𬌗支托呈勺形，位于支托凹内并密合，且有一定的厚度但不影响咬合；弯制卡环无损伤痕迹。

4．连接体要求 大、小连接体位置正确，不影响牙周组织健康，有一定强度；与组织紧密度适当；表面及边缘光滑圆钝；网状连接体离开组织面约 0.5mm，内、外终止线清晰，位置正确，与树脂衔接自然、光滑。

5．基托要求 符合医师的设计要求，金属基托表面必须光亮，无黑点、缩孔；边缘圆滑，无毛边及刺手感；在满足固位和强度的前提下，应美观、精致、小巧。树脂基托必须形态自然，避让唇、颊、舌系带；有一定厚度，厚度在 1.5～2.0mm；边缘圆钝、平顺；表面光洁，与支架部分衔接顺滑。

6．充填要求 树脂颜色自然、均匀，聚合良好，无气泡、杂质，红、白树脂不相混杂。

7．适合性 可摘局部义齿能顺利摘戴，就位后基托、卡环必须与模型完全贴合，义齿不翘动。

第四节 试戴义齿

试戴是将完成后的义齿，戴入患者口内并做初步检查和修改的过程。可摘局部义齿试戴前医师应对义齿进行检查。仔细核对义齿设计是否正确；支架和基托的伸展范围是否合理；基托组织面与黏膜是否密贴，有无多余的凸起；基托磨光面是否光滑；义齿边缘是否圆钝。卡环臂尖端是否已磨光，并要求能在口内顺利戴入和取下，无翘动和摆动现象，且固位良好，咬合关系良好，患者能很快适应并恢复功能。可摘局部义齿如设计合理，制作各步骤严格、细致，多数情况下在试戴时均能顺利就位并能达到满意的修复效果。有些设计复杂的义齿，则需做必要的磨改和调𬌗，才能完全就位和发挥良好的功能。

一、试戴义齿注意事项

1．试戴时，应将基托组织面近龈缘处及进入基牙和组织倒凹的部分做适当磨除缓冲，以免妨碍义齿就位及压迫牙龈。

2．戴入义齿过程中，如有阻碍不能顺利就位时，切不可用暴力强行使其就位，以免造成基牙和黏膜疼痛、损伤，导致义齿摘取困难。需查出阻碍部分，多次少量磨除。

3. 按义齿就位道设计的方向和角度就位。若前后牙均有缺失的义齿，可先使前牙就位或半就位，再使后牙就位，这样可使人工前牙与天然邻牙间的间隙尽量减小，以利于美观。

4. 造成试戴就位困难的原因及修改

（1）卡环过紧：卡环太紧影响义齿就位，可用技工钳稍加调整；若因弯制卡环时磨损了模型，或倒凹填补不够，使卡环体部进入基牙倒凹区，轻者可调磨与卡环体相接触部位的牙体组织，重者则应重新制作卡环。

（2）𬌗支托移位：𬌗支托因磨损模型或装盒，充填时移位，可使义齿不能就位。此时需修理或重新制作。

（3）人工牙、基托进入组织倒凹区：此时义齿无法顺利就位，可用红色或蓝色咬合纸进行检查，确定障碍点的位置，取出义齿，用钨钢钻或柱形砂石将基托着色点做适当磨除再戴入，经反复试戴磨改直至完全就位。注意每次调磨不能过多，避免基牙与基托间形成间隙而嵌塞食物。

（4）义齿变形：可根据变形程度做不同处理。轻微变形可调改卡环，或基托组织面重衬等措施使之适合，若变形严重则应取模重新制作。

二、义齿就位后的检查及处理

1. 基托与黏膜组织的接触关系　义齿戴入后，基托与黏膜组织应密切贴合，边缘光滑、圆钝、伸展适度，不妨碍唇、颊、舌的功能性活动，平稳无翘动、无压痛。若基托与黏膜组织不贴合或有翘动，应检查是否有影响基托完全就位的障碍点。如边缘过长、组织面有小结节未去尽、硬区缓冲不够、咬合有早接触点等均可引起基托翘动和黏膜疼痛，应仔细检查原因，予以适当修改。

2. 卡环、𬌗支托与基牙的关系　义齿戴入后卡环各部位应与牙面密贴，卡臂尖应位于基牙倒凹区，卡环体应在非倒凹区，𬌗支托应与支托凹密合，卡环体和𬌗支托均不应妨碍咬合。若卡环在基牙上的位置不合适，可用技工钳加以调整；若𬌗支托移位，通常应重新制作；𬌗支托、卡环体上如有早接触点，可适当磨改，但不能磨得太多，以免造成折断，必要时亦可适当调磨对颌牙。

3. 连接杆与黏膜的接触关系　如连接杆与黏膜间有较大间隙，则可造成食物嵌塞、唾液滞留而引起不适；如接触过紧，则可能在𬌗力作用下，压迫黏膜而引起疼痛。应根据具体情况加以适当调改，如无法调改应重新制作。

4. 咬合关系　如印模和模型制作有误差；对伸长的对颌牙调磨不足；修复前基牙预备不足；颌位关系确定不准确等因素都会导致义齿咬合升高而需调𬌗。先检查牙尖交错𬌗关系，再检查非牙尖交错𬌗关系，各位置均不应有早接触。如有早接触，应调磨人工牙，使人工牙与天然牙都有均匀接触。如个别人工牙咬合低，无𬌗接触，可用自凝树脂恢复咬合接触。

三、戴用义齿须知

1. 试戴义齿时，口内常有异物感，唾液增多，甚至出现恶心呕吐等不良反应；有时发音不清、咀嚼不便。一般坚持戴用1～2周后即可改善。

2. 摘戴义齿不熟练，应耐心练习。摘取义齿最好推拉基托边缘，不要推拉卡环，以免卡环变形。戴入时不可用牙咬合就位，以免损坏义齿。

3．试戴义齿，一般不宜吃硬食物，先练习吃软的小块食物，适应后再吃正常食物。

4．义齿应保持清洁，饭后应取下义齿清洗干净后再戴上，以免食物残渣沉积于义齿上。

5．睡前应取下义齿，用牙膏刷洗干净，置于冷水中，以便支持义齿的组织得到休息。切忌放在开水或酒精等消毒溶液中浸泡。

6．若初戴义齿产生疼痛，复诊前 2～3 小时应戴上义齿，以便医师能准确找到压痛点，进行修改。

7．戴用义齿如有感觉不适时，应及时复诊处理；义齿发生损坏或折断时，应同时将折断的各个部分带来复诊修理。

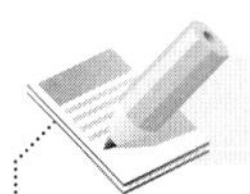

小　结

本章重点描述了装盒常用的三种方法及步骤；阐述了充填树脂的方法、注意事项、充填树脂及热处理易出现的问题及处理措施；简要介绍了热处理的三种方法、开盒的方法及注意事项；介绍了可摘局部义齿的调磨、打磨抛光的方法及义齿完成后的质量要求。

思考题

1．可摘局部义齿装盒的方法有哪些？

2．装盒后如何进行热处理？

3．简述充填树脂及热处理易出现的问题及处理方法。

4．简述打磨抛光的步骤及注意事项。

5．简述可摘局部义齿完成后的质量要求。

6．简述可摘局部义齿模型试戴时的检查内容。

7．简述可摘局部义齿在模型上就位后应达到的要求。

（王　菲　张铁刚）

第十一章 义齿戴入后问题处理

学习目标

1. 掌握：义齿戴入后出现问题的修理、添加和重衬方法。
2. 熟悉：义齿戴入后疼痛、固位不良、就位困难的处理方法。

第一节 义齿戴入后常见的问题及处理

一、义齿就位困难

（一）卡环不能就位

1. 卡环臂就位困难　模型上基牙卡环臂的位置由于变形或者受到磨损导致卡环臂过紧，对于弯制卡环可以稍稍调改放松；铸造卡环可将组织面部分少量调改，同时在基牙相应部位也可略做调磨，如需调改过多则要重新制作（彩图 11-1，见书末彩插）。

2. 卡环体就位困难

（1）模型基牙倒凹填塞不够，制作支架时磨损模型，导致卡环体坚硬部分进入倒凹区。若卡环体部无法调磨，则须重新制作义齿或卡环。

（2）卡环体区域与基牙邻面倒凹接触区有多余的基托树脂阻挡义齿就位时，可将多余的树脂磨除（彩图 11-2，见书末彩插）。

3. 隙卡就位困难　若制作间隙卡时磨损模型，轻者可以磨改基牙与卡环间隙处的牙体组织，重者需要重新制作义齿（彩图 11-3，见书末彩插）。

（二）𬌗支托移位

因制作过程中模型受损，或装盒、充填树脂时发生𬌗支托移位，造成义齿不能就位，原则上必须重新制作。若轻微移位，可通过少许磨改𬌗支托来解决（彩图 11-4，见书末彩插）。

（三）义齿非弹性部分进入倒凹区

基托和人工牙进入软、硬组织倒凹区明显的突起部分，可以直接磨除。若阻挡部位不明显，可用红蓝咬合纸进行检查。将义齿试戴后摘下，检查着色点，用钢钻或小轮状石磨除代表阻碍处的着色点，即可磨去进入倒凹区的树脂基托，经如此反复试戴和调改，直到完全就位。但每次磨改量不宜过多，以免使义齿与基牙间形成间隙，造成食物嵌塞。

（四）义齿变形

由于印模和模型不准，装盒和充填树脂时支架移位，开盒和磨光时支架和基托变形。若确定是义齿变形，必须取模重新制作义齿。若是义齿局部的小变形，可以尝试修改纠正。

（五）铸造支架式义齿不能就位

1. 支架变形

（1）由于琼脂印模材料质量不好，含水量高，强度和韧性差，在翻制模型过程中失水过多，造成阴模收缩变形。

（2）高温包埋材料的热膨胀系数不够，不能补偿铸造后金属的收缩而使支架变形。

（3）脱模铸造过程中，未能很好地控制蜡型的变形因素所致。

（4）铸道设置不合理，铸件未避开热中心区，造成支架各部分不均匀收缩。

（5）模型有缺损，特别是殆支托凹、牙冠轴面外形等部位有缺损，或在铸造过程中殆支托、卡环体部有粘砂、瘤块，都会影响义齿就位。

（6）开盒去除包埋石膏时，用力过大或方向不当也会造成义齿变形。

（7）打磨过程中支架被磨损，甚至被甩出均会造成变形。

2. 设计不当　模型设计时共同就位道选择不当；不利的倒凹填补不够或未做缓冲区处理，致使卡环体、连接体进入倒凹区，造成义齿就位困难。

支架变形的义齿通常是必须重新取模、重新制作的。义齿试戴时应按义齿设计的就位道方向试戴，轻轻施以压力，观察能否顺利就位。如有阻力，应分析原因予以修改。若确认支架变形，则应毫不犹豫地重新制作。

二、疼痛

（一）基牙疼痛

1. 由于义齿咬合力量过于集中于某一处，集中处的殆力传至基牙，使得基牙负荷过大，引起基牙疼痛。可通过调殆的方法，分散殆力，减轻基牙负担。

2. 卡环过紧或人工牙与基牙接触过紧，对基牙产生持续性推力引起基牙胀痛，可根据具体情况调松卡环或磨改人工牙；若无法调磨则必须重新制作义齿。

3. 牙体预备时磨除量过大，造成牙本质过敏，可通过牙本质脱敏治疗。卡环等义齿部件与基牙过敏区产生摩擦引起的疼痛可以采用牙颈部脱敏治疗，并调节卡环臂位置，使其避开过敏区。

4. 长期戴用义齿使基牙发生牙体、牙髓、牙周病变，应查明原因并进行相应治疗以消除患者基牙的疼痛。

（二）软组织疼痛

1. 基托引起的软组织疼痛　基托边缘过长、过锐，压迫唇、颊舌沟或进入倒凹区擦伤黏膜。处理方法是适当磨短基托边缘，并使其圆钝光滑。

基托组织面有粒状突起，义齿戴入后与黏膜接触摩擦引起牙槽嵴黏膜磨损疼痛。处理方法是磨除基托组织面的粒状突起

基托进入牙槽嵴倒凹区或牙槽嵴上有骨尖和骨性隆起，对软组织造成刺激、压迫和擦伤，导致黏膜发生炎症和溃疡。对进入基托倒凹区的树脂和牙槽嵴上有骨尖和骨性隆起相

对应的基托树脂处进行缓冲处理。

2. 可摘局部义齿咬合压力大或组织支持作用差，造成基托过度压迫黏膜组织引起的疼痛　缺失牙较多，义齿𬌗支托数量少或采用不锈钢丝𬌗支托支持力量不足；基托面积过小，咬合压力较集中；咬合时义齿有较大的翘动或摆动；牙槽嵴较窄，黏膜较薄，组织耐受力低，致使基托摩擦软组织而引起较大面积黏膜压痛及黏膜肿胀。

针对上述原因应做适当修改，包括：扩大基托组织的支持面积，增加𬌗支托数量，调整咬合，消除𬌗干扰，减轻牙槽嵴的负担。下颌牙槽嵴狭窄本能承受咀嚼压力时，可采用软衬材料加衬，以减轻黏膜负荷。无法修改者须考虑重新设计义齿。

3. 卡环臂过低刺激牙龈，舌侧卡环臂过高或过于突出而刺激舌缘引起疼痛，应调整卡环臂的位置或改变卡环设计。

三、义齿固位不良

（一）卡环问题

1. 卡环不密合　未合理利用基牙倒凹，导致不能充分发挥卡环的卡抱作用，应调整卡环改善固位。基牙固位形差的，应增加基牙或另行设计固位体增加固位力。

2. 卡环数量和分布不当　对抗义齿转动移位的间接固位措施不力，而对于双侧设计的可摘局部义齿，固位体的数目不能少于 3 个；单侧可摘义齿修复的固位体数目也不能少于 2 个。在选择基牙时应尽量分散布置基牙，加强各基牙之间的相互制锁作用。或改善义齿的设计形式和加强抗转动、移位的措施。

3. 卡环弹跳　卡环臂尖未进入基牙倒凹区，咬合时基托与黏膜密合，开口时卡环的弹力使基托又离开黏膜。可通过调整卡环位置，使其进入倒凹区，如难以调整者需要重新制作卡环，甚至整个义齿。若卡环的卡环臂尖抵在邻牙上，引起义齿弹跳而脱位，可通过磨短卡环臂尖解决。

（二）基托问题

1. 基托不密合　边缘密封性差，未能充分利用基托的吸附力和大气压力的作用而影响义齿固位、稳定，可通过衬垫解决。

2. 基托面积过小　可通过增大基托面积解决。

3. 基托边缘伸展过长　影响唇、颊、舌系带及周围肌的活动，也可导致义齿固位不好。可将基托边缘磨短，使基托离开系带活动区。

（三）存在支点

1. 义齿某个区域或部件与基牙、牙槽嵴之间存在支点，使义齿发生翘动，造成不稳定，如𬌗支托、间隙卡环的体部与基牙有早接触点。

2. 上颌硬区基托缓冲不够，除了容易造成固位、稳定不良外，还易导致义齿的折裂。

3. 人工牙排列过于偏向唇（颊）或舌（腭）侧，都可使义齿出现翘动。

找出原因后，通过消除支点、缓冲硬区、调整人工牙的排列等方法，对义齿加以修改，达到改善义齿稳定性的效果。

（四）义齿存在摆动

可摘局部义齿的摆动现象是由侧向力引起的，主要发生在义齿游离端。可通过在牙弓的对侧或在牙弓的前端安放部件，对抗侧向力所致的摆动。

（五）基牙固位形差

如基牙牙冠短小、畸形牙等，在义齿设计时，可以通过改变卡环类型、改变义齿就位方向、增加卡环数目来弥补固位不足。

四、义齿咀嚼功能差

1. 人工牙𬌗面过低、过小或牙尖斜度不够均可导致义齿咀嚼功能的降低。应通过加大牙尖斜度或加深窝沟、加大𬌗面、增加食物排溢道等方法来提高咀嚼功能。

2. 人工牙与对颌牙接触面积小或人工牙咬合高，造成天然牙接触不良，需调整人工牙咬合状态，加大后牙𬌗面接触面积来提高咀嚼效能。

3. 恢复的垂直距离过低，因肌张力不足而影响咀嚼功能，需重新建立𬌗关系，加高垂直距离。

4. 基牙少或牙周情况差，应增加基牙数量，增强义齿的支持力，提高咀嚼功能。

5. 牙槽嵴低平，牙槽嵴黏膜薄，承受负荷能力差，使义齿的咀嚼功能受限，应加大基托的覆盖面积。

五、食物嵌塞

1. 基托边缘封闭不佳，卡环及金属连接体与基牙、黏膜组织不密合。

2. 义齿行使功能时固位力不良导致松脱、翘动。

3. 基牙和牙槽嵴存在不利倒凹，应选择适当的义齿就位道，尽量减小不利倒凹。如倒凹填补过多或磨除基托过多造成不应有的空隙，应用自凝树脂局部衬垫处理。嘱患者加强口腔卫生保健和义齿的清洗，防止天然牙发生龋病和牙周病。

六、发音障碍

1. 暂时性发音障碍　戴义齿后由于口腔空间变小，舌运动受限，暂时不习惯而造成。使用一段时间后可改善。

2. 义齿缺陷性发音障碍　由于基托过厚、过大或人工牙排列过于偏向舌侧引起的发音障碍，应将基托磨薄、磨小或调磨人工牙的舌面，以改善发音，必要时重新排列人工牙。义齿设计不合理，如腭杆、舌杆设计不合理影响发音，轻者如宽度、厚度不合理，可以适当调整；严重者如位置设计不合理，一般应重新制作。

七、人工牙咬颊黏膜、咬舌

义齿戴用一段时间后，如果出现人工牙咬颊黏膜、咬舌现象，主要由于：上、下颌后牙的覆盖过小；患者缺牙过久，颊部软组织向内凹陷或颊部组织变肥厚；天然牙的牙尖锐利等。此时应加大后牙覆盖，调磨过锐的牙尖，加厚颊侧基托以撑开颊部组织。

咬舌多是因为下颌后牙排列偏向舌侧或因𬌗平面过低造成。可适当升高下颌𬌗平面，磨改下颌人工牙的舌面，必要时应重新排列后牙。

八、恶心和唾液增多

戴入上颌可摘局部义齿后，由于基托后缘伸展过长、过厚，或基托后缘与黏膜不密合，常会引起恶心。应适当磨改基托后缘或磨薄基托，或进行重衬，使基托密合。如唾液分泌过多，味觉降低，只要坚持戴用义齿，这些现象即可消失。

九、咀嚼肌和颞下颌关节不适

垂直距离恢复的过低或过高，可改变咀嚼肌张力和颞下颌关节的正常状态，患者常常感到肌疲劳和酸痛、开口受限等颞下颌关节病症状，可通过增高或降低垂直距离和调𬌗来解决。

十、义齿戴入后的美观问题

患者在戴用义齿后提出唇部过于突出或凹陷，人工前牙形态、大小和颜色等外观不满意，对合理的建议，应认真听取并尽量修改，必要时重新制作。但对于不切实际的要求，医师须向患者耐心解释，取得谅解。

一般在义齿充胶完成前，涉及前牙美学区域的可摘局部义齿应进行充胶前试戴假牙，经患者确认后再进行制作，避免义齿完成后再修改。

第二节 义齿的修理、添加和重衬

可摘局部义齿在戴用一段时间后，由于牙槽嵴情况和牙周组织的变化、患者的使用不当、义齿设计制作缺陷等原因，致使可摘局部义齿产生人工牙脱落、卡环和基托的折断损坏以及义齿基托与组织面不密合和咬合不良等，经修理后才能使用。也可因余留牙的脱落需增加人工牙及卡环等。如义齿修理后能符合口腔修复治疗要求的，可进行修理后继续使用。若义齿树脂老化，多次修理或义齿基托翘动损坏严重而不能修理的义齿，则需取模重新制作。总之，在修理之前应该通过仔细的检查和分析，找出义齿存在的问题和缺陷，以减少义齿修改或者重新制作后再次出现问题。

由于义齿戴用一段时间后其表面会存在一定的牙石、烟渍等污垢。在修理前，应首先去除这些污垢，特别是义齿断端周围不得有任何污垢。因为牙石会影响义齿断端对位的准确性，烟渍将导致修理后的义齿基托的颜色不协调等。此外，在义齿修理前，还要对义齿进行彻底的清洗和消毒。因义齿常带有患者口腔内存在的多种细菌，在修理过程中接触义齿可能造成疾病传播。

义齿消毒方法：首先把要修理义齿在流水下，用牙刷仔细刷洗，之后把待修义齿的各部件放在装有清洗消毒液的超声波清洗器中清洗10分钟左右，然后取出义齿待修理。

一、人工牙折断、脱落或增添的修理

（一）原因

1. 人工牙因间隙不足，经磨改后过薄，固位不良等受力后折断或脱落。

2. 深覆𬌗，咬合过紧，使用不当致牙齿脱落。

3. 充填树脂时人工牙未得到充分的溶胀，分离剂涂在人工牙上或者有蜡残留在人工牙上，人工牙盖嵴部与基托树脂接触区未制作固位沟槽。

4. 义齿取戴不慎落地，摔断、摔落人工牙。

5. 余留牙因牙体、牙周疾患等原因造成缺失，原义齿使用良好，要求在原有义齿上增补人工牙。

（二）修理方法

修理人工牙折断或脱落的义齿，可磨除义齿残留牙冠及舌侧，注意保存基托唇侧龈缘，以保存原有基托颜色，选择颜色、大小、形状合适的新人工牙或利用脱落的完整人工牙，磨改其盖嵴部使之粗糙并预备固位倒凹，或在人工牙邻面制备固位孔，在相应基托处扩大接触面积。在人工牙盖嵴部及舌侧和相应的基托部分涂以少量单体溶胀，调拌自凝树脂，按咬合关系固定。注意修理前牙时应尽量减少自凝树脂的暴露。

修理多个人工牙脱落、折断及唇侧基托断面范围大的义齿，增添人工牙时，首先制作石膏模型，磨除残留人工牙牙冠，暴露基托的新生面，选择与患者相适宜的人工牙，调磨其颈部及盖嵴部，排列于基托上，使其与邻牙及周围组织协调，用蜡固定并恢复基托外形，修整龈缘与邻近牙连续协调。用调拌石膏或硅橡胶印模材料取唇颊侧复位记录。该复位记录的范围包括相邻近远中两个牙位，并盖过切缘或𬌗缘的唇颊侧。石膏固化后，取下唇颊侧复位记录，除蜡。在石膏面涂分离剂，把人工牙固定在石膏或硅橡胶复位记录的正确位置上，涂自凝树脂。树脂凝固后，调整咬合关系，完成义齿的打磨抛光。

二、卡环、𬌗支托及固位体折断的修理

（一）原因

1. 卡环、𬌗支托凹制备的间隙不足，卡环在戴牙时经磨改后过细、过薄或厚薄不匀导致折断。

2. 反复弯制或调整锻丝卡环导致不锈钢丝折断。

3. 使用不当或强力摘戴。

4. 不锈钢丝质量不好或铸造缺陷等。

（二）修理方法

1. 口内检查支托凹的深度和宽度是否足够，卡环间隙是否合适，若不足应重新预备支托凹及卡环间隙。

2. 磨除义齿上残留的卡环和𬌗支托、固位体，将义齿戴入口内完全就位，取印模，连同义齿印模一起取出灌注模型（义齿与模型接触区域应涂布分离剂）。

3. 在模型上取下义齿，注意保持模型完整性，磨除基托内残留的卡环或连接杆的小连接体，重新形成固位沟，容纳小连接体。

4. 在模型上重新弯制卡环、𬌗支托或复模制作铸造卡环、𬌗支托，将制作的固位体放置模型试合后，用自凝树脂将固位体与义齿重新连接，聚合后，磨除多余树脂抛光完成。也可用蜡将固位体与义齿连接，再经装盒、去蜡后充填热凝树脂（参照第十章第一、二节）。

三、基托折裂、折断的修理

（一）原因

1. 基托过薄或内有气泡、连接体位置不当造成基托的薄弱点在基托受力时造成断裂。

2. 基托与黏膜不密合，咀嚼时义齿翘动致使其折断。

3. 咬合不平衡使牙槽嵴吸收加速，基托与黏膜间形成间隙，义齿翘动。

4. 咀嚼时用力不当或使用时不慎将义齿坠地等，造成义齿折裂或折断。

（二）修理方法

1. 基托断面清晰完整，可以正确拼对的修理方法

（1）将义齿洗刷干净，基托折断的断端准确对接吻合，在磨光面折断线处用烧红的蜡刀交叉烫接（用力不要过大，以免变形）或用502胶粘接，也可在断端两侧上横置2～3根竹签或火柴棍，用蜡固定在断端两侧的基托或人工牙上，辅助固定。

（2）检查组织面，确定折断处是否已正确对接。调拌石膏于基托组织面，覆盖断端裂隙处，灌注模型。

（3）石膏凝固后，除去暂时固定用的材料，用砂石磨除裂隙两侧的基托树脂，使之形成斜面。注意深达石膏面，但不可损伤石膏模型。

（4）为增加义齿坚固性，可通过裂隙制备数条横沟，以埋入金属加强丝。金属加强丝可呈矩形，与断裂线呈垂直交叉。

（5）滴少许室温固化型基托树脂单体于基托断裂面，调拌室温固化型基托树脂充填于折断处，待固化后取下义齿打磨抛光即可。

2. 基托折断面不能正确拼对的修理方法

（1）将折断义齿戴入口中，连印模取下灌模（义齿组织面应涂分离剂）、脱模。

（2）将义齿在模型上复位，进行相应的调磨修理，方法同上述1中的（2）、（3）。

（3）用自凝树脂修补（直接法）时，可直接涂塑成形。采用热凝树脂修补（间接法）时，用蜡恢复基托被磨去的部分，然后按常规方法完成装盒以后的各步骤。

3. 义齿修理完成后，应戴入患者口内检查，常规调𬌗，对基托和组织不密合者，应做衬垫处理。

四、义齿咬合不紧密或脱离

由于义齿在使用过程中，人工牙磨耗或义齿下沉，造成上下颌牙无咬合接触或接触不紧，致使义齿的咀嚼效率降低。介绍几种常用的修理方法：①个别后牙接触不良，可用自凝树脂在口内直接加高，恢复𬌗接触。②若多颗牙咬合接触不良，咬合间隙大，可以戴入义齿后分别取上下颌义齿模型，在口内人工牙上咬蜡𬌗记录，复位模型后，上𬌗架。然后遵照咬合印迹进行雕塑，也可磨除原人工牙，重新排列人工牙，雕刻龈缘蜡型，装盒、填充树脂完成义齿以恢复正常咬合。

五、重衬

义齿戴用一段时间后，缺牙区牙槽嵴会发生持续缓慢的吸收，使义齿基托下沉，造成基托组织面与黏膜组织不贴合，出现食物嵌塞，基托翘动，咬合不平衡，甚至造成义齿基托的折断等。对基牙产生侧向扭力，增加基牙和牙槽嵴的负荷。这种情况下，需要对义齿进行重衬处理。

（一）义齿重衬的适应证

1. 义齿沿远中直接固位体翘动或旋转。

2. 游离端缺失的义齿，为使基托组织面稍加压于黏膜，亦可采用重衬处理。

3. 基托下组织受力不均造成黏膜多处压痛。

4. 义齿基托折断的修理。

（二）义齿重衬的方法

1. 直接法重衬　将义齿洗净擦干，需衬垫部位的唇、颊、舌（腭）基托边缘及组织面均匀地磨除一层，使其呈粗糙面，便于新旧树脂的结合。基托衬垫处蘸单体使之溶胀，调拌自凝树脂，达黏丝早期时均匀涂布于基托组织面和边缘需做衬垫处。用棉球蘸液状石蜡或藻酸钠分离剂涂于患者需做重衬区的黏膜上。将可摘局部义齿在口内完全就位，让患者轻轻咬合。同时检查卡环及𬌗支托是否与隙卡沟和𬌗支托凹密合。嘱患者主动做功能性整塑动作，将多余的树脂从基托边缘挤出，形成良好的边缘封闭。在树脂未硬固之前，从口内取出义齿，置于温水中浸泡，加速完成聚合，待树脂完全硬固后，去除倒凹区树脂，按常规磨光即可。

直接法重衬需操作者技术娴熟、轻巧，在树脂未硬固之前将义齿从口内取出，否则树脂进入倒凹区的部分变硬后，义齿便无法从口内取出。直接法衬垫的自凝材料对口腔组织有刺激，需要注意。

2. 间接法重衬　适用于义齿重衬的范围较大或不能接受自凝树脂对黏膜刺激的患者。

（1）将义齿刷洗干净，擦干，基托边缘及组织面均匀地磨除一层，并除去倒凹，缓冲硬区及骨隆突区的树脂（上颌义齿可在腭隆突区钻孔缓冲）。

（2）调拌少量流动性好的印模材料，放入义齿组织面，在口内戴入并嘱患者做牙尖交错咬合，指导患者做肌功能塑形。放置印模材料量不宜过多过稠，以免影响咬合垂直距离和正中关系。

（3）凝固后取出义齿及印模材料，去除基托周缘多余的印模材料，将义齿组织面向上装入下层型盒，暴露组织面和边缘的印模材料。

（4）再装上层型盒，石膏硬固后开盒，去除印模材料，调拌自凝树脂于黏丝期充填型盒，并加压，待其聚合固化后取出义齿，按常规工艺打磨和抛光。

3. 自凝软衬材料的重衬　近年来，新型的自凝软衬材料使用方便且无刺激性，具有弹性柔软性，与组织的贴合性好，又能与金属基托产生良好的结合。作为义齿组织面不密合的修理，能发挥其弹性缓冲的特性。对牙槽嵴低平、黏膜组织压痛点多、固位不良的病例可作为辅助治疗，起到减轻疼痛，改善固位效果的作用。特别适用于牙槽嵴低平、松软牙槽嵴或刃状牙槽嵴；黏膜组织过薄，倒凹大，压痛点多；颌面缺损组织倒凹大，软性材料部分伸入倒凹区等。自凝软衬材料的重衬方法同直接重衬法，根据不同品牌按产品说明书操作。

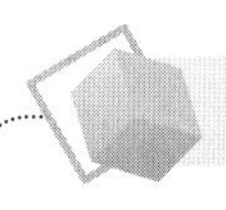

知识拓展

义齿软衬材料

义齿软衬材料是一类应用于义齿基托组织面具有一定弹性的义齿衬垫材料。它可以缓冲冲击性咬合力，避免局部压力过大，减轻或消除压痛，并可提高与牙槽嵴的密合性，改善义齿的固位。目前市售的弹性义齿衬垫材料主要有丙烯酸酯类软树脂和硅橡胶两类。

丙烯酸酯类软衬材料与基托树脂属同类聚合物，在粘接界面容易形成互溶，因此能与 PMMA 基托形成较良好的结合。由于此类材料含有大量的增塑剂，当材料浸入水或唾液中后，材料对水的不均匀吸收导致材料变形。另外，增塑剂也会缓慢地从材料中析出，一方面导致材料逐渐失去柔软弹性而变硬；另一方面，析出的增塑剂可能会对人体造成危害。丙烯酸酯类软衬材料固化后的初始硬度与粉、液比有关，在一定范围内，提高粉、液比，硬度就会增加；降低粉、液比，硬度也会随之下降。

硅橡胶义齿软衬材料的强度、耐老化性能较好，但它与基托树脂的粘接性较差，需要用专门的粘接剂或底涂剂，而且表面不易打磨抛光，容易附着细菌，特别是霉菌。

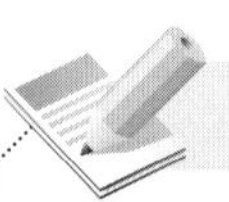

小 结

本章从临床和义齿制作的角度出发，对义齿戴入后发生的常见问题进行了探讨和归纳总结，同时也针对各种问题提出了解决方案。另一方面，对戴用一段时间后出现的可摘局部义齿人工牙脱落、卡环和基托的折断损坏以及义齿基托与组织面不密合和咬合不良等情况的修理方法作了详细的阐述。

思考题

1. 简述可摘局部义齿戴入后常见的问题。
2. 简述义齿基托折断后的修理方法。
3. 简述义齿重衬的方法。

（刘劲松 刘 曼）

第三篇

数字化技术在可摘局部义齿修复中的应用

第十二章　口腔数字化技术概述

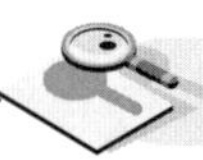

学习目标

1. 掌握：可摘局部义齿修复所用数字化技术的组成。
2. 熟悉：可摘局部义齿修复数字化技术的特点。
3. 了解：数字化技术及其发展趋势。

第一节　计算机技术简介

一、计算机

计算机（computer）是20世纪最伟大的科学技术发明之一，对人类的生产活动和社会活动产生了极其重要的影响。计算机俗称电脑，是现代一种用于高速计算的电子计算机器，既可以进行数值计算，又可以进行逻辑计算，还具有存储记忆功能；是能够按照程序运行，自动、高速处理海量数据的现代化智能电子设备。

数字技术（digital technology）是一项与电子计算机相伴相生的科学技术。它是指借助一定的设备将各种信息转化为电子计算机能识别的二进制数字后进行运算、加工、存储、传送、传播、还原的技术，也被称为计算机数字技术或数字化技术。

二、计算机的发展历程

1946年2月14日，由美国军方定制的世界上第一台电子计算机“电子数字积分计算机”（electronic nnumerical and calculator，ENIAC）在美国宾夕法尼亚大学问世，是美国奥伯丁武器试验场为了满足计算弹道需要而研制的，这台计算器使用了17 840支电子管，大小为80英尺×8英尺，重达28t（吨），功耗为170kW，其运算速度为每秒5 000次的加法运算，造价约为487 000美元。ENIAC的问世具有划时代的意义，表明了电子计算机时代的到来。

计算机的演化经历了由简单到复杂、从低级到高级的不同阶段。第一代计算机是电子管数字机（1946年—1958年），速度慢，一般为每秒数千次至数万次，且价格昂贵，但其为以后的计算机发展奠定了基础；第二代计算机是晶体管数字机（1958年—1964年），运算速度提高到每秒数10万至300万次，性能比第一代计算机有很大的提高；第三代计算机是集成电路数字机（1964年—1970年），运算速度更快，达到每秒数百万次至数千万次，而且可靠性有了显著提高，价格进一步下降，产品逐渐通用化、系列化和标准化等，应用领域也开始进入了文字处理和图形图像处理领域；第四代计算机是大规模集成电路机（1970年至今）。

1971年世界上第一台微处理器在美国硅谷诞生，开创了微型计算机的新时代。由于集成技术的发展，半导体芯片的集成度更高，每块芯片可容纳数万乃至数百万个晶体管，并且可以把运算器和控制器都集中在一个芯片上，从而出现了微处理器。并且可以用微处理器和大规模、超大规模集成电路组装成微型计算机，就是我们常说的微电脑或PC机。微型计算机体积小，价格便宜，使用方便，但其功能和运算速度已经达到甚至超过了过去的大型计算机。

三、计算机技术的应用前景

不同年代的计算机在不同的历史时期发挥了各自的历史作用，同时也启发了现代电子计算机的研制思想。一方面，计算机的小型化与低价格，极大地普及了计算机的应用；另一方面，利用大规模、超大规模集成电路制造的各种逻辑芯片，已经制成了体积并不很大，但运算速度可达一亿甚至几十亿次的巨型计算机。这代表了一个国家在计算机信息数据领域的综合实力。

我国继1983年研制成功每秒运算一亿次的银河Ⅰ型巨型机之后，又于1993年研制成功每秒运算十亿次的银河Ⅱ型巨型计算机。2009年研制成功峰值性能为每秒1.206千万亿次的“天河一号”超级计算机，成为美国之后第二个可以独立研制千万亿次超级计算机的国家。尤其是2016年“神威太湖之光”的出现，更是标志着我国已进入超算世界领先地位。

在计算机发明后不到一个世纪里，计算机技术的发展速度惊人，从最初的军事科研应用扩展到社会的各个领域，在信息管理、过程控制、辅助技术、计算机网络、多媒体等领域中，起着无可替代的作用，带动了全球范围的技术进步，由此引发了深刻的社会变革，计算机已遍及学校、单位，并进入寻常百姓家，成为信息社会中每个人必不可少的工具。同样，医学科学领域也在广泛应用计算机技术。

电子计算机虽然被称为“电脑”，但它的运行机制与人类大脑有本质的区别。到目前为止，电子计算机在模拟人类思维中特有的情绪、感情和自我认知能力等方面还比较初级，人工智能的研究还处在起步阶段。

第二节 数字化技术简介

一、数字化技术

数字化是必须依赖于计算机的使用而存在的一项技术。所谓数字化，是指信息的数字化，即是将许多复杂多变的信息，包括：图、文、声、像、三维形态等，转变为可以度量的数字、数据，再把这些数字、数据转化为电子计算机能识别的二进制代码，引入计算机内部，建立起适当的数字化模型，进行统一处理，从而完成集成、运算、加工、存储、传输、还原等目的。数字化技术的本质就是计算机技术应用的一种方式。

数字化技术的出现，深刻地影响着每个人的工作和生活，数字化技术正在成为当代社会的主要技术之一，主导着社会发展的方向。

二、数字化技术的发展趋势

随着计算机发展，计算机的应用技术变得更聪明、更方便、更好用，这就使得计算机慢慢地步入很多具体的设备中，融入生活，融入周围的环境，使计算机的数字信息成为以物质为主的生活空间的一部分，造成计算机无处不在，所有的信息基本上都能以数字化形式存在，所有的东西都会成为数字化的东西，实际上这样的变革已经发生在我们的身边。在数字化时代，人与人的交互是以互联网为介质的。人在学习、生活、工作中大量地利用互联网，数字化技术也广泛应用于工业、农业、商业、医学、教育、军事等领域。人们可以在任何地点与任何时间，用计算机相关设备来使用数字化技术。

我们生活在一个模拟的现实世界，思维、感知是模拟的和连续的，数字化技术的应用发展正经历着由点发展为线，再由线发展为面的过程。如何适应新的数字化生活，如何适应数字化生活给我们带来的很多机遇，这是我们这一代人需要迎接的挑战。

所谓的数字技术是多种数字化技术的集称，包括区块链、大数据、云计算、人工智能等。数字技术应用的最大长处是能够大幅提高整体经济效率。数字技术可以构建一个更加直接高效的网络，打破过去企业和企业之间、个人和个人之间、人和物之间的平面连接。通过数字化技术，未来将建立起立体的、折叠的、交互式的架构。在此架构中，实现的点对点、端对端的交互式连接将更直接，省去中间节点，进一步提高效率。此外，叠加以区块链为基础的数学算法建立数字信任，将使得经济运行实现更低成本、更高效率，从而带动社会迅速发展。

第三节 数字化技术在口腔医学中的应用概述

一、医学领域中数字化技术的应用

医学科学与计算机数字化技术的结合应用几乎开始于计算机发明的那一刻。当下计算机数字化技术的结合已然交叉渗透到了整个医学科技领域，主要的研究领域包括：医学影像学研究、解剖学与数字化（虚拟）人体的相关研究、计算机辅助设计、制造、分析技术的应用研究、人工智能医疗以及数字化医院的建设与管理、区域医疗协同与信息资源共享数据库的构建、远程医疗与远程医学教育等各个分支学科。

二、口腔医学领域中数字化技术的应用

口腔医学研究的主要任务是预防和治疗与口腔相关的疾病。口腔疾病常见的损害是造成口腔软硬组织的缺损与缺失，而这些缺损与缺失一般是无法通过组织的再生自我恢复的，需要充填人工材料或制作人工装置来恢复其相应的形态和功能，从而恢复口颌系统的正常形态和生理功能，以促进患者的身心健康。

数字化技术应用于口腔医学研究领域，主要涉及的内容包括：数字化口腔影像、数字化口腔解剖形态、计算机辅助设计（CAD）、计算机辅助制造（CAM）等方面。从口腔临床实践来看，数字化技术主要应用于影像诊断、口腔修复、口腔颌面外科、根管外科、口腔种植、正畸治疗等方面。

当然，随着数字化技术与医学科学的不断交叉融合，基于数字化技术衍生出的医学新模式、新机理和新技术还会不断出现，口腔医学也将与时俱进，获得更大的发展。

三、口腔修复领域中数字化技术的应用

如前所述，口腔疾病常造成口腔软硬组织的缺损与缺失，这些缺损与缺失绝大多数情况下是运用口腔修复治疗技术来恢复的，其中包括牙体缺损、牙列缺损以及牙列缺失等不同情况，制作的修复体也分为可摘局部义齿、固定义齿、全口义齿和种植义齿等不同修复形式，数字化技术在这些不同修复形式中的应用范围和应用方式也各有不同和侧重。

口腔修复技术总体包括两大部分内容：临床诊疗与修复体（缺损替代体）配制。数字化技术在这两大部分中的应用也有不同的侧重，在临床诊疗部分，侧重运用于数字化影像、三维形态重建、修复体设计与效果展示、数字化模型构建等方面；在修复体配制部分，侧重运用于模型数据采集、修复体形态设计（CAD）、修复体制作（CAM）等方面。目前，口腔修复诊疗中，数字化技术以其精确、直观、高效、省时的优势，为广大医技人员所采用，但是，它还无法替代口腔修复治疗过程的所有技术，还有相当部分的技术与操作需要口腔专业的医技人员来完成。本篇内容主要介绍数字化技术目前在可摘局部义齿修复工艺技术中的应用。

第四节　可摘局部义齿数字化制作的发展、组成和特点

一、可摘局部义齿数字化制作技术的发展

计算机技术问世以后，法国学者 Francois Duret 于 1971 年首次将其引入口腔修复领域，但初期的理论及实验研究进展较为缓慢。直至 1983 年，Duret 才制造了第一台 CAD/CAM 修复系统样机；1985 年，Duret 使用该系统制作了第一个 CAD/CAM 全冠修复体；1986 年，德国一家公司购买瑞士学者 Moerman 和 Brandstini 的专利，生产了第一代商品化 CAD/CAM 修复系统，即用于制作固定修复体的 CEREC I 系统。

1987 年，日本 Osaka 大学及 Kyoo 大学联合推出了第一个可摘局部义齿设计系统，此系统可以根据口腔形态的数据处理生成可摘局部义齿的二维设计图，形成了可摘局部义齿 CAD 设计的雏形。1989 年，Beaumont 等推出了一个可摘局部义齿设计的 MacRPD 系统，主要为用户提供一种启发式的设计过程，系统可以生成一个简单的义齿设计图；1991 年由英国 Birmingham 大学及 Wales 大学联合推出的 RaPiD 系统也是基于二维图形的设计系统，但是用户可以修改图形；1993 年北京大学口腔医学院吕培军等建立了一个初级的可摘局部义齿二维设计系统，能模拟口腔临床检查、诊断，并给出治疗计划和最终义齿修复的设计方案；韩其睿等于 1999 年推出了可摘局部义齿设计系统。上述这些设计系统生成的都是平面设计图，无法表现修复体的立体结构，也无法形成三维图像数据。

近年来，计算机三维图像技术日臻成熟，其在医学领域的应用也不断扩大，如 CT 重建技术、三维激光技术、光栅扫描技术等能准确地获得患者牙列缺损的三维信息，并可在计算机上重建三维模型，相继开发了一些牙列缺损修复的三维 CAD 系统。1999 年上海第二医科大学口腔医学院张富强等在 CT 扫描重建形成的三维模型的基础上，通过软件进行表面裁减处理，建立不同类型义齿各组成部分的三维模型；2003 年，南京医科大学口腔医学院邱

憬、蔡玉惠等人运用计算机三维图像技术，成功开发出一套可摘局部义齿计算机辅助设计系统。该系统是以一个“标准正常人”的牙颌经CT扫描重建，形成三维数据为基础平台，通过3D MAX进行可摘局部义齿各部件的三维建模，能够对一些简单的牙列缺损类型进行修复设计；2006年北京大学口腔医学院吴琳、吕培军等通过光栅扫描牙槽嵴表面均匀铺蜡的标准牙颌模型，获取牙颌模型数据，并在此基础上进行可摘局部义齿支架的曲线曲面造型，比以往建模更精确一些。但这些设计系统均基于标准牙颌的研究，尚未应用于临床实际病例。

目前应用于可摘局部义齿修复的数字化技术，是国内外不同厂商基于口腔修复的原理和不断改良升级的数字采集与CAD/CAM技术，发展出的更加便捷、实用的数字化应用软件和制造设备。这些不同品牌的应用技术在数据采集方式、CAD过程、CAM设备等诸多方面均有较大差异，需要在实际使用前认真学习。

二、可摘局部义齿修复数字化技术的组成

可摘局部义齿修复治疗的过程，主要包括临床诊疗和修复体制作两大部分，临床诊疗部分的工作首先是由医师根据患者的要求以及患者口腔内牙齿缺失的情况，做出修复诊断及恢复缺损修复体的设计，然后根据设计的要求，进行口腔内的预备，并且将预备后的口腔软硬组织形态以及上下颌的咬合关系复制下来，并将这些诊断设计、口腔组织形态以及咬合关系交给口腔技师，由技师制作出符合要求的修复体，交还给临床医师，由医师给患者进行可摘局部义齿的试戴及指导，从而完成可摘局部义齿修复诊疗的全过程。可摘局部义齿修复主要适用于牙列缺损的患者，特别适用于老年人及牙齿缺失数目比较多的患者（图12-1）。

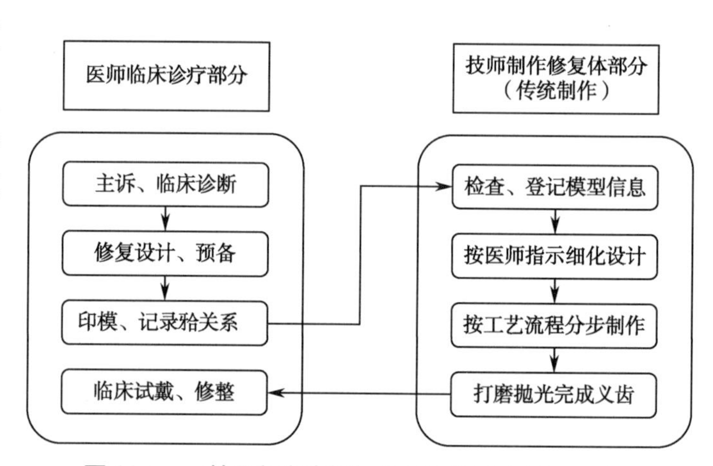

图12-1　可摘局部义齿修复治疗过程医技合作示意图

在可摘局部义齿修复诊疗的全过程中，数字化技术尚未完全覆盖，根据目前研究和探索，可摘局部义齿修复过程中，数字化技术主要用于医师进行口腔预备后，口腔软硬组织形态的数据采集，技师根据临床要求对修复体的支架、固位体、𬌗支托及连接体进行设计，并且通过计算机外接设备制作出这些部件，然后戴入患者口腔模型，再添加人工牙及基托蜡型，按照传统方法装盒、充填、热处理、打磨、抛光，最后完成义齿，交给医师临床试戴（图12-2）。

简单地说，目前可摘局部义齿修复中所采用的数字化技术包括：数据采集技术、计算机辅助设计（CAD）、计算机辅助制作（CAM）三部分。

1．数据采集　所谓数据采集，又称数据获取，是利用特定的装置，从计算机系统外部采集数据并输入到计算机系统内部，以便由计算机对这些数据进行处理。常见的数据采集装置如照相机、麦克风等，都是数据采集的工具。不同特性的装置，可以采集不同性质的数据，照相机采集的是色彩数据，麦克风采集的是声音数据。

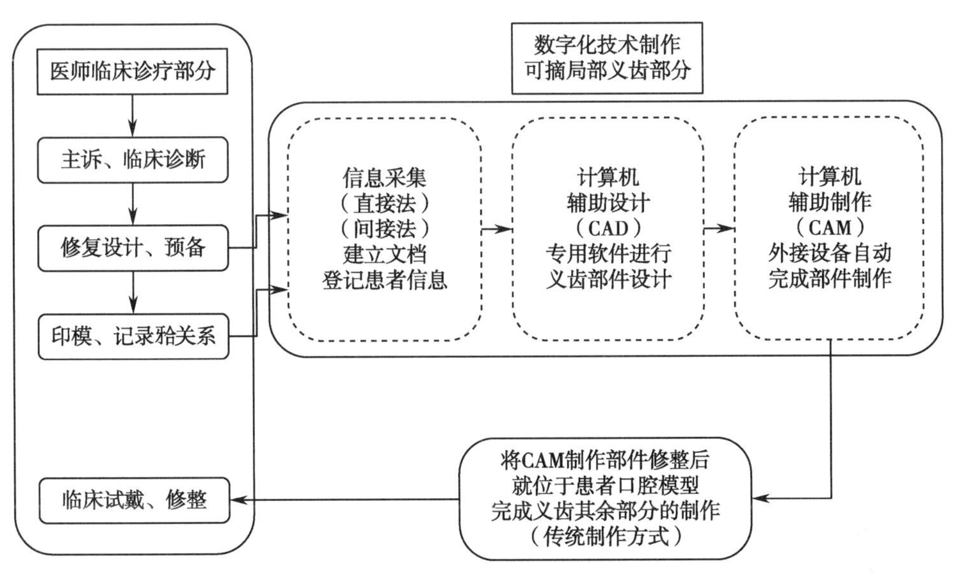

图 12-2　数字化技术辅助可摘局部义齿制作部分示意图

可摘局部义齿制作的数字化技术也依赖数据信息的获取。当医师完成了患者的诊断和口腔预备后，此时患者的口腔形态就是制作可摘修复体的依据，如何将这时的口腔形态信息转换成数字化信息（数据），是应用数字化技术的第一部分。

三维扫描仪（3D scanner）是一种科学仪器，用来侦测并分析现实世界中物体或环境的形状（几何构造）与外观数据（如颜色、表面反照率等性质）。采集到的数据常被用来进行三维重建计算，在计算机中虚拟创建实际物体的数字模型。

口腔形态信息的数字化，目前大多采用三维扫描的方法获得，扫描的对象可以有两种选择，一种是直接扫描口腔软硬组织的形态；另一种是通过传统口腔印模的方法，将口腔软硬组织形态复制成口腔模型并记录上下颌的位置关系，然后对口腔的印模或模型进行扫描，从而获得口腔形态的数据。第一种方法在口腔环境下直接扫描，虽然省去了印模和复制模型的步骤，相对快捷，但由于口腔软组织质地不同、活动度不同，牙列缺损范围不同，再加上口腔环境相对狭小，唾液分泌等因素，数据采集的难度大，且准确性会受到影响。因此，临床上大多采用第二种方法，即对口腔模型或印模进行三维扫描，获得口腔形态数据。

2. 计算机辅助设计　计算机辅助设计（computer aided design，CAD）是专业设计人员运用计算机系统，对获取的目标数据进行分析、计算、模拟、制图、编制文件等处理（即工程或产品设计），从而获取设计结果的一种技术。采用计算机辅助设计技术，操作简单，可缩短设计时间，提高工作效率，节省人力、物力和财力，更重要的是提高了设计质量。CAD 技术已应用于飞机设计、船舶设计、建筑设计、机械设计、大规模集成电路设计等领域，可摘局部义齿修复的设计也已采用 CAD 技术进行了义齿构件的形态设计。

3. 计算机辅助制造　计算机辅助制造（computer aided manufacturing，CAM）是利用计算机系统进行产品的加工控制过程，输入的信息是零件的工艺路线和工程内容，输出的信息是刀具的运动轨迹，得到的是原设计要求的产品。

将 CAD 和 CAM 技术集成，可以实现产品设计生产的自动化，这种技术构成了计算机集成制造系统，在工业制造领域已广泛采用。CAD 和 CAM 技术应用于口腔修复体制作，一方面将原本复杂烦琐、误差较大的多个工艺过程变得简单精确、高效快捷；另一方面又为修复体的个体设计，提供了因人而异的方便。

三、可摘局部义齿数字化技术的特点

可摘局部义齿修复的要求，是在不规则的口腔缺损形态中，制作出符合不同个体的精密修复装置。这种初始形态的不规则与最终装置的精确性要求之间的矛盾，是传统的机械和手工制作工艺无法完全克服的。相比于可摘局部义齿传统的制作工艺，由数字化技术替代的部分，例如口腔形态印模、模型观测分析、熔模制作、失蜡铸造等，数字化技术在更新工艺、产品精确可控、简化过程、节约时间和成本、提高工作效率和产品质量方面，都有无可比拟的优势。可摘局部义齿数字化技术的特点概括如下：

1. 新工艺让产品更精密　数字化技术将金属切削、激光烧结、3D 打印等金属、树脂成形技术替代了传统的失蜡铸造、树脂装盒成形的工艺，工艺过程被完全更新，制作出的可摘局部义齿及其部件更加精密准确。

2. 简化工艺过程，节约成本　由于数字化技术革新了制作的工艺过程，相比于传统的复制模型、制作熔模、包埋铸造、打磨抛光等工艺过程，数字化技术只需在计算机上用鼠标设计形态，确认输出文件，由 CAM 自动制造，产品几乎 100% 成功，从而使得义齿制作步骤简化，同时也节约了人力和时间成本。

3. 生产效率高，品种优良　数字化技术带来的工艺革新和过程简化，大大地提高了义齿的生产效率，提升了产品的质量。同时免除了技师大量繁重的手工操作，解放了劳动力，改善了工作环境。

因此，实现数字化制作是修复体制作的发展方向。培养更多既具有口腔修复理论基础，又具备数字化设备应用能力的新一代口腔专业技师，是当务之急。

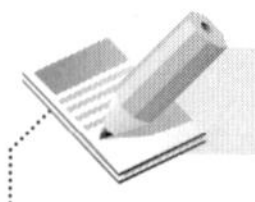

小　结

本章主要介绍了计算机技术的出现和发展带来的革命性变化。同时介绍了计算机数字化技术在医学及口腔医学领域内的应用与发展趋势。并着重介绍了可摘局部义齿数字化制作技术的发展、组成及特点。为初学者学习和理解可摘局部义齿数字化制作技术打下基础。

思考题

1. 什么是数字化技术？
2. 数字化技术是如何与医学发生联系的？
3. 可摘局部义齿数字化制作技术的组成及特点是什么？

（潘　灏）

第十三章　可摘局部义齿制作的数据采集

学习目标

1. 掌握：间接法采集口腔形态数字信息技术。
2. 熟悉：直接法采集口腔形态数字信息技术。
3. 了解：口腔形态数字采集技术的原理。

可摘局部义齿制作的基础与依据是患者的口腔形态，是经过医师诊断、设计和预备好的患者的口腔形态。传统的义齿制作方法是采用制取口腔形态模型来获取义齿制作的依据。数字化技术制作可摘局部义齿的基础与依据同样是预备好的患者的口腔形态，只是将患者口腔形态要用数据的形式来收集与存储，这种将患者口腔形态数字化的过程称为可摘局部义齿制作的数据采集技术，也称作口腔数字化印模技术。

第一节　数据采集技术原理

一、三维扫描仪

采用数字化技术制作可摘局部义齿或其部件，同样必须依赖于患者的口腔形态作为义齿制作的基础和依据，必须先将患者的口腔形态转换成数字信息输入计算机，才能便于计算机进行计算和处理。将实际形态转换为数字信息，需要依赖三维扫描仪。

三维扫描仪（3D scanner）的工作原理是创建物体几何形态表面的点云数据（三维云坐标），这些点云数据经过计算机应用CAD等专用软件处理后，可以快速重构出被测物体（包括点、线、面、体、空间等各项数据）的三维形状，越密集的点云越可以创建物体的精确形态，这个创建过程就是对几何形态进行的数字化三维重建。

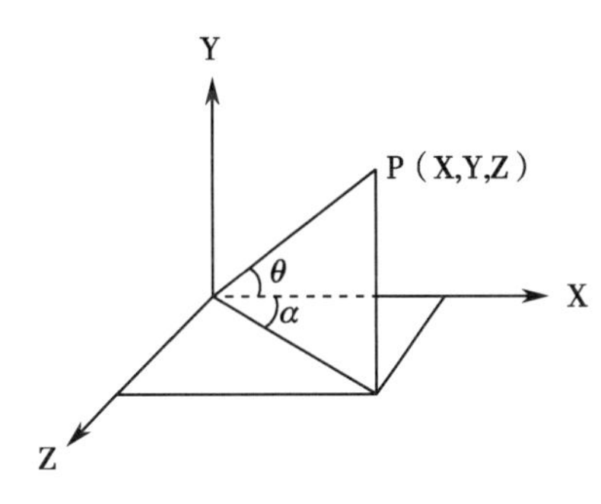

图13-1　点云坐标三维测量原理图

如图13-1所示，在三维扫描仪确定的坐标系中，定义：XOY面为水平扫描面，Z轴与水平扫描面垂直，物体表面任意被测P点，P点到坐标系原点的距离为S，其三维云坐标即为：

$$Xp = S \cdot \cos\theta\cos\alpha$$
$$Yp = S \cdot \cos\theta\sin\alpha$$
$$Zp = S \cdot \sin\theta$$

三维扫描仪可类比为照相机，它们的视线范围都呈现圆锥状，信息的搜集皆限制在一定的范围内。两者不同之处在于照相机所抓取的是颜色信息，而三维扫描仪测量的是距离信息。由于三维扫描仪的扫描范围有限，因此常需要变换扫描仪与物体的相对位置，进行多次扫描，并将它们集合拼接成完整的物体形态，将多个扫描片段信息集成的技术称作视频配准或视频对齐。

二、三维扫描的方式

三维扫描仪分类为接触式（contact）与非接触式（non-contact）两种。

1. 接触式三维扫描　所谓接触式三维扫描，是扫描仪透过实际触碰物体表面的方式计算深度，如坐标测量机即为典型的接触式三维扫描仪。此方法相当精确，但接触式扫描过程中必须接触物体，待测物有遭到探针破坏损毁的可能，而且接触式扫描所需时间较长（每秒能完成数百次测量），因此多用于工程制造产业。

2. 非接触式三维扫描　非接触式三维扫描又可分为主动式扫描与被动式扫描两种。它们都属于光学能量扫描的范畴，扫描仪运作频率则高达每秒一万至五百万次。使用光学能量进行非接触式扫描达成三维数据重建的方法，是目前主要采用的扫描方法。

主动式扫描与被动式扫描的区别在于扫描所使用的光源不同，主动式扫描是扫描仪自主发出光源；被动式扫描是扫描仪没有光源，利用周围环境光源。

主动式扫描是指扫描仪将自身发出的能量投射至被测物体，借由能量的反射来计算三维空间信息。常见的自主投射能量有一般的可见光、高能光束、超音波与X射线等。

光栅扫描也是主动式扫描方式之一，它的特点是利用光的干涉作用进行扫描，其扫描范围有限，但精度相对较高，且扫描仪的价格昂贵。

被动式扫描仪本身并不发射任何辐射线（如激光），而是以测量由待测物表面反射周遭辐射线的方法，达到预期的效果。由于环境中的可见光辐射是相当容易获取的，大部分这种类型的扫描仪以侦测环境的可见光为主。其他的辐射线，如红外线，也是能被应用于这项用途的。

第二节　数据采集

运用数字化技术制作可摘局部义齿，其实质就是将原来传统手工制作可摘局部义齿的各个步骤或过程，尽可能用计算机技术以及自动化生产设备来替代，以便获得更加优质精密的产品（患者的义齿），同时可以降低专业技师的劳动强度，简化义齿制作的工艺过程。

数字化技术制作可摘局部义齿，其依赖的基础就是患者口腔的形态，即患者口腔内缺损的软硬组织形态以及口腔内存留的软硬组织形态的综合形态，在这样的形态的前提下，运用数字化技术，来帮助实现精确的、个性化的义齿制作。所以数字化技术制作可摘局部义齿的前提，就是需要将患者的口腔形态转换成数字信息，这个过程就称为数据的采集。

一、数据采集的准备

可摘局部义齿修复时，先由临床医师根据对患者牙列缺损情况的诊断以及患者的修复意愿，做出修复治疗方案。待治疗方案确定后，临床医师须根据义齿设计要求的内容，首先对患者的口腔软硬组织进行准备，其内容主要包括基牙支托凹、义齿间隙卡等所需殆面间隙的预留，以及余留牙、牙槽嵴、软组织等形态修整的准备。经过这样准备的口腔形态，为可摘局部义齿修复确定了基础，也是数据采集前的准备工作。

二、数据采集的方式

可摘局部义齿制作的数据采集，需要使用口腔专用的三维扫描仪，扫描的方式有两种。一种方式是直接扫描口腔软硬组织的形态，称为直接法数据采集。直接法使用手持式扫描仪，对口腔的软硬组织形态进行分区扫描，然后由计算机拼接合成口腔的形态数据，用于进一步的修复体形态设计和制作。另一种方式是扫描口腔模型，即通过传统口腔印模的方法，将口腔软硬组织形态复制成口腔模型并记录上下颌的位置关系，然后对口腔的印模或模型进行扫描，从而获得口腔形态的数据，这种采集方式称为间接法数据采集。

两种数据采集方式各有利弊。直接法采集数据是在口腔环境下直接扫描，虽然省去了印模和复制模型的步骤，相对快捷，但由于口腔软组织质地不同、活动度不同，牙列缺损范围不同，再加上口腔环境相对狭小，唾液分泌等因素，使得直接法采集数据的难度比较大，特别是缺损范围大的患者，数据采集难度更大。间接法采集数据，由于增加了制取模型等步骤，增加了偏差出现的可能，但对于模型的扫描，比口腔内直接扫描更加简便。因此，可摘局部义齿制作的数据采集，根据制作需要及口腔形态的复杂程度，可由医技人员选用不同的方式。临床制作中，口腔形态复杂的病例，可能更多采用的是间接法，即对口腔模型或印模进行三维扫描，从而获得口腔形态的数据。

三、数据采集后的存储

口腔扫描仪作为计算机的数据输入设备，它所采集的数据，通常需要存储为易于计算机后期计算处理的格式，即能够和计算机辅助设计与辅助制作的软件相一致。也就是 CAD 与 CAM 系统能够识别和运算的软件。

CAD 软件具有借助计算机处理数据、图形，进行交互式智能化设计的功能，医师使用计算机的系统软件和 CAD 应用软件系统，对采集的患者口腔数据进行三维图形的设计。CAD 软件数据库中储存了与修复体设计相关的知识、经验和数据，方便辅助医师完成各种修复体的设计。CAM 是计算机的外接输出设备，它具有接受计算机输出的指令，利用加工设备制作出 CAD 软件所设计产品的功能。所以，数据采集的存储格式，必须与 CAD 和 CAM 使用的格式相一致。

第三节　数据采集的具体步骤与方法

可摘局部义齿制作的数据采集技术，即是将患者口腔形态数字化的过程，也称作口腔数字化印模技术。数据采集的具体步骤与方法介绍如下。

一、建立数据文档

患者数据采集的第一步，是要创建患者个人信息的数据文档。即启动计算机，打开可摘局部义齿修复专用的CAD软件，创建一个新的文档，输入包括患者姓名、年龄、性别、就诊日期、缺损诊断、修复体设计、修复材料要求以及诊疗医师姓名、联系方式等信息。这些专用软件的文档通常有一系列菜单窗口，下拉后即可填入相应的信息。有的软件也可以支持导入患者的电子病历、医师修复设计要求等信息，更加简便。建档后也方便按患者姓名或建档时间等关键词进行检索。

二、数据扫描操作

（一）口腔内形态直接扫描

由于口腔内环境较为复杂，软硬组织相间，形态不规则，反光性能不同，不同区域唾液存在状态不同，这些因素都可能影响扫描的准确性。因此，扫描前需要将口腔环境进行准备，并对扫描取像的特性有所了解。

1. 扫描取像准备

（1）镜头：口腔形态数据采集镜头多用远心镜头，它具有高分辨率、宽景深、低畸变以及平行光设计，使得印模数据精度得到提升。

（2）关闭外来光源：由于牙釉质呈半透明状态，扫描时外部光源容易在牙体上，特别是在前牙切端会发生漫反射和散射现象，将对扫描成像效果产生影响，故在口内扫描时需要关掉外来光源，例如口腔科治疗椅上的光源或者医师头灯，以保证扫描仪镜头发出的平行光束不受其干扰。

（3）喷涂阻光粉：扫描时往往会因为口腔内存在金属反射光（金属冠等）而影响扫描效果，需要预先喷涂阻光粉（又称对比度增强剂）覆盖金属部分后，再进行扫描。

2. 扫描取像的特性

（1）图像连续性：由于扫描取像过程是连续影像在空间关系上的持续整合，要保证前一次取得的图像能在三维空间内和后一次所取图像相互衔接，需要镜头的移动轨迹遵循连续性与一致性的规律，否则会产生一定的变形或无法识别。另外，扫描取像的速度不应过快，不然计算机无法及时处理扫描数据，图像也无法匹配。大部分专用扫描设备会根据镜头的移动速度和图像识别情况，配备相应的图像同步显示及提示音，来提醒操作者注意镜头是否处在正确取像的状态下。

（2）图像堆叠：对同一部位的多次取像会将每一次扫描得到的图像堆叠在一起，一方面，对于前一次扫描没有扫到的残缺部分通过补充扫描将该部位图像补全；另一方面，在某一部位多次的扫描会使得图像堆叠过多，不仅影响数据处理速度，还会在这些突出部位产生毛边或锯齿，反而影响其精密程度。所以对于同一部位的扫描，包括补扫操作在内，一般最多扫描5次。多于5次则需特别注意图像精确度的变化。

3. 扫描取像范围

（1）修复单侧后牙，修复体设计范围不跨越中线，扫描取像范围一般只需采集该缺牙侧上下颌8—3范围内的软硬组织信息，以及该侧的咬合信息。

（2）修复前牙，修复体设计在第一前磨牙以前的区域，扫描取像范围一般采集上下颌前牙和第一前磨牙，即4—4范围内的软硬组织区域信息以及咬合信息。

（3）修复缺牙较多，修复体设计范围涉及前后牙多区域，扫描取像范围一般采集全口范围内所有的软硬组织区域信息和咬合信息。

4. 扫描取像顺序　扫描取像按照位置顺序依次进行，一般顺序为：𬌗面形态、唇颊面软硬组织形态、舌侧软硬组织形态、缺隙处基牙近远中形态、形态缺损补充扫描、上下颌牙尖交错𬌗时的颊侧形态。

5. 扫描取像的具体操作方法　手持扫描仪要握持稳定，取像镜头要求与扫描面保持垂直，距离扫描面在0～10mm范围内，理想距离是3～5mm；扫描移动速度保持匀速，大约每1～2秒扫描一个牙位（以显示屏上的图像不变形为准）；扫描轨迹需要保持直线运动，扫描轨迹保持逻辑上的连续性与一致性。跨越过中线时扫描头需要转向180度。扫描一般从𬌗面远中开始。

下面以后牙区牙列形态数据的采集为例，介绍从𬌗面、颊面、舌面、邻面、对颌牙列及颊侧咬合形态图像的采集操作方法。

（1）𬌗面的扫描：确保扫描摄像头与𬌗面垂直，与扫描面保持3～5mm的距离，摄像头从牙列最远中牙齿的𬌗面开始，从远中到近中方向移动扫描，𬌗面形态比较复杂，移动时应缓慢一点，留足图像处理的时间，由远中向缺隙处到近中方向匀速移动，移动到尖牙位置停止。计算机显示屏上可同步显示扫描图像，以便监控扫描取像的精确程度。

（2）颊面的扫描：摄像头在尖牙位置旋转约90°转向颊面，与颊面保持垂直，引导摄像头从尖牙开始向远中移动，从缺隙处近中牙齿经过缺隙处，直到缺隙处远中牙齿的颊面（包括牙龈形态）。颊面扫描时保持直线移动，不要向移动方向做上下移动或倾斜扫描。

（3）舌面的扫描：摄像头在牙列远中牙齿的颊侧方向，由颊面旋转摄像头90°转向𬌗面，然后再旋转90°转向舌面。按照上述方法进行由远中向近中的舌侧扫描。

（4）邻面的扫描：上述扫描后，缺隙处的邻面形态往往有缺失，需要进行邻面补扫。扫描缺隙处的邻面，摄像头可以在预备基牙牙体的𬌗方，通过近远中摆动镜头的方式摄取缺隙邻面的影像，倾斜角度约为15°～30°，可取得较为清晰的邻面接触区的影像。

（5）对颌牙列扫描：在完成缺隙牙列扫描后，应同样获取对颌牙列的数字图像，其中对颌牙的𬌗面和颊侧的扫描尤为重要，会影响到最终修复体的设计。

（6）颊侧咬合像的获取：在完成上下颌牙列扫描后，需要获取咬合状态下上下颌颊侧形态的扫描数据，以便于建立正常的咬合接触关系。颊侧咬合扫描时注意上下颌保持在牙尖交错𬌗的位置。扫描时注意不要忽略牙龈组织，必要时可以通过补充扫描获得。

前牙区扫描取像基本与上述方法一致，前牙区扫描取像与后牙区不同的特点在于：一是没有𬌗面形态，所以扫描前牙时需要特别关注尖牙、第一前磨牙及其牙尖数据扫描的准确性；二是扫描需要跨越中线，跨越中线时扫描头需要转向；三是扫描需要排除系带干扰。前牙区的扫描取像，由于需要跨象限取像，取像头移动路径较长，且路线复杂，要保证取像的稳定性和取像的连续性，以便图像重叠并能正确匹配。

综上所述，口腔内形态直接扫描获取数据时，虽然环境干扰因素较多，取像过程复杂，操作比较困难，但取像过程中能观看到实时动态图像，基本上能判断数字化扫描的准确性。其既便于指导操作者完成数据采集，也便于操作者发现问题，并及时修正。

动态取像结束后，电脑会计算并展现虚拟的口腔形态的模型，让操作者基本评估取像质量，本阶段可以进行模型的修整，并可去除一些浮边和伪影。

如果口腔形态图像采集不全或者存在有难以消除的伪影，可以加拍影像，或者返回“取像”步骤，拍完后重新建立准确的数字化模型。数字化模型的准确与否将直接影响下一步修复体设计与制作的质量和修复效果。

（二）口腔模型扫描

相比于口腔内直接扫描法，间接扫描口腔模型的数字化采集方法则比较简单。

间接法采集口腔形态的步骤是：制取口腔石膏模型、建立患者数据文档、模型扫描取像、咬合匹配、检查取像质量，数字化模型扫描完成。

制取口腔模型是传统可摘局部义齿制作的步骤，建立患者数据文档方法与上述一样。

口腔模型的扫描是在专门的模型扫描舱内进行，要求口腔石膏模型经过修整、形态清晰完整、放置稳定、上下颌牙尖交错殆关系（或人工记录咬合关系）稳定，模型放置在扫描舱内中心位置，由扫描舱自动进行三维扫描。扫描顺序是下牙列、上牙列、上下牙列咬合模型。扫描后在计算机上检查咬合匹配和扫描图像质量，检查无差错即完成数字化模型的建立。

间接法扫描的准确性依赖于口腔印模和模型的准确性。

三、数据稳定保存

口腔形态的数字化采集完成后，需要将采集的数据以一定的格式保存，常用的文件格式有 STL、ASC、AGS 等，这些文件格式通常需要专门的应用软件才能读取，从而方便了可摘局部义齿制作的后续步骤，即数字化设计与数字化制作。

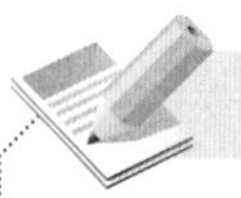

小 结

本章介绍了数字化信息采集的原理和应用，着重介绍了可摘局部义齿制作所需要的口腔形态数据信息采集的方法、步骤及注意事项，为学习可摘局部义齿数字化制作技术打下基础。

思考题

1. 数据采集的原理是什么？
2. 口腔形态的数据采集有哪两种形式？各有哪些特点？
3. 口腔形态数据采集需要做哪些准备？
4. 如何从口腔模型上采集口腔的形态数据？

（潘 灏）

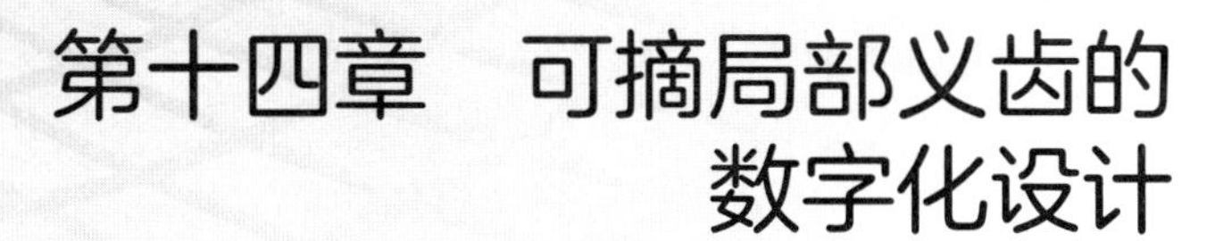

第十四章　可摘局部义齿的数字化设计

学习目标

1. 掌握：计算机辅助设计可摘局部义齿支架的操作步骤和方法。
2. 熟悉：可摘局部义齿支架设计的原则和要求。
3. 了解：可摘局部义齿计算机辅助设计技术的发展趋势。

第一节　可摘局部义齿数字化设计概述

可摘局部义齿的数字化设计，是针对患者口腔内牙列缺损的情况，运用数字化技术来设计出符合生理要求的可摘局部义齿。因此，数字化设计的基础是患者个人口腔的数据信息。所以患者口腔形态的数据采集技术是进行可摘局部义齿数字化设计的前提。而计算机辅助设计（CAD）技术，则是可摘局部义齿数字化设计的主要工具。

计算机辅助设计系统，通常由计算机主机、图形显示器、键盘、鼠标等硬件设备，以及计算机系统软件、计算机辅助设计软件（应用软件）构成。

将通过数据采集设备获取的，经过医师完成了可摘修复前准备的患者口腔的形态数据，包括患者牙列缺损的形态、黏膜的形态以及咬合关系的形态数据，输入到计算机中。

输入计算机的信息数据，借助可摘局部义齿专业 CAD 软件中的相关数据和功能，通过计算机 CPU 的逻辑运算和显示，由专业人员根据医师的要求和专业的设计经验，在 CAD 软件中生成的三维立体图像上进行可摘局部义齿修复体的设计操作，在 CAD 软件中完成可摘局部义齿相应部分的设计方案。从而为下一步的义齿数字化制作做好准备。

第二节　可摘局部义齿数字化设计的发展情况

可摘局部义齿修复的数字化设计，通常是指对可摘局部义齿修复体支架部分的数字化设计。而义齿制作中人工牙排列、树脂基托塑形以及义齿树脂充填等工艺步骤，仍采用传统的制作方式。

目前，可摘局部义齿修复体制作中运用的数字化技术，主要集中在义齿支架部分，这是因为可摘局部义齿修复体的支架部分，包括义齿的卡环、支托、大小连接体、部分金属基托以及金属树脂连接装置，这些部分都是由同质的金属材料制成，适合一体设计制作。而可摘局部义齿修复体的人工牙和树脂基托部分，是由树脂类材料制成，目前的可摘义齿数字化制作技术，尚不支持两种不同材料的产品同时一体制造完成。

由于目前对于可摘局部义齿修复体中，人工牙、树脂基托部分的数字化制作技术研究与报道仍十分有限，更没有成熟的可摘局部义齿制作整体的数字化生产方案。因此，可摘局部义齿树脂部分的制作仍采用传统工艺的现状，在短期内也不会取得很大突破。

但是，这方面的研究也并非全无头绪，有少数学者进行了探索和尝试。2018 年，北京大学口腔医学院李欣欣等人发表文章，尝试了新的方法。在设计好完整的可摘局部义齿后，用同种材料进行了一体化的可摘局部义齿的数字化制作。这给可摘局部义齿数字化技术提供了新的思路，但这需要材料以及数字化制作技术作为支撑，目前还尚未达到适合生产的地步。

总之，可摘局部义齿的数字化制作技术很大程度上受限于材料、数字化制作技术本身，短期内可摘局部义齿数字化设计只会局限在可摘局部义齿支架设计的范围内。

第三节　数字化设计义齿支架的原则与优势

数字化设计支架，实际上对应了传统制作工艺中的模型观测、填凹、支架设计与支架熔模制作等部分，所以将数字化设计支架与传统制作工艺进行比较，应包括上述各步骤。

一、数字化设计支架原则与制作要求

无论是数字化设计技术还是传统设计技术，无论是义齿的支架还是其他部分，可摘局部义齿修复的设计原则和设计要求都是一致的。

设计必须遵循：保护口腔余留软硬组织健康原则、生物力学原则、稳定与固位原则、生物相容性与安全性原则、美学设计原则。

可摘局部义齿支架设计的要求：良好的固位和稳定作用、足够的强度、有效恢复咀嚼功能、坚固耐用、美观舒适、摘戴方便等。

二、支架数字化设计的优点

（一）数字化设计支架更精准

在计算机上进行支架的数字化设计，可以按照支架设计的要求，面对计算机屏幕显示的三维模型，用 CAD 软件提供的功能，通过键盘和鼠标来画出支架，设定支架每个部件的形态参数，包括支架的位置、宽度、厚度、角度、边缘位置及其连接等内容，而且这些参数随时可以修改。但在传统制作工艺中，支架是由技术人员手工操作来实现的，首先是模型的人工观测存在偏差；其次是为制作熔模复制的耐高温材料模型又存在偏差；再加上手工蜡型制作无法像计算机那么精准。所以数字化设计支架有明显的优势。

例如，数字化设计支架中，腭板厚度设计成 0.5mm，制作出来的腭板就是 0.5mm 厚，而且均匀一致。而传统工艺设计腭板时，采用 0.5mm 的成品花纹蜡片，用火烤软后压合于模型上，压合蜡片的过程中，蜡片无法均匀受力，有些部位被压薄，造成腭板厚薄不均匀，部分

地方厚度不足 0.5mm，达不到设计要求；而且在压合时受限于腭部形态的不规则，时常需要拼接蜡片，出现接缝的痕迹，影响腭板设计的美观性。

又如，支架上的内外终止线应形成小于 90°的台阶。传统工艺中这样的锐角较难实现，而数字化设计的支架，设计出的锐角就能很好地实现。

（二）数字化设计更简洁

支架设计的传统工艺步骤依次包括：工作模型修整、观测、填凹、局部处理；复制耐高温材料模型；耐高温模型的表面处理、熔模的制作。而数字化设计支架的基本步骤是：打开计算机软件、输入数据、分析模型、设计支架。

显而易见，数字化设计支架不需要实体模型的分析、处理、转换等大量花费时间的步骤，节约了设计时间，也省略了相关材料及设备的操作，所以数字化设计更简洁、更节约。

（三）数字化设计数据易于保存和修改

数字化设计的支架的数据很容易保存和追溯，只要计算机中的相关设计数据没有被删除，所有设计的细节都会保存下来。而且，如果需要修改设计或重新制作，随时可以进行。

传统可摘局部义齿的工艺制作无法在制作结束后留存支架的设计方案，更不会留存支架熔模的制作情况。当支架制作出现问题需要返工时，必须重新临床取模，完全从头开始。

三、支架数字化设计的不足

（一）数字化设计不如在实体模型上设计更直观

一般来说，数字化设计的全过程会在平面的显示屏幕上操作，口腔图像实际是平面的、缩放的图像，与呈现在设计者面前的传统模型有一定的差异，设计者会感觉欠直观。

（二）数字化设计需要较强的三维图像适应能力

数字化设计高度依赖于计算机操作。无论是数字化设计的上手学习、进阶精通，还是疑难解决，都需要设计师具有良好的计算机操作基础，同时，操作者还需要具有三维图像屏幕显示的适应能力，避免出现俗称的“3D 眩晕症”。

第四节 可摘局部义齿数字化设计的操作方法

进行可摘局部义齿数字化设计的前提是，患者口腔数据采集必须已经完成。以下介绍的是一般可摘局部义齿支架数字化设计的流程和方法。

一、导入数据

在设计软件中导入采集的数据，或直接在软件中打开包含采集数据的文件。如果计算机上已经有包含采集数据的文件，设计软件可以直接打开。也可以通过移动存储设备（如 U 盘、SD 卡、移动硬盘等）或者通过网络（加工所内部局域网或者可接受外部订单的因特网）从其他计算机导入已采集的数据。

二、分析模型，设定就位道

观测虚拟模型，调节固位倒凹分布，确定义齿的就位道。就位道确定好后，设计软件会自动画出观测线，并自动填充观测线以下的全部倒凹。

三、恢复固位需要的部分倒凹

第二步中，倒凹部分已被完全填充，但设计需要卡环固位臂的末端进入倒凹区内，以便利用倒凹取得义齿的固位，所以应该按照卡环设计要求，恢复固位基牙部分区域的倒凹，并根据支架材料的形状来确定卡环臂进入倒凹的深度。

四、设计卡环、支托、邻面板等固位装置

按照铸造卡环固位、支持和稳定的基本要求，设计支架的卡环体、卡环臂、𬌗支托、邻面板等装置。卡环体、卡环臂靠近卡环体 1/3 的部分应置于非倒凹区，卡环臂尖端 2/3 的部分应根据支架材料的性质合理置入倒凹区。卡环的厚度和宽度由靠近卡环体部分向卡环臂尖端部分逐渐减小，但最低厚度或宽度必须满足支架材料的强度要求。调整卡环臂在基牙表面的走向，以增强义齿的美观性。

各类支托和邻面板的要求与铸造支架相同。使用软件的咬合检查功能，检查上下颌牙的咬合情况以确保支托、卡环等不影响正常的咬合。

五、设计网状连接体

网状连接体设计的位置要求与传统制作要求相同，软件会自动调整连接体离开模型黏膜面约 0.5～1.0mm 的距离，具体数值可以在软件允许范围内自行调节。确定好网状连接体范围后，软件会提供不同网格样式供选择使用。设计时注意网格疏密和排布方向，以确保支架的强度且不影响美观。

六、设计大连接体

大连接体设计的操作类似于网状连接体。合理调整大连接体的位置、范围与厚度，选择大连接体的表面花纹样式。

七、设计小连接体

小连接体的设计要求类似于支架中各部分的连接，起到连接的作用，小连接体通常需要运用软件中的“滴蜡”功能，增加小连接体的厚度、宽度，以保证其连接的强度。

八、设计内外终止线

设计要求与传统铸造支架中的要求一样，放置在网状连接体与大连接体连接处，应形成小于 90° 的台阶，并且内外终止线应错开位置，以保证支架的强度。

九、设计固位钉

前牙或者𬌗龈径较大的后牙缺失，应选择合理位置设计固位钉，并可选择固位钉的形状、个数、位置和高低。

十、设计支架支点

设置支架支点的目的与传统工艺相同。可以在软件中选择支点的形状、个数、位置和大小。

十一、支架设计完成后检查

对照医师的设计指示，检查支架各部分的设计情况以及相互之间的连接情况。检查内容包括：设计是否符合修复原则，是否符合医师要求，各部件是否完整，连接强度是否足够，连接体边缘是否光滑等。检查中如出现问题，可以即时在设计上修改，直到符合要求为止。

十二、保存设计方案，完成支架设计

检查设计无误，保存设计方案，支架设计即告完成。保存的数据备用。准备下一步数据导入 CAM 软件和设备进行数字化制作。

小　结

本章介绍了可摘局部义齿数字化支架设计的原则与要求。比较了数字化设计与传统设计的优势和不足。重点介绍了可摘局部义齿支架数字化设计的方法、步骤及注意事项。

思考题

1. 比较数字化设计与传统设计的异同？
2. 数字化设计的优势是什么？
3. 可摘局部义齿支架数字化设计的方法和步骤有哪些？

（潘　灏）

第十五章　可摘局部义齿的数字化制作

学习目标

1. 掌握：计算机辅助制作可摘局部义齿支架的操作步骤和方法。
2. 熟悉：可摘局部义齿支架计算机辅助制作常用材料的性能和特点。
3. 了解：可摘局部义齿计算机辅助制造技术的发展趋势。

第一节　可摘局部义齿数字化制作概述

可摘局部义齿的数字化制作（CAM），是利用计算机系统和配套的生产设备，导入预先设计好的可摘局部义齿数据，运用 CAM 软件提供的工艺路线和制造程序，由生产设备对给定的材料进行切削或叠加的加工，最终得到原设计要求产品的过程。

可摘局部义齿的数字化制作（CAM）技术，是承接于可摘局部义齿数字化设计（CAD）之后，实现的可摘局部义齿制作的自动化生产。由于可摘局部义齿有不同材质的材料构成，目前这种数字化集成制造系统（CAD/CAM 系统），尚不支持多种材料一体制造的生产实践。因此，可摘局部义齿的数字化制作，目前也只限于义齿支架部分的数字化制作。

可摘局部义齿的计算机辅助制造（CAM）技术，根据制造所使用的材料、制造设备的生产方式不同，数字化制作的最终产品形态也不相同。

第二节　可摘局部义齿数字化制作的材料

与 CAD/CAM 系统配套使用的可摘局部义齿材料，需满足适合数字化生产，生物相容性好，坚固耐用，相对低成本，不影响美观等要求。目前，可摘局部义齿的数字化制作应用的材料主要包括两大类：金属类支架材料（成品）和熔模类支架材料（中间产品）。

一、金属类支架材料

此类材料能配合计算机辅助制作（CAM）系统，直接生产出可摘局部义齿支架的成品。但由于金属材料硬度大，对 CAM 设备的制造能力要求较高。目前主要使用的金属类材料有以下几种：

1. 钴铬合金　钴铬合金是制作可摘局部义齿支架的主要材料之一，目前在可摘局部义齿制作中运用非常普遍。钴铬合金硬度较高，韧性适中，材料的性价比高，常作为贵金属金合金及纯钛的经济型替代品。

2. 纯钛　纯钛具有良好的强度、弹性和生物相容性，同时具有 X 线半透射性，无磁性，无味觉干扰，密度低，是较为理想的 CAD/CAM 修复材料。

3. 钛合金　钛合金具有良好的耐腐蚀性，弹性好，其强度、硬度较纯钛高，适合制作可摘局部义齿支架。

4. 金合金　金合金具有上佳的生物相容性，强度和弹性中等，但由于其价格昂贵，不适合支架制作。

二、熔模类支架材料

此类材料容易配合计算机辅助制作（CAM）系统，对 CAM 设备的制造要求相对较低，但生产出的产品是支架的熔模，需要进行后期的包埋、铸造等传统工艺制作流程，方能得到最终的可摘局部义齿支架。CAM 系统制作熔模的材料有以下两种：

1. 树脂　树脂材料弹性模量低、易变形、硬度低、不耐磨，但便于数字化制作设备加工，所以在可摘局部义齿数字化制作中应用较多。其中，广泛使用在数字化制作支架熔模的树脂材料是环氧树脂。它是一种液态的光敏树脂，经过数字化加工后可形成符合强度、韧性、精度需求的固态支架熔模。

2. 蜡　蜡的可切削性能良好，但因其强度很低，通常较大支架的蜡质熔模需要模型的支撑，一般不能单独使用蜡质熔模。但特殊形态的蜡质熔模，例如上颌赝复体的修复，可以通过 CAD/CAM 系统，用 CAD 获得赝复体的设计形态，用 CAM 切削制作赝复体蜡型，进而制作硅橡胶赝复体。某些品质的蜡也可以通过 3D 打印技术来制作支架熔模，然后采用传统工艺制作出义齿支架。

可摘局部义齿数字化制作系统的应用材料发展相对较慢。不断努力开发和寻找性能更佳的义齿材料，应用数字化技术进行制作，使之更适合口腔条件，提高义齿使用寿命，是当前口腔修复与材料专业共同努力的方向。

第三节　可摘局部义齿的数字化制作方式

目前，计算机辅助制造（CAM）技术用于可摘局部义齿数字化制作产品的主要方式有两类：一类是计算机辅助制作（CAM）切削成形；另一类是计算机辅助制作（CAM）堆砌成形，又称快速成形技术。

一、计算机辅助制作（CAM）切削系统

（一）原理和特点

计算机辅助制作切削系统，是运用去除法成形产品的传统 CAM 技术。即运用 CAM 软件设定的工艺和程序，提供给机械设备进行刀具切削，把较大体积的整块材料，去除多余的部分，得到较小工件（产品）的加工方法。因此，此类 CAM 技术是减材制造技术。

目前此类可摘局部义齿CAD/CAM制造系统中均采用多轴数控机床（computer numerical control，CNC）装备，通常具有3～5个轴向自由度，简称3～5轴。所谓"轴"是指切削刀具和坯料移动和旋转的自由程度，3轴切削设备，其切削刀具仅沿着X、Y、Z轴在三维空间做直线运动，而4轴设备还能使坯料做旋转运动，5轴设备则能进一步使设备主轴做旋转运动。设备自由度的多少，直接决定了该设备能够加工产品的几何结构的复杂程度。

采用多轴数控机床来铣削、磨削金属材料，这种方式制作出可摘局部义齿支架，具有很好的加工精度，但由于支架形态的复杂性较大，加上金属的切削难度大，因此设备的加工效率会受到影响。

这类多轴数控设备通常由以下几个功能部分组成：

1. 机械部分　包括加工主轴、运动机构、冷却系统、配电系统。

2. 控制部分　包括工业控制机及其外围设备，信息输入输出接口，伺服驱动器等设备。

3. 软件部分　数控装备的管理包括对产品生产的数控代码文件的语法检查、建立工控机与运动控制卡之间的通讯、系统初始化、机床单步调试、系统状态监控、加工进度管理等。同时针对产品的特殊要求，大多具有自动对刀及刀具磨损补偿技术，以及适当的人机界面管理。

CAM系统除上述机械切削的主流方式外，还有激光切削的方式，但激光切削方式在可摘局部义齿数字化制作方面的应用极少。

（二）优缺点

1. 优点

（1）加工精度高，适合制作对表面光洁度要求较高的修复体，加工完成后无需过多的后续处理步骤。

（2）加工过程简单，不容易出现错误。

（3）对修复体CAD设计生成的stl格式文件的完整性要求不高，允许出现小部分立体几何结构上的错误，如模型存在小孔、钉状物、坏边等错误。

（4）几乎所有常见的修复材料都能加工。

（5）加工后的修复体内部均质性较好。

2. 缺点

（1）无法加工嵌套、镂空等复杂结构。

（2）刀具易磨耗。

（3）材料浪费，90%以上的材料被切削掉，且无法回收利用。

（三）使用方法

1. 将已完成的可摘局部义齿设计导入到CAM排版软件中。

2. 根据准备用于CAM切削的材料块的情况，合理安排执行切削的位置，确保可摘局部义齿或可摘局部义齿的熔模能够完整顺利地加工出来。

3. 通过软件将加工指令发送给CAM设备，由设备进行加工。

4. 设备加工完成，即数字化制作结束。之后需人工去除切削连接部分。

二、计算机辅助制作（CAM）堆积成形系统

（一）原理

计算机辅助制作（CAM）堆积成形系统，又称快速成形技术（rapid　phototyping，RP）、

快速原型技术、增材制造(additive manufacturing，AM)技术，是一种基于离散堆积成形思想的成形技术。实际就是采用添加成形法的工作原理，将简单的平面二维加工组合成复杂三维工件的方法。

在用计算机辅助制作可摘局部义齿过程中存在两个难点：一是形状复杂，比如卡环外形是比较细长的线状，而基托是扁平的板状，连接体是杆状，加强网是网格状；二是体积不大，但是伸展的范围广，多是细长扁平外形。如果仍然采用“去除成形法”就需要很大的毛坯，而且要去除大部分的材料，使经济效益显著降低，并且刀具的路径的设计会非常复杂，很多精细部位、倒凹区域的加工会很困难。因此需要采用全新的加工技术，即所谓的“添加成形法”，就是将设计好的工件的一个个断面分别加工出来，再将这些断面的毛坯薄片按一定的顺序逐步叠加在一起，组合成需要的大工件的加工技术。

用于可摘局部义齿制作的CAD/RP系统，是一种基于离散堆积成形思想的成形技术，是综合利用CAD、数控技术、机械工程、激光技术及材料科学技术，实现从零件设计到三维实体成形制造一体化的系统技术。可以自动、快速、精确地将设计结果直接制造成产品。

(二)特点

1. 高复杂性　由于采用离散堆积成形的原理，可以制造任意复杂的三维几何实体。它将一个十分复杂的三维制造过程简化为二维过程的叠加，可实现对任意复杂形状零件的加工。越是复杂的零件越能显示出该技术的优越性。此外，快速成形技术特别适合于复杂型腔、复杂型面等传统方法难以制造，甚至无法制造的产品。

2. 高度集成　快速成形技术是计算机技术、数控技术、激光技术与材料技术的综合集成。

3. 设计制造一体化　快速成形技术实现了机械工程学科多年来追求的两大先进目标，即材料的提取过程与制造过程一体化以及设计与制造一体化。

4. 快速性　通过对一个CAD模型的修改或重组就可获得一个新零件的设计和加工信息。从几个小时到几十个小时就可制造出产品，具有快速制造的特点。

5. 高度柔性　无需任何专用夹具或工具即可完成复杂的制造过程。

6. 材料的广泛性　在快速成形技术领域中，由于各种RP工艺的成形方式不同，因而材料的使用也各不相同。

7. 经济性　与反求工程、CAD技术、网络技术、虚拟现实等相结合，成为产品快速开发的有力工具。不仅可以加快产品的更新，而且还降低了生产周期和成本，从而获得了突出的经济效益。

(三)优缺点

1. 优点

(1) 可加工精细、复杂的几何结构。包括镂空、中空、倒凹等复杂结构，并且可一次成形，无需后续的组装。

(2) 节约材料。除了用于支撑结构的材料外，几乎无其他材料损耗。

(3) 能同时加工多个产品。数控切削设备由于本身的工作原理和坯料的体积限制，同一时间只能对一个产品进行加工，而CAD/RP技术可同时加工多个产品。

2. 缺点

(1) 成本较高。目前市面上的3D打印机价格普遍较高。

(2) 表面光洁度较差。加工完成的产品表面粗糙度较高，常无法直接使用，其中以金属制品为甚，需进行手动打磨抛光等后期处理。

（3）不同的CAD/RP技术适用于不同的材料。

（4）对stl格式文件的完整性要求很高。不允许存在任何立体几何结构错误，常需通过第三方软件修复模型后才能用于加工。

（四）可摘局部义齿数字化制作中常用的快速成形技术的分类

快速成形技术根据成形方式分为两类：一类是基于激光等光源照射成形的技术；另一类是基于喷射的成形技术。其中在可摘局部义齿制作中常用的快速成形技术包括以下几种：

1. 立体光刻技术（stereolithography apparatus，SLA） SLA技术是基于液态光敏树脂的光聚合原理工作的。这种液态材料在一定波长和强度的紫外光照射下能迅速发生光聚合反应，分子量急剧增大，材料从液态转变为固态。

SLA的工艺原理是：液槽中盛满液态光固化树脂，激光束在偏转镜作用下，在液态表面上进行扫描，扫描的轨迹及光线的有无均由计算机控制，光点打到的地方，液体就固化。成形开始时，工作平面在液面下一个确定的深度，聚焦后的光斑在液面上按计算机的指令逐点扫描，即逐点固化。当一层扫描完成后，未被照射的地方仍是液态树脂。然后升降台带动平台下降一层高度，已成形的层面上又布满一层树脂，刮板将黏度较大的树脂液面刮平，然后再进行下一层的扫描，新固化的一层牢固地粘在前一层上，如此重复直到整个零件制造完毕，得到一个三维实体模型。

SLA技术是目前快速成形技术领域中研究最多、技术最成熟的方法。SLA工艺成形的零件精度较高，加工精度一般可达到0.1mm，原材料利用率近100%。但这种方法也有自身的局限性，比如需要支撑、树脂固化收缩导致精度下降、树脂材料有一定的毒性等不足。

SLA技术在可摘局部义齿数字化制作应用中，主要用于义齿支架熔模的制作，是使用较早、较多、较成熟的一种熔模制作方法。

2. 三维打印技术（three-dimensional printing，3D打印） 三维打印技术是一种新兴的快速成形技术，它采用分层加工、叠加成形等形式，即通过逐层增加材料（包括液体、粉材、线材或块材等）来生成三维形态实体，被认为是制造领域的一次重大突破，广泛应用于土木工程、汽车、航空航天、教育、地理信息系统、工业设计制造等领域，随着该技术研究的不断深入和发展，该技术被成功地运用于医学和生物医学工程领域。可摘局部义齿的制作也有应用。

3D打印是以3D建模为前提，综合了数字建模、机电控制、信息技术、材料科学与化学等诸方面技术而形成。3D打印的原理是通过CAD进行矢量建模，建成模型由CAD软件按要求将立体模型分割成一层层的薄片，薄片的厚度可以是几十微米到几百微米不等。模型分割完成后，即可由3D打印（CAM）设备进行打印。打印设备的喷头逐层喷出材料，材料层层叠加连接，产品将逐层打印，待打印全部完成，所建立的数字模型就已成为三维实体模型。打印完成后，需要对实体模型进行固化处理、剥离、打磨、修整等一系列后期处理，最终得到表面光滑的“高分辨率”的实体模型。3D打印设备喷涂的材料，可以是粘接剂、光敏树脂、熔化的热树脂、蜡等。

喷射粘接剂的三维打印快速成形机的工艺过程如图15-1所示，首先，铺粉装置在成形活塞的上方铺设一层粉材，打印设备的喷头由CAM软件控制，按照分割模型的截面轮廓信息，在水平面上沿X方向和Y方向运动，有选择性地喷射粘接剂，粘接剂渗入喷涂部分材料的间隙或微孔中使其粘接，形成模型截面轮廓的图形薄片。一层薄片成形后，喷头调整一个截面层的高度，再进行另一层的铺粉与粘接，如此循环，直到完成最后一层的铺粉与粘接，三维工件即已成形。在这种3D打印成形工艺中，未粘接的粉材自然构成支撑，产品成形后也可免去剥离支撑结构的麻烦。

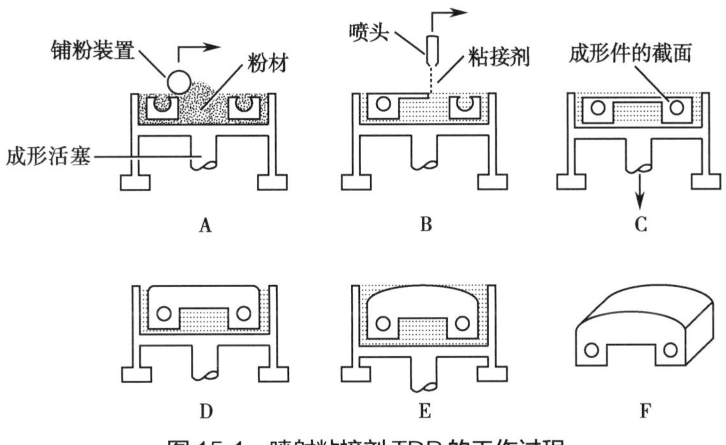

图15-1　喷射粘接剂TDP的工作过程

A. 铺粉　B. 喷射粘接剂　C. 成形活塞下降　D. 另一层的铺粉与粘接
E. 最后一层的铺粉与粘接　F. 成形的三维工件

3D打印技术使用的材料不仅限于砂型材料，还可使用弹性伸缩材料、高性能复合材料等。可摘局部义齿支架熔模的3D打印也有不同性质的材料可供选择，一般选用树脂或蜡作为打印熔模的材料。

随着科学技术的发展，现阶段3D打印的材料逐渐扩展到金属、树脂、陶瓷、细胞组织和高分子聚合物等。

3D打印技术虽然发展很快，但仍处于成长阶段，由于其设备及生产成本过高，可打印的材料性质受限，打印精度和速度还有待提高。因此，目前3D打印技术主要用于个性化的产品生产。

3. 选域激光烧结技术（selective laser sintering，SLS）　选域激光烧结技术由美国得克萨斯州大学奥斯汀分校研发。SLS技术是利用激光逐层烧结粉末状材料来成形产品的。其工艺过程将材料粉末均匀铺洒在零件制造槽内，上表面被刮平，计算机控制激光扫描器按照CAD分割的零件截面形状进行扫描，二氧化碳激光照射并烧结表层粉末材料，材料被烧结在一起，形成零件的截面，并与下面已成形的部分连接。当一层截面烧结完后，铺上新的一层材料粉末，在计算机控制下有选择地烧结下一层截面。

SLS技术既可以烧结树脂类材料，用于制作可摘局部义齿支架的熔模，其高强度的激光也能直接烧结金属，用于制作可摘局部义齿的金属支架部分。

4. 选择性激光熔融技术（selective laser melting，SLM）　选择性激光熔融技术最早也是由美国得克萨斯州大学奥斯汀分校研制的。SLM技术与SLS技术的工作原理相似。相比SLS技术，SLM技术采用了更高功率的激光束和更小直径的光斑，使得烧结产品具有结构更加致密、尺寸精度更高、表面更光洁和力学性能更优良等诸多优点，是近年来快速成形技术领域研究的新成果。SLM技术使用的材料主要为颗粒更小的金属粉末，主要成分有钛、钛合金、钴铬合金、镍合金等。工艺过程是将金属粉末完全熔融结合，直接获得成形的产品。

目前，德国 EOS 公司在 SLM 领域内处于领先地位，EOS 公司将其核心技术命名为“直接金属激光烧结技术”（direct metal laser sintering，DMLS）。这项技术不仅广泛应用于工业生产，而且也用于可摘局部义齿金属支架的制作。

SLM Solutions 公司的选择性激光熔融设备具有多激光选项、双向重涂和闭环粉末处理，可实现一流的安全性，并且能够保证产品金属质地的致密性，同时可提高复杂产品的生产速度。

Concept Laser 公司拥有名为 Laser CUSING® 的专利技术，该技术专用于制造高精度机械产品和热弹性金属产品。

Renishaw 公司的激光熔融技术是使用高能光纤激光，直接根据 CAD 文件生产高密度金属零件的创新型增材制造工艺。烧结工艺在严格控制的环境中进行，金属粉末烧结厚度可控制在 20～100μm 之间。

三、计算机辅助制作（CAM）堆积成形系统操作方法

计算机辅助制作（CAM）堆积成形系统操作的方法及步骤如下：

1. 将已完成的可摘局部义齿设计文件（常用 stl 格式）导入到快速成形设备中。
2. 准备快速成形设备的加工材料，设置快速成形设备的加工参数。
3. 对快速成形设备下达开始加工的指令。
4. 设备加工完成，即数字化制作结束。后期需人工去除支撑物等多余部分。

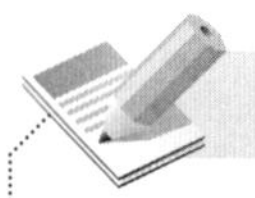

小 结

本章介绍了可摘局部义齿支架数字化制造的原理。介绍了计算机辅助制造的形式及其相关技术和计算机辅助制造可摘局部义齿支架的操作方法与步骤。

思考题

1. 什么是计算机辅助制造？
2. 计算机辅助制造的形式有哪些？
3. 计算机辅助制造的方法和步骤有哪些？

（潘 灏）

第四篇

特殊可摘局部义齿修复工艺技术

第十六章　覆盖义齿修复工艺技术

学习目标

1. 掌握：覆盖义齿的概念、分类和制作工艺技术。
2. 熟悉：覆盖义齿的适应证、禁忌证和优缺点。
3. 了解：覆盖基牙的选择和处理；覆盖义齿修复的生物学基础。

第一节　概　　述

口腔修复学的一个重要原则，就是义齿修复时要保护口腔内软硬组织的健康。随着牙体保存学的发展、牙周病治疗技术的进步及新的固位式附着体的出现，保护或保留口腔内的残根、残冠和有松动的牙齿及其牙周组织是现代口腔修复学发展的必然趋势，覆盖义齿正是在这样的趋势下发展完善的修复形式。

一、覆盖义齿的概念

覆盖义齿（overdenture）又称上盖义齿，是指义齿的基托覆盖并支持在天然牙或已经过完善治疗的牙根或种植体上，并由他们支持的一种可摘局部义齿或全口义齿（本章只讨论可摘局部覆盖义齿）。被覆盖的牙或牙根称为覆盖基牙。覆盖义齿主要包括义齿和义齿基托下的覆盖基牙两部分（图 16-1）。由于覆盖义齿能够保留并有效利用残根、残冠和松动牙，不但能避免患者拔牙的痛苦，而且能阻止或减缓牙槽骨的吸收，还能增强义齿的固位、稳定和支持。所以覆盖义齿是一种较为理想的修复方式。

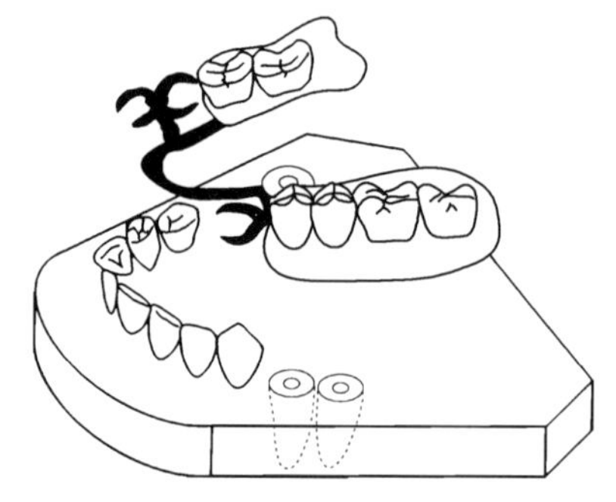

图 16-1　可摘局部覆盖义齿

二、覆盖义齿的分类

（一）覆盖义齿依据其所利用覆盖基牙的形式和特点分类

1. 普通覆盖义齿　即由保留牙根、牙槽嵴和黏膜组织共同支持的覆盖义齿，其固位方式同可摘局部义齿。

2. 高覆盖义齿　覆盖基牙通常是保留牙冠部分，义齿覆盖在原有牙列上，通过设置在基牙上的固位体获得固位，主要用于先天性口腔组织缺损，如腭裂、牙槽突裂患者的修复。

3. 附着体式覆盖义齿　其修复范围及支持形式同普通覆盖义齿，不同的是通过覆盖基牙与义齿基托上的特殊附着体获得固位。

4. 种植覆盖义齿　无牙颌患者牙槽嵴低平，无法取得良好的固位和稳定，可植入种植体，并在种植体上附带固位装置，一般用于下颌低平的无牙颌患者。

（二）覆盖义齿依据制作的时机分类

1. 即刻覆盖义齿　在一些特殊病例中，余留牙的牙周组织条件较差且尚未拔牙，或患者不能有缺牙时间，或拟作覆盖基牙尚未完成预备。可预先制作覆盖义齿，待覆盖基牙完成预备和拔除无法保留的患牙后即刻戴入。

2. 过渡性覆盖义齿　正在戴用可摘义齿的基牙出现病变，无法保留牙冠时，可将该基牙进行治疗并截冠后，将原可摘义齿修改成覆盖义齿继续使用。

3. 永久性覆盖义齿　又称长期性覆盖义齿，患者使用即刻覆盖义齿、过渡性覆盖义齿一段时间后，已经适应覆盖义齿修复，口腔情况和基牙符合覆盖义齿的修复要求，在这种情况下设计制作的覆盖义齿可以长期使用。

三、覆盖义齿的优缺点

（一）覆盖义齿的优点

1. 可保留一些采用常规可摘局部义齿和全口义齿无法利用的残冠和残根。

2. 保存了牙周膜本体感受器和神经传导功能，运用双向反馈调节𬌗力，能有效提高咀嚼效能。

3. 保留远中游离端牙用作覆盖基牙，可减少牙槽嵴承受的𬌗力，减轻游离末端基牙所受扭力，防止或减缓牙槽骨吸收，增强了义齿的支持和稳定作用。

4. 腭裂、先天牙缺失、牙釉质发育不全、重度磨损等患者可用覆盖义齿修复，方法简单，不需拔牙就可满足功能和美观的需要，省时且经济，患者易于接受。

5. 如果覆盖基牙采用截冠术调整冠根比例，可减小或免除基牙所受的侧向力和扭力，有利于牙周病的治疗和维护牙周组织的健康。

6. 避免拔除牙齿，节省修复时间和费用，满足功能和美观要求。

7. 易于修理和调整。覆盖基牙因某种原因必须拔除时，只需对拔牙区行义齿衬垫，即可改成普通义齿，不需重新制作义齿。

（二）覆盖义齿的缺点

1. 口腔卫生不良时，覆盖基牙易发生龋坏和牙龈炎症。

2. 覆盖基牙的唇、颊侧有明显突起或倒凹时，可造成义齿戴入困难。

3. 因覆盖基牙或牙根的存在，牙槽嵴比较丰满，颌间距离较小，可影响人工牙的排列；骨突较大时，义齿戴入后基托和黏膜间不密合，破坏了义齿边缘的封闭作用，也易存留食物。

4. 如果覆盖基牙需要治疗，并在其上需制作金属顶盖或附着体，则会花费较多的时间和费用。

四、覆盖义齿的适应证和禁忌证

（一）适应证

1. 先天性口腔畸形患者　有先天性腭裂、部分缺牙、小牙畸形、牙釉质发育不全等。这类患者临床上多出现牙体小且形态异常、牙间隙、咬合异常、牙根短等。采用普通义齿修复，难以解决对义齿支持、固位和美观等问题。

2. 后天性口腔缺损患者

（1）因龋病、严重磨耗等因素，致使牙冠大部分缺损或变短，或经根管治疗后牙冠脆弱者。

（2）余留牙伸长、低位牙、过度倾斜牙以及错位牙，严重影响咬合或义齿戴入的余留牙。

（3）余留牙的牙周组织健康状况较差，不宜用作固定义齿或可摘义齿的基牙，但其在牙弓中位置适当，可选作覆盖基牙。

（4）前牙有拥挤、开𬌗、反𬌗、低𬌗等错𬌗畸形，但不能用外科手术或正畸方法矫治者。

3. 远中游离端缺失者　远中游离缺失时，若对颌为天然牙，为了对抗对颌牙产生的较大𬌗力和减轻牙槽嵴负担，在牙弓远中端保留牙或牙根作为覆盖基牙，可减少游离鞍基的下沉，有利于牙槽骨、近中基牙以及软组织的健康。

4. 适宜成年人　覆盖义齿用于成年人效果最佳。因其颌骨、牙齿的萌出和发育已经完成，根管治疗效果好。儿童期的乳牙牙冠破坏大、牙釉质钙化不全造成的牙冠缺损、广泛性浅表性牙釉质龋等也可使用覆盖义齿。

5. 特殊性疾病患者　因高血压、心脏病和血液病等不能拔牙的患者，可采用覆盖义齿修复。

（二）禁忌证

1. 覆盖基牙若有牙体、牙髓或牙周等疾病尚未治愈者。

2. 丧失维护口腔卫生能力者，或有全身性疾病，如严重的糖尿病患者。

3. 修复牙列缺损的禁忌证，也适用于覆盖义齿。

第二节　覆盖义齿修复的生物学基础

牙槽骨的形态及大小对稳固义齿、支持𬌗力起着重要作用，牙槽骨的健康与否直接关系到义齿的修复效果。因此，对牙槽骨的保护愈来愈受重视。覆盖义齿与常规义齿的根本区别在于覆盖义齿基托下方除覆盖黏膜外，还有天然牙、经治疗的牙根或种植体，从而有效保存了牙槽骨，不但增加了义齿的稳定，也提高了生理辨别能力。

一、牙根、牙周膜与本体感受器

牙周膜是参与咀嚼活动的重要组织器官之一，牙周膜内有丰富的本体感受器（也称压力感受器），能接受机械刺激，形成感觉冲动，传入神经中枢后，再反馈至牙周膜（图 16-2），依此来辨别食物的大小、形状、硬度等，同时调节𬌗力大

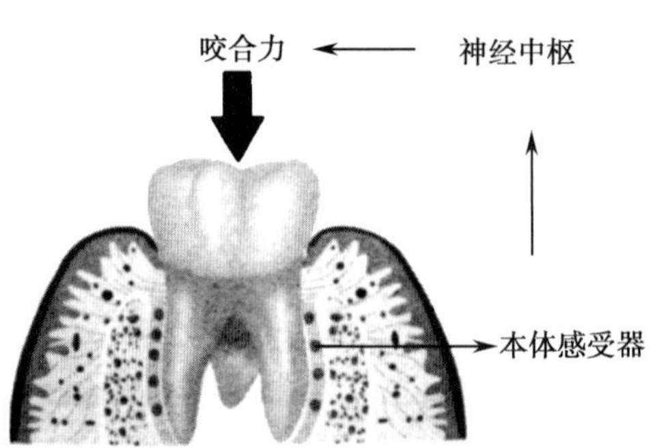

图 16-2　本体感受器与咬合力的调节反馈

小，避免损伤覆盖基牙及其牙周组织。因此，覆盖义齿与常规全口义齿或可摘局部义齿相比，能够更好地发挥咀嚼功能。

二、牙槽骨的吸收与保存

（一）牙与牙槽骨的相互依存关系

牙与牙槽骨之间存在着相互依存关系。牙槽骨随着牙的生长、萌出而发育，并依靠牙及牙周组织的健康和功能得以保持。影响牙槽骨吸收的因素很多，牙齿缺失后的三月内牙槽骨的吸收量最大。覆盖义齿基托下有天然牙、牙根或种植体，它们能承受正常𬌗力给予的生理刺激，也能缓冲义齿传递到牙槽骨的力量，同时覆盖基牙承担了部分𬌗力，减轻了缺牙区牙槽骨的负担，增加了正常生理刺激功能，减缓了牙槽骨的吸收速度，有利于牙槽骨的保存。

（二）戴用覆盖义齿与牙槽骨吸收

覆盖义齿由于有覆盖基牙的存在使牙槽骨得以保存。其𬌗力的传递通过基牙的牙周膜纤维传递给牙周支持组织，对牙槽骨产生生理性功能刺激，大小适宜的𬌗力刺激，可促进牙槽骨和牙根的保健，同时覆盖基牙牙周膜纤维有一定的缓冲能力，减缓了𬌗力对牙槽骨的不良刺激作用，保护了牙槽骨的健康，并延缓其吸收。

（三）覆盖基牙冠根比例与牙槽骨吸收

冠根比例是指牙冠与牙根的长度之比，通常是指临床冠根比例，最理想的冠根比例为1∶2。随着牙周组织的增龄性变化或牙周炎症等，常造成牙周组织退缩，致临床牙冠增长，其旋转中心逐渐向根尖方向移动，杠杆臂的动力臂（牙冠至旋转中心的距离）逐渐加大，承受𬌗力时其水平分力绕旋转中心作用于牙槽骨边缘，可加速牙槽骨的进一步吸收。临床牙冠变长，旋转中心进一步下移，形成恶性循环。覆盖义齿修复时，需降低覆盖基牙的牙冠高度，调整冠根比例，减小甚至消除对基牙的创伤，有效改善了牙周组织的健康，使原来认为不能保留的牙得以保留。

总之，牙或牙根的保留，也保留了相应部位的牙槽骨和牙周膜本体感受器，保留了𬌗力传递的生理方式，这就是覆盖义齿修复的生理学基础。

第三节　覆盖基牙的选择及处理

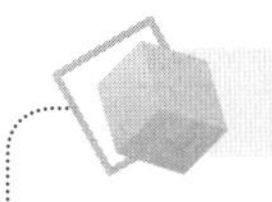

知识拓展

种植体覆盖基牙

近年来，由于种植技术的广泛开展，种植体也被应用于覆盖义齿修复中。种植体覆盖义齿，是以种植体覆盖基牙（种植体及其上的附件）为支持制作的覆盖义齿，种植体及其上的附件相当于覆盖基牙和其上的固位部分。使用种植体覆盖义齿时，应依据患者身体健康情况、缺牙的部位、牙槽嵴吸收的程度、颌间距离、义齿的设计要求等，选择种植体植入的部位、方向和数量，并结合医患双方的意愿，设计制作最佳修复效果的覆盖义齿。覆盖义齿常用的种植体有：球帽式附着体（图 16-3）、杆卡式附着体（图 16-4）、磁性附着体等（图 16-5）。

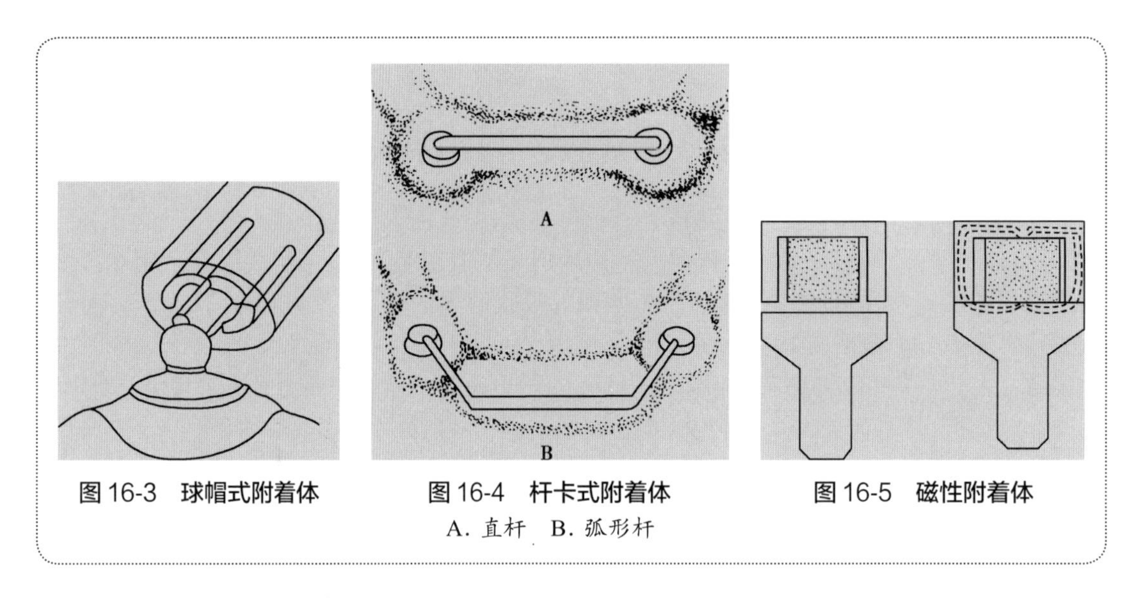

图 16-3　球帽式附着体

图 16-4　杆卡式附着体
A. 直杆　B. 弧形杆

图 16-5　磁性附着体

一、基牙选择

覆盖基牙能够起到支持覆盖义齿、传递和分散殆力的作用，其上还可安放各类附着体，以增强义齿的固位力。所以选择覆盖基牙时，应同时考虑以下四个方面的条件。

（一）牙周情况

牙周组织状况是基牙选择的主要指标。

1. 牙周软组织情况　要求牙龈无炎症或出血，无牙周袋或牙周袋浅且无溢脓，有正常的牙龈附着。

2. 牙松动度　一般不超过Ⅰ度，若松动超过Ⅰ度，应参考牙周骨组织情况决定。

3. 牙周骨组织　牙周骨组织无吸收或吸收不超过根长 1/2。

若牙周情况较差，应进行牙周治疗，待牙周袋深度恢复到合适程度和有足够的附着龈时可选作覆盖基牙。对于一些系统性疾病患者不能拔牙，为避免拔牙而选择覆盖义齿者，覆盖基牙的条件可适当放宽。

（二）牙体、牙髓情况

一般情况下，牙体、牙髓健康情况不是决定该牙能否作为覆盖基牙的决定性因素。牙体有龋坏者应进行充填治疗；牙髓病变或根尖周感染者，在进行完善的根管治疗后，也可选作覆盖基牙；根管已钙化，根尖无炎症者，可直接选作覆盖基牙；若根尖有炎症，而根管不通或已钙化，临床无法治愈者，不宜选择作覆盖基牙。

（三）覆盖基牙的数目

数目一般无严格要求，较理想的情况是单颌保留 2～4 颗基牙。若仅余留一颗牙或一个牙根，且条件较好，也有保留价值。对于余留牙较少，固位和支持不理想的情况，可以通过植入种植体加强义齿的固位和支持。在先天性牙缺失、小牙畸形、严重磨耗，以及腭裂、牙槽突裂等口腔畸形患者，可保留较多的牙作为覆盖基牙。

（四）覆盖基牙的位置

基牙的位置取决于口内余留牙的位置和健康状况，理想的位置是牙弓的前后、左右都有基牙，且位于咬合力最大的位置。

1. 基牙最好位于牙弓上承受䫖力较大的区域及牙槽骨易吸收的位置，如尖牙区、磨牙区（图 16-6）。

2. 远中游离缺失者，最好在缺牙区的远中保留覆盖基牙，避免远中游离义齿基托下沉，加速牙槽骨的吸收。若磨牙无完整的牙根，可做半切术，保留健康牙根，该牙根可作为覆盖义齿的基牙（图 16-7）。

3. 基牙最好分散在牙弓两侧，能形成三角或四边形支持，则会获得最好的支持效果。如只选两颗基牙时，应避免两基牙过于集中（图 16-8）。

4. 若缺牙部位的对颌为天然牙，特别是下颌多颗后牙缺失，而对颌为完整的天然牙列时，覆盖基牙通常选前磨牙。

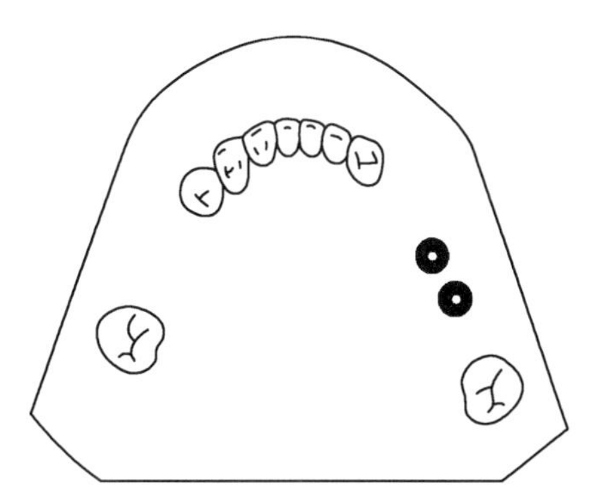

图 16-6　基牙位于䫖力较大区

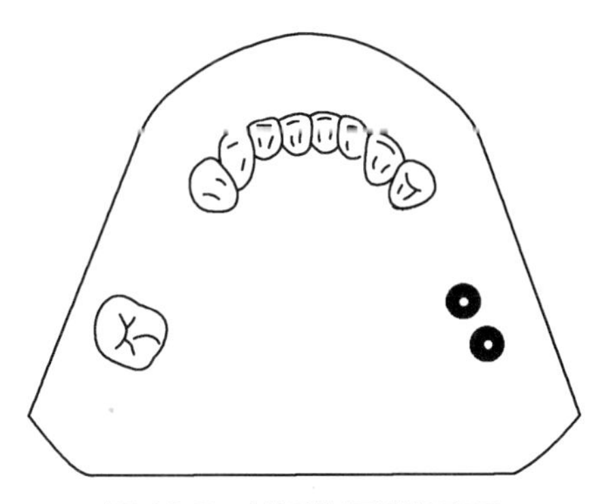

图 16-7　基牙位远端游离区

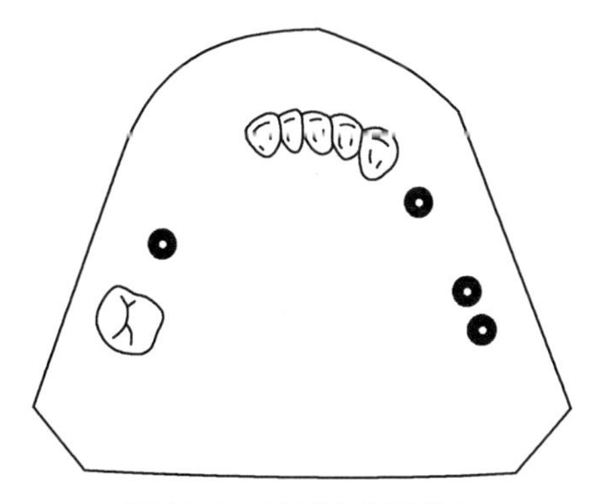

图 16-8　基牙应合理分布

二、覆盖基牙的处理

覆盖义齿修复前，必须认真检查和处理基牙，特别要重视覆盖基牙牙体、牙髓和牙周的疾病防治，确保覆盖义齿有良好的修复效果。

（一）正常基牙的处理

除用于先天性口腔畸形患者的高覆盖义齿外，一般覆盖义齿的覆盖基牙均需行截冠处理。因此，必须对截冠后基牙的根面进行一些特殊的保护性处理，防止龋坏和损伤。临床通常采用以下两种方法：

1. 充填法　根据使用材料可分为两种方法。

（1）银汞合金充填法：覆盖基牙根管治疗后，将冠截至与龈缘平齐，以根管口为中心略向下凹，扩大根管口，预备成直径约 2mm、深约 2～3mm 的倒凹形洞形，然后充填银汞合金，充填物表面呈低平弧面，注意银汞合金与覆盖基牙的边缘必须密合，并高度抛光，以免形成龋坏（图 16-9A）。

（2）复合树脂充填法：根面的预备基本同银汞合金法，不同的是根管口形成无倒凹的箱状洞形，再以复合树脂或光固化树脂充填，充填物表面呈低平弧面，并用橡皮磨头高度磨光（图 16-9B）。

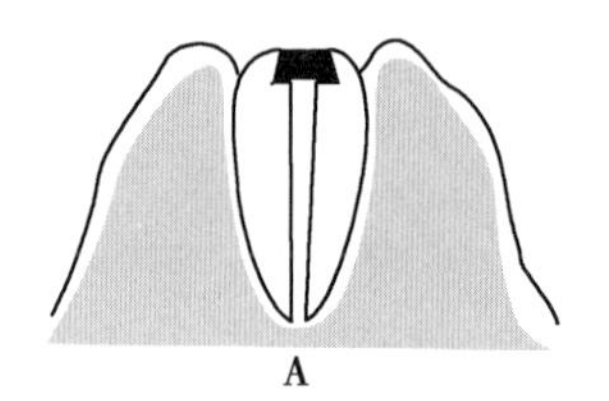

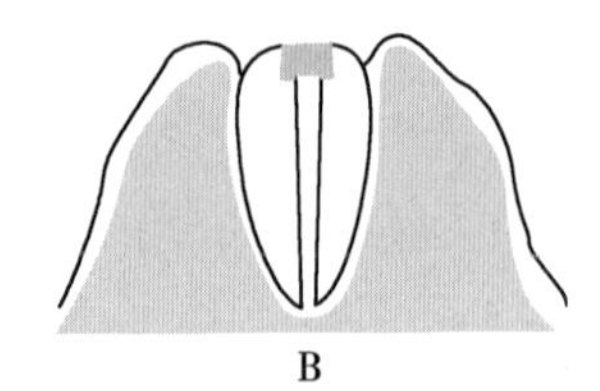

图 16-9　充填法处理根面

A. 银汞充填法　B. 复合树脂充填法

2. 铸造金属顶盖法　将牙冠截至平齐牙龈或略高于牙龈，根面磨改成圆弧形，与牙槽嵴外形一致。根管预备出直径 1.5～2mm、深 5mm 左右的钉道。用注射型硅橡胶印模材料制取印模，翻制模型，在模型上制作顶盖蜡型（也可以在口腔内直接制作蜡型）。要求蜡型与根面和根管壁完全密合，严密覆盖整个根面，其厚度约 0.5mm。顶盖表面的外形应与牙槽嵴外形一致，呈自然连续状。常规包埋、烘烤焙烧，采用钴铬合金或金合金（金合金的适应性最好）等常规铸造。顶盖铸造完成后，经过打磨抛光、试戴，最后用粘接剂将其粘固在根面上（图 16-10，图 16-11）。

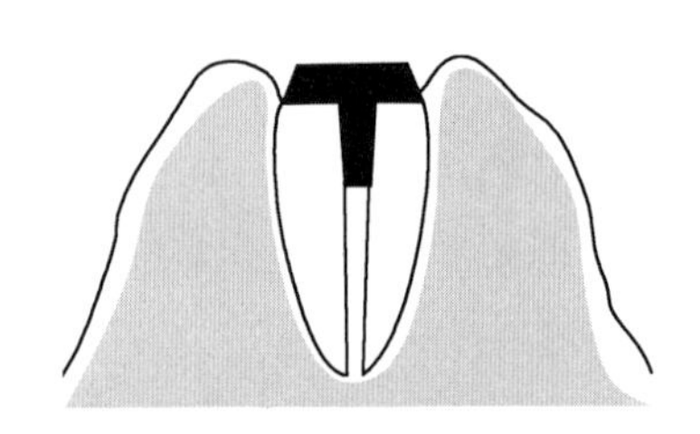

图 16-10　铸造金属顶盖

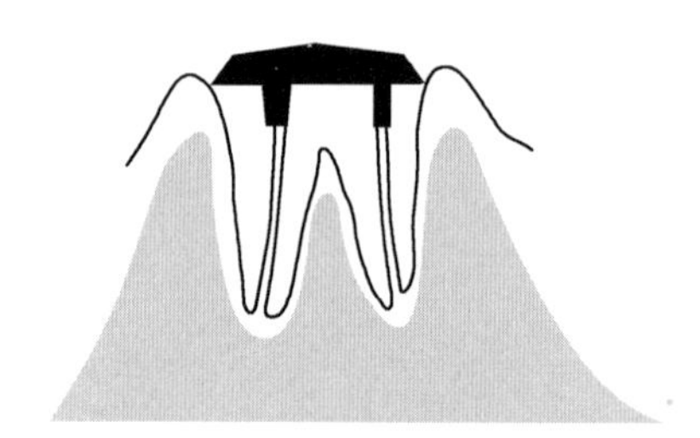

图 16-11　后牙铸造金属顶盖

（二）特殊基牙的处理

1. 龋坏基牙的处理

（1）彻底清除龋坏组织，并做适当的预防性扩展。注意充填或修复方法的选择，以及牙体预备时抗力形和固位形的设计。

（2）需要截冠的基牙必须进行牙髓治疗；牙髓坏死或根尖感染的牙，需进行根管治疗。

2. 牙周病基牙的处理

（1）消除病理性牙周袋，根据牙周袋的深浅及病变情况采取不同的治疗方法。如可以酌情采取牙龈切除术、龈沟内刮治、牙龈翻瓣等牙周手术。

（2）截冠必须彻底，一般与牙龈平齐，这样可以完全消除侧向力和扭力的影响。

（3）牙周病患牙经完善根管治疗，并截冠后，采用银汞合金或其他树脂材料充填，加上药物防龋处理即可。

3. 重度磨损基牙的处理

（1）重度磨损一般涉及较多的牙，牙髓退变者可不做治疗，只需消除倒凹，磨光点角、线角，并加以药物防龋处理即可。

（2）重度磨损的牙在垂直距离变短时，如存有相当大的殆间隙，可利用覆盖义齿既增高咬合，恢复生理性咬合高度，又能保持 2～3mm 的殆间隙，同时义齿覆盖区也能具有一定的厚度和强度。但是，也经常存在牙冠磨损变短而殆间隙不大的情况，这时就需要采取完善根管治疗、截冠或增加颌间距离的方法，为覆盖义齿创造排牙和增加覆盖区强度所需要的空隙。

4. 位置及形态异常基牙的处理

（1）牙冠、牙根形态异常，牙位异常，倒凹较大，咬合关系紊乱，使用一般义齿修复无法选作基牙，但这些牙可选作覆盖义齿基牙，可以使覆盖义齿达到良好的固位、稳定，恢复其咀嚼、发音和美观效果。

（2）前牙开𬌗、反𬌗、拥挤或个别牙错位，若不能采用正畸或外科手术方法治疗时，可在完善的根管治疗后全部截去牙冠，制作覆盖义齿，通过排牙调整咬合关系，恢复正常的口腔生理功能。有些错位牙会影响排牙和基托强度、占据口腔空间而影响患者舒适和发音、有碍义齿就位，这些情况一般不需行截冠处理，在稍做磨改和药物防龋后即可选作覆盖基牙。

（3）倾斜牙为了避免倒凹，一般需要去髓后截冠至与牙龈嵴顶平齐。如因固位需要，也可保留 3～4mm 牙冠，但需要消除轴壁倒凹，避免产生扭力，方便义齿取戴。

（4）低位牙、部分阻生牙，如其牙周组织有盲袋，需行牙龈切除术，以免因自洁作用差而发生牙龈炎及牙周炎。

第四节　覆盖义齿的制作工艺技术

正确而完善的治疗计划的制订是覆盖义齿修复成功的重要保证，在修复前的治疗阶段，对口内余留牙较少的患者，必须充分考虑以下两个方面：①确定可保留的牙；②确定保留牙对义齿固位的必要性。覆盖义齿与普通义齿的差别是它保留和利用了覆盖基牙，而义齿的其他结构并无明显改变，因而覆盖义齿的基本设计和制作方法，与普通可摘局部义齿基本相似。覆盖义齿的修复流程：口腔检查→基牙的设计与处理→制取印模及石膏模型→记录并转移颌位关系→制作并完成义齿→初戴。

以下列举四种可摘局部覆盖义齿的制作工艺，包括：普通覆盖义齿制作工艺、即刻覆盖义齿制作工艺、过渡性覆盖义齿制作工艺、磁性附着体覆盖义齿制作工艺。

一、普通覆盖义齿的制作工艺

在制作覆盖义齿之前，应对患者进行全面口腔检查，根据每位患者的具体情况，制订修复计划（包括义齿的设计和基牙的选择与设计等）。

（一）临床操作要点

1. 覆盖基牙的预备　按设计要求对基牙进行预备，确定是使用长冠基牙或短冠基牙，还是附着体固位。

（1）长冠基牙的预备：长冠基牙是指龈缘上保留 3～8mm 牙冠的基牙。其预备方法有两种：一是对基牙做少量预备，将覆盖义齿直接制作在长冠基牙上。二是对基牙进行预备后，在其上制作金属顶盖，又称帽状顶盖或冠帽，然后在金属顶盖上制作覆盖义齿（图 16-12）；也可以制作成双层顶盖，其最外层顶盖固定于义齿基托内，以增强义齿固位（图 16-13）。

1）无金属顶盖的牙体预备：预备时仅适当地修整牙冠外形，调磨轴面倒凹，以求得覆盖义齿的共同就位道。𬌗面的磨除视口腔情况而定，原则上调磨后的𬌗间隙，需保证覆盖义齿基托有足够的厚度而不致折断。调磨各轴面角及𬌗边缘嵴，使之圆滑。同时做好脱敏和防龋处理。

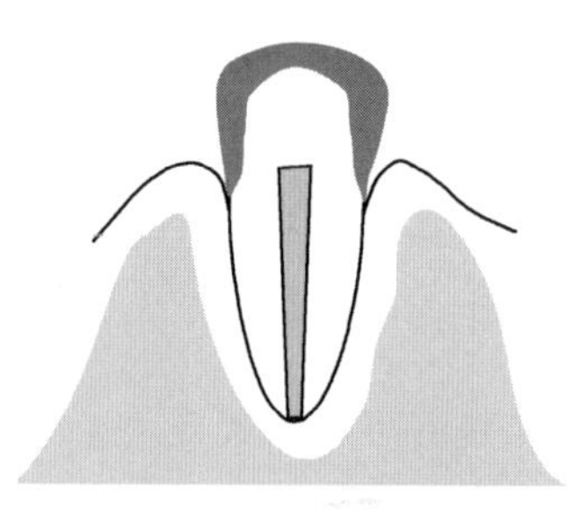

图 16-12 帽状金属顶盖基牙

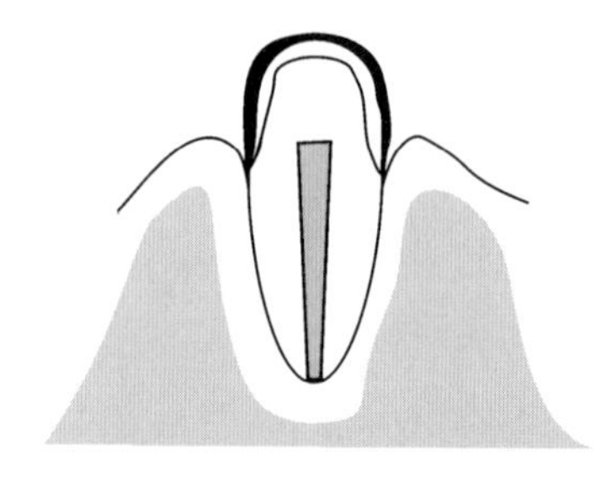

图 16-13 双层帽状金属顶盖基牙

2）有金属顶盖的牙体预备：通常将牙冠磨短至龈缘以上 3～5mm 处。其外形预备与普通金属全冠不同的是，基牙轴面向𬌗方聚合度稍大，𬌗面预备成钝圆形，顶盖的制作方法与普通铸造金属全冠相同。

（2）短冠基牙的预备：短冠基牙是指截断牙根的位置在平齐龈缘或龈上 3mm 以内的基牙。其预备方法如下：

1）截冠：将牙冠降低至龈缘或在龈上 1～3mm。

2）修整外形：将根面修整成光滑的圆弧状，根管口的周围磨成小平面，以便𬌗力沿基牙牙长轴传递。

3）将根面打磨圆钝、抛光。

4）短冠基牙因去除牙冠较多，容易累及牙髓组织，设计短冠基牙时，均需进行完善的根管治疗。

2. 制取印模、灌注石膏模型　覆盖基牙处理完成后，按制作一般义齿的方法制取印模、灌注石膏模型。

3. 记录并转移颌位关系　方法同普通可摘义齿。

4. 制作和完成覆盖义齿　覆盖义齿的制作步骤和方法与制作常规可摘局部义齿相同。

5. 初戴义齿　将制作完成的义齿按常规进行试戴。缓冲基托边缘过度伸展部分，调磨使牙尖交错𬌗与非牙尖交错𬌗均平衡。

（二）工艺技术要点

1. 覆盖基牙的缓冲　覆盖基牙的存在使覆盖义齿成为混合支持，由于黏膜组织承受压力后出现的弹性变形与基牙受压后的牙周膜变形，使义齿的支持出现了不均衡性。一方面，在咀嚼过程中，覆盖牙根可与义齿较早接触，使义齿承受的压力主要传递到基牙上，造成基牙负担过重，影响基牙牙周健康；另一方面，这种早接触又成为义齿的支点，成为义齿的不稳定因素。因此，在覆盖义齿的设计与制作中，必须考虑覆盖基牙的缓冲。通常采用下述两种方法。

（1）制作模型后，在覆盖基牙的颈部均匀地刷涂一层厚度为 1.0mm 左右的人造石作为缓冲区。义齿戴入后，在𬌗力作用下，当黏膜组织受压后弹性变形达到终点时，义齿基托正好与覆盖基牙接触，此时黏膜组织将与基牙共同承受𬌗力（图 16-14，图 16-15）。

（2）覆盖义齿完成后，先将咬合纸放在基牙牙根面上，再将义齿戴入患者口内嘱患者做牙尖交错咬合，按照咬合纸所染色的部位，将有印迹的基托部位均匀磨去约 1.0mm，使基牙与基托间保持一定的间隙，当承受适宜的𬌗力时，基牙与基托才有均匀的接触。从而保证患者在行使咀嚼功能时，黏膜组织与覆盖基牙共同承担𬌗力。

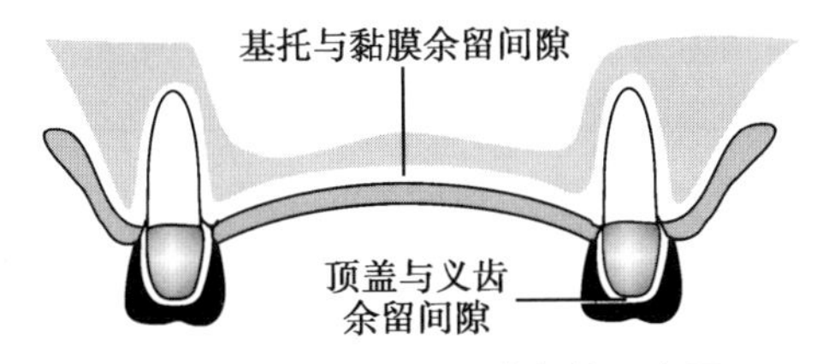

图 16-14 义齿承受殆力前示意图

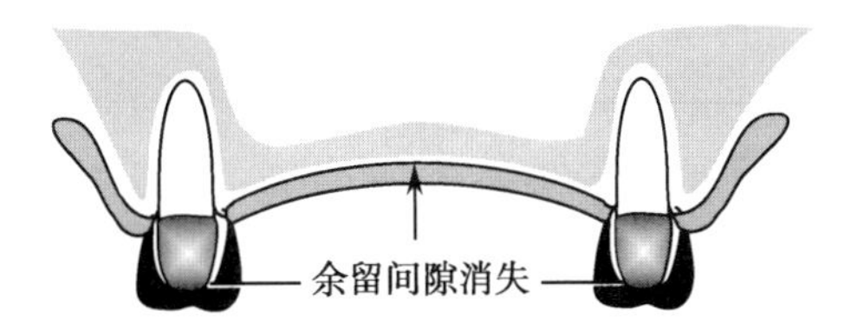

图 16-15 义齿承受殆力后示意图

除上述两种方法外，还可采用压力法制取印模，也可达到此目的。当患者口内保留基牙较多且位置分布合理，此时应以覆盖基牙支持为主不采用上述方法。可摘局部覆盖义齿，如覆盖基牙条件较好、位置适当，则义齿可以少设计一些支托而由覆盖基牙来承担部分殆力。

2. 增强固位的措施 如果覆盖义齿基牙周围有组织倒凹存在，限制了义齿基托的伸展范围，影响义齿的固位。其解决方法有下列三种：

（1）在覆盖基牙上加附着体，制作附着体式覆盖义齿。利用磁性或机械式附着体来解决义齿的固位问题，是一种比较理想的方法。但这种方法对基牙本身条件要求较高，如基牙本身条件较差则不宜制作附着体。

（2）若患者组织倒凹明显，前庭沟较深时，可以采用弹性带翼基托。即将 19 号或 20 号不锈钢丝的一端与唇侧基托相连接，另一端与塑料制成的翼相连。利用钢丝的弹性变形，使游离端的基托进入覆盖基牙唇侧倒凹区，以此来增强义齿的固位（图 16-16）。

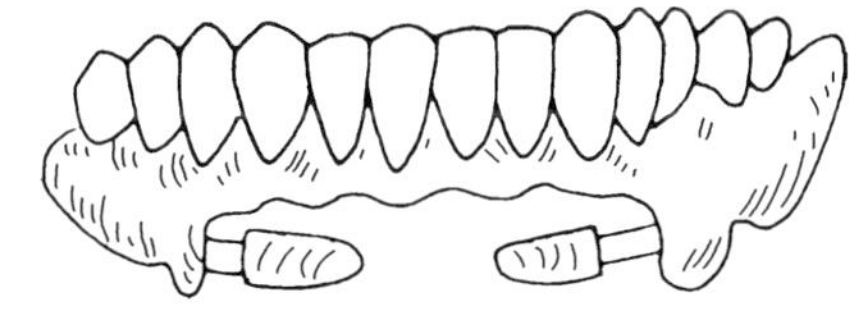
图 16-16 弹性带翼基托

（3）应用弹性基托材料制作覆盖义齿。近年间出现的以尼龙材料为基础的弹性基托材料，具有较高的韧性和弹性，用这种材料制成的义齿，其基托在适当压力下可发生弹性变形，可以进入一定深度的组织倒凹区，用于解决覆盖义齿的固位问题（图 16-17）。

（4）高覆盖义齿增强固位的措施：高覆盖义齿的固位主要是利用义齿基托与基牙间的摩擦力实现的。在基牙预备时要按照设计的就位道方向，对基牙的外形做适当的磨改，必要时适量充填部分组织倒凹，使义齿能顺利就位，同时保持义齿基托与基牙轴面的紧密接触，依靠两者间的摩擦力，使义齿获得良好的固位。对个别严重倾斜的牙齿，需做较多的磨改，磨改后可酌情设计金属帽状顶盖，或根桩式帽状顶盖以加强固位（图 16-18）。如有多颗基牙均需作冠修复，且义齿固位不良，可设计双层帽状顶盖基牙（见图 16-13）。

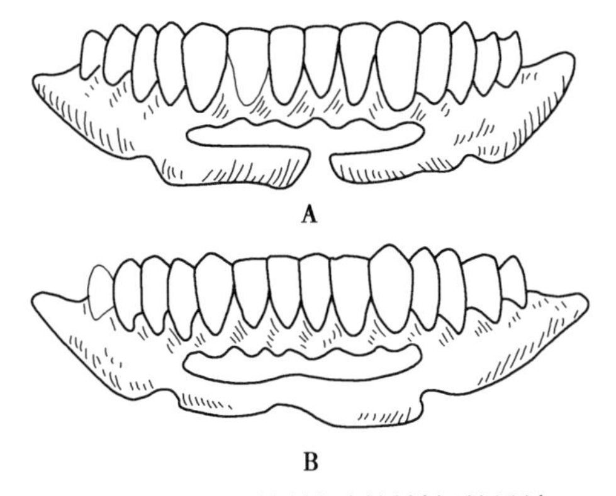

图 16-17 弹性基托材料基托的设计

A. 弹性基托唇侧断开 B. 弹性基托唇侧相连

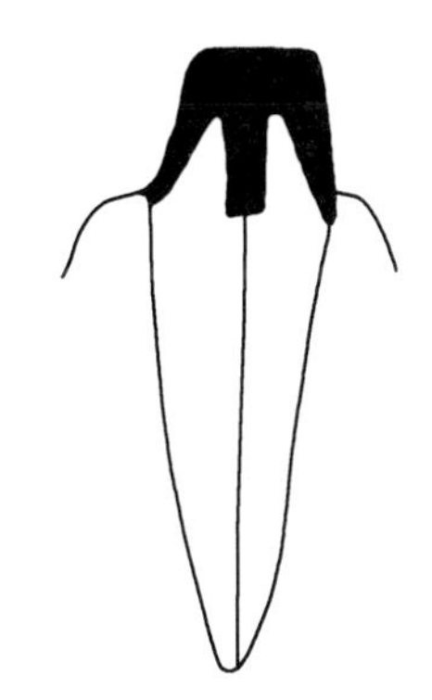
图 16-18 根桩式帽状顶盖

如果保留的基牙牙冠较短，固位形不良，单纯利用基牙轴面与基托间的摩擦力是不能获得良好的固位，此时可以在基托内设置一些卡环，使义齿获得固位。卡环的固位臂可设计在基牙的颊侧或腭侧，也可设计在基牙的近中或远中，依患者的具体情况而定。卡环形成后用少许人造石将卡环臂固定在基牙上，以便在义齿完成后，卡环臂周围有一定弹性变形的伸展空间。

（5）增加义齿的强度：高覆盖义齿由于基牙较长，因而常常在义齿的𬌗面形成一些薄弱部位，如不采用加强措施，则易造成义齿折断或局部磨损。缺牙区𬌗龈距离为 2～4mm 时，一般应设计铸造金属加强网，若此间距小于 2mm 时，则应设计金属𬌗面。高覆盖义齿主要由基牙支持，故𬌗力较大，易沿义齿中央部位折裂，通常也应设计金属网状支架加强，或直接制作金属支架增加其强度。

3. 基托设计　覆盖义齿是牙参与支持的全口义齿或可摘局部义齿，基托下被覆天然牙或牙根，基托的设计形式与覆盖基牙牙周组织的健康、义齿的功能、美观和使用寿命有密切关系。因此，其基托的设计和制作与全口义齿或可摘局部义齿既有相似之处，也有差异。

（1）基托设计的具体要求：

1）不会引起菌斑聚集。

2）对边缘龈无机械损伤。

3）有利于保持良好的口腔卫生。

4）不影响唇颊舌的正常生理运动。

5）不影响美观。

6）便于修理。

（2）义齿基托设计与牙周组织的健康：实验研究和临床观察均证实，环基牙开放式基托设计有利于牙周组织的健康，这是因为：

1）避免了基托对牙龈直接的机械损伤。

2）因具备一定程度的自洁作用和唾液，可自动环绕基牙流动的冲洗作用，预防因食物嵌塞引起的菌斑聚集。

3）即使在配戴义齿的情况下，也可用间隙牙刷清洁基牙。

4）可避免因冠帽外形不良和口腔卫生差所导致的牙龈过度增生。

但是开放式设计也会引起一些不良现象：①因为基托变薄，增加了折断的危险；②美观较差；③易造成食物嵌塞；④对某些发音有影响，如发“丝”音困难。因此，再设计时应注意：基托尽可能少覆盖边缘牙龈；邻面间隙的边缘用金属制作；覆盖基牙越多，预后越好，开放间隙也可更大。

（3）基托设计与功能和美观的关系：因覆盖基牙牙周有丰满的牙槽嵴，不需要用人工材料恢复其外形，覆盖基牙的唇颊侧不设计基托就不影响唇颊的位置和功能。通过检查基托下的食物嵌塞、颊肌推动食物团块的困难程度、说话时唇的运动受限等，可以了解基牙唇颊面基托伸展对软组织功能的影响。

4. 人工牙的选择与排列　与可摘局部义齿或全口义齿人工牙的选择和排列方法基本相同。

5. 制作时的注意事项

（1）保留间隙：基托组织面与覆盖基牙间，与长、短冠金属顶盖间以及双重顶盖间应保留 1mm 间隙。该间隙视义齿承托区黏膜的厚度和致密度可略有差异。保留间隙有下述几种方法：

1）若制作双重顶盖，在固定外顶盖之前，于内外顶盖间置厚约 1mm 的衬垫物，当外顶盖固定后，去除衬垫物，则内外顶盖之间可留出 1mm 间隙。

2）不需制作双重顶盖者，可在工作模型的基牙根面上填约 1mm 厚的硬质材料，如石膏、人造石或其他材料。

3）初戴覆盖义齿时，缓冲覆盖基牙相应处的基托组织面。

4）在与覆盖基牙相对应的基托组织面衬垫弹性材料，如弹性塑料、硅橡胶等，使之有 1mm 的弹让性。

（2）组织倒凹的处理：

1）若覆盖基牙为长冠基牙，预备基牙时唇面应尽量多磨除一些牙体组织，以利于唇侧排牙。制作长冠顶盖熔模时，在近龈缘处稍恢复外形，形成有利的倒凹以便在此牙上安放钢丝卡环，加强固位。唇侧倒凹处不制作基托。采取这种制作方法，既增强了义齿的固位，又避免了因倒凹过大而造成的制作困难。

2）在上述情况下，若在覆盖基牙上不便安放钢丝卡环，也可采用各种附着体或者弹性带翼基托（见图 16-16），以此来增强义齿的固位。

（3）基托增力设计：由于覆盖基牙的存在，使牙槽嵴宽大。义齿基托在此处较薄而易折断，若加厚基托又有不适感或影响面容。较有效的方法是使用高强度树脂制作基托或者使用金属基托。

二、即刻覆盖义齿的制作工艺技术

在一些特殊情况下，无法保留的患牙未拔除，或作为覆盖义齿的基牙尚未完成预备，为了使患者早日配戴义齿，此时可将覆盖义齿预先完成，待覆盖基牙完成预备或拔除患牙后即可戴入口内，这种覆盖义齿称为即刻覆盖义齿。

即刻覆盖义齿与一般即刻义齿的制作方法基本相同，不同之处在于对覆盖基牙的处理。其方法如下：

1. 先在模型上按短冠基牙的要求制备被覆盖的石膏基牙，然后按常规方法预成即刻义齿备用。

2. 口内预备覆盖基牙，按短冠基牙要求进行根面制备。其外形尽量与模型上已修整好的覆盖基牙一致。根管口用银汞合金、树脂充填或铸造冠帽覆盖根面。注意避免义齿戴入后造成早接触。

3. 拔除无法保留的患牙。

4. 戴入即刻覆盖义齿，进行适当调整。

即刻覆盖义齿戴入后的护理同一般即刻义齿。戴牙后追踪观察 2～3 个月后复诊。由于戴牙初期，拔牙处的牙槽嵴吸收迅速，使基托与黏膜之间出现间隙，使义齿发生翘动，可能使其下的覆盖基牙和支持组织受到创伤，有时导致义齿折裂。因此需待牙槽骨吸收已基本稳定时，及时进行重衬处理和咬合调整，或制作永久性覆盖义齿。特别注意覆盖基牙和义齿基托组织面间应保留 1mm 间隙。

即刻覆盖义齿既具有一般义齿的优点，又具备覆盖义齿的优点，制作方法比较简单。但由于拔牙、预备覆盖基牙和戴牙在同一时间内完成，操作时间较长，故年老、体弱的患者易感疲惫，难以接受。

三、过渡性覆盖义齿的制作工艺技术

过渡性覆盖义齿是将患者口内已有的可摘局部义齿，改换成局部覆盖义齿，又称转换性覆盖义齿。即在旧义齿上添加人工牙以修复拔除的患牙，同时在旧义齿基托下覆盖经治疗的牙根。

在制作过渡性覆盖义齿时，应对患者口腔进行仔细检查，周密计划。因旧义齿往往在咬合接触、颌位关系、固位、坚固性、美观等方面存在不同程度的问题，这些问题能否在制作过渡性覆盖义齿过程中加以纠正、余留牙中能否选出合适的覆盖基牙等，成为制作过渡性覆盖义齿的关键。过渡性覆盖义齿适用于具有较好的结构，并能行使正常功能的旧义齿，或仅需做适当处理，余留牙中可保留1～4颗基牙的病例。

过渡性覆盖义齿制作简便，覆盖基牙通常预备成短基牙覆盖于义齿基托下方，其他程序与一般可摘义齿添加人工牙、卡环、重衬基托等方法相同。这种修复体属于暂时性修复体，使用一段时间后，需重新制作义齿。过渡期的长短应视口内具体情况而定。

四、磁性附着体覆盖义齿制作工艺

磁性附着体是一类利用磁性材料辅助修复体固位的装置。磁性附着体有多种，依据磁路设计分为开放磁路和闭合磁路两种（图16-19）；依据应用材料分为简单成对永磁体、永磁体、磁性合金三种。目前，在国内最常见的是Z-1型闭合磁路磁性附着体（图16-20）。各种闭合磁路式磁性附着体的基本结构：一个是设置于覆盖义齿基托底面的闭路磁体；另一个是设置在基牙牙根上的由软磁合金制作的衔铁，利用两者间的磁引力，使义齿稳定在牙槽嵴上。

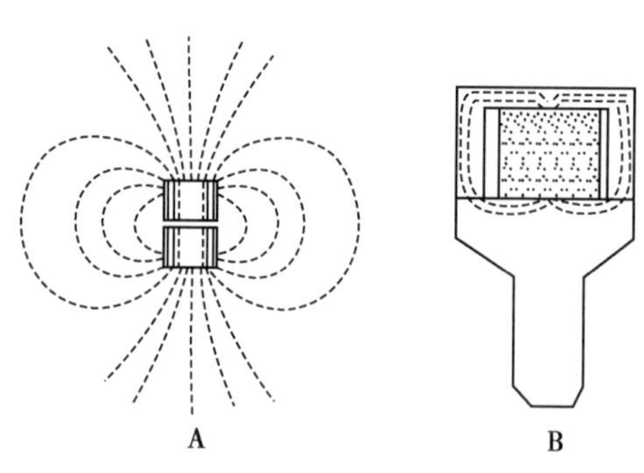

图16-19 开放性磁场与闭合性磁场

A. 开放性磁场 B. 闭合性磁场

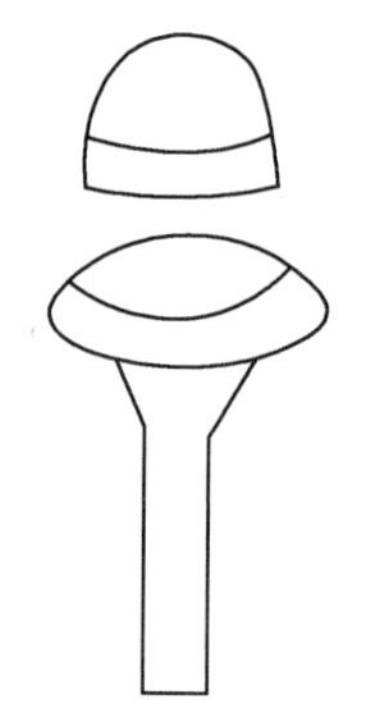

图16-20 Z-1型闭合式磁附着体

（一）磁性附着体的主要特点

1. 有足够的固位力 由于采用高磁能积的钕铁硼永磁体和耐腐蚀的软磁合金，并采用闭合磁路设计，使磁性附着体的固位力大大提高，如Z-1型磁固位体可达到每单位9.3N的固位力。

2. 操作简单 磁性附着体的应用不受覆盖基牙方向的限制，无严格的就位道方向要求，即使牙根有一定倾斜，也不影响附着体的使用。除衔铁部分需固定在牙根上以外，其余操作步骤与普通覆盖义齿相似。因而操作技术简单，易于掌握，义齿完成后也不需经常的调整和修理。

3. 可自动复位 由于磁引力为一持续的力，当义齿在某种外力作用下出现了轻度移位，在外力消失后，也可在磁引力作用下自动复位。

4. 不传递侧向力而有利于基牙健康 磁性附着体的闭路磁体和衔铁表面均为平面，具有轴向固位力强而侧向固位力弱的特点。当有较大的侧向力作用于义齿时，会使义齿沿此方向出现轻度滑动，此滑动既衰减了侧向力的强度，又改变了侧向力的方向，使过大的侧向力不能全部作用于覆盖基牙，从而有效保护了基牙的健康。

5. 对机体无害 由于采用闭合磁路设计，装有闭路磁体的义齿就位后，与装在牙根面的衔铁形成闭合磁场，基本消除了外磁场。当义齿取出后，衔铁本身又无磁性，这就根本解决了强磁场长期应用对机体组织造成的影响。

6. 体积小 可以方便地置入义齿的基托中。随着磁性材料及设计制作研究的深入，使得磁性附着体在提供强大固位力的前提下，体积显著缩小，可以方便地置入各种修复体中。

（二）基牙的选择

磁性固位覆盖义齿对基牙的要求标准不高。一般情况下，根长应在 10mm 以内，松动在 I° 以内，牙槽骨吸收不超过 1/2，无牙周炎症，经过完善根管治疗的残根、残冠均可选作基牙。由于尖牙和前磨牙牙根粗大，且为单根或双根牙，便于根管治疗及粘固顶盖状衔铁，故多选用尖牙和前磨牙作为基牙。为使义齿受力平衡，一般在颌骨两侧选择基牙。Z-1 型磁固位体具有较大的磁性固位力，通常选择两颗基牙设置固位体，即可使上下颌义齿获得满意的固位。使用其他类型的磁性附着体，其基牙数目要相应增加。

（三）磁性附着体衔铁的选用

磁性附着体中的闭路磁体虽然有设计形式和固位力的差别，但应用方法均是相同的，而衔铁部分却有下列几种不同的应用形式。

1. 成品顶盖衔铁 这是磁性固位体最常见的应用方式，是用耐腐蚀软磁合金加工制作而成，与覆盖义齿基牙顶盖相似。应用时需将设置磁性固位体的基牙进行完善的根管治疗，然后将根面降至龈缘下 0.5mm（颌间距离较大者可降至与龈缘平齐），根面磨平，用匹配的根管扩大钻将根管扩大至离根尖 3～4mm 处。插入磁性固位体的顶盖软磁合金衔铁，适当调整钉的方向，使其插入根管后，衔铁与根面近于密合，修整衔铁外形边缘，使之与根面外形相一致（图 16-21）。这种方式常用于前牙或前磨牙牙根，不适用于磨牙牙根。

2. 包裹式铸造顶盖衔铁 Magfit 和 Hitach 等磁性附着体的衔铁部分，常为预成品。应用时需在常规根管、根面预备的基础上，制取覆盖牙根的完整印模及模型，在其上用铸造蜡制作顶盖蜡型，并将预成品的衔铁镶嵌固定在蜡型顶端，常规包埋。采用金合金或钴铬合金铸造后，即形成一个嵌有软磁合金衔铁的顶盖（图 16-22）。这种方式适应证广泛，可用于各种覆盖基牙。

3. 铸造顶盖衔铁 这种方法与前一种方法相似，是在根管和根面预备后，制取模型，在模型上制作顶盖衔铁蜡型，采用软磁合金直接进行铸造，形成完全由软磁合金铸成的顶盖衔铁（图 16-23）。这种方式主要适用于磨牙牙根，或牙根形态特殊及颌面赝复体中的一些特殊部位、特殊形态的衔铁。

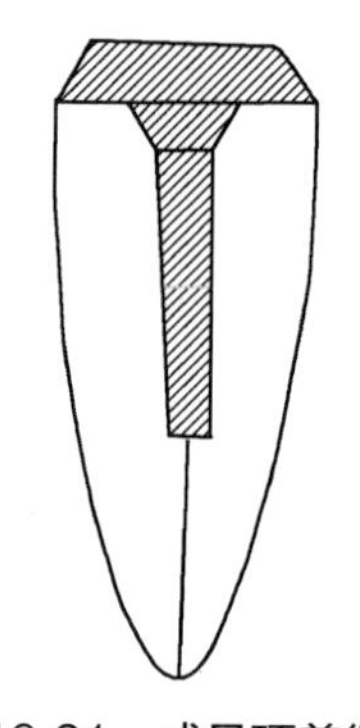
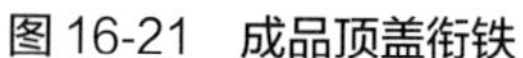
图 16-21　成品顶盖衔铁

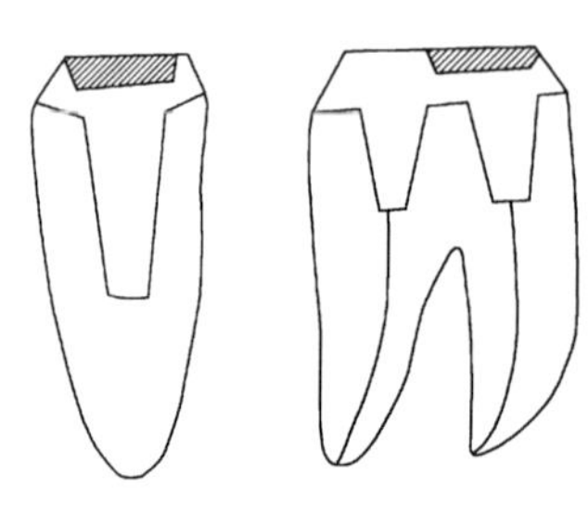
图 16-22　包裹式铸造顶盖衔铁

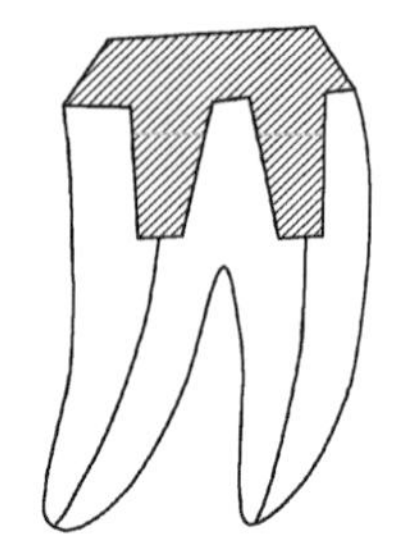
图 16-23　铸造顶盖衔铁

（四）磁性附着体覆盖义齿的完成

1. 牙根预备及衔铁选用。

2. 粘固顶盖衔铁　常规酸蚀处理后，用复合树脂将顶盖衔铁粘固在牙根上，以树脂封闭衔铁与根面间小空隙，防止继发龋发生。及时清除多余树脂，以免刺激牙龈，如为包裹式铸造或完全铸造的顶盖衔铁，则可采用磷酸锌水门汀或玻璃离子水门汀粘固。

3. 制取模型、制作义齿　将闭路磁体和缓冲垫片吸附于顶盖衔铁上，常规制取模型，上𬌗架，完成义齿制作。注意适当加厚放置磁性固位体的舌侧基托，必要时应设计铸造金属基托或支架，以防基托在此处折裂。

4. 戴牙及粘固磁体　义齿试戴合适后，于基托中预留的磁体窝舌侧基托上开直径为 2～3mm 小孔，将闭路磁体与缓冲垫片准确地吸附在衔铁上，调少许自凝塑料置于义齿基托的磁体窝中，戴入义齿，嘱患者做牙尖交错咬合，待自凝塑料凝固后，清除由小孔中溢出的多余自凝塑料并修整。

第五节　覆盖义齿修复后的护理及可能出现的问题与处理

一、覆盖义齿修复后的护理

戴用覆盖义齿后的护理与定期复诊，是保证覆盖义齿有效使用寿命的重要措施。

（一）义齿的护理

合理的义齿护理可清除掉覆盖义齿基托上的软垢、细菌及念珠菌，防止菌斑形成及细菌释放毒性产物，从而保护覆盖义齿及其牙周组织的健康，并预防义齿性口炎的发生。义齿的护理措施包括：

1. 每日用牙刷及牙膏清洗义齿。

2. 每日将义齿浸泡在 0.2% 氯己定溶液中 10～15 分钟，氯己定可渗入基托，并缓慢释放达几小时。

（二）定期复诊

覆盖义齿患者每隔 3～6 个月应复诊做常规检查，了解义齿的使用情况，检查基牙及其牙周组织的健康状况，发现问题并及时处理。若患者采用药物预防基牙龋坏和牙周炎症，还可了解用药情况及是否需继续用药。

二、覆盖义齿修复可能出现的问题与处理

（一）根面龋

覆盖义齿戴入后，基托与基牙及黏膜之间形成新的、特殊的生态环境和滞留区，其间的唾液流速减缓、流量降低，基牙失去自洁作用，食物残渣易滞留于牙面，易引起基牙龋坏及牙龈炎症的发生。因此，戴用覆盖义齿后应采取以下措施积极预防基牙龋坏。

1. 彻底清洁覆盖基牙四周及牙龈，邻间隙的清洁可用间隙牙刷。

2. 对机械清洁作用不显著者，可采用化学法防龋，如将氟化凝胶直接涂布在与基牙相对的基托组织面上，发挥防龋作用。也可用 1% 的氟化钠中性溶液漱口，每日 1 次或者每周 2～3 次。但必须告知患者口内有味觉改变、口腔烧灼感、口腔黏膜破坏及着色时可适当减少用药次数，并禁止吞服氟化物。

（二）牙龈炎及牙周炎

覆盖义齿戴用后产生牙龈炎的原因常是口腔卫生差、基托压迫龈缘过紧、基牙周围基托缓冲过多引起食物嵌塞等，若治疗不及时，可发展成牙周炎，导致牙周袋形成、牙周溢脓、附着龈丧失，甚至基牙脱落。可采用以下方法进行预防：

1. 基牙周围开放式基托设计应恰当，基托不能压迫龈缘，也不能磨除过多而形成死角。

2. 夜间停戴义齿。

3. 每日用 0.1%～0.2% 氯己定溶液含漱。

（三）牙槽骨吸收

覆盖义齿戴入后，个别情况下覆盖基牙会出现快速牙槽骨吸收，其原因有：

1. 患者自我护理能力较差，也未使用有效药物，导致基牙上菌斑聚集，引起炎症。

2. 义齿咬合关系差，尤其是戴用义齿 4～6 个月后，义齿下沉不均匀，导致咬合不协调。

3. 义齿存在支点，因义齿基托与个别覆盖基牙间存在支点，致使义齿咬合力首先传递到该基牙，引起基牙负担过重，牙槽骨快速吸收。

针对以上原因，应及时采取有效预防措施，避免牙槽嵴的快速吸收。

（四）覆盖义齿的机械性损坏

1. 覆盖义齿基托折断　附着体附近基托折断比较常见。而铸造加强支架的覆盖义齿，很少折断。𬌗力过大或方向不正确常表现出附着体附近的树脂裂纹，而不是整个基托折断。裂纹是义齿基托内存在应力所致，可将不稳定的基托重衬或调𬌗，及时消除应力，可防止以后更大的基托损坏。

2. 附着体损坏　所有附着体在使用过程中都会磨损。通常几年后才会影响固位。可更换附着体或通过重新制作带有新的附着体的根帽才能再次获得固位。

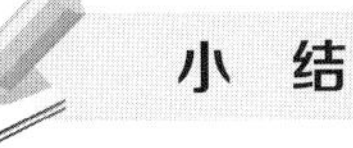

小　结

本章介绍了覆盖义齿的概念、分类、优缺点、适应证和禁忌证；覆盖义齿的基本设计和制作方法；普通覆盖义齿的制作工艺技术、即刻覆盖义齿的制作工艺技术、过渡性覆盖义齿的制作工艺技术及磁性附着体覆盖义齿的制作工艺技术。覆盖义齿修复后

要注意防龋和牙周组织的保护，戴用覆盖义齿后的护理与定期复诊是保证覆盖义齿有效使用寿命的重要措施。

思考题

1. 简述覆盖义齿的概念及分类。
2. 覆盖义齿的优、缺点各有哪些？
3. 覆盖义齿有哪些适应证和禁忌证？
4. 什么是即刻覆盖义齿和过渡性覆盖义齿？
5. 覆盖基牙金属顶盖有什么作用？
6. 覆盖义齿基托设计有什么要求？
7. 覆盖基牙有哪几种类型？各有何适应证？
8. 覆盖义齿与可摘局部义齿有什么区别？

（李晓杰　张铁刚）

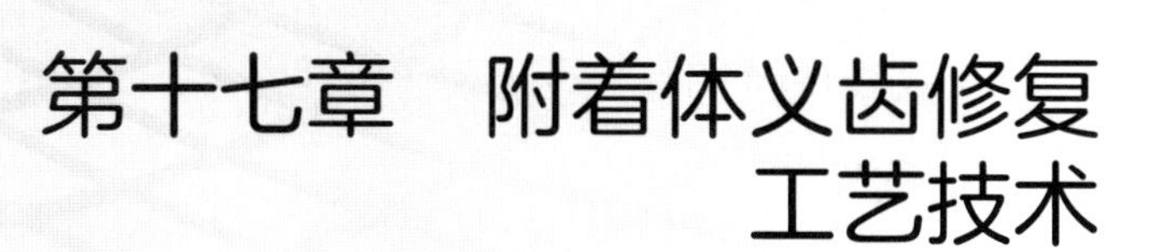

第十七章　附着体义齿修复工艺技术

学习目标

1. 掌握：附着体的概念、组成、分类；附着体义齿的组成。
2. 熟悉：常见附着体的种类、与固位有关的因素；附着体义齿的制作过程。
3. 了解：附着体的特点；附着体义齿优缺点及义齿的修理。

第一节　概　　述

附着体义齿是指以附着体作为主要固位形式的可摘局部义齿或固定-可摘联合义齿。附着体一般由阴性和阳性两部分结构组成，其一部分与基牙或种植体结合；另一部分与义齿的可摘部分结合，为义齿提供良好的固位、稳定和美观效果。

一、附着体的特点

附着体义齿是兼顾固定义齿和可摘局部义齿优点的一种修复方式，阴性和阳性结构之间有精确的匹配关系，义齿就位后形成锁结，相比传统卡环固位体有更好的固位和稳定，同时它减少了卡环等金属部件的暴露，使修复体获得更好的美观效果。

1. 固位方式　附着体和卡环的固位原理有所不同，卡环固位体主要利用卡环与天然牙之间的摩擦力来达到固位效果，而附着体是根据通过各附着体的阴性和阳性结构的结合形成固位力。利用机械嵌合作用产生固位力的有栓体栓道式附着体、帽环式附着体、杆卡式附着体等，这些附着体通过阴性和阳性结构的精密度、金属弹性、衬垫材料的弹性形成可靠的固位力；利用锁结作用形成固位力的有插锁式附着体，其附着体通过阴阳性结构锁定形成固位力；利用弹簧珠嵌合作用形成固位力的有弹性珠球式附着体，其附着体通过弹力球珠嵌入凹槽获得固位力；利用磁引力作用的有磁性附着体，其附着体通过衔铁与永磁体之间的吸引力获得固位力。上述各类附着体的固位效果均比卡环固位体强，并且能保持持久的固位力。

2. 应用范围　附着体义齿的应用范围较广，在制订牙列缺损或缺失修复治疗方案时，都可选用附着体为义齿提供良好的固位。如牙列缺损选择附着体义齿修复，可以增加义齿的固位、稳定和美观效果，减小义齿支持组织的受力，有利于组织健康；多基牙的固定义齿修复，通过附着体可以形成应力中断，减轻基牙负荷；牙列缺损采用固定义齿修复，在无法取得共同就位道时，通过附着体可以获得义齿的共同就位道；牙列缺损选择附着体固位的覆盖义齿，能为义齿提供良好的固位，特别有利于下颌牙槽骨的保存；种植体支持的下颌全口义齿，附着体能为义齿提供良好的固位。

3. 制作工艺　附着体义齿制作过程有其共性，即修复体制作精度要求高、制作工艺较复杂，需要使用相关设备，如使用平行研磨仪确定义齿共同就位道，义齿制作的周期略长，所需费用较高等。实际根据附着体的类型不同，修复工艺流程也有所不同。

二、附着体的分类

临床应用的附着体类型很多，其分类方法也较多，常见的有以下几种：

1. 根据附着体放置于基牙上的部位　分为冠内附着体、冠外附着体及根面附着体三种。

（1）冠内附着体：安置在基牙部分的附着体阴性结构镶嵌在基牙牙冠内，不突出牙冠外，附着体阳性结构设置在义齿支架上，附着体阴性与阳性结构结合，置于基牙牙冠内，组成冠内附着体（图 17-1）。

（2）冠外附着体：安置在基牙部分的附着体结构部分或全部突出于牙冠外，另一部分附着体结构设置在义齿支架上，附着体两部分结构结合，置于基牙牙冠外，组成冠外附着体（图 17-2）。

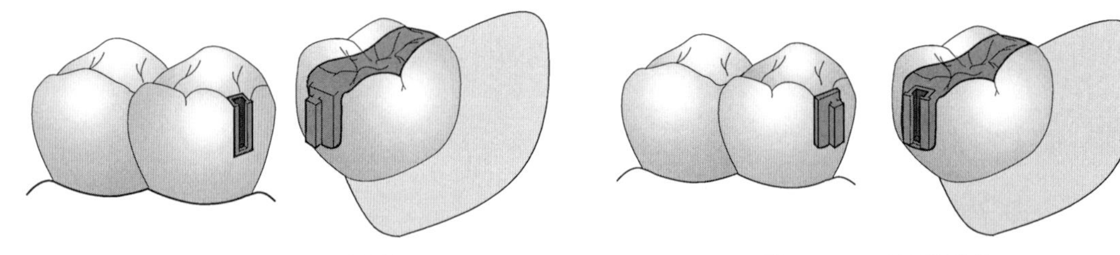

图 17-1　冠内附着体　　　　图 17-2　冠外附着体

（3）根面附着体：基牙部分的附着体阳性结构安置在基牙牙根的根面上或根面内，另一部分附着体阴性结构设置在相对应部位的义齿基托组织面内，组成根面附着体。

2. 根据附着体阴性和阳性结构的精密程度　分为精密附着体和半精密附着体两种。

（1）精密附着体：精密附着体的阴性与阳性结构均为金属成品件，附着体两部件能结合紧密。附着体金属成品件用焊接、粘接或物理固位方法固定于基牙和义齿支架上。

（2）半精密附着体：半精密附着体的阴性与阳性结构中，一部分是树脂熔模件预成品，另一部分是金属成品件。树脂熔模件预成品与冠基底层蜡型或义齿支架蜡型连接成整体，通过包埋、铸造、研磨形成附着体金属件，其精密程度较精密附着体低。

3. 根据附着体固位原理　分为机械式附着体和磁性附着体两类。

（1）机械式附着体：该类附着体中各类附着体的固位原理有所不同，又可分为：

1）制锁、摩擦式附着体：此类附着体阴性结构部分形成小斜面角度，在附着体阴性、阳性结构结合时产生制锁及摩擦作用，如栓体栓道式附着体。

2）自锁固位型附着体：此类附着体阴阳性基本结构与摩擦固位型附着体相似，呈栓体栓道式，但在附着体阴性结构近远中轴面内有半圆形凹槽，阳性结构的相应部位有弹簧支撑的球珠，当阴性与阳性结构结合时，球珠嵌入凹槽形成自锁固位，栓体栓道结构同时获得摩擦固位力（图 17-3）。

3）定位锁式附着体：此类附着体阴性与阳性结构结合后，附着体轴面颊舌向处通过定位销插入附着体阴性与阳性结构内，使附着体阴阳结构固定形成固位作用。当附着体阴性与阳性结构需分离时，必须解除销的定位才能分开（图 17-4）。

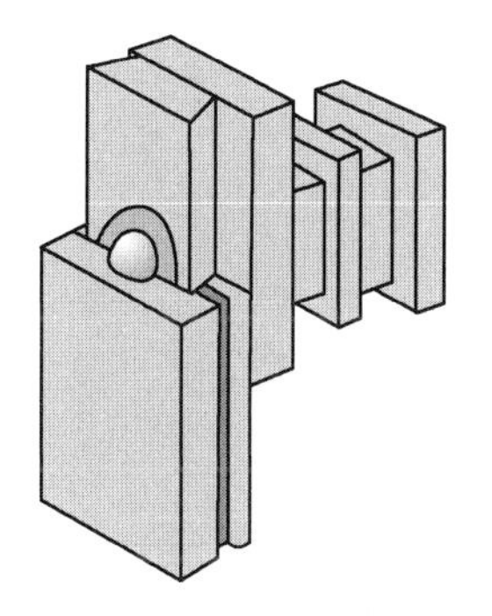

图 17-3　自锁固位型附着体

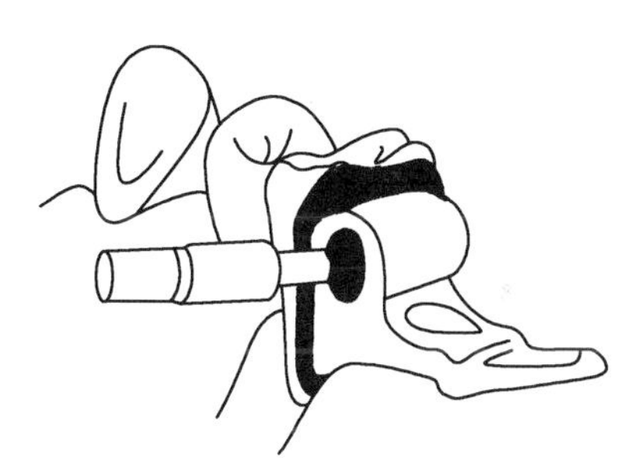

图 17-4　定位锁式附着体

（2）磁性附着体：磁性附着体由两部分结构组成，即放置在基牙上的衔铁结构和放置在义齿基托组织面内的磁铁结构，当衔铁与磁体结合后，通过衔铁与永磁体间的磁引力形成固位力（图 17-5）。

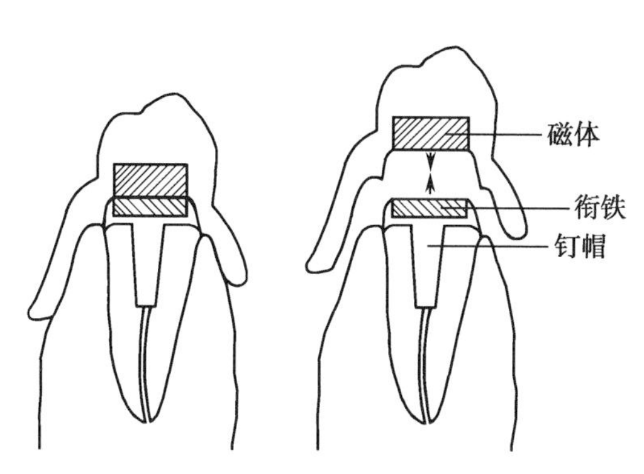

图 17-5　磁性附着体

4. 根据附着体结构之间的结合形式　分为刚性附着体和弹性附着体两类。

（1）刚性附着体：附着体的阴性和阳性结构接触密合并呈刚性连接，除就位相反方向附着体阴性和阳性结构可以分离外，附着体两部分结构结合后无任何方向的活动度，在义齿中起到较强的支持作用。

（2）弹性附着体：附着体的阴性与阳性两部分结构结合后，阴性与阳性结构之间有一定方向和一定量的可动度，此可动度根据附着体结构的设计而定，可以是多方向旋转运动，也可以是一个方向的铰链运动。此类附着体可减轻基牙承受的负荷和对基牙产生的扭力，但增加了缺牙区基托下支持组织的受力。

第二节 常见的各类附着体

附着体类型众多，临床上一般根据患者缺牙数目、部位，缺失区邻近基牙状况，𬌗龈距离，患者要求等选择合适的附着体类型，现以附着体放置在基牙部位的分类来简述常见的各类附着体。

一、冠内附着体

附着体阴性部件位于基牙固有牙冠解剖外形内，阳性部件与基托或支架连接的附着体称为冠内附着体。阴性部件若超出牙冠外围或突入外展隙，易导致对牙周组织的刺激。冠内附着体的适应证较广，但因其应用时切割牙体组织较多，故临床常用于牙体组织缺损较大的基牙上。

1. 组成　冠内附着体阴性结构一般放置在邻近缺失区基牙牙冠的近中或远中面内，呈凹槽形栓道。放置于附着体义齿的可摘部分修复体支架内，呈凸形栓体形态，称为冠内附着体阳性结构。义齿就位时，栓体沿栓道方向插入，两部分结构形成硬性连接，其固位力主要靠栓体与栓道间的摩擦力。有些冠内附着体阳性结构中有可调节或置换的部件，如螺丝、弹簧、衬垫等，这些部件对维持附着体固位力起着重要作用。有时考虑到某些冠内附着体的固位力偏低，通常可在基牙的牙冠舌侧和放置冠内附着体相对的基牙牙冠邻面处设计舌侧固位臂和邻面针道等辅助装置，以增加固位力。

2. 影响固位与稳定的因素

（1）附着体阴阳部件之间的接触面积：在有限的牙冠范围内，附着体阴性与阳性结构之间的接触面积越大，其摩擦力越大，固位力也随之增加。临床上根据基牙的形态，可通过选用不同冠内附着体的栓道高度和栓道截面形态，增加附着体栓道的表面积，从而提高其固位力。附着体的𬌗龈向高度除与固位力有关外，还与义齿对抗侧向力的能力有关。一般要求附着体的𬌗龈向高度至少达 4mm 以上，否则固位力和对抗侧向力的作用都会明显下降。冠内附着体横截面形态有 3 种，即 H 形、T 形和 O 形（图 17-6），其中 H 形因有较大接触面积的翼板，其固位力及稳定性较 T 形和 O 形明显提高，能起到直接固位作用；而 T 形及 O 形由于翼板的接触面积小，通常只起辅助固位作用，或与其他附着体联合应用。

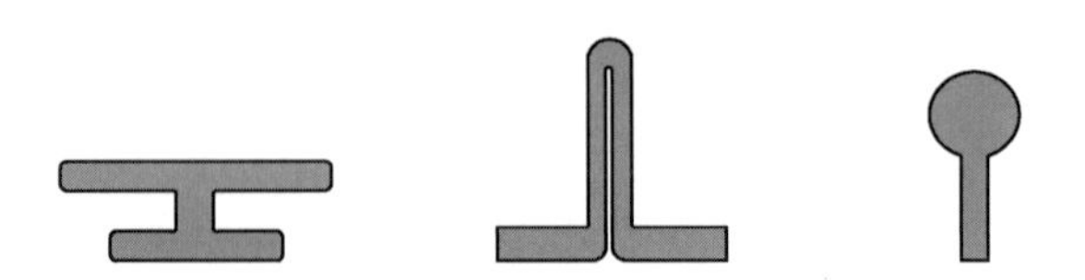

图 17-6　冠内附着体的水平截面可为 H 形、T 形和 O 形三种形状

（2）附着体阴阳部件之间的密合程度：附着体阴性结构与阳性结构接触的密合程度与固位力和稳定性成正比。两部分结构之间密合度越高，其摩擦力越大，固位力也增加；反之两部分结构之间密合度降低，其摩擦力减小，固位力下降，稳定性也下降。精密附着体阴阳结构均为金属成品，两部件吻合度高，能得到原附着体设计时的固位力。半精密或自制冠内附着体，在义齿制作过程中，一部分附着体预成品经过包埋、铸造、研磨等工序，影响了两

部分部件之间的密合度，从而影响了附着体的固位力。栓体栓道式冠内附着体经过长时间的反复摘戴，会形成金属磨损，导致附着体两部分结构的接触密合度下降，固位力降低。因此，有些附着体在栓道中采用辅助固位装置如橡皮垫圈、弹簧等控制固位力，随义齿使用时间增加，其橡胶老化、弹簧疲劳等造成固位力降低时，只需更换橡皮垫圈或调整弹簧力度即可恢复原有固位力。

（3）附着体阴性结构的轴壁垂直度：栓道的各轴壁之间相互平行，与栓道底呈垂直关系，此时与栓体之间能形成良好的摩擦力，产生较大的固位力。若附着体栓道各轴壁形成锥形，有一定外展角度时，固位力下降，固位力的下降幅度与外展度呈正相关。

3．常见类型 根据能否进行摩擦力调整，通常将冠内附着体分为可调节摩擦型冠内附着体和不可调节摩擦型冠内附着体，常见的冠内附着体大多为精密附着体，如Crismani冠内附着体、Schatzmann冠内附着体、McCollum冠内附着体、Beyeler冠内附着体和Stern-Mecolllum冠内附着体。

（1）Crismani冠内附着体：是临床较常用的一种冠内精密附着体，其固位力调节通过阴性部件的中央沟进行，有较强的稳定、支持和固位作用，适用于双侧或单侧远中游离端缺失的义齿修复（图17-7）。经过改良的Crismanni冠内附着体，是将阳性部件的龈方改为锥形，患者摘戴义齿更加方便。

（2）McCollum冠内附着体：该附着体阳性结构为U形叠层，阴性部件近远中径为2.0mm，颊舌径为2.8mm，栓道内径为1.8mm，高度为5.0mm（图17-8）。

（3）Beyeler冠内附着体：其部件比McCollum小，固位力不可调节，阴性结构呈燕尾槽形Beyeler附着体，其近远中径为1.2mm，颊舌经为2.7mm，高度为3.8mm（图17-9）。

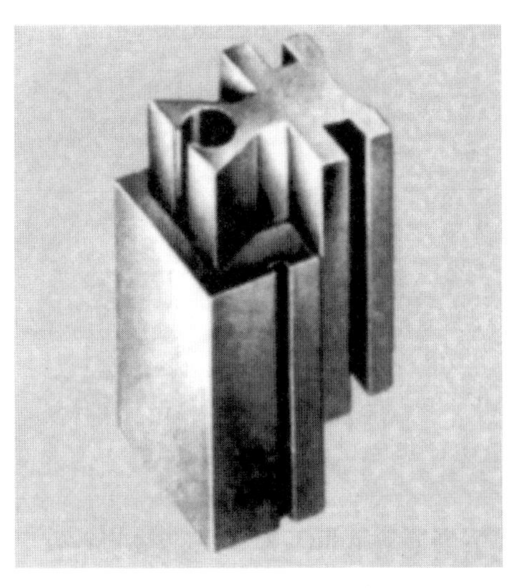

图17-7 Crismani附着体

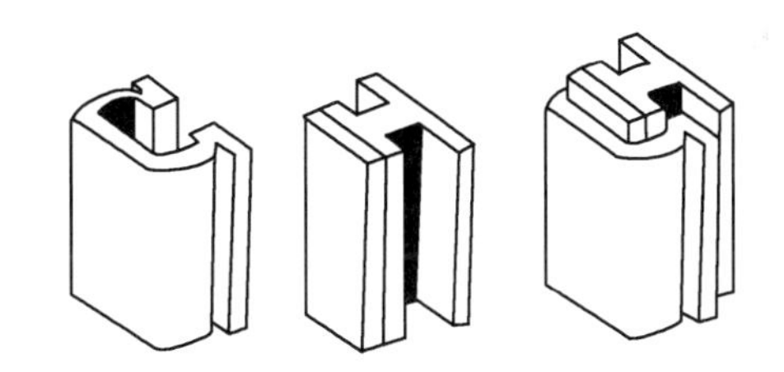

图17-8 McCollum附着体

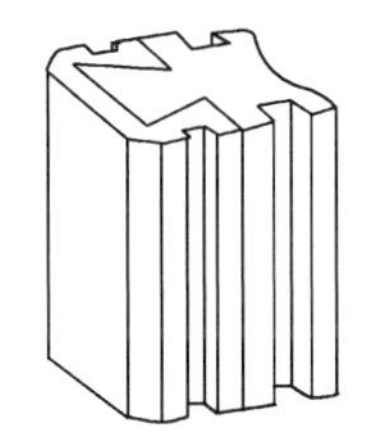

图17-9 Beyeler附着体

（4）Stern-MeCollum冠内附着体：其阳性部件上有相互平行的两片结构，中间有缝隙存在，通过调整两片之间的宽度增强摩擦力和固位力（图17-10）。其殆龈向高度为7mm，颊舌径宽度为4mm。适用于单侧或双侧远中游离端缺失的义齿修复。

（5）Schatzmann冠内附着体：为放置有可置换的弹簧插销部件的冠内附着体，由邻面壁置有球形凹槽的附着体阴性结构和弹簧插销部件的附着体阳性结构组成（图 17-11）。其固位力除了靠栓体栓道结构之间的摩擦力外，还通过弹簧珠增加固位力。其颊舌径为 3.0mm，𬌗龈向高度为 4.7mm。

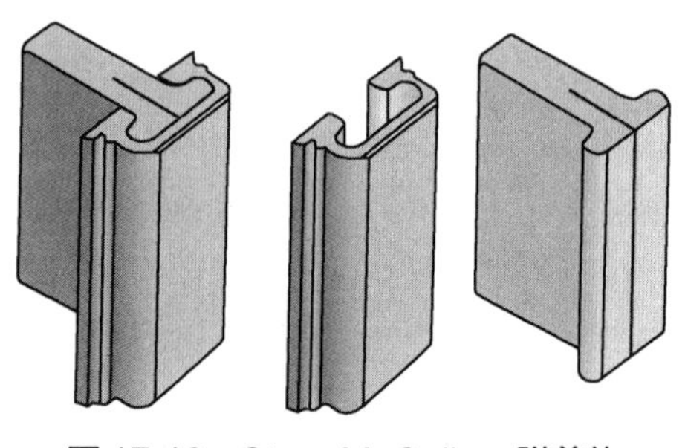

图 17-10　Stern-MeCollum 附着体

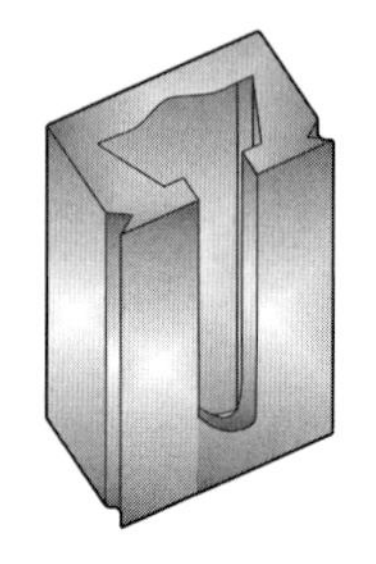

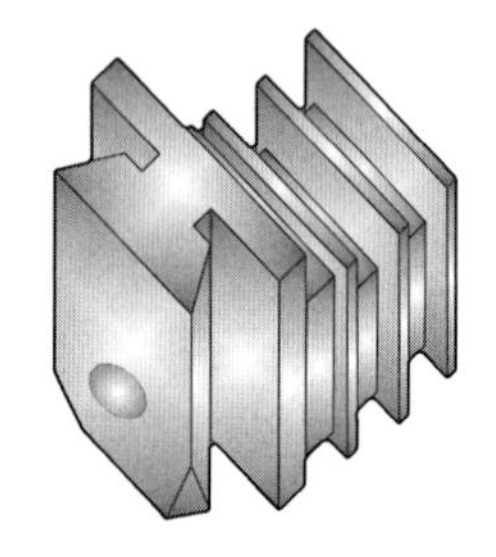

图 17-11　Schatzmann 附着体

4. 适应证

（1）基牙条件：牙冠有大面积缺损，但根管治疗完善，牙周组织吸收不超过根长的 1/3，基牙牙冠𬌗龈高度大于 4mm，有足够的颊舌径，以便能安置附着体阴性结构。

（2）可作为各类型牙列缺损修复的可摘义齿固位体。

（3）可作为可摘式固定桥修复体的固位体。

（4）牙列缺损修复时，修复体难以取得共同就位道，可作为活动 - 固定义齿的连接体。

5. 优缺点

（1）优点：①通过附着体将咬合力经过基牙的牙长轴传递到根尖，可保护基牙；②附着体义齿的口腔卫生较容易保持。

（2）缺点：①受到牙冠和髓腔大小的制约；②制作工艺复杂，费用较高；③长期使用发生磨损后，不易修理和更换；④体积小，机械强度低，设计时必须增加辅助性间接固位体。

二、冠外附着体

机械固位装置部分或完全位于基牙牙冠解剖外形之外的附着体称为冠外附着体。冠外附着体是临床附着体义齿常选用的类型。

1. 组成　阳性结构放置于缺牙区邻近基牙牙冠的近中面或远中面，与基牙上的全冠修复体连接成整体，阳性部件突出于牙冠外，形态多样，可为矩形、方形或圆形等。阴性结构与义齿的可摘部分支架或基托连接，固位力靠两部件之间的摩擦产生。两者结合产生的固位形式有：定位锁式固位、弹簧珠固位、铰链式固位、栓体栓道式固位等。

2. 影响固位的因素

（1）附着体阴性与阳性结构之间的接触面积：附着体阴性与阳性结构之间的接触面积对固位力的影响与冠内附着体基本相同，在其他条件相同的情况下，接触面积越大，固位力越大。

（2）附着体阴性结构与阳性结构之间的密合程度：附着体阴性与阳性结构之间的密合度对固位力的影响与冠内附着体基本相同。精密附着体的阴性与阳性结构密合度高，固位力大，而半精密附着体因采用的包埋材料、铸造方式、研磨方式等会影响附着体阴性结构与阳性结构之间的密合度，对固位力影响较大。定位锁式冠外附着体，即使其阴阳结构之间出现了缝隙，但因插销锁定了附着体的阴性与阳性结构，因此附着体结构间的密合度对固位力的影响程度较小。有些附着体结构之间有可替换的部件和可调整固位力的螺丝、弹簧珠等，当附着体阴阳结构密合度下降时，只需更换部件或调整附着体结构，恢复附着体结构间的密合度，即可恢复附着体原有的固位力。

3. 常见类型　基本类型有弹性型和固定型两种。大多数冠外附着体采用应力中断式设计，靠弹性结构连接。当缺牙区牙槽嵴条件较差，尤其游离端缺失牙时，义齿易发生摆动和转动，采用固定型冠外附着体，基牙受到的侧向作用力较大，造成牙周组织的创伤明显，而采用弹性型冠外附着体，因其具有应力中断功能，减轻了基牙的受力，满足了义齿的设计需要。常见的冠外附着体大多为精密附着体，如：Mini-Dalbo 冠外附着体、Plastic Dalbo 冠外附着体、Roach ball 冠外附着体、Ceka 冠外附着体和 SJ-1 型冠外附着体等。

（1）Mini-Dalbo 冠外附着体：是由 L 形阳性部件和空心圆柱体状阴性部件组成。阳性结构与阴性结构吻合处呈球形，阴性结构卡抱阳性结构产生固位力（图 17-12）。附着体的阴性结构处受力时形成铰链式运动，能起到缓冲作用，因此该附着体属于缓冲型冠外附着体。阳性部件高度为 3.0～5.0mm，颊舌径为 3.5mm。

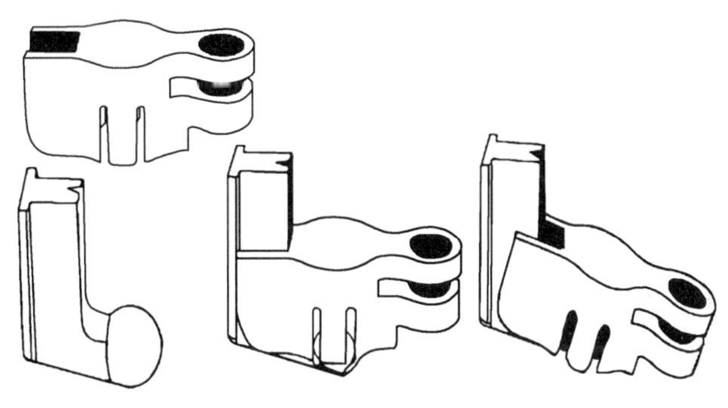

图 17-12　Mini-Dalbo 附着体

（2）Plastic Dalbo 冠外附着体：其基本结构与 Mini-Dalbo 冠外附着体相似，而它的阴性部件圆柱体内安置弹簧结构，当其受力时，除铰链式运动外，还存在弹簧性缓冲作用，所以缓冲作用比 Mini-Dalbo 冠外附着体更好（图 17-13）。它的阴性部件高度为 5.0mm，颊舌径宽度为 3.5mm。

（3）Roach ball 冠外附着体：由 3/4 球形阳性部件和 3/4 空心圆柱状阴性部件组成（图 17-14）。阳性和阴性结构摩擦产生固位力，两部分结构之间能垂直向和颊舌向微量移动，起到缓冲作用。该附着体高度为 5.0mm，颊舌径为 3.5mm。

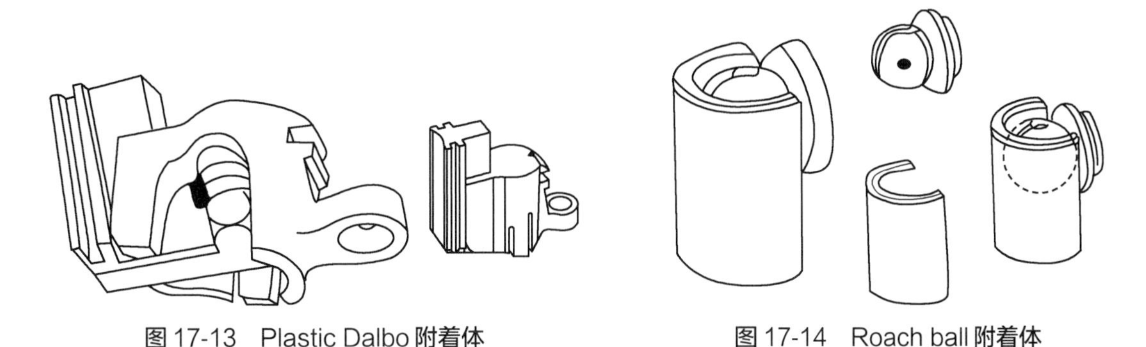

图 17-13　Plastic Dalbo 附着体

图 17-14　Roach ball 附着体

（4）Ceka 冠外附着体：由与基牙连接的圈环形阴性部件和与义齿可摘部分连接的锚状阳性部件组成（图 17-15）。可通过更换锚状阳性部件来调整固位力，该附着体属固定型附着体，固位力强，其高度为 3.5mm，颊舌径为 4.3mm。

（5）SJ-1 型冠外附着体：由与基牙连接的圈形阳性结构和与义齿可摘部分连接的带锁形装置的阴性结构组成（图 17-16）。两者结合通过插销装置锁定形成固位力，解除锁定后附着体两部分结构方能分离，该附着体属于固定型附着体，其高度为 4.0mm，颊舌径为 3.5mm。

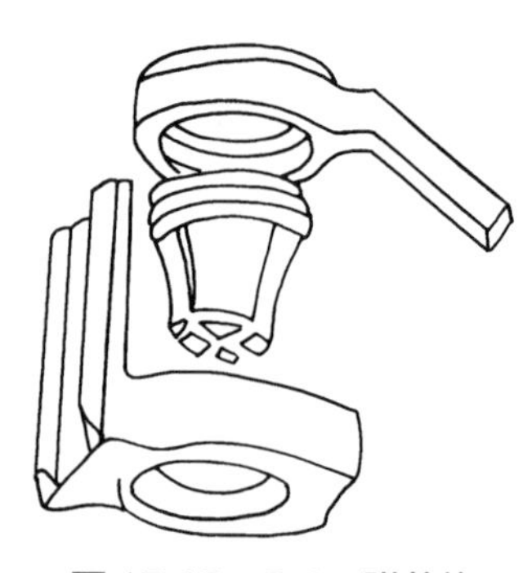

图 17-15 Ceka 附着体

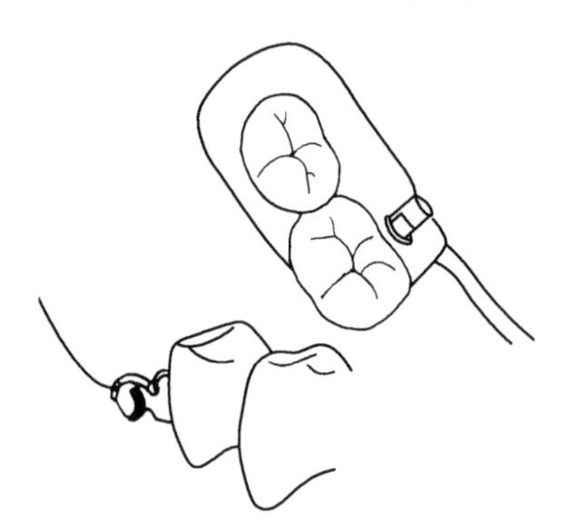

图 17-16 SJ-1 型附着体

4．适应证

（1）基牙牙冠的颊舌径有足够的宽度，𬌗龈距应大于 6mm。牙松动度在Ⅰ度以内，牙周无炎症或牙周炎症已被控制的患者。

（2）冠外附着体可作为修复各类型牙列缺损的可摘局部义齿的固位体。

（3）在固定义齿修复中可用于调整就位道方向。

5．优缺点

（1）优点：①对基牙大小的要求较低；②固位作用强大，并且由于其结构、设计较为灵活，易于设计应力中断、扣锁等装置，故常用于游离端缺失的可摘局部义齿。

（2）缺点：①不易控制菌斑附着；②不能用于缺隙过小的病例。

三、根面附着体

根面附着体的一部分结构固定在基牙牙根上或牙根内，一部分结构安置在义齿基托组织面内，两部分相互锁扣产生固位。

1．组成 放置在基牙牙根顶部的附着体结构通常称为根面附着体阳性结构。放置在义齿组织面内的附着体结构通常称为根面附着体阴性结构。有些特殊类型的根面附着体的阴性结构固定在牙根上，而阳性结构固定在基托组织面内，如 Zest 按扣式附着体（图 17-17）。根面附着体有多种类型，常用的有杆卡式附着体、按扣式附着体和磁性附着体。

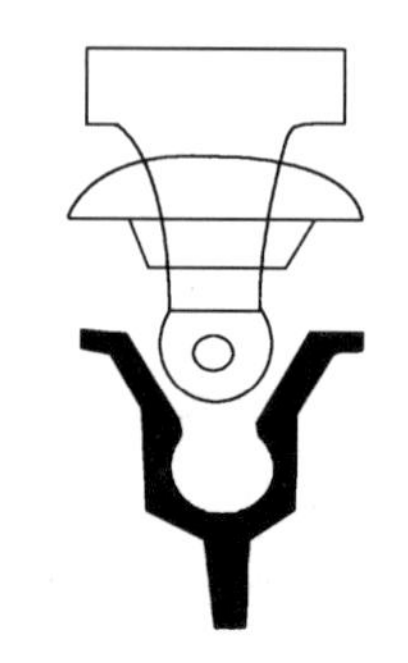

图 17-17 Zest 附着体

2．影响固位的因素 根面附着体的固位力产生原理根据附着体结构的不同而有所不同，如杵臼状附着体通过金属结构弹性形变就位后产生卡抱作用而固位；磁性附着体则由衔铁与磁体形成磁引力而固位。

（1）附着体阴阳部件之间的密合程度：其原理同冠内、冠外附着体，一般根面附着体结构尺寸较小，阴性、阳性结构接触密合，固位力有保障。

（2）根面附着体放置的位置：放置两个以上根面附着体，其附着体放置的位置越分散，义齿的固位与稳定性越好。

（3）附着体阴性与阳性结构之间的接触面水平位置：磁性附着体的衔铁和磁体之间接触面的水平位置与咬合平面的平行关系直接影响固位力的大小，磁性附着体两部分结构接触面与殆平面一致，固位力较强，当呈一定角度时，固位力会下降。

3．常见的按扣式根面附着体

（1）组成：按扣式附着体由一个安装在牙根上或牙根内的阳性结构和另一个安装在义齿基托内的阴性部件组成，通过两个部件之间的弹性锁扣作用产生的摩擦力固位（图 17-18）。常见的阳性部件是一个球形或柱形结构，通过铸造或焊接方式与根帽连接，也可直接粘固到预备的根面上；阴性部件是与之相匹配的安装在义齿基托内的帽状结构。部件安装在牙根上时称为牙根上按扣式附着体；部件安装在牙根内时称为牙根内按扣式附着体。牙根上按扣式附着体较牙根内按扣式附着体多见。按扣式附着体高度低，因此降低了冠根比例，对基牙牙根的扭力较小，利于保护基牙。

（2）按扣式附着体种类：按扣式附着体可分为弹性型和非弹性型两种类型（图 17-19）。①弹性型：其阳性部件和阴性部件之间有微小间隙，因而能够产生一定的动度，有利于缓冲咬合力；②非弹性型：其阳性部件和阴性部件之间没有微小间隙，不利于缓冲咬合力，但由于其体积小，常用于修复颌间距离小的病例。

常见的按扣式附着体有 Dalbo 按扣式附着体（图 17-20）、Rothermann 按扣式附着体（图 17-21）、Zest 按扣式附着体等。

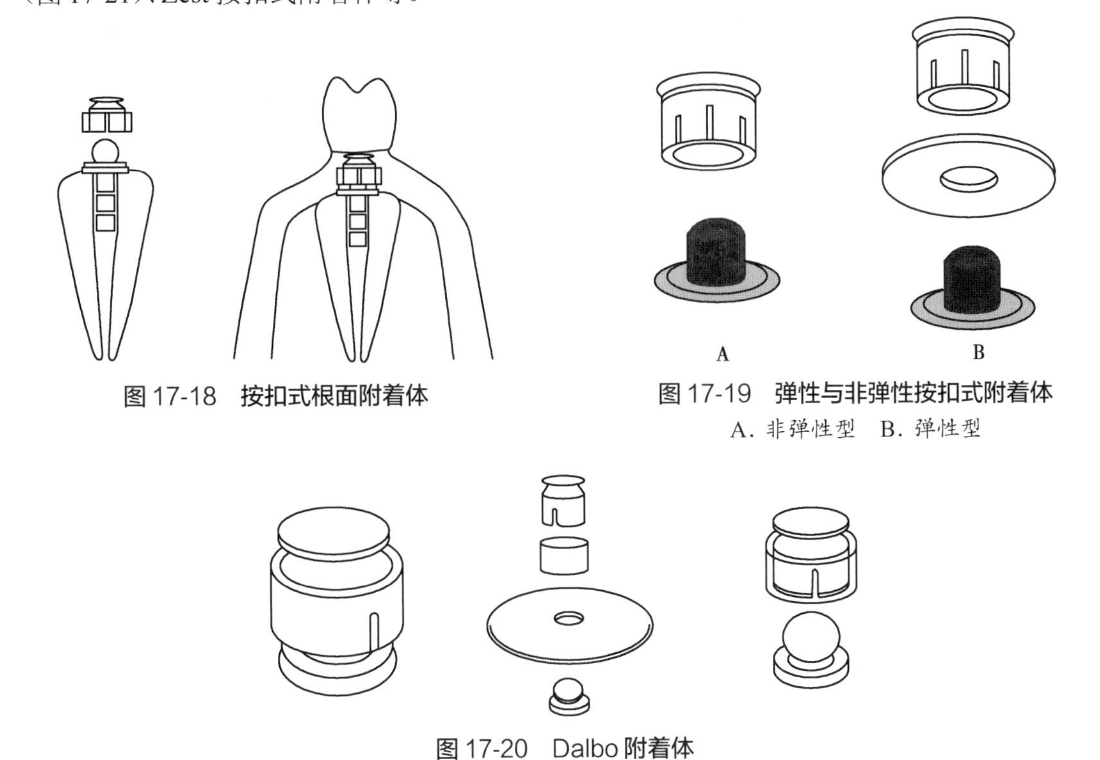

图 17-18　按扣式根面附着体

图 17-19　弹性与非弹性按扣式附着体
A. 非弹性型　B. 弹性型

图 17-20　Dalbo 附着体

1）Dalbo 按扣式附着体：由根桩上呈球形结构和固定在基托组织面内的圆筒状按扣结构组成。该附着体在义齿就位时，两部分结构嵌合，形成固位力。附着体高度为 4mm，阴性结构与阳性结构之间在不承受𬌗力时保留有 1mm 间隙，在受力时基托下沉，基牙才承受𬌗力，从而减少基牙负荷，使𬌗力分散于基托下的支持组织上。由于基牙根面的附着体呈球形结构，允许受侧方力时义齿有轻微的摆动，避免基牙承受过大扭力。

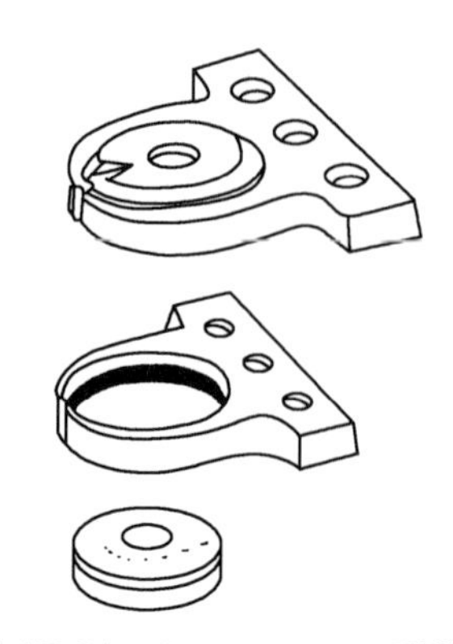

图 17-21　Rothermann 附着体

2）Rothermann 按扣式附着体：由与根桩连接的扁形圆柱状结构和固定在基托组织面内的圈形结构组成。该附着体在义齿就位中，圈形结构产生变形，就位后圈形结构恢复原形。Rothermann 附着体有弹性与非弹性两种类型，前者高度为 1.7mm，后者高度为 1.1mm，适合于𬌗龈距离较小的患者。Rothermann 附着体在减轻侧向力对基牙的负荷作用方面不如 Dalbo 附着体。

3）Zest 按扣式附着体：其结构与 Dalbo 附着体基本相似，也为按扣式结构，不同处为臼状的阴性部分粘固于根管内，球状阳性部分固定于义齿基托组织面内。该附着体根面阴性部分不易清洁，对牙根根管周围的牙体预备量较大，有时根管过于薄弱会引起根折，因此需慎重使用。

（3）适应证：按扣式附着体常作为覆盖义齿的固位体使用，残留牙根的牙周应无炎症，牙根松动度小于Ⅰ度，牙槽骨吸收在牙根长度的 1/3 以内，并要求做过完善根管充填。

（4）优缺点：①附着体高度低，对基牙牙根的扭力较小，利于保护基牙；②附着体的结构简单，制作方法较容易，费用低，并且能够提供较好的固位力；③摘下义齿后，附着体的阳性部分暴露在口腔中，患者有不适感；④阳性部件损坏后不易取出修理。

4. 常见的杆卡式根面附着体

（1）组成：杆卡式附着体由与两颗基牙根面相连接的金属杆阳性结构和与义齿基托连接的半圈形锁卡阴性结构组成。义齿就位时杆卡锁合产生固位力，锁卡能在杆的长轴上轻微旋转。杆可根据牙槽嵴的形状适当弯曲，使杆与牙槽嵴保持平行。卡由固定翼和弹性翼组成，固定翼埋在义齿组织面的基托中，弹性翼则通过与金属杆产生的卡抱作用产生固位力（图 17-22）。卡常用弹性较高的金属片或尼龙材料制成。

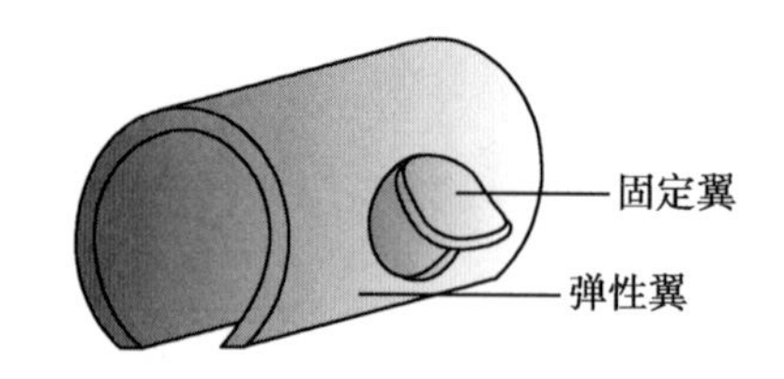

图 17-22　卡的固定翼和弹性翼

（2）杆卡式附着体的种类：杆卡式附着体可分为杆关节和杆单元两种类型。①杆关节型：杆的截面通常为圆形或椭圆形，杆和卡之间有一定间隙，因而能够产生一定的动度，为义齿提供旋转或轴向运动，因此具有应力中断效果，有利于缓冲支持组织所受的咬合力；②杆单元型：杆的两个侧壁是相互平行的，通过杆和卡之间的非弹性摩擦，产生摩擦固位力。与杆连接的卡常为预成品，杆与卡之间没有间隙，固位力较强，但不产生应力中断效果。

常见的杆卡式附着体有 Dolder 杆卡式附着体（图 17-23）、Hader 杆卡式附着体（图 17-24）等。

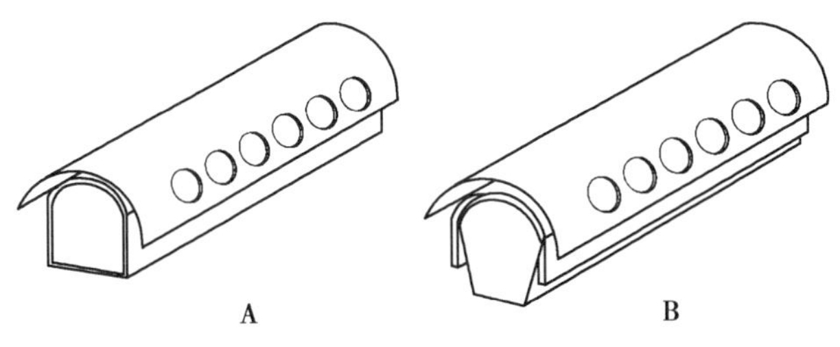

图 17-23　Dolder 杆卡式附着体

A. 非弹性型　B. 弹性型

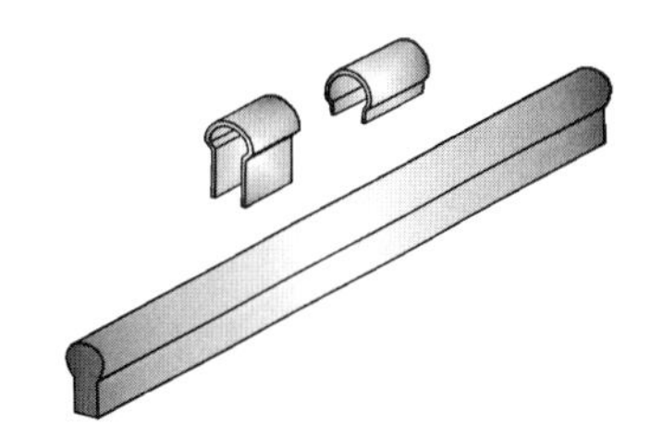

图 17-24　Hader 杆卡式附着体

（3）适应证：杆卡式附着体主要是作为覆盖义齿的固位体使用，也可作为种植体的上部结构，余留牙牙周健康较差时杆卡式附着体可起到牙周夹板的作用。

（4）优缺点：①可通过增减卡的数量来调节固位力的大小；②具有牙周夹板的作用；③降低了基牙牙冠高度，减小了基牙受到的侧向力；④义齿具有良好的固位和稳定作用，且摘戴方便；⑤杆与义齿之间留有空隙，容易造成食物残渣滞留；⑥弧形杆易产生游离力矩，轻则引起杆松动，重则造成基牙损伤；⑦对共同就位道要求比较严格。

5. 常见的磁性根面附着体

（1）组成：磁性附着体由一个设置在修复体基板上的闭路磁体和一个安置在患者口内余留牙根或种植体上的衔铁两部分组成。当义齿戴入口腔内时，因磁体的吸力而使义齿固位，并产生固位力。磁性附着体具有其他机械性附着体不具备的优点，如固位力长期稳定、操作简便、应用范围广等。而其突出的特点是磁性附着体在修复体摘戴或行使功能时，能使其受到的应力中断，使基牙或种植体所受的侧向力和扭力减小，有利于基牙及种植界面的健康。一个磁性附着体大约可提供 500g 的固位力。单颌覆盖全口义齿通常使用两个磁性附着体即可，最多不超过三个，否则会使义齿摘下困难。由于义齿受水平力时可相对移动，因此磁性附着体具有保护基牙的作用。

（2）分类：①按磁路设计可分为开放性磁路磁性附着体和闭合性磁路磁性附着体；②按磁性材料可分为全部由永磁体组成的磁性附着体和由永磁体软磁合金组成的磁性附着体。

常见磁性附着体有 Keystone 磁性附着体、Indedent 磁性附着体、Hita 磁性附着体、Magfit 磁性附着体（图 17-25）、Gillings 磁性附着体等（图 17-26）。

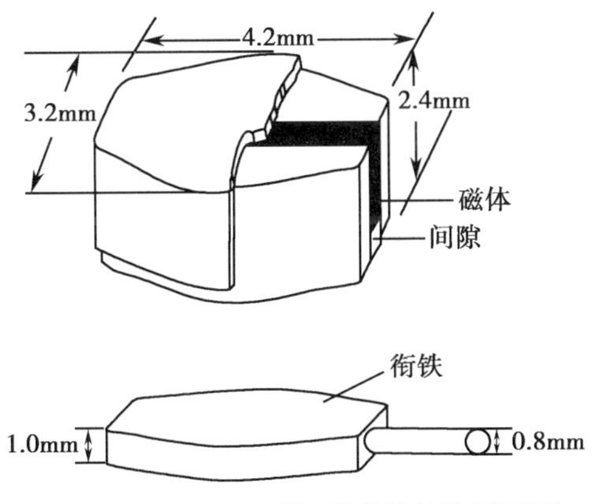

图 17-25　Magfit 磁性附着体结构示意图

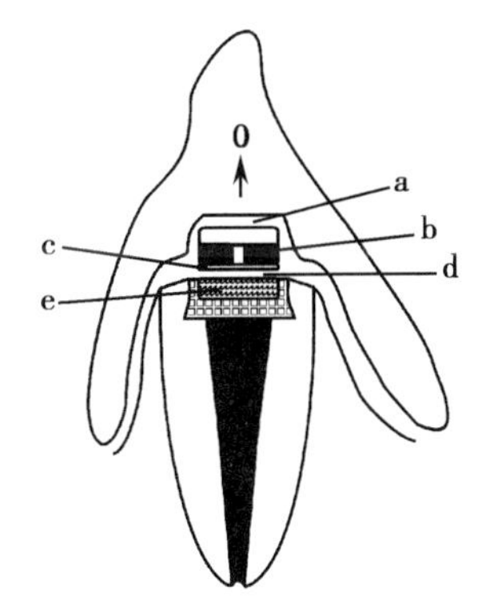

图 17-26　Gillings 磁性附着体结构示意图

a. 磁轭；b. 永磁体；c. 末端护板；d. 间隙；e. 衔铁。

（3）适应证：磁性附着体义齿的适应证广泛，凡有符合基牙条件的保留牙根及残冠都可设置磁性附着体，但患者的上下颌关系应基本正常，牙列可排于牙槽嵴顶端。单颌义齿的颌间距离不低于6mm，有足够的空隙放置磁性附着体及有一定厚度的树脂覆盖磁性附着体。

（4）优缺点：①固位力足够且稳定；②操作简单；③不传递侧向力而利于基牙健康；④可自动复位；⑤体积较小；⑥磁体易生锈、腐蚀，需要做防腐处理，磁力减退后，需要更换义齿基底面的闭路磁体。

第三节 附着体义齿组成、优缺点与适用范围

一、附着体义齿的组成

附着体义齿根据临床修复设计方案不同，其组成部分有所不同，可以有固位体、桥体、人工牙、基托和连接体等各部分组成（图17-27），其中固位体可全部选择附着体，也可以选择以附着体为主加其他辅助固位体来共同为义齿提供固位作用。

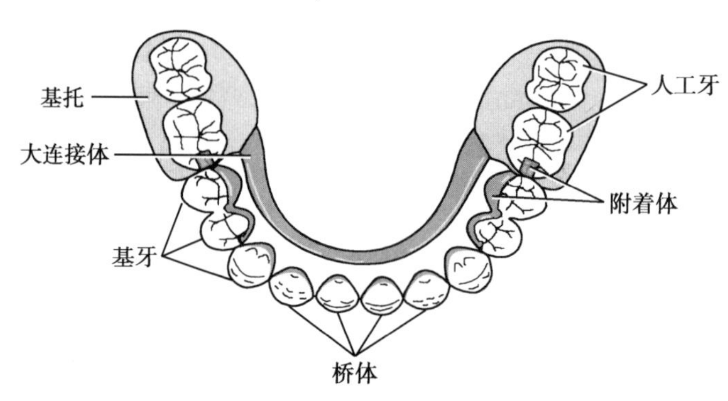

图17-27 附着体义齿的组成

1. 固位体 附着体义齿的固位体一般是指固定在基牙牙冠上的附着体的阴性或阳性结构与固定在义齿支架上的附着体的阳性或阴性结构组合而成。固位体可以选用各种类型的附着体或以附着体为主附加其他辅助固位体，附着体义齿修复设计中附着体起到固位与支持作用。附着体的阴性和阳性结构在修复体中一部分结构与基牙上粘接的冠或基牙的牙根根面连接形成整体，而另一部分结构与桥体支架、可摘义齿支架、基托结合成整体，附着体阴性与阳性两部分结构的结合才能为义齿提供良好的固位和稳定效果，并且患者可通过附着体的连接自行摘戴义齿。

附着体的选择需要根据义齿的支持形式、缺牙部位、基牙牙冠形态与健康状况来选择。若缺牙少，前后基牙牙体牙周健康，义齿可设计为牙支持式，附着体固位方式应选择刚性连接附着体；缺牙数目多，尤其是游离缺失，义齿可设计为混合支持式，附着体固位体可选择弹性附着体，从而减轻基牙负荷，保护牙周健康；残留少数牙的牙列缺损，可选择根面弹性附着体固位体制作覆盖义齿，达到保存余留牙的目的。基牙牙冠高度和宽度，决定附着体尺寸的大小，基牙健康状况则是选择冠内、冠外或是根面附着体的依据。

2. 桥体 桥体是修复缺失牙的形态和功能的部分。类似于固定义齿的附着体义齿，附

着体的一部分结构与桥体形成整体，而另一部分附着体结构与基牙连接，形成可摘式桥体结构的附着体义齿。

3. 人工牙　人工牙用于修复缺牙区的天然牙，恢复其形态与功能。人工牙根据设计可采用树脂牙（成品牙），也可采用金属树脂牙或金属烤瓷牙。

4. 基托　附着体义齿的基托类似于可摘局部义齿或全口义齿，起到连接附着体、人工牙和金属支架等义齿组成部分，以及固位、传递和分散殆力的作用。根据修复体设计要求，可选用金属或树脂基托，其范围大小与义齿支持形式、缺牙部位、缺牙数目相关。如选用树脂基托时基托内必须设计金属加强支架，使附着体与支架有良好结合并增加基托强度。

5. 连接体　附着体义齿中的大连接体，主要有腭板、腭杆、舌板、舌杆等，在义齿中起分散殆力、加强义齿强度，以及连接附着体义齿的其他部分的作用。

二、附着体义齿优缺点

1. 优点

（1）保护基牙：应用附着体，可使作用于基牙上的殆力有较好的应力分布，尤其是冠内附着体的位置接近基牙的中轴时减少了基牙的扭力，缓冲了殆力，有利于保护基牙。

（2）可调整固位力：利用专用工具，根据临床具体情况调整附着体的固位力，调整方式较常规卡环精确。

（3）修复体美观：附着体隐蔽，且利用附着体固位可减少卡环的数目，使义齿暴露的金属少，有效提高了义齿的美观性。

（4）方便排牙：附着体的体积小，排牙的空间大。

（5）符合卫生要求：采用附着体制作的可摘局部义齿，由于附着体制作精细，体积小而固位力强，可减少基托的面积，而且附着体光滑，减少了菌斑及食物残渣的堆积，有助于口腔清洁，防止龋病的发生。

（6）提高患者舒适度和咀嚼效能：义齿摘戴过程中对基牙不会产生侧向力；咬合力的传导符合生物力学原则。

（7）修复设计多样化：采用附着体作为固位体，可根据临床不同的基牙、牙周及缺牙区牙槽嵴等情况酌情选择不同的附着体，使修复设计多样化。现在，附着体已作为种植体上部结构在临床逐步开展，在种植体上可用杆卡式附着体、按扣式附着体、磁性附着体、套筒冠和螺钉式附着体等。

（8）便于维修：同一类型的各部件均采用标准件尺寸，能够通用，一旦发生损坏，维修、更换较方便。

2. 缺点　附着体可摘局部义齿虽然在临床应用中有很多优点，但也存在以下不足：

（1）基牙磨除量大：一般制作卡环类固位体只需要进行少量牙体预备，而附着体义齿的基牙预备则要磨除大量牙体组织。

（2）临床操作和技工制作过程复杂，制作设备要求较高。

（3）受牙齿和牙槽嵴条件的影响：附着体的应用直接受牙冠的体积大小、牙髓腔位置、牙槽嵴高度和宽度等因素影响。

（4）治疗时间较长，费用较高。

三、附着体义齿的适用范围

附着体可摘义齿的适用范围比较广泛，主要应用于以下几个方面：

1. 可摘局部义齿修复

（1）Kennedy 第一类缺失：对于双侧游离端缺失患者，用附着体固位，基牙的受力支点向龈方下移，减小了基牙受到的扭力。设计中必须注意在双侧基牙的近中均要设计舌侧支撑臂，并与附着体连接，以便对抗旋转脱位力。

（2）Kennedy 第二类缺失：适用于单侧游离端缺失时，对侧有位置可供放置间接固位体或附着体的病例，注意在游离端基牙的近中也要设计舌侧支撑臂。

（3）Kennedy 第三、第四类缺失：适用于缺失区间隙小且伴有软组织缺损；卡环固位差且不美观的病例。

2. 覆盖义齿修复　杆式附着体、按扣式附着体和磁性附着体最常用于覆盖义齿的修复中。在可摘局部覆盖义齿修复中，磁性附着体主要用于 Kennedy 第一、第二、第四类缺失患者。而杆式附着体、按扣式附着体则可用于 Kennedy 第一、第二、第三、第四类缺失患者。

3. 固定 - 可摘义齿联合修复　最典型的固定 - 可摘义齿当属套筒冠义齿，通过内冠与外冠的嵌合作用产生摩擦固位力，有时还要借助于螺钉式附着体以增加固位效果。

4. 牙周夹板　基牙有牙周病时，因附着体可产生良好的牙周夹板作用，采用附着体义齿修复后可促进基牙牙周组织的愈合。

第四节　附着体义齿制作工艺

附着体义齿根据不同的设计有很多类型，各类型附着体在临床修复治疗和义齿制作时都有各自的要求和步骤，但其临床修复治疗流程相同，以下介绍附着体义齿的基本制作工艺。

一、制作工作模型

1. 石膏模型的检查　在基牙预备、制取印模后，应立即灌注模型。由于附着体义齿的临床初戴和制作精密度要求较高，对模型有一些特殊的要求，以保证修复体制作能够达到设计要求。灌注模型时选择超硬人造石，待模型材料凝固后从印模中取出模型后，仔细检查模型中基牙牙体和颈缘形态，如发现牙体有缺陷、颈缘不清晰，应重新取印模。对基牙以外的其他牙齿𬌗面和颈部区的石膏小瘤进行修整，以免影响上下牙列的咬合关系。

2. 可拆代型的制作　附着体义齿石膏代型制作的基本步骤与固定义齿相近，但其制作要求更高，以保证附着体制作的精密程度。

（1）修整工作模型：根据模型牙弓的形状、大小选择合适的橡皮底座，并按橡皮底座形状修整石膏模型成马蹄状，使其与橡皮底座的形状吻合。

（2）模型固位钉的制备：根据义齿设计，确定模型固位钉的数目、位置以及切割模型的区域，并用标记笔在模型上标出固位钉的位置和代型切割区域。用激光打钉机的光束在基牙𬌗面定位，光束与基牙牙长轴基本平行，以保证钻孔车针在其基牙对应的底部石膏上形成预备孔。

（3）辅助定位槽修整：在石膏模型底部分别位于颊舌侧边缘处修整成若干 U 形凹槽，以使支架制作中代型既方便又正确地复位于工作模型底座上，达到辅助定位作用，确保附着体义齿支架制作的精度。

(4) 模型固位钉粘接：精密附着体的制作要求较高，模型固位钉的作用在于固定和连接代型与工作模型底座，使两者既可以随意拆卸和组合，又能够准确地定位。用固位钉粘接剂将固位钉准确地粘接在已制备的工作模型底部的预备孔中，使固位钉与代型连接成一整体。待粘接牢固后，将塑料套管准确就位。在石膏模型底部喷涂分离剂，以免工作模型底座石膏与代型石膏粘连，确保代型的自由脱卸。

(5) 工作模型底座制作：在成品橡皮模型底座内灌注部分硬石膏，同时在模型底部固位钉之间的间隙中注入硬石膏，然后准确地将模型放置于橡皮底座内，去除多余的硬石膏。

(6) 代型切割：石膏固化后根据模型上的标记，用模型切割机切割代型，也可用线锯手工切割代型。

(7) 代型预备：拆开代型按步骤进行颈缘修整、颈线标记、涂布表面硬化剂、间隙漆等。间隙漆的要求与固定修复相同，即离开颈缘约2mm，涂布厚度为0.1mm。

3. 转移颌位关系至殆架

(1) 确定颌位关系：颌位关系的确定是附着体义齿修复牙列缺损后能否恢复良好的咀嚼功能的关键步骤之一。临床上常常根据牙列缺损状况，分别采用：①用模型上余留牙确定上下颌关系；②用咬合记录印迹确定上下颌关系；③用殆托记录确定上下颌关系。

(2) 上殆架：检查石膏模型上牙列咬合面上是否有气瘤，气瘤的存在将影响上下牙列咬合时的准确性。按临床咬合记录，对准模型上的咬合关系，确定在牙尖交错位时上、下颌模型咬合稳定，无翘动现象。用双层橡皮筋，把上下颌模型在对角线处固定。附着体制作一般应选择可调节殆架。附着体义齿工作模型上殆架的方法基本与全口义齿相似，先将上颌模型固定，再按咬合记录固定下颌模型，然后调整殆架上的髁导斜度。上殆架时应用超硬石膏，严格按石膏的粉液比例调拌，使石膏的体积变化降至最小。上下颌工作模型底与殆架的上颌体与下颌体架环之间应保持1.5～2.0cm的间隙，防止此间隙过大，由于石膏收缩与膨胀因素，从而会影响咬合记录的精度。

4. 确定义齿共同就位道　附着体与传统卡环固位型义齿不同，附着体义齿的共同就位道主要指多个附着体之间，各附着体的阳性结构与阴性结构都必须按共同方向和角度就位，以及附着体与其他固位体之间也都必须按共同方向和角度就位。而卡环固位型义齿就位道选择的目的，是由于牙列缺损的患者各基牙的位置、形态、倾斜度以及缺牙间隙等各有差异，义齿一般有两个以上固位体，因此义齿必须按同一方向和角度就位，当义齿共同就位道确定后，固位体卡环臂的位置则应根据基牙与就位道之间的关系进行设计。

(1) 观测并确定共同就位道：将工作模型从殆架上取下，放置在观测研磨仪的工作平台上，通过夹具固定模型。用观测研磨仪上的垂直分析杆，观测模型上各基牙和其他牙齿牙冠各轴面之间的关系，以及缺牙区软组织是否有倒凹区，调整模型倾斜度，协调基牙和其他牙齿之间的平行关系，最后确定附着体义齿的共同就位道方向，并固定观测研磨仪上的工作平台。

(2) 放置水平气泡仪：放置水平气泡仪的目的是使工作模型可根据需要自由脱卸和复位于工作平台上，而不改变义齿的共同就位道。确定就位道后，将水平气泡仪放置在工作模型的牙弓内侧中央区，水平气泡仪中的气泡调整至水平仪中央，用石膏固定水平气泡仪，在此操作过程中不能变动观测研磨仪上的工作平台倾斜度。石膏固定后的水平气泡仪定位也不能有变动，此时工作平台上的工作模型与分析杆的垂直方向，即为附着体义齿的共同就位道。

二、附着体义齿固定于基牙部分的制作

以冠外附着体为例，介绍附着体义齿固定于基牙部分的制作方法。

1. 基牙基底冠蜡型制作　采用专用铸造蜡逐个雕塑恢复基牙形态，根据基牙联冠数目，把各基牙的基底冠蜡型按固定义齿连接体的要求连接成一体，反切法削去基底冠蜡型上瓷层所需厚度的蜡。附着体结构设计中若需增加辅助固位的栓道栓体和舌侧固位臂，在基底冠蜡型的舌侧和舌侧外展隙处适当增加蜡型厚度。

2. 辅助固位栓道和固位壁的研磨　将完成基底冠蜡型制作的代型插入工作模型，按附着体义齿制作时确定的共同就位道方向，复位于研磨仪工作台上。根据辅助固位栓道和固位壁设计，先用 0.7mm 直径的垂直研磨车针，转速 3 000r/s，从基底冠𬌗面向颈部逐步研磨，保持栓道与义齿就位道一致；再用 1.2mm 直径的垂直研磨车针，以相同转速，修整辅助固位栓道呈“Ω”形，完成固位辅助栓道研磨（图 17-28）。

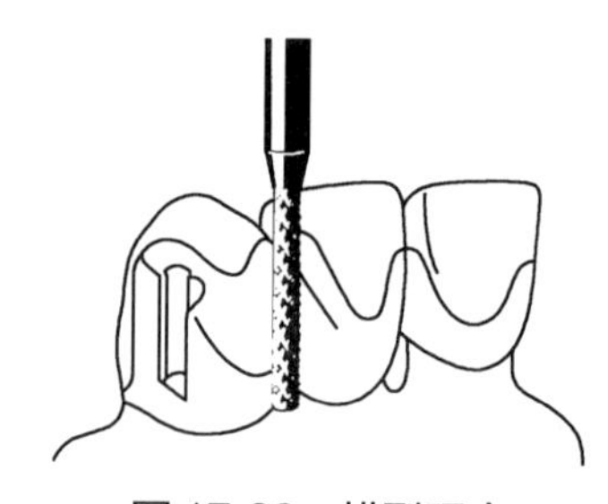

图 17-28　蜡型研磨

以同样的方法和程序，按辅助舌侧固位臂组织面的要求，在基底冠蜡型舌侧，同义齿就位道方向一致研磨出舌侧固位壁。修整完成的舌侧固位壁高度不少于 2.5mm，以保证有足够的固位力。在舌侧固位壁接近𬌗面处，研磨出 45° 斜面，此移行面能防止食物嵌塞，减少异物感。

3. 附着体结构的放置和连接　使用精密附着体配套的平行转移杆换置研磨仪上的分析杆。平行转移杆的垂直方向与研磨仪上所确定的义齿就位道一致，保证放置的附着体部件之间互相平行，并符合义齿的共同就位道。

平行转移杆的末端与附着体的部件吻合，可以稳定地夹持并转移该部件。在研磨仪上以平行转移杆将冠外附着体阳性部件平行转移至基底冠蜡型的邻面中 1/3 处，前牙区则放置于基牙邻面的舌 1/3 处，阳性附着体底部与牙槽嵴顶黏膜之间应有 2mm 间隙。用蜡将附着体部件连接至基底冠上，附着体阴性部件和阳性部件接触面上，不应沾有任何的蜡，否则将影响附着体阴阳性部件之间的精密吻合。在此过程中，附着体阳性结构的长轴方向的各面始终与共同就位道一致。

放置多个附着体，必须保证牙弓两侧所有附着体的高度一致。对于双侧游离端缺失的病例，两侧附着体不仅要高度一致，且必须保证附着体水平向的协调。通常沿矢状面与牙槽嵴的中线夹角的平分线放置附着体，夹角不应超过 20°，否则极易造成附着体的损坏和基牙的损伤（图 17-29）。

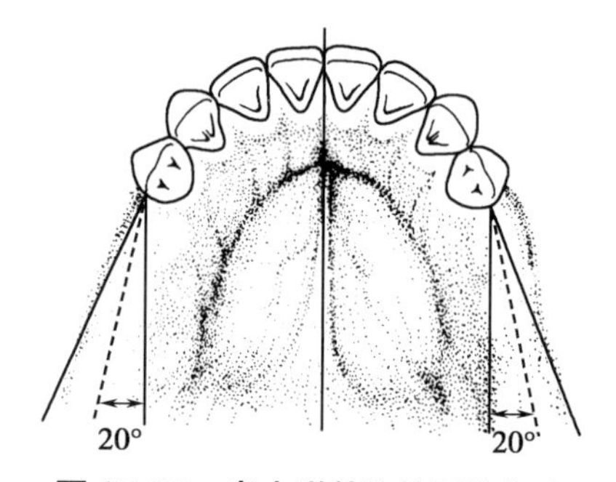

图 17-29　多个附着体放置的角度

4. 基底冠铸造 基牙基底冠蜡型和附着体阳性或阴性结构放置后，在基牙基底冠处安插铸道，主铸道直径约为5mm，分铸道直径约为3mm，长度在3mm以内，安插铸道部位一般选在非功能牙尖处。选用精密铸造专用包埋料包埋基底冠蜡型，真空状态下严格按包埋料的粉液比例进行搅拌，形成良好的铸模形态。铸圈包埋材料初步凝固后，按不同金属的熔铸要求，调整电炉温度、升温速度与时间，在铸圈达到所需温度时，取出铸圈进行铸造。非贵金属成品附着体熔点一般为1 450℃左右，选择铸造金属的熔点应低于此温度，从而不会影响放置在基牙基底冠的成品精密附着体结构的精度。

5. 基底冠打磨 带有附着体结构的基底冠铸件打磨与固定义齿基底冠铸件打磨方法基本相同。处理带有附着体成品结构基底冠铸件氧化层时，喷砂前需用塑料替代件保护冠外附着体阳性结构，使喷砂过程中不会对附着体结构的精度造成损害，起到保护附着体结构的作用。喷砂处理铸件的氧化层应从粗砂到细砂的步骤进行，在2.5Pa压力下，先用25目氧化铝对铸件表面先进行粗喷砂处理，再用表面玻璃珠进行细喷砂处理。

铸件氧化层处理后，切割铸道和基底冠，将基底冠铸件放入工作代型上试戴、就位，检查基底冠边缘密合度，有否翘动、悬突、缺陷等，另外应将成品冠外附着体的阴性结构就位于相对应的附着体结构处，并仔细检查附着体阴性和阳性结构之间的吻合状况。

三、附着体义齿固定于基牙部分的试戴

1. 基底冠试合 从工作模型上取下戴有附着体结构的基底冠戴入基牙后，检查冠颈缘与基牙颈部牙体预备处衔接是否密合、冠边缘与基牙颈部用探诊检查时应无悬突和缺陷、基牙根部至基底冠颈缘是否光滑，目测复查附着体位置是否正确、附着体的底部与黏膜之间是否保留间隙，注意附着体之间轴向各面是否平行、有无共同就位道。基牙牙冠颈缘和密合度试合后，应检查咬合是否有早接触点或接触不良，前伸、侧方咬合运动时有无𬌗干扰。如果基牙要制作烤瓷熔附金属冠，则在烤瓷冠制作完成后，再次试戴。

2. 颌位关系记录 带有附着体结构的基牙冠试合后，对颌位关系应再次进行记录，检查义齿制作前的颌位关系记录是否正确，为制作附着体义齿可摘部分修复体提供准备，并将正确记录的颌位关系转移至𬌗架。

3. 结合工作模型印模和模型 将带有附着体结构的基底冠戴入口内基牙上，选择合适印模托盘，采用硅橡胶类印模材料制取结合工作模型印模，基牙牙冠必须准确复位于阴模相应的位置。用超硬人造石灌注工作模型，振荡灌注时应特别注意基牙牙冠不能摆动，以免牙冠位置发生偏差。待人造石固化后，从印模中取出，并检查基底冠在模型上的就位情况，尤其是颈缘的密合度。取得清晰工作模型后，按咬合记录确定上下颌牙列模型的颌位关系。将模型置于平行研磨仪上，检查附着体的平行度，必要时可对其进行适当研磨。

四、附着体义齿可摘支架部分的制作

附着体义齿可摘支架部分应在耐火材料翻制的工作模型上进行蜡型制作和铸造，其制作工艺同常规可摘局部义齿铸造支架的制作。

1. 耐火材料工作模型的翻制 翻制模型前，先在基牙基底冠上的附着体阳性结构件上放置配套的塑料阴性替代件。将带有基牙基底冠的工作模型从𬌗架上取下，放置在观测研磨仪工作平台上确认义齿原确定的就位道，然后在工作模型上填倒凹，义齿支架基托部位

的基托树脂充填区间隙用蜡覆盖。用复制模型专用硅橡胶翻制工作模型阴模，用耐火模型材料灌注模型，待模型固化后，用熔蜡行模型表面处理，完成耐火材料工作模型。

2. 义齿可摘部分支架蜡型制作　根据义齿就位道，在模型上标记义齿支架范围、形态等，依模型标记制作支架蜡型，支架蜡型根据设计可以有附着体辅助固位结构栓体、舌侧固位臂、支架附着体结构的连接区、大连接体、基托等，其要求与可摘局部义齿相同。

设计有辅助固位结构的栓道栓体和舌侧固位壁，其固位臂的舌面蜡型应与基牙牙冠舌侧外形一致，恢复牙冠形状，固位壁上缘与基牙舌侧固位臂上缘协调，从殆面逐渐移形至舌侧轴面。栓体与舌侧固位臂连接区蜡型厚度不宜过薄。包裹支架上附着体结构的蜡型按缺牙区殆龈高度设计成连接体形状，并应有一定的厚度，然后在该处排列人工牙。

3. 铸造义齿可摘支架部分　附着体义齿可摘部分支架蜡型完成后，按各种附着体要求选择铸造用金属材料。根据选用的金属材料用各自常规带模铸造方法进行铸圈包埋、铸造、喷砂和抛光等步骤完成义齿金属支架的铸造。

4. 附着体义齿可摘支架部分的检查　取下工作模型基底冠附着体结构的替代件，把义齿可摘支架就位至工作模型，检查其支架上大连接体与黏膜的贴合程度，附着体阴性和阳性结构结合是否吻合，支架有无翘动，辅助固位结构栓体和舌侧固位臂与基牙上栓道和舌侧固位壁是否吻合等。

5. 金属成品附着体阴性结构与可摘支架的焊接　附着体义齿可摘支架部分在工作模型检查合适后，把成品的金属附着体阴性结构就位于基牙相对应的附着体阳性结构上，再将义齿支架就位，检查密合度。固定可摘支架，用激光点焊机把附着体的阴性结构部件焊接在可摘部分支架上，成为一个整体。有多个附着体时，同法焊接。焊接后义齿可摘部分支架能顺利摘戴。

可摘支架部分与附着体阴性结构部件的连接，除了焊接外，也可采用整体铸造的方法连接。

五、附着体义齿的完成

将技工室完成的附着体固定部分支架与可摘部分支架在患者的口腔内试戴，检查就位、边缘密合及咬合等情况并记录，合适后再送回技工室，完成义齿的制作。

1. 基底冠烤瓷制作　附着体义齿可摘部分修复体支架制作完成后，如基牙牙冠瓷层外形未完成，既可在基底冠瓷层烧结后再排列人工牙和形成树脂基托；也可在人工牙排列和树脂基托完成后再进行基底冠瓷层烧结，其基本方法同普通烤瓷技术。

2. 人工牙、基托的完成　将金属支架就位于模型上，在殆架上按临床选择的牙齿形态、色泽和大小，常规排列人工牙，人工牙应与基牙及其他余留牙协调。牙尖交错殆、非牙尖交错殆时，人工牙无早接触和殆干扰。根据附着体义齿基托设计的范围、厚薄、形态雕刻牙龈及基托蜡型，将修整完善后的附着体义齿蜡型，经装盒、填胶、热处理、打磨和抛光完成树脂基托。

3. 义齿的编号　由于义齿设计方法不同，附着体的类型又较多，各部件的形态、大小、使用工具也不相同。故为保障附着体义齿的正常使用及维修，需要对义齿进行编号，以防混淆及便于今后对其进行修理和更换。编号包括下列内容：①姓名、性别、牙位；②附着体的名称、型号和专用工具。

六、附着体义齿试戴与粘固

附着体义齿的初戴与其他修复体不同，先进行附着体义齿的试合，再将基牙的牙冠或牙根的根桩粘固。附着体义齿制作完毕后，详细检查其颜色、形态、边缘及抛光情况，检查在口腔内的就位及咬合情况，调整咬合关系，临时粘固基牙冠，保持义齿稳定，让患者试戴义齿，教会患者摘戴义齿，掌握正确的使用方式，尽快适应义齿，发挥义齿的功能。试戴2周后，再次检查义齿情况及基牙受力情况，基托组织面有无压痛或空隙，可以调𬌗或衬垫。当基牙无不适后，将基牙冠行永久性粘接固定。粘固过程中应始终保持附着体各部件的密合。嘱患者3～6个月后复诊检查，不适随诊，切忌自行修改。

第五节 附着体义齿的保养及修理

附着体可摘局部义齿经试戴后，若出现软组织症状、咬合异常等情况，其处理方法同常规可摘局部义齿。若因为长期使用附着体义齿，导致附着体变形、破损或折裂等情况引起义齿固位不良时，应按不同原因区别处理。

一、附着体固位力的调整

附着体义齿使用一段时间后，由于正常摘戴或磨耗，以及其他因素如不良咬合习惯、不适当取戴义齿的方法等，均可使附着体磨损造成附着体固位力下降。当确定附着体义齿固位力下降是由于附着体磨损造成的，可对附着体进行固位力调整。调整应选用附着体专用设备（工具）进行细微调整。切忌使用暴力，且每次调整幅度不能太大，要根据不同的附着体及磨损程度适当调整。

此外，附着体可摘局部义齿固位力的调整，也可通过调整附着体的辅助结构，如舌侧支撑臂等来调节，通过调整舌侧支撑臂，减少附着体阴阳两部件之间的磨耗或磨损，从而达到增强义齿的固位。

二、更换附着体

附着体的更换包括更换义齿内附着体部件和基牙上附着体部件，临床上可根据实际情况，更换附着体的一个部件或全部部件。更换附着体的一个部件，从操作上来说较为简单。从经济角度上来说，只要附着体的部件没有磨损到必须全部更换的程度，应只更换其中一个部件。

1. 更换义齿内附着体部件

（1）更换的原因：①附着体经过一段时间使用后，发生了严重磨损，固位力减弱；②义齿内附着体部件损坏；③只需更换义齿内附着体部件即可达到改善固位的目的。

（2）更换的步骤：①仔细检查基托的密合性；②取出义齿内附着体部件；③选择新的附着体部件，使之与基牙上附着体部件相匹配；④采用专用工具调整附着体的固位力；⑤将新的附着体部件戴入基牙附着体部件上，取模，将新的附着体部件复位到阴模上，灌模，完成工作模型制作；⑥用焊接或粘固的方法将附着体与支架连接；⑦常规完成义齿。

2. 更换基牙或钉帽上附着体部件

（1）更换的原因：①附着体基牙金属冠或钉帽出现边缘渗漏或松动；②附着体基牙或根

管口发生继发龋；③附着体基牙发生牙髓或根尖病变；④烤瓷冠出现崩瓷现象。

（2）更换的步骤：①去除金属冠或钉帽，重新进行基牙或根管预备；②制取印模，灌注模型，颌位记录，上𬌗架；③在模型上制作附着体牙冠或钉帽的树脂铸型，并在口内试戴；④常规完成金属冠或钉帽，在口内试戴，并行暂时性粘固；⑤取出义齿中的附着体部件，将其戴入金属冠或钉帽上，然后将义齿在口内就位；⑥保持金属冠或钉帽与附着体部件的轻微接触，并加以固定；⑦完成义齿，检查密合性；⑧永久性粘固金属冠或钉帽。

三、修理附着体

1. 修理的原因 ①附着体过度磨损；②附着体部件断裂；③附着体可摘义齿其他部件的损坏；④附着体部件与金属支架焊点断裂。

2. 修理的方法

（1）焊接法：采用高温焊接法和激光点焊法对断裂部位进行焊接。修理附着体部件时，要去除包裹附着体部件的树脂，使需要焊接的部位完全暴露。焊接前应先仔细检查金属支架在模型上的复位情况，固定后再进行焊接修理。

（2）增加舌侧支撑臂：由于附着体可摘义齿本身设计上的缺陷，造成附着体受到的咬合力过大，除对受损的附着体进行修理外，还可考虑增加舌侧支撑臂以缓冲咬合力。增加舌侧支撑臂的方法是先在口内制备基牙舌侧支撑臂肩台，将义齿戴入口内取印模，翻制带有义齿的超硬石膏模型，然后在模型的基牙上制作舌侧支撑臂蜡型，并与基托或支架连接，再将蜡型包埋、铸造、打磨、抛光，铸造完成的舌侧支撑臂在模型上就位，用自凝树脂将其连接部分包埋在基托中，打磨抛光义齿，最后临床试戴，完成附着体义齿的修理。

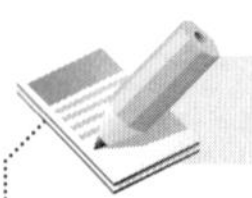

小 结

本章主要介绍附着体、附着体义齿与其制作、修理工艺。附着体主要由阳性与阴性两部件组成，分别具有固位和固定作用，其分类方法较多，临床常依据附着体在基牙上的部位分为冠内、冠外和根面附着体三种类型。附着体阴阳部件之间的接触面积、密合度、放置位置等可影响其固位与稳定性。以附着体为主要固位形式的附着体义齿，一般由附着体固位体、桥体、人工牙、基托和连接体组成，附着体义齿优缺点突出，临床适应范围广泛。附着体义齿的制作重点集中在固定支架和可摘支架两部分，不同类型附着体义齿制作工艺稍有区别，并与口腔工艺其他基本技术联系紧密。

思考题

1. 附着体有哪些分类？
2. 采用附着体为固位体的义齿，其义齿组成部分有哪些？
3. 简述附着体义齿的制作过程。

（朱怀红 邓振南）

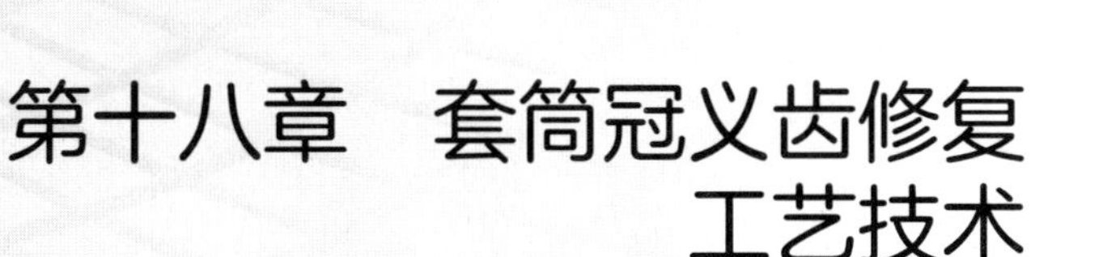

第十八章　套筒冠义齿修复工艺技术

学习目标

1. 掌握：圆锥形套筒冠义齿内外冠、连接体的制作工艺；圆锥形套筒冠义齿的固位原理。
2. 熟悉：圆锥形套筒冠义齿的定义、组成、分类以及制作流程。
3. 了解：圆锥形套筒冠义齿的设计原则。

第一节　概　　述

套筒冠义齿(telescope denture)是指以套筒冠为固位体的可摘义齿。套筒冠固位体是由内冠和外冠构成的双重冠，内冠需粘接剂固定于基牙上，外冠固定在义齿的相应部位，依靠内外冠嵌合作用产生固位，有时内外冠之间还需增加辅助固位装置。内外冠之间的嵌合所产生的摩擦力和吸附力，是套筒冠义齿的固位机制，义齿的支持作用是由基牙或基牙和基托下组织共同承担。

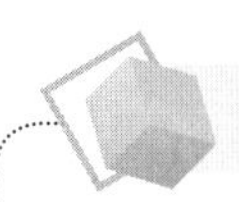

知识拓展

附着体的早期使用可追溯到19世纪后期，Dr. Herman Chayes设计了一种可自行调节的插销式冠内附着体。20世纪初又出现了各种形形色色的半精密附着体，即将支托凹根据需要预备成深浅不同的形态，并制作与其相吻合的有锁结或无锁结作用的各种栓体。20世纪中期，由于套筒冠操作比附着体简单，且有着可保留残根、残冠，增加义齿固位，减少卡环暴露等优点，人们开始推崇使用套筒冠固位体。

20世纪20年代就出现了套筒冠的研究与应用，以后不断有改良。根据患者的取戴方式可分为患者自行摘戴式、术者摘戴式及固定式三种；根据内外冠形态不同，临床上常见有四种类型：圆柱型套筒冠、圆锥型套筒冠、缓冲型套筒冠、卵圆型套筒冠(图18-1)；根据内外冠的覆盖方式分为全覆盖式和部分覆盖式两种；根据有无辅助固位方式分为单纯摩擦固位型和增加辅助固位型两种。本章主要介绍圆锥型套筒冠义齿的组成、适应证、生理基础、设计原则及制作工艺等。

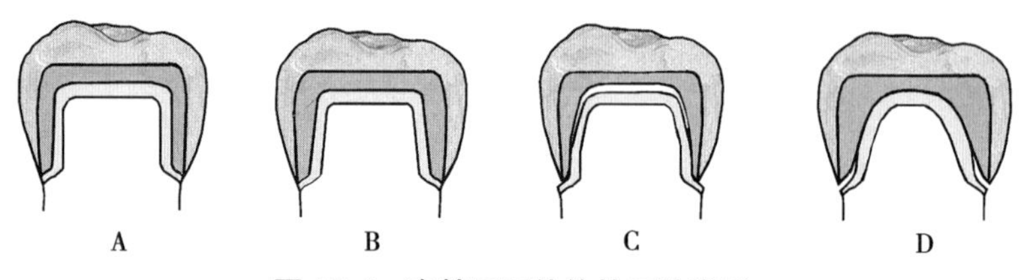

图 18-1　套筒冠固位体的四种类型

A. 圆柱型　B. 圆锥型　C. 缓冲型　D. 卵圆型

一、套筒冠义齿的组成

圆锥型套筒冠义齿由四个部分组成：固位体、人工牙或桥体、基托、连接体（图 18-2）。

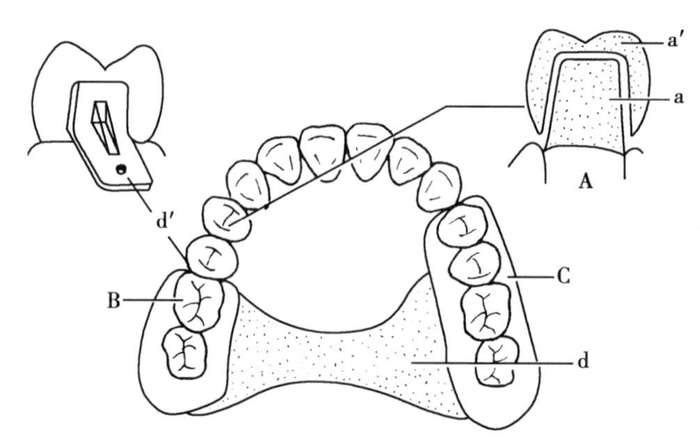

图 18-2　圆锥型套筒冠义齿的组成

A. 固位体　B. 人工牙　C. 基托

a. 内冠；a′. 外冠；d. 大连接体；d′. 小连接体。

（一）固位体

圆锥型套筒冠的固位体由内冠和外冠组成。内冠粘固于基牙上（图 18-3）；外冠与内冠高度密合，依靠嵌合作用为义齿提供固位力。同时，固位体还通过基牙传递𬌗力，为义齿提供良好的支持作用。

圆锥型套筒冠固位体可按内、外冠之间的接触形式分为两类（图 18-4）。

1. 非缓冲型圆锥型套筒冠固位体　此类固位体的内、外冠之间为紧密嵌合。一般用于牙周支持组织条件好的基牙，能对义齿起到良好的支持与固位作用。

2. 缓冲型圆锥型套筒冠固位体　固位体的内、外冠之间存在一定间隙，适用于牙周支持组织条件略差的基牙，可减轻基牙负荷，保护基牙。

（二）人工牙或桥体

套筒冠义齿的人工牙相当于可摘局部义齿中位于缺隙上的树脂人工牙；套筒冠义齿的桥体相当于固定义齿修复中的固定桥。人工牙或桥体主要用来修复缺失的天然牙，恢复其

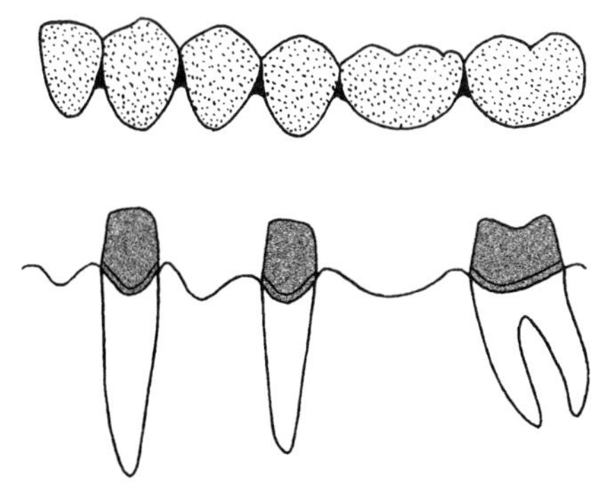

图 18-3　粘固于基牙上的内冠

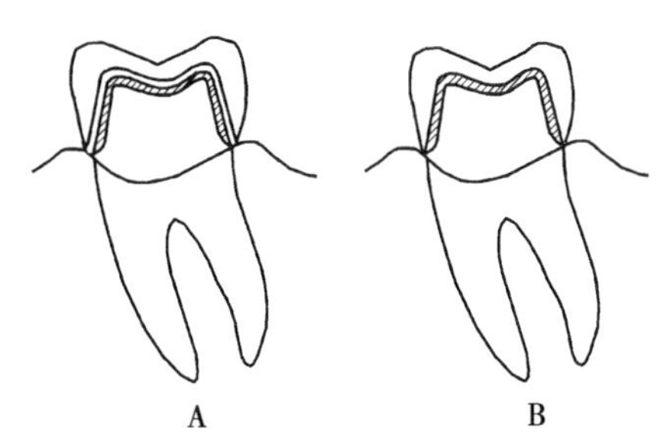

图 18-4　套筒冠固位体
A. 缓冲型　B. 非缓冲型

正常的解剖形态、咀嚼、发音及美观等功能。根据使用的材料和制作工艺的不同，可分为三个种类：

1. 树脂成品牙　复层色树脂牙形态逼真，色泽美观。随着硬质树脂的开发和应用，其硬度和耐磨性有了很大的提高。有时也可根据需要，自行制作树脂牙。成品树脂牙一般用于缺失牙较多的缺牙间隙。

2. 金属树脂牙（烤塑牙）　在缺隙的金属支架或金属桥体基底上，用固化树脂雕塑人工牙，置于固化炉中固化而成。可用于缺牙较多的间隙或类似固定桥结构的修复。此类人工牙的色泽较好，与金属支架或金属基底的结合较牢固，不易折断。

3. 烤瓷熔附金属牙（简称烤瓷牙）　瓷粉在烤瓷炉中烧结熔附于圆锥型套筒冠义齿金属支架的桥体基底上而成。无论是颜色、光泽度还是硬度，均优于树脂牙。烤瓷牙一般适用于缺失牙较少的牙列缺损修复，其制作与固定义齿桥体的制作方法相同。

（三）基托

圆锥型套筒冠义齿基托的作用是将义齿的各部分连接在一起，传递并分散𬌗力，减轻基牙的负荷，恢复缺损和美观。基托的种类与可摘局部义齿的基托一样，一般有金属基托、树脂基托和金属 - 树脂基托。

（四）连接体

连接体的作用也是将义齿的各个部分连接成为一个整体，增强义齿的抗折强度、分散𬌗力。根据其所处部位和所起作用的不同，分为大连接体和小连接体。

1. 大连接体　也叫连接杆，有腭板、腭杆、舌板、舌杆等形式。

2. 小连接体　又称脚部，用于连接固位体与大连接体及其他组成部分。该部件处于义齿的应力集中处，因而要求具有较高的强度，以防止义齿折断（图 18-5）。

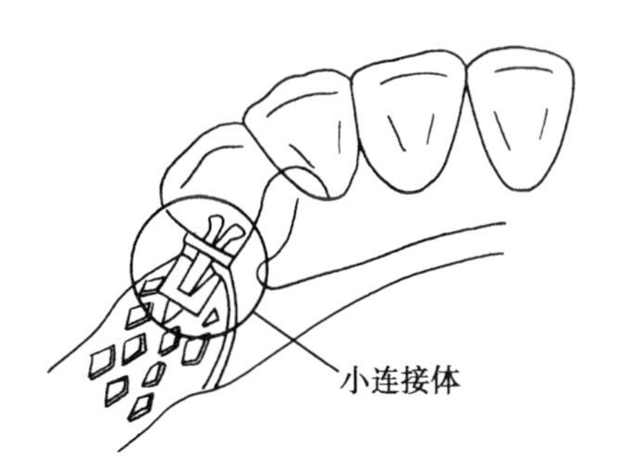

图 18-5　小连接体（脚部）

圆锥型套筒冠义齿因牙列缺损的部位或设计不同，其结构形式可以不同，因此，上述各部件并不一定同时都存在。

二、优缺点和适应证

（一）圆锥型套筒冠义齿的优点

1. 固位力量稳定　圆锥型套筒冠的固位力是由内、外冠之间的紧密嵌合形成的，其间的摩擦力基本不会因反复摘戴而有所下降。

2. 固位力量可控制　圆锥型套筒冠的固位力大小与内冠轴壁锥度密切相关。内冠锥度越大，固位力越小，反之则越大。义齿的固位力量可根据固位基牙的具体情况，适当调整各内冠锥度，以取得义齿合适的固位力量，避免义齿松脱或摘戴困难。

3. 有效保护基牙　基牙经过完善的充填治疗或根管治疗后，由内冠或桩核覆盖包裹，可以有效地防止继发龋和牙折，更好地保护基牙。基牙负荷多为轴向或趋于轴向，而且义齿取出的瞬间，固位力迅速丧失，不利的侧向力产生较少，有利于保护基牙。

4. 有利于组织的健康　圆锥型套筒冠义齿承受的𬌗力，一方面通过固位体传递至基牙，另一方面通过基托传递至黏膜，将𬌗力分散，不会使软硬组织受力过大。软硬组织承担适当的负荷，保证了一定的生理性刺激，不仅有利于牙槽嵴高度的保存，也有利于防止黏膜的萎缩或增生。同时，基牙有高度抛光的金属内冠覆盖，表面易清洁，不利于菌斑附着和产生继发龋，可防止慢性龈缘炎的发生。

5. 可调整咬合关系　圆锥型套筒冠义齿可将倾斜牙、伸长牙、磨耗磨损基牙进行调整，以恢复或重建符合患者生理要求的咬合关系。

6. 具有牙周夹板的作用　套筒冠义齿就位后，把多颗基牙连接在一起，形成一个“巨型牙”。这样，将各自运动的基牙转变为整体运动的一体形式，能迅速分散作用于义齿上的外力，起到保护基牙牙周组织健康的效果。因此，套筒冠义齿具有牙周夹板的作用。

7. 美观　与卡环固位的可摘局部义齿相比，套筒冠义齿就位后没有金属卡环的暴露，金属色暴露较少，因而较美观。

8. 异物感、味觉、发音影响小　圆锥型套筒冠义齿与相同缺损的一般可摘义齿来比较，异物感小，对味觉以及发音的影响程度也小，患者感觉较舒适。

（二）圆锥型套筒冠义齿的缺点

1. 基牙的牙体组织磨除较多　圆锥型套筒冠义齿由内冠和外冠组成，在基牙牙体预备时需切割的牙体组织比传统的全冠要多。尤其当基牙是活髓牙时，极易伤及牙髓，或者较容易引起牙本质过敏或牙髓炎症。一般活髓牙不宜选作套筒冠义齿的基牙。

2. 美观上略显不足　套筒冠有时会暴露牙颈部的颈缘金属线，而且当义齿从口腔内取下后，金属内冠会暴露于口腔内，影响美观，前牙区尤甚（图 18-6）。

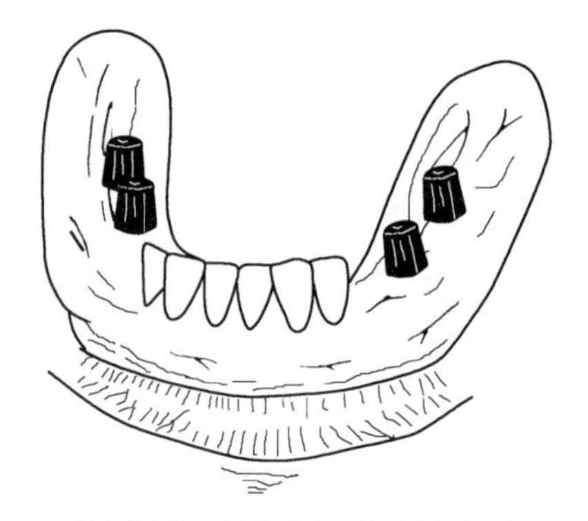

图 18-6　暴露在口腔内的内冠

3. 制作过程较一般可摘义齿复杂，费用较高，对口腔卫生维护要求较高。

（三）圆锥型套筒冠义齿的适应证

制作套筒冠义齿工艺要求较高，工期较长，费用较贵，应慎重选择其适应证。

1. 口腔余留牙较少的复杂牙列缺损　口腔余留牙较少一般指单颌牙列中仅剩少数几

颗天然牙，常规可摘局部义齿设计会使作为基于的余留牙负荷过大，另外如余留牙本身有牙体牙周方面的疾病则不能考虑卡环固位体。而圆锥型套筒冠将活动和固定的两部分作整体设计，在调改基牙的同时，改善冠根比，制作内冠，然后再制作套筒冠义齿的活动部分。这样不仅能减轻余留牙的负担，同时对牙周组织有生理性刺激，纠正因余留牙倾斜、伸长等引起的咬合关系不协调，而且较美观，义齿稳定性好，有利于牙列缺损的远期修复效果。

2. 需要升高咬合或殆重建的修复　通过对基牙内冠的牙体制备与外冠的形态恢复，比较容易重建咬合关系。同时在过渡性的治疗期间，可对咬合关系不断地调整，使颞下颌关节、殆、咀嚼肌三者之间达到协调，充分恢复咀嚼效能。

3. 牙周病伴牙列缺损修复　套筒冠的金属内冠呈锥形，表面高度抛光，且基牙与邻牙之间有较大的间隙，容易清洁，可控制菌斑的形成。同时通过夹板的固定作用，使牙弓完整，便于殆力的传导和分散，能保护基牙。

4. 除上述的适应证外，部分牙列缺损伴颌骨缺损、余留牙位置异常、固位差的病例，也可设计圆锥型套筒冠义齿修复。但应慎重选择健康的活髓牙作为基牙。

（四）圆锥型套筒冠义齿的禁忌证

1. 年轻恒牙　年轻的活髓恒牙髓角高，髓室和根管都较粗大，根尖孔大。不宜作为套筒冠修复的基牙，应设计其他修复形式。

2. 牙周疾病未控制者　牙周支持组织的慢性、进行性破坏，会造成圆锥型套筒冠义齿修复后基牙的松动甚至脱落，轻者也会造成牙龈萎缩、牙根暴露。因此，在进行套筒冠义齿修复前，必须先治疗好或控制好牙周病的发展。

3. 其他　可摘局部义齿的禁忌证同样适用于圆锥型套筒冠。

三、生理学基础和生物力学分析

（一）生理学基础

圆锥型套筒冠义齿的修复符合牙与牙槽骨、牙周本体感受器、牙与覆盖组织之间的正常关系，保证了口颌系统的协调、完整与功能性。

1. 套筒冠可保存口腔组织的生理性刺激　根据余留牙和牙槽骨的状况合理设计的圆锥型套筒冠义齿，能调整传递到基牙和基托下组织上的殆力。若为少数牙残存的牙列缺损，可增加基托面积，使基托下组织承担殆力增加而减少基牙的负荷，从而使基牙受力不超过所能承受的范围。牙周病患者，特别是牙周膜面积损失较多的患牙，可选用缓冲型圆锥型套筒冠固位体，使基牙承受的殆力减低到最小程度。总之，通过对圆锥型套筒冠义齿的支持组织所承受殆力进行合理的调节，使余留基牙和基托下的组织都能受到生理性刺激。

2. 套筒冠可恢复牙列的完整性和改善牙列的运动方式　圆锥型套筒冠义齿是将所有基牙连接成一个整体，形成一个新的“多根巨牙”。在咀嚼时，每颗牙不成为单独的受力单位，通过多颗基牙牙根的牙周膜纤维共同分担殆力；同时修复后的牙列在受力时为整体运动，使殆力传递接近牙长轴，可降低牙的松动度，也有利于基牙之间的相互制约，更符合牙周支持组织的生理特性。另外，可以通过制备固位体的内冠来改善基牙的冠根比例，降低临床牙冠的长度，减小杠杆的作用力，减轻基牙的负荷，避免牙周组织受损害。

3. 套筒冠有利于改善口颌系统　对过度磨损等原因导致的咬合不协调、殆关系紊乱的患者，设计圆锥型套筒冠义齿修复，可以通过对基牙的预备和内冠的制作，改变基牙的位置和高度，恢复或重建正确的正中颌位关系，恢复正常的咬合，解除因牙伸长、倾斜、错䝙等原因引起的前伸、侧向运动障碍，恢复因䝙面磨损等原因造成的垂直距离过低，使髁突在关节凹的位置恢复到正常位置，从而使䝙、关节、咀嚼肌达到新的协调。

（二）圆锥型套筒冠义齿修复的生物力学分析

1. 缓冲型与非缓冲型义齿的生物力学分析

（1）缓冲型与非缓冲型的固位体对义齿支持组织的垂直向位移有明显差异。非缓冲型的基牙牙周组织的近远中向、垂直向及水平向位移值明显大于缓冲型，而缓冲型的基托下组织位移值大于非缓冲型，基牙牙周组织位移值则小于非缓冲型。

（2）固位体牙根旋转中心位置不同，非缓冲型位于根中 1/3 与根下 1/3 处，缓冲型位于根中 1/3 与根上 1/3 处。非缓冲型的牙根旋转中心位置低于缓冲型，缓冲型的基牙牙周组织位移小于非缓冲型。

（3）缓冲型对少数牙余留的牙列缺损修复，减轻了基牙牙周支持组织的应力，避免基牙承受过大的䝙力，但会增加义齿基托下组织的负荷，这可通过扩大义齿基托面积将䝙力分散。

（4）缓冲型固位体的内外冠之间的间隙、基牙数、基托下软组织的致密度等因素，均影响基牙牙周组织和基托下支持组织所受䝙力以及组织受力后移位的大小。一般基托下软组织被压缩范围在 0.3mm 左右，一旦固位体的内外冠䝙面之间 0.3mm 的间隙消失时，基牙就开始承受䝙力了。

2. 对牙周病修复治疗的生物力学分析

（1）圆锥型套筒冠义齿的基托下组织位移比基牙牙周组织位移明显增大；伴随牙槽骨不同程度吸收时，加载后基牙牙周组织位移均比完整牙列时下降。

（2）圆锥型套筒冠义齿对牙周病进行修复治疗，各基牙牙周支持组织与基托下支持组织的应力分布，随着牙槽骨逐渐吸收，各基牙牙周组织的应力也逐渐下降，相反基托下支持组织应力会逐步增加。这与采用该修复方法治疗牙周病伴牙列缺损后，支持组织的应力分布重新分配有关。因此，圆锥型套筒冠义齿既起到牙周夹板作用，又有在咀嚼时重新分配支持组织承受䝙力的功能。

3. 修复末端游离牙列缺损的生物力学分析

（1）一般可摘局部义齿采用远中䝙支托时基牙垂直向位移比采用近中䝙支托大，而采用圆锥型套筒冠固位体设计时，受力时基牙的垂直位移比近中䝙支托的设计者小，而且因套筒冠固位体采用联合多基牙，各基牙间的位移值小而相互接近。

（2）采用远中䝙支托时基牙向缺牙区倾斜移动；采用近中䝙支托则基牙的运动方向与远中䝙支托相反，朝缺牙区相反方向运动；而采用圆锥型套筒冠固位体，各基牙均向缺牙区倾斜运动，基牙的倾斜程度比采用远中或近中䝙支托明显减小。

（3）采用近中䝙支托基牙牙周支持组织应力值比采用远中䝙支托降低，基托下支持组织应力值也小于采用远中䝙支托，而采用圆锥型套筒冠义齿的基牙牙周组织与基托下组织应力分布均匀，应力值均小于前两种设计。

因此，对牙列末端游离缺损修复的设计，采用圆锥型套筒冠义齿修复的方法，可减少义齿因游离端软组织弹性而引起的义齿翘动，以及基牙因义齿翘动而造成的牙周组织损伤。

第二节　圆锥型套筒冠的设计原则

一、基牙的选择

属于拔牙适应证或有严重牙槽骨吸收及重度牙周病的牙齿均不考虑作为基牙。

（一）基牙的条件

1. 经牙周综合治疗后能保留的牙齿，其松动度应小于Ⅱ度，个别牙牙周组织破坏吸收不超过根长 3/5。对牙槽骨吸收较多的活髓牙，为防止牙髓的逆行性感染，可先做完善的牙髓治疗。

2. 丧失牙髓的牙齿必须经过完善的根管治疗。残根须制作桩核，残冠须去尽龋坏组织后充填，以满足基牙内冠预备的要求。

3. 一般不选择年轻活髓恒牙作为基牙，因为年轻恒牙髓室大，髓角高，牙体制备时容易刺激或损伤牙髓组织，引起牙髓症状。若特殊情况下选择老年人的活髓牙作为基牙，必须充分考虑留出内外冠空间，牙体预备不应刺激或损伤牙髓。

（二）基牙的类型

根据牙列缺损类型、基牙的条件和义齿设计的要求，可将圆锥型套筒冠义齿的基牙分为以下两类：

1. 固位支持型基牙　此类基牙的牙周组织较健康，牙周膜面积较大，主要为义齿提供固位与支持作用；一般可根据基牙的条件与位置，可设计选择 3～4 颗固位支持型的基牙，义齿的固位力控制在 1.5～2kg 范围内，这样既能保证义齿达到良好固位，又不至于摘戴困难。

2. 支持型基牙　主要作用是为义齿提供支持。一般多基牙的圆锥型套筒冠义齿除固位支持型基牙外，其余均属于支持型基牙。

二、圆锥型套筒冠固位体设计

圆锥型套筒冠固位体分为内冠和外冠，内冠粘固在基牙上，外冠固定在义齿基托组织面内，沿着各基牙内冠的平行轴向就位，就位后与内冠紧密嵌合产生固位力。

（一）固位体的要求

1. 内冠的要求　内冠轴面与䶮面应该光滑平整，一般固位支持型固位体轴面向䶮面有 2°～6° 的内聚锥度，而支持型固位体内冠的内聚合度大于 8°。轴面不能出现凹陷或凸起而影响内外冠之间的紧密嵌合。各内冠之间应有共同就位道，以保证义齿顺利就位。轴面和䶮面交角应呈小圆弧角而不应形成直角或锐角（图 18-7）。内冠冠壁厚度一般约在 0.3mm，当外冠采用金属烤瓷或金属树脂牙时，其唇、颊面应预留约 1.5mm 的空间，以保证外冠的形态。

2. 外冠要求　外冠应恢复基牙的解剖形态和咬合功能，与邻牙接触点关系正常，唇（颊）、舌面应有正确突度（图 18-8），外冠的䶮、龈外展隙正常，以保证良好的食物溢出和自洁作用。

3. 内外冠接触要求　非缓冲型圆锥型套筒冠固位体的内外冠之间应密合，保证固位体的固位力。缓冲型套筒冠固位体的内外冠应保持一定的间隙，按患者牙槽嵴顶黏膜弹性而定，一般间隙约为 0.3mm，以保证固位体有缓冲作用，减小基牙的负荷。

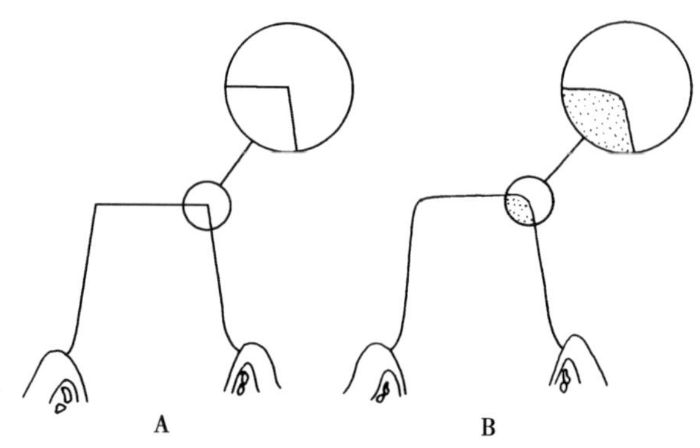

图 18-7 内冠轴面与骀面之间的形态

A. 错误 B. 正确

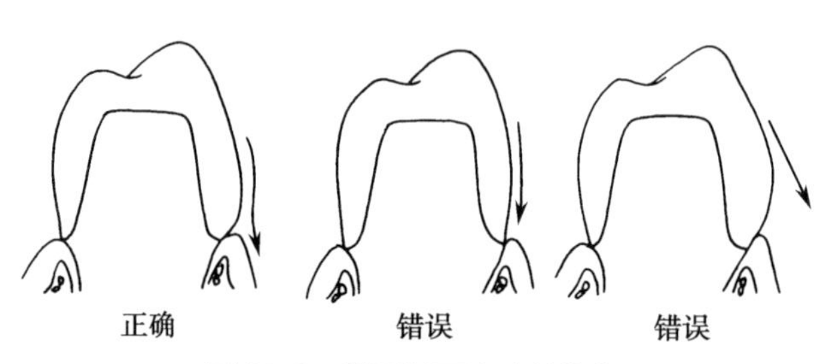

图 18-8 外冠轴面突度的恢复

4. 内外冠颈缘要求 圆锥型套筒冠固位体的内外冠边缘应光滑，边缘位置正确，不宜过长而压迫龈组织，也不宜过短使颈部牙体组织暴露，影响自洁作用（图 18-9）。内冠的基牙肩台宽度一般为 0.3mm。外冠颈缘除金属固位体外，金属烤瓷外冠和金属树脂外冠唇颊侧都应有金属颈缘保护线，使瓷层或树脂层不因义齿摘戴而引起折裂。金属保护线宽度一般在 0.2～0.4mm（图 18-10）。

5. 材料性能要求 固位体内外冠应选用生物相容性好的相同材料。金合金材料制作的套筒冠固位力的大小及持久性均优于非贵金属材料。其中，内冠用金合金、外冠用金沉积技术制作的套筒冠还具有薄、牙体预备量较少的优点。内冠使用全瓷材料，外冠使用金沉积材料近年也常使用，优点是在不戴义齿时，内冠暴

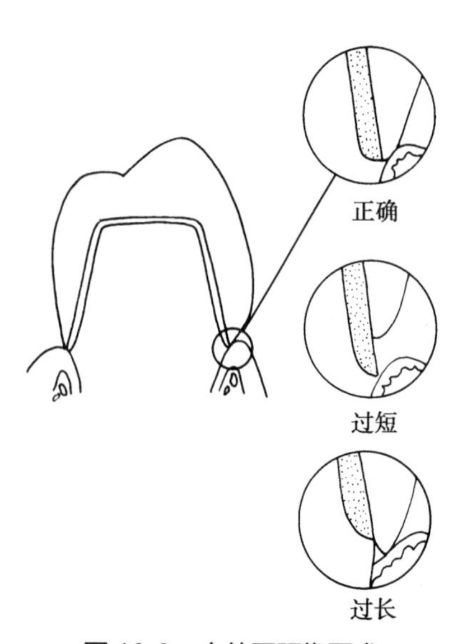

图 18-9 内外冠颈缘要求

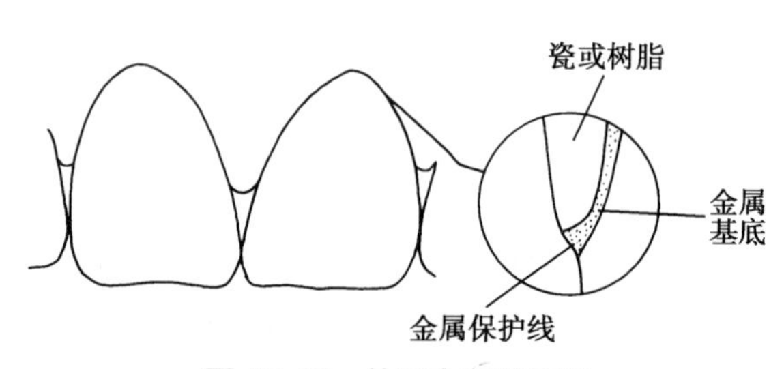

图 18-10 外冠金属保护线

露后是全瓷材料，颜色美观。固位体通常使用中熔合金材料多见，因其收缩小，便于切削，硬度适中而不易造成边缘龟裂。

（二）圆锥型套筒冠固位体制作材料的选择

1. 金属圆锥型套筒冠固位体　该固位体内外冠均采用同类型金属材料制作。一般适用于后牙区。

2. 金属烤瓷圆锥型套筒冠固位体　该固位体内冠用金属制作，外冠为金属烤瓷全冠，适用于前牙与前磨牙区，也可用于后牙区。

3. 金属树脂圆锥型套筒冠固位体　该固位体内冠为金属，外冠在金属基底上用树脂固化完成。适用于前牙区和前磨牙区，也可用于后牙区。

三、人工牙设计

圆锥型套筒冠义齿的设计多为两种形式：基牙支持式的圆锥型套筒冠义齿和基牙与黏膜混合支持式圆锥型套筒冠义齿。缺牙区人工牙的设计选择应视基牙情况、缺牙的部位及数目和患者的要求而定。基牙支持式的圆锥型套筒冠义齿，适合于基牙情况好、缺牙数目少、前牙区域的患者，人工牙设计一般选用桥体形式，人工牙的排牙及要求同固定义齿。对于基牙情况差、缺牙数目多、伴有牙槽骨吸收的后牙区域的患者，采用基牙与黏膜混合支持式圆锥型套筒冠义齿，其人工牙设计一般选用成品树脂牙，人工牙的排牙及要求同可摘局部义齿。对前牙和后牙均有部分缺失的患者，若前牙缺牙数目少，可采用桥体形式修复缺失牙，而后牙可选用成品树脂牙；若前牙缺失数多，如前牙全部缺失，义齿所承受殆力主要靠基托下组织承担，前牙区和后牙区的缺失牙一般均选用成品树脂牙修复。

四、连接体设计

因义齿设计的支持形式不同，圆锥型套筒冠义齿的连接体设计也有所区别。混合支持式圆锥型套筒冠义齿的连接体同可摘局部义齿，可分为大连接体和小连接体；基牙支持式圆锥型套筒冠义齿的连接体同固定义齿，桥体与固位体之间形成固定连接体。

圆锥型套筒冠义齿中的大连接体，主要有腭杆、腭板、舌杆和舌板。其作用和要求同可摘局部义齿相似。

圆锥型套筒冠义齿中特别要注意小连接体的设计。小连接体的作用是把圆锥型套筒冠的外冠与义齿的其他部件牢固地连接为整体，是应力最集中的区域。因此，小连接体必须有足够的强度，防止受力后连接部折断，其连接区域，一般在外冠近中或远中轴面的中1/3处。小连接体的形态有多种，如工字形、柱形、三角形等；厚度一般在1.5mm左右，宽度在2mm以上（图18-11）；小连体的底部与黏膜之间，应有1.5mm的间隙，以便于基托树脂充填。

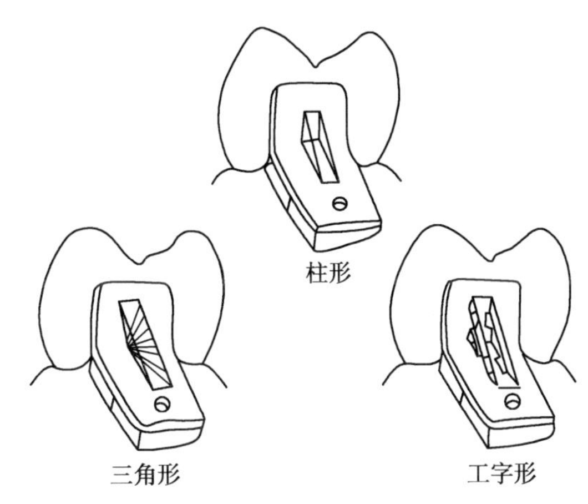

图18-11　小连接体形态

五、基托设计

混合支持式圆锥型套筒冠义齿的基托有两种：树脂基托和金属基托，与可摘局部义齿基托的伸展范围、厚度、与黏膜的关系、磨光面外形的设计基本相同。对于牙周病伴牙列缺损病例，缺失牙多，牙周组织破坏吸收较多，在采用缓冲型圆锥型套筒冠义齿设计时，必须考虑扩大基托面积、减少患牙承受的殆力。若义齿的基牙数多，牙周组织状况较好，基托的面积可小于可摘局部义齿。

第三节 圆锥型套筒冠义齿的制作流程及工艺

平行研磨仪的应用使套筒冠义齿制作的精度和共同就位道的获取变得简单。圆锥型套筒冠义齿的固位体主要为内外冠，其高度嵌合而产生固位力，所以内外冠的制作是保证义齿制作成功的关键。本节主要介绍非缓冲型圆锥型套筒冠义齿的制作流程及工艺。

圆锥型套筒冠义齿有多种制作方法，常见的有两种：一种是先制作内冠，试合后粘固于基牙上，再制作外冠和修复体；另一种是同时制作内、外冠和修复体，戴牙时粘固内冠。这两种方法各有优缺点，第一种方法较为精确，但控制固位能力差；第二种方法较为繁琐，但控制固位能力灵活、方便。下面以第二种方法为主介绍圆锥型套筒冠义齿的制作。

一、工作模型的准备

（一）在工作模型上制作可卸代型

按基牙内冠的内聚度设计要求进行牙体预备，牙体制备量为内冠轴壁与外冠外形所需的厚度之和，各基牙之间应该有共同就位道。基牙颈缘制备成 0.3mm 宽度的斜面肩台。牙冠高度预备视牙冠和牙根的调整比例而定。基牙预备完成后，选取合适的全牙列硅橡胶托盘，选用硅橡胶印模材料制取全颌印模，要求印模准确、清晰，尤其颈缘必须完整清晰。灌注超硬石膏，待模型硬固后修整石膏模型。按常规方法完成可卸代型的制作，注意不能破坏正常的邻接关系，工作模型的牙列部分需全部做成可卸代型，以便制作内冠后蜡型和金属的磨削。一般一颗基牙需 2 个固位钉，使得复位准确。

（二）用平行研磨仪测量与调整

把制作好的可卸代型的模型固定在平行研磨仪的工作台上，调整工作台可使模型任意转动。在平行研磨仪的工作头上安装刻度器，按照固位力的需求调整基牙的内聚角度（通常为 2°～6°，支持型基牙要大于 8°），内聚角越小，固位力越大，但相对平行就越困难，所以测量时需根据基牙的固位和就位情况，将刻度器调至所确定的刻度，对各基牙进行测量。若确定基牙内聚角为 6°，需将刻度器调至 6°，因内聚角是以牙冠长轴为中心，因此两侧可调整范围为 12°。也就是说当基牙近中内聚角为 10°时，远中内聚角为 2°。转动工作台，协调几颗基牙的平行就位道，当刻度针与各基牙颈缘一致时，锁定工作台，此时刻度针的方向即为义齿的就位方向（图 18-12）。在工作模型上做好定位标志，在此后的制作过程中工作台角度不能改变。最后把刻度器回到 0°，再核对一下刻度器与各基牙的颈缘位置。

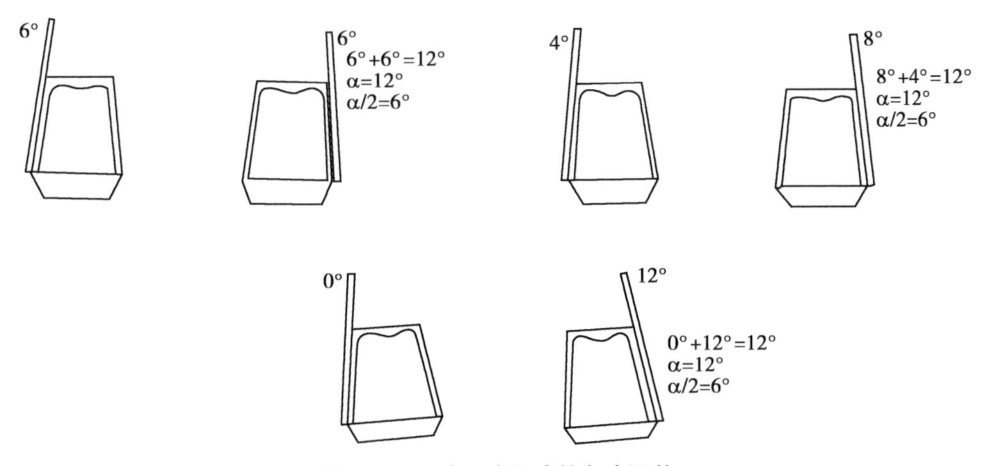

图 18-12　内冠内聚度的角度调节

二、内冠的制作

内冠的制作体现了加工工艺的水准。要提高工艺技术水平，必须能熟练驾驭平行研磨仪。从内冠蜡型的制作到金属内冠的切削都与平行研磨仪的规范和熟练使用分不开。各个内冠的制作不仅要保证各自的内聚锥度，尤其是固位支持型固位体的锥度不能大于 6°，还要注意各个内冠要有共同就位道。

（一）内冠蜡型制作

以树脂内冠为例，取下基牙可卸代型，涂布分离剂，用树脂冠成形器制作树脂内冠。先将厚度为 0.5mm、直径为 2mm 的圆形树脂冠片，用不锈钢圆圈夹住，在酒精灯火焰上加热至树脂片由浊变清软化时，将代型连同树脂片一起插入油泥内，冷却后取出。要求树脂冠在基牙台阶上 2mm，用薄刀片去除多余的树脂。要注意树脂片的加温要充分，否则，代型压入后树脂冠与代型边缘易不密合，就需重新制作树脂冠。采用树脂内冠的方法可保持内冠的厚薄均匀，且蜡型具有一定的强度。

（二）完成内冠蜡型

在树脂冠的颈缘处用红软蜡封闭颈缘肩台，在树脂冠的表面加少量硬质蜡，形成圆锥形的内冠外形，把代型放回工作模型内，取出牙列上其他的代型，将专用 2°～6° 的钨钢钻磨头安放在研磨仪磨削电机头上，对蜡型进行磨削。当磨削钻头顺时针旋转时，右手握机头，沿内冠蜡型轴面匀速由右向左移动磨削，以防蜡堵塞钻头。磨削时由一侧轴面角开始到另一侧轴面角终止，动作要轻柔、完整，不要间断磨削，不要抖动。磨削后牙冠轴面呈光滑的圆锥体，厚度为 0.4mm，䚡面呈圆形平面，轴面与䚡面交界处形成圆钝的接面。牙冠修整后，用软蜡沿牙颈缘封闭一圈，再刮干净，保持边缘的密合完整。

以压蜡法或滴蜡法完成内冠蜡型的方法同上，选择合适角度的蜡刀，通电预热后（根据所用嵌体蜡的性能特点，调整合适的温度），蜡刀轻贴蜡型表面围绕基牙走行一圈，把蜡型表面修整光滑。也可用合适角度的钻头磨削以形成合乎要求的蜡型。修去轴面和䚡面尖锐夹角，使之圆钝。蜡型厚度保持在 0.3～0.4mm，颈缘封闭。

（三）在代型上试戴金属内冠

内冠蜡型完成后，以常规方法安插蜡铸道、脱脂、真空调拌包埋料一次灌注包埋、铸造、喷砂，即得金属内冠。切去铸道，置于放大镜下观察，小心磨去冠内小瘤，在代型上试戴，确保完全就位。为了便于内冠就位，可采用专用的颜料粉涂在基牙代型表面，当金属冠戴入基牙代型受阻时，在受阻处留有明显的摩擦颜料色，可将阻挡点准确磨除，防止损伤模型。内冠试戴完全密合后，再用高压蒸汽水冲去颜料。

（四）磨削金属内冠

在代型试戴完成的内冠连同工作模型放回平行研磨仪上，用 2°～6° 的钨钢钻磨头对内冠进行磨削。这时，钻头磨削的方向可改为逆时针旋转。磨削时注意由左向右顺一个方向磨削，磨削时应不断加润滑油，以免损伤钻头和内冠。内冠的轴𬌗角应磨削成小圆斜面。金属表面切削平整后，再用同样的方法用硬石磨头加润滑油进行再次磨削，最后取出内冠，用橡皮轮磨平，用毛刷和布轮蘸抛光粉进行抛光处理，在抛光时勿使用过大压力，以免内冠颈缘变形。

三、内冠临床试戴

内冠返回临床。把金属内冠放置在基牙上试戴是否合适，检查内冠颈缘与基牙颈缘是否密合、连接是否平整、有无过长或缺损。如内冠颈缘与基牙不密合或缺损，需重新制作；过长颈缘可做修改。

四、外冠的制作

（一）翻制外冠工作模型

内冠经临床试戴合适后，用硅橡胶印模在口内取牙列印模，凝固后连同内冠一起从口内取出，若内冠未能跟随取出，则应将内冠准确地放入印模内复位。在内冠里填入专用的铸造树脂，并插入固位钉，这样既便于以后内冠的取出，又可防止因石膏膨胀而造成内冠复位时的变形。然后再用超硬石膏灌注工作模型。若制作简单的套筒冠义齿，可在制作内冠的工作模型上，将内冠准确复位，在其表面直接制作外冠和连接体，最后内冠、外冠同时在临床试戴。

（二）用树脂作外冠内层

取出内冠代型，在内冠表面用专用的铸造用树脂堆塑外冠内层。这种树脂收缩变形小，操作灵活，有一定强度。操作时先用特制的小刷尖蘸少许单体，然后在树脂粉内蘸少量粉末，很快粉末溶胀成软的小球状，将小球状树脂涂在内冠表面，这样反复堆塑直到树脂覆盖整个内冠表面，形成外冠的树脂内层。树脂内层要求厚度为 0.3mm，颈缘离开内冠斜面肩台约 0.5mm。为了便于外冠的取戴，可在树脂内层的远中下方制作一球状的取冠装置。若为复杂套筒冠义齿，需在口内取颌位记录时，在树脂内冠的颊侧近中𬌗缘处开个圆形小窗，并与𬌗堤相连，以便临床取颌位记录时随时观察固位体是否完全就位。树脂内层堆塑完成后，放置 20～30 分钟，等完全结固后，用专门的振动头安放在手机上，顶住球状的取冠装置，将树脂内冠振动脱出。再复位，可用柱形砂石修整树脂内冠，磨去多余部分。

（三）完成外冠蜡型和连接体蜡型

树脂内层修整完成后，用红软蜡封闭颈缘，但不能超出内冠颈缘，在外冠颈缘处形成有 0.2～0.3mm 的金属颈缘保护线。根据牙列、邻牙和对颌牙的形态及咬合关系，在树脂内冠加少量嵌体蜡恢复整个牙冠外形，尤其邻接及咬合。若固位体为前牙或前磨牙时，为满足美观要求，通常唇、颊、𬌗面上为烤塑牙面，制作蜡型时应留出烤塑所需的空间，并在蜡型表面涂少量香蕉水撒上细小的球状固位珠。外冠蜡型完成后，在蜡型的缺牙侧用成品蜡网制作义齿连接装置，要特别注意冠与网的连接部分应有足够强度。最后在牙冠与网连接的颊侧颈缘处制作一个小圆柱形的义齿取戴装置。

（四）内冠外冠试合

按照内冠包埋，铸造方法铸成金属外冠与连接体的铸件，然后按金属内冠试戴的方法使内外冠慢慢就位密合。用装有玻璃球的笔式喷砂机喷外冠内面，直到内冠呈金属本色的光亮程度，这时需进行内外冠的固位力测量。内外冠的拉力通常为 0.5kg，测量时将内外冠取下，用专用取冠钳顶住内冠壁，将把柄与简易拉力器的挂钩相连，用左手固定外冠，右手拉动拉力器将内冠拉出，即可显示内外冠的固位力。拉力过大时可调整内冠表面或外冠内面，以免损伤基牙；而拉力过小时应重作外冠。

（五）完成外冠

经过试合的外冠，按常规的磨光步骤对外冠进行研磨及抛光处理。若外冠为前牙或前磨牙时，将已抛光的外冠置于超声波振荡器中，在含有清洁剂的温水中振荡 5 分钟，除去牙冠表面残存的磨光剂。然后按烤塑的制作步骤完成烤塑牙面，全部抛光后临床试戴。

五、金属支架制作及连接

将内外冠在工作模型上准确复位。若为复杂局部义齿，需设计舌、腭杆时，先单独完成舌、腭杆的铸件，再与外冠的连接装置焊接成一体（图 18-13）。

雕塑蜡型时注意支架与小连接体的结合处的形态结构，可在放置金属外冠内层的模型上按小连接体的外形雕塑支架结合处的形态，再将此蜡型转移至工作模型上与支架形成整体。将套筒冠修复体金属支架放置口内试戴，试戴合适后，用硅橡胶再次记录咬合关系，把戴有修复体金属支架的上下颌模型按咬合记录转移至𬌗架。

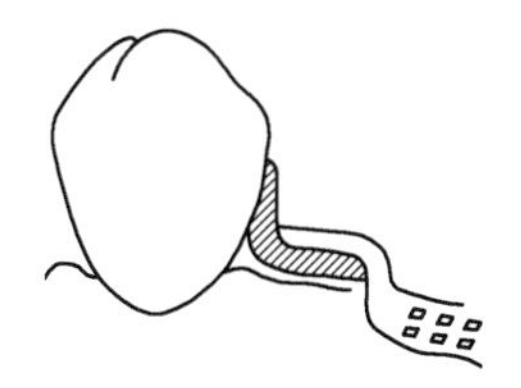

图 18-13　小连接体和支架连接示意图

六、圆锥型套筒冠义齿完成

根据咬合关系，把铸造支架放置在模型上就位，按烤塑的操作步骤和要求，分层塑形固位体外冠的形态，其桥体也可完成人工牙的外形堆塑。圆锥型套筒冠义齿在完成上述操作步骤后，按常规方法装盒、充填树脂、热处理、打磨抛光，完成修复体制作（图 18-14）。

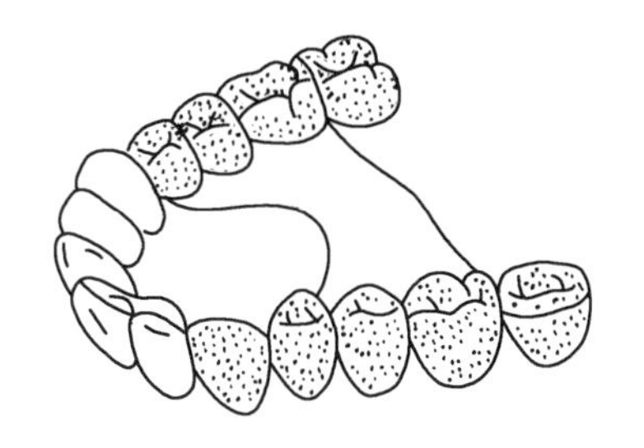

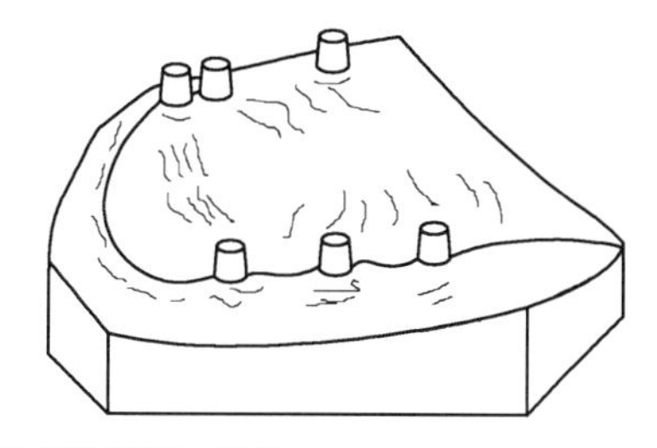

图 18-14　制作完成的套筒冠义齿

七、套筒冠义齿初戴

将圆锥形套筒冠义齿戴入口内，检查义齿的固位力和稳定性、基托与黏膜之间的密合度、修复体外冠形态和人工牙是否与面型协调、牙色泽是否与对颌牙或邻牙协调、咬合关系是否正确等。

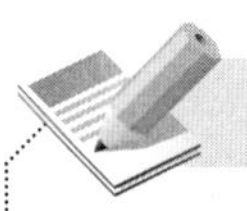

小结

圆锥型套筒冠是被修复学界公认的一种较理想的固位体。该固位体内冠为圆锥形，内冠与外冠之间形成嵌合作用，通过对内冠锥度的调节可控制固位力的大小。采用该固位体的义齿稳固性好，能较好地恢复咀嚼效能。圆锥型套筒冠义齿是固定-活动联合修复的主要方法之一。

思考题

1. 圆锥型套筒冠义齿有哪些组成部分？
2. 简单叙述圆锥型套筒冠的固位原理。
3. 圆锥型套筒冠的内冠分为哪两种？制作时有何区别？
4. 圆锥型套筒冠义齿制作为什么要使用平行研磨仪？
5. 圆锥型套筒冠外冠制作有哪些注意事项？
6. 制作小连接体时有哪些注意事项？

（傅 挥 刘 曼）

第十九章　赝复体修复工艺技术

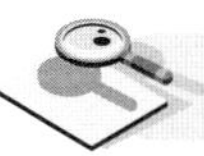

学习目标

1. 掌握：颌骨缺损赝复体的设计原则。
2. 熟悉：颌骨缺损的修复原则、修复特点。
3. 了解：颜面部缺损的修复。

第一节　概　　述

颌骨是构成人体颌面部骨性支架的重要组成部分，也是构成容貌的主要部分。一旦发生缺损将严重影响患者的面部外形，同时影响患者的咀嚼、语言、吞咽、吮吸及呼吸等重要生理功能，甚至引起呼吸、消化系统等其他脏器的病变；严重影响患者的工作、学习和日常生活。颌骨缺损是颌面缺损中最常见的类型。

颌骨缺损修复又称颌骨赝复，是应用口腔修复学的原理和方法，用人工材料修复颌骨缺损和畸形，从而恢复患者的颌面外形、结构和功能的修复工艺技术。

因外伤或炎症导致颌骨缺损、战争致颌骨火器伤等的假体修复；颌骨因肿瘤手术摘除常需要应用各种类型的成品夹板或临时制作固定装置；先天颌面畸形患者的修复治疗；颌面外科手术时为配合治疗，预先制作腭护板及导板等，都属于颌骨缺损修复的范畴。

一、颌骨缺损赝复体的组成及分类

（一）颌骨缺损赝复体的组成

颌骨缺损赝复体根据患者缺损情况及制作方法的不同，其组成部分有一定的差别。一般与可摘局部义齿的组成大致相同，主要由固位装置的卡环、基托或义颌（阻塞器）、人工牙及其他赝复装置等组成。

1. 固位装置　缺损范围较小者，有可利用的余留牙者，可在其上设计卡环；若缺损范围较大，可设计义颌（中空基托）利用组织倒凹固位；上颌骨全部切除或次全切除者，还可以设计鼻插管固位；有些患者也可设计磁性附着体、种植体固位等。

2. 连接装置　同可摘局部义齿相似，主要由基托构成，如腭护板（阻塞器）等。体积较大的连接装置常设计成义颌或中空式基托。

3. 人工牙 同可摘局部义齿的要求。

4. 其他赝复装置 如下颌骨缺损常用的翼颌导板的颊侧部分，即基托的延伸部分；弹性翼腭托颌导板的弹性翼装置等。

（二）颌骨缺损赝复体的分类

颌骨缺损赝复体有多种类型，主要根据颌骨缺损的部位、制作方法和修复需要的特点，其修复的方法有所不同。临床常见的颌骨缺损赝复体有：

1. 腭护板 包括各类阻塞器。

2. 中空式上颌赝复体 ①暂时义颌；②正式义颌。

3. 硅橡胶阻塞器与上颌义齿分段式修复体。

4. 下颌导板 ①翼状导板；②弹性翼腭托颌导板。

二、颌骨缺损赝复体的优缺点

颌骨缺损患者因先天缺损、创伤或颌面部肿瘤术后，不可避免地发生程度不同的容貌外观改变、生理功能丧失等，故患者修复治疗的心情迫切。目前临床常用外科手术、颌骨缺损赝复体、修复体与外科手术相结合等进行修复。这几种修复方法针对患者的具体状况或需要各有优缺点。颌骨缺损赝复体的修复方式与颌面外科及整形外科手术修复相比较，具有以下优点：

1. 颌骨缺损赝复体修复方法治疗及时、简单有效。对于大多数患者而言，赝复体修复是最及时、简单的方法。而颌面外科及整形外科手术修复，不仅治疗过程复杂、手术痛苦，而且医疗费用也更昂贵。

2. 颌骨缺损赝复体修复避免了患者接受过多的手术，对患者的身体影响较小。颌骨缺损的患者一部分可以通过颌面外科及整形外科手术（如植皮、植骨或皮瓣转移等方法）修复，但这些方法不是所有患者均能承受的，因此许多患者仍需要采用人工材料的赝复体进行修复。

3. 颌骨缺损赝复体修复能暴露手术区域，便于观察术后变化。如患者因外伤或肿瘤切除等原因而致的上颌骨缺损，目前已有用外科植骨与颞肌瓣转移将缺损的上颌骨重建，再植入种植体，用种植体固位的修复体永久关闭缺损的先进方法。但对肿瘤患者而言，存在复发的可能，所以选择用可摘义颌修复，比用生物组织重建永久关闭缺损有可拆卸的优点。

4. 颌骨缺损赝复体可以帮助术后恢复、预防局部感染。如腭护板可提供一个基托，在其上面放置外科敷料，并保持在适当的位置不脱落，以保护伤口，防止伤口受污染和损伤，降低局部感染的发生率，并保证移植皮片能与创面紧密贴合，有利于移植皮片的存活。

5. 颌骨缺损赝复体可以早期恢复患者的基本生理功能。如赝复体关闭了缺损腔，并重新形成正常的腭轮廓，使患者语音得到明显的改善。赝复体使口腔和鼻腔分隔开，有利于患者进食和吞咽。

6. 颌骨缺损赝复体可以支撑缺损区的软组织，以减轻创伤或手术愈合后的瘢痕挛缩。使患者在术后较短时间内适应赝复体，并逐渐恢复功能，减轻手术对患者的心理影响。

颌骨缺损赝复体的缺点是，由于赝复体是人工材料制作的组织、器官替代体，戴入口腔后必然会给患者带来一些不适或痛苦。如赝复体往往给患者带来较强的异物感；患者自觉舒适性差，适应时间较长；恢复患者的生理功能不完全；维护使用也比较麻烦等。

三、修复原则

颌骨缺损造成颌面部支持组织的缺失，并常伴有邻近缺损区组织的损伤，形成了特殊的解剖形态与结构，加之修复体体积大，固位困难，使得颌骨缺损修复的设计与制作的要求高，其难度远大于可摘局部义齿和全口义齿。在修复时应遵循以下原则：

1. 早期修复　颌骨缺损不仅使颌面部产生畸形，而且生理功能也受到一定程度的影响，因此尽早进行修复治疗是非常必要的。

2. 尽可能恢复生理功能　颌骨缺损的修复尽可能恢复咀嚼、语言、吞咽、吮吸等生理功能，其中咀嚼功能的重建难度最大也最重要。

3. 保护余留组织　颌骨缺损后，余留的口腔组织多可被用于修复体的固位、稳定和支持。因此，应尽量保护余留组织。

4. 要有良好的固位稳定　颌骨缺损修复的效果，在很大程度上取决于修复体的固位和稳定。赝复体较大而重，支持组织又较少，修复体翘动和摆动的可能性也大，因此在设计时应尽量利用现有组织，以获得足够的固位力。

5. 修复体要坚固轻巧、舒适方便　在保证足够的固位、稳定和强度的条件下，修复体应尽量小巧，摘戴方便。

四、修复特点

作为一种特殊的缺损形式，颌骨缺损在其修复方法上与常规可摘局部义齿修复有一些差异，主要有以下特点：

（一）固位技术

由于颌骨缺损后所形成的特殊解剖结构和组织特点，以及赝复体的特殊固位要求，仅常规的义齿固位方式不能满足赝复体的固位要求，需采用特殊的固位技术。

1. 卡环固位　是口腔缺损修复中最常用的方式，在有余留牙的颌骨缺损修复中，卡环是主要的固位方式。各种类型的卡环都可作为颌骨赝复体的固位装置。以单臂卡、联合卡、间隙卡和 RPI 卡环组的应用最为常见。一般说来颌骨赝复体所应用的卡环数量，比普通可摘局部义齿多。在基牙少、基牙条件差的情况下可使用弯制卡环；基牙多、基牙条件好的条件下，应首选铸造卡环，利用其刚性强、稳定性好、传力性能好的特点，有助于恢复缺损区的咀嚼功能。在可能的情况下，一副颌骨赝复体不能少于 2 对铸造卡环。

2. 组织倒凹固位　利用组织倒凹实现修复体固位是常用的方法，在颌骨及颜面部缺损修复中，常用的利用组织倒凹固位的方式有以下两种：

（1）阻塞器：部分上颌骨缺损后，其缺损侧、鼻腔侧常有一个较大的倒凹区，用硅橡胶等弹性材料制成富于弹性的阻塞器，使其发生弹性变形后进入倒凹区，然后阻塞器再依靠弹性恢复原来的形状，稳定于缺损腔内，获得良好的固位。在此基础上还可利用磁性附着体连接和固定其他部分修复体。

（2）弹性基板：利用弹性基托材料的弹性变形，使修复体的部件伸入组织倒凹中，也可使修复体获得较好固位。这种方式通常用于一侧上颌骨或大部分上颌骨切除术后，余留牙槽嵴唇颊侧或上颌结节有明显骨性倒凹的病例。

3. 种植体固位　种植体是颌骨缺损修复中重要的固位和支持结构，在缺损区或邻近骨上植入种植体，解决修复体的支持和固位问题。除用于牙列缺损及颌骨缺损修复外，种植体还被广泛应用在颜面部缺损的修复，解决义耳、义眶和义鼻等的固位问题。

4. 磁附着固位　是利用磁性材料之间的磁引力实现固位的技术，其通常是由一只闭合磁路的永磁体和一只由耐蚀软磁合金制作的衔铁组成。具有固位可靠、操作简单、可自动复位、无需调节修理、不传递侧向力，以及应用范围广等优点，现已成为改善颌面赝复体固位的重要手段。

除上述主要固位方法外，在一些特殊情况下，还可采用鼻孔插管、软衬垫固位等固位方式。

（二）咬合设计

颌骨缺损患者通常伴有咬合关系错乱，在外伤及先天性唇腭裂、颌骨裂的患者尤为严重，因此在人工牙排列及咬合设计上都有其特点。

1. 人工牙排列　颌骨缺损患者的人工牙排列应考虑以下三个方面：恢复咬合关系；重建咀嚼功能；恢复患者颜面部外形。赝复体在口外模型上排牙难以达到此目的，因此，多采用口内直接排牙法。颌位关系记录后，在恒基托上直接排前牙，使前牙有适宜的超覆𬌗关系，又使唇颊部丰满度适当，面形自然。还要注意对发音的影响，必要时还可排成对刃𬌗、反𬌗。排后牙可在口内进行，也可在𬌗架上进行，但也应考虑咬合、面形和固位三方面问题。

2. 咬合设计　在颌骨缺损修复中，尽可能恢复患者的咬合关系，使患者能较好地恢复咀嚼功能，通常采用下述方法重建咬合关系。

（1）选磨：由于个别牙牙尖突出𬌗平面而造成的早接触，可以磨改牙尖，使所有牙都能均匀接触。对明显伸长的牙，应在牙髓治疗后，行部分截冠术。

（2）人造冠：个别牙完全无咬合关系时，可采用人造冠修复𬌗关系，如铸造全冠、树脂冠或烤瓷冠等，还可采用高嵌体。如果数颗相邻牙无咬合时，也可选用联冠修复。

（3）𬌗垫：上、下颌牙列间，只有个别牙有接触，多数牙无咬合接触，可采用铸造𬌗垫来恢复𬌗关系。

（4）双重牙列：由于外伤引起的颌骨骨折，当错位愈合后，常造成牙弓缩窄，上颌骨或下颌骨后退，使上、下牙列间接触不良或接触面少；腭裂患者，由于上颌骨发育不良，前牙呈严重反𬌗或重度咬合错乱。上述患者，可在天然牙列的唇侧、颊侧或舌侧排人工牙列，并与修复体相连，称为双重牙列。双重牙列的设计，应以不妨碍舌运动为原则，并尽量使力能有效地传递到余留基牙上，取得较好的支持作用。如下牙弓缩窄者，后牙的双重牙列最好设计在上颌的腭侧，其支持作用比设计在下颌颊侧者为好；前牙区者，则设计在下颌的唇侧为好。上颌牙弓缩窄时，后牙区者，可设计在上颌的颊侧；前牙区者，可设计在上颌唇侧。

五、现状与展望

颌骨缺损赝复体的修复技术，经过口腔医学工作者的不断努力，发展到今天已经比较完善。颌骨缺损赝复技术，往往需要与口腔颌面部器官缺损的赝复相结合来完成，尤其是系列仿真复合硅橡胶材料的研制成功，在赝复体的质感、色彩，以及各种理化、生物学性能方面都已经达到了与面部皮肤、软硬组织相似的程度。

随着口腔医学材料的进一步发展，口腔种植体技术、磁性固位技术、修复工艺技术的日臻完善，医学克隆技术的临床应用，都将为口腔赝复体修复技术的进一步发展开拓更加广阔的前景。

第二节 颌骨缺损赝复体的工艺技术

一、上颌骨缺损赝复体的工艺技术

上颌骨缺损患者的赝复体修复治疗一般可分为三个阶段：

第一阶段——即刻外科阻塞器修复阶段，即腭护板修复阶段。是在上颌骨手术前预制，在外科手术切除术后即刻配戴的修复体，这种修复体需要经常对其进行调改，以适应缺损区组织愈合时的快速变化。腭护板主要作用是在术后适当恢复和保持患者的口腔生理功能。

第二阶段——暂时义颌修复阶段。通常在手术后 2～6 周时开始进行。此阶段的目的是给患者提供一个较为稳定和具有一定功能的修复体，直到组织完全愈合。暂时义颌的阶段是可变的，如果患者的缺损腔小，而腭护板又比较合适，也可不用制作暂时义颌，可在腭护板的基础上添加、修改后戴用。当手术实际切除范围与术前设计有差异，手术后组织缺损程度大时，就需要重新做一个暂时义颌。

第三阶段——正式义颌修复阶段。患者手术后 3～6 个月，缺损腔组织愈合良好，缺损范围稳定后，这时就必须制作正式义颌进行修复。正式义颌修复阶段可采用的修复体较多，有中空式义颌、颊翼开顶式义颌、颧颊翼义颌、种植体固位义颌等。

本节主要介绍腭护板、正式义颌，包括中空式上颌赝复体、硅橡胶阻塞器与上颌义齿分段式修复体的制作工艺。

（一）腭护板

腭护板是在上颌骨手术前取印模并预先制成，在手术后能立即配戴的一种暂时性修复体，亦称即刻外科阻塞器（图 19-1）。若因故手术前未能预制腭护板，也可在外科手术后 6～10 天再制作，又称为延迟外科阻塞器。

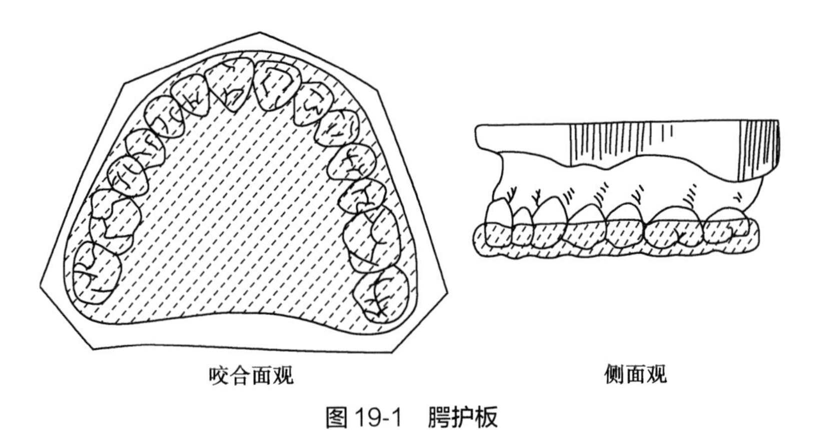

图 19-1 腭护板

1. 腭护板的设计原则

（1）术前颌面外科医师与修复医师应设计手术方案和腭护板制作方案，并把手术切除的范围画在模型上，腭护板要覆盖并稍越过手术后的整个缺损腔。

（2）腭护板不应进入缺损腔，当不需要外科敷料后，可用软衬材料增添进入缺损腔的部分。

（3）腭护板应该设计简单，制作轻巧。①对有牙颌患者，可用不锈钢丝制作间隙卡环固位。②对无牙颌患者，只需做腭托，在腭托的适当部位钻孔，在手术完成时把阻塞器用细不锈钢丝结扎到颧骨、鼻棘、剩余牙槽嵴上，或固定到剩余硬腭上。7～10 天后摘下腭护板，将患者原有的上颌全口义齿修改成暂时义颌。

（4）腭护板应形成正常的腭轮廓，便于改善语音和吞咽。

（5）伤口愈合前缺损侧后牙不建立𬌗关系。如果计划切除上颌中线一侧的整个上颌骨，修复体可恢复缺损侧 3 颗上颌前牙，以改善美观。

2. 腭护板的制作方法　腭护板的制作方法及要求与可摘局部义齿的制作方法和要求基本相同。以下简单介绍上颌骨部分切除腭护板的制作方法。

（1）牙体预备：根据手术切除的范围在健侧选择 3～4 颗基牙，按可摘局部义齿的制作方法进行牙体预备。

（2）取模灌模：常规制取印模、灌注模型。在模型上，按手术范围将须切除的牙槽嵴连同牙齿一起刮除，并降低其高度，减小宽度，特别是前面的区域，以减轻对皮肤和唇的张力。

（3）制作卡环：同可摘局部义齿的制作方法。

（4）完成护板：按照可摘局部义齿的制作方法形成护板蜡型。护板蜡型应包括整个腭部，在手术区尚需延伸至软腭，唇、颊侧边缘应厚而圆钝，以免损伤黏膜。常规装盒、填塞、热处理、磨光，制成树脂护板。

腭护板的制作也可采用二次印模法。即第一次印模后，在模型上，先制作健侧的卡环和基托，其腭侧基托边缘只要求达到手术区边缘。戴入口内待卡环调节合适后，再取第二次印模，按上述一次完成法制成树脂护板。二次印模法的优点是手术后即能顺利戴入，无需磨改。如果能在护板上按照牙尖交错𬌗关系排列人工牙，即成为带牙护板，对恢复面部外形和发音效果更好。手术后 2 个月左右，腭护板经重衬后，可制成带中空阻塞器的永久性修复体。

（二）中空式上颌赝复体

中空式上颌赝复体是上颌骨缺损后正式义颌修复阶段应用最多的修复方式，由中空式阻塞器及整体制作而成的义齿构成（图 19-2）。

1. 中空式上颌赝复体的设计　由于上颌骨缺损范围较大，而制作的修复体——中空式上颌赝复体的结构比较复杂，如赝复体设计不当，就无法获得良好的固位与稳定，从而无法恢复患者的生理功能。

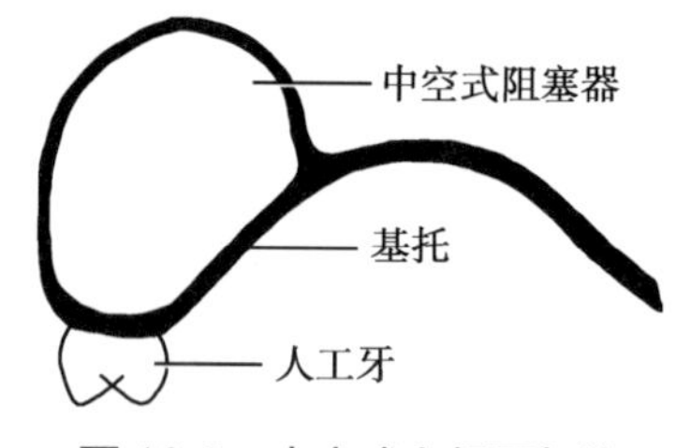

图 19-2　中空式上颌赝复体

（1）根据患者的口腔情况，选择合适的固位方式，充分利用缺损区域的组织倒凹，合理设计卡环的部位及数目。

（2）根据患者的经济情况，设计恒基托为树脂恒基托或整体铸造的金属 - 树脂结合的恒基托。

（3）赝复体设计成中空型，各壁应尽可能薄，使之结构轻巧，表面光滑。制作采用的材料要求坚固耐用。

（4）阻塞器部分应设计成与缺损腔壁密贴为宜，但不能设计得过大或过小，以免赝复体戴用后使鼻腔过小或过大而影响患者的发音及语言。

（5）赝复体应尽可能恢复患者的面部外形。人工牙应尽量排列得与健侧对称协调，与对颌牙形成正常的咬合关系，以恢复其咀嚼功能。

设计重点：以一侧上颌骨缺损的患者为例，此类缺损修复设计的重点是修复体的稳定，口鼻腔封闭以及面形恢复。这类缺损的前方邻牙（通常是中切牙）是缺损修复中最重要的基牙，在修复体功能活动中，它所承受的侧方扭力最大，也最易受到损伤，因此应首先予以加强和保护。

2. 中空式上颌赝复体的制作

（1）基牙制备：基牙的制备应按照设计要求进行。以一侧上颌骨缺损的患者为例，通常在健侧中切牙、侧切牙的联冠腭面预留支托凹，在尖牙上制备环形支托凹，按设计制备卡环间隙。支托凹的位置除中切牙腭侧是必需的外，其他根据基牙情况决定，但一般不应少于 3 个铸造支托和 2 个铸造卡环，以保证𬌗力的传递和修复体的稳定。健侧若采用金属高基托作为对抗臂，则应将基牙腭侧的倒凹基本消除，以便基托与基牙间密切贴合；若采用树脂高基托作为对抗臂，则可保留一部分倒凹，利用树脂基托的弹性进入倒凹区，以增加固位和对基牙的支抗。磨改后的基牙牙面均应抛光。

（2）制取印模：一侧上颌骨缺损的患者制取印模时，一般可采用分层印模法或个别托盘法制取印模。制取印模前，应用浸水的纱布条或棉球对缺损腔中较大的、不准备利用的倒凹区进行填塞。缺损腔顶部的上鼻道、软腭上方及鼻前庭等处也应填塞，以免取模时印模料流入上述部位，影响印模取出。

（3）灌注、修整模型：因为上颌骨缺损制取的印模一般比较高大，故不能采用普通的灌注方法。通常在印模完成后，以硬纸板卷成直径为 8～9cm、高约 5～6cm，即高出印模总高度约 1cm 的圆筒，在托盘外周留出约 5mm 的空隙，在圆筒的下方，剪去一缺口以留出托盘手柄的位置，圆筒的接口处用回形针固定。然后将印模及圆筒置于振荡器上，用真空搅拌机调拌人造石灌注模型。

模型凝固后将其浸泡于清水中 5～10 分钟，去除硬纸圈并脱模。根据修复体的设计要求，调少量人造石做模型的修整和填补倒凹。若制作的是一侧上颌骨缺损的中空修复体，则除保留颊侧瘢痕组织上方的倒凹区外，其余的倒凹部分均应填除。鼻中隔部由于黏膜脆弱，易被修复体压伤，因而应填少量人造石作为缓冲。另外，为避免修复体在受力后压迫鼻甲等较脆弱的鼻腔内结构、留出气道、改善发音，还应将缺损腔顶部均匀填去 4～5mm。注意在缺损腔的外、后上部，即蝶骨大翼的部分无需缓冲处理，使修复体与这些部位有较大的接触面，修复体完成后，可依靠此区骨组织支持及分担部分𬌗力，以增加修复体的稳定性和支持力。模型经过修整及填倒凹处理后，即完成了制作修复体的工作模型。

（4）制作恒基托：恒基托不仅是用来做颌位关系记录和转移的重要部分，而且也是最终修复体的基础和组成部分，其设计制作应与修复体有相同的质量要求。

恒基托的制作是上颌骨缺损修复中较为特殊的一步，由于颌骨缺损后缺损区失去骨支持，如采用常规蜡基托做颌关系记录，则会因软组织受力后的移位，引起蜡基托变形，从而导致颌关系记录的误差或失败。

恒基托可分为树脂恒基托、整体铸造的金属 - 树脂结合的恒基托两种。

1）树脂恒基托：按设计要求在模型上画出铸造支托、卡环的外形，然后按常规制作上述部件，并将其复位于模型上用蜡固定。在模型上铺蜡片形成恒基托蜡型，厚度为 1.5mm 左右，缺损腔内的蜡型（即阻塞部分）可略厚，供以后磨改和调整。恒基托的后部边缘必须覆盖缺损区的边缘 5mm 以上，以便形成较好的口鼻腔封闭，并防止食物从修复体与缺损区边缘的缝隙处进入缺损腔。蜡型经喷光、装盒、充填、热处理、打磨后，即可形成树脂恒基托。

2）金属 - 树脂恒基托：按设计要求用钴铬合金或镍铬合金等采用精密铸造方法将口腔部分的恒基托包括卡环、支托等部件整体铸造完成，而阻塞器部分仍为树脂制成，两部分间通过铸造基托上的连接结构相连接，形成一个整体。这种方式制作的恒基托体积较小、刚性好、传力效率高，但制作比较复杂、费用较高。

（5）试戴恒基托：恒基托完成后，将其按正确的就位方向戴入口内，就位后应仔细检查恒基托是否与黏膜组织完全贴合。如基托伸展不足或与黏膜组织间不密合，可用蜡填充至合适为止。整个恒基托应具有足够的固位力，无前后翘动或左右摆动现象。如果固位力不足，可适当调节卡环臂的固位力或考虑采用其他固位方法以增强固位。例如在颊侧倒凹区、鼻底区以及软腭区等处加蜡，使能获得足够的固位，之后再装盒、去蜡、填胶、热处理置换成树脂。

（6）牙尖交错位记录：恒基托试戴合适后，制作蜡堤放置在恒基托相应的缺牙区的部位，并将其固定于恒基托上，迅速戴入患者口内，嘱患者做牙尖交错咬合。经核对牙尖交错𬌗关系无误后，即可直接按此关系在患者口内排列人工牙。也可选择合适的托盘，用弹性印模材料再次制取包括口内蜡堤、余留牙、恒基托在内的上颌印模和下颌牙列印模，将恒基托取下，复位于印模中，分别灌制上、下颌模型后，按记录的𬌗关系将上下颌模型转移到𬌗架上，以备排列人工牙。

（7）排列人工牙：颌骨缺损的患者最好采用口内直接排牙、塑形法。即在记录牙尖交错𬌗关系后，在口内按照此关系排列人工牙，以便参照唇颊部软组织的外形，达到最佳的美观效果。

首先排列前牙。在牙尖交错位上，将中切牙排在健侧中切牙的邻面，注意两牙邻面应密切接触，并依据健侧前牙的牙弓形态及位置排列前牙。前牙排列后，观察两侧面形是否对称，并调整牙位直至满意。

后牙通常只排列第一磨牙；前磨牙有密切的𬌗接触关系，而第一磨牙无需排成密切接触，有𬌗接触关系即可。必要时，可将第二前磨牙和第一磨牙排成反𬌗关系，以利于修复体的稳定。根据患者颊部丰满度情况，适当调整后牙的基托蜡型，直至两侧基本对称。

（8）试戴蜡型：试戴蜡型的目的主要是检查人工牙的位置、咬合状况及修复体对患者面形和发音的影响。人工牙排列完毕后，应将恒基托及蜡型从患者口内取出，用蜡恢复上腭形态及修复体唇颊侧外形，喷光后，再次口内试戴。

试戴时应检查人工牙的排列是否恰当，与健侧是否对称协调。面部外形因手术后软组织收缩而有塌陷者，可尽量恢复外形。唇颊侧蜡型不够丰满者，可用蜡添加，但不强求完全正常。因患者缺损侧上唇一般较短，前牙外露较多，故唇侧基托不能过于丰满。中切牙应与健侧对称，侧切牙与尖牙则应适当上升，以便改善外形。在牙尖交错𬌗时，应注意后牙𬌗关系是否正确，咬合不可过紧，使之有一定接触关系即可。咬合时恒基托不应有上下移动现象。对有早接触的牙尖，应适当加以调整。此外，还应检查患者的发音情况，可与患者对话或嘱其阅读一段文章。如果发音沉闷不清，一般是由于阻塞器过大，占据了部分鼻腔的空间，发音时气流受阻，此时宜减小阻塞器内侧壁及其高度。如果发音时鼻音过重，说明阻塞器过小或过低，扩大了鼻腔的范围，气流过于畅通，此时应增加阻塞器的内侧壁厚度及其高度。试戴合适后即可进行装盒，置换树脂。

（9）制作中空式阻塞器：制作缺损范围较大的上颌骨修复体时，为了减轻修复体的重量，一般将修复体的阻塞器部分设计为中空形式。常用的制作方法有以下两种：

1）石英砂充填法：又称一次成形法，即在蜡型试戴完成后，先从蜡型上取下第一磨牙或第二前磨牙，然后将修复体蜡型装盒。将阻塞器及大部分修复体装入下半型盒，人工牙部分装入上半型盒。开盒去蜡后，按石英砂 4 份、石膏 1 份的比例调拌石英砂，将其灌入阻塞器的中空部分，在石英砂的表面，即腭部形态面的部位留出 1.5mm 左右的一层充填树脂空隙，在人工牙上方的部位留出 2mm 厚的充填树脂空隙。可用烤软的红蜡片压入型盒，再取出以检查空隙的大小。石英砂的边缘应圆钝，避免有尖锐突起和菲薄的边缘，以防在充填树脂时受压折裂后混成一体。石英砂完全硬固后，可在其表面涂布分离剂，待分离剂结固后，即可充填树脂。注意树脂的充填时机应在面团期早期，以免树脂较硬，加压充填时压裂石英砂而影响修复体质量。若装盒前未从蜡型上取下第一磨牙或第二前磨牙，应注意在第一磨牙或第二前磨牙基底面（盖嵴部）涂分离剂，以利于修复体出盒磨光后取下第一磨牙或第二前磨牙。再用裂钻在第一磨牙或第二前磨牙处的树脂上钻直径 3mm 左右的小孔，并使裂钻插入石英砂块中搅动，使石英砂块变得疏松，易于从小孔中倒出。再以水汽枪伸入小孔中冲洗，即可清除全部石英砂，获得一个完整的中空式修复体。最后用少许自凝树脂将第一磨牙或第二前磨牙粘回原位封闭小孔，修复体即制作完成。用这种方法制作的中空式修复体为一完整的整体，既不会变色，也不会出现渗漏，所以是一种比较理想的制作方法。

2）填石膏法：又称二段拼接法。将制作好的修复体蜡型装盒，牙列部分装在上层型盒，阻塞器装在下层型盒。在恒基托阻塞器的腔中涂布分离剂后，灌制一个石膏块，石膏块向着腭部基托的一面应留出充填树脂的间隙。而后分别充填上下型盒，在下层型盒表面覆盖一张玻璃纸，以使上下型盒分开。试压后修去多余的树脂，仍将玻璃纸隔于上下型盒之间。加压热处理聚合后，由于上下型盒间玻璃纸的隔离，故上下型盒可分开。此时修复体不从型盒中分离出来，只取出玻璃纸和石膏块，用打磨机将空腔周壁从修复体里面均匀磨薄至 1.5mm 的厚度，以进一步减轻重量。在上下型盒修复体结合部再加少许热凝树脂，关闭上下型盒，再次热处理后即获得完整的中空式修复体。

（10）初戴修复体：颌骨缺损后缺损区的黏膜组织一般都较脆弱，易受到损伤，故初戴时必须小心谨慎。初戴前修复体的表面及边缘应打磨光滑，使之无粗糙面或尖锐边缘。由于恒基托及蜡型均已经过试戴，消除了阻碍就位的部分，故初戴一般较顺利。修复体就位后，应仔细检查基托与黏膜组织是否密合，有无压痛；固位情况，有无翘动或摆动；咬合是否良好，有无早期𬌗接触等。如有不合适之处，应给予修改、调整。最后再检查发音情况，由于患者初戴修复体，故发音可能不清晰，在患者逐步适应后，发音会恢复正常或接近正常。初戴合适后，嘱患者逐渐适应，但在颌骨缺损侧暂不宜咀嚼食物，以免损伤黏膜组织。

（11）复查及修改：中空式上颌修复体戴用几天后，患者应复诊，根据具体情况对修复体进行修改。但因此类修复体的特殊性，修改过程中应注意以下几个方面的问题：

1）黏膜压痛：常由于咬合力过大、基托压迫过紧、黏膜薄弱或有明显的骨尖、骨嵴隆起等。一般可用缓冲基托和调𬌗的方式来解决，如果压痛面积较大，可用硅橡胶等软衬材料行局部衬垫。

2）基牙胀痛：常为卡环臂固位力过大或基托挤压基牙过紧所致。可适当调整卡环臂或修改基托。

3）翘动或摆动：常因固位力不足或稳定不良引起。可以先调整卡环臂来调整固位力，如果固位力仍不足，应考虑用其他方法来增加固位力。如增加卡环、利用组织倒凹等，必要时可用硅橡胶等软衬材料衬垫以增加固位与稳定。

4）鼻腔渗漏：这是因为缺损区基托与黏膜组织密合欠佳，或某些地方存在空隙，当患者喝水时，水经空隙流入鼻腔所致。解决这一问题时应仔细检查基托边缘的封闭情况，在渗漏处可用自凝树脂衬垫封闭。

5）鼻腔积水：这是由于阻塞器完全封闭了口腔和鼻腔，使鼻腔前部产生积水现象，当患者头部低下时，可有水从鼻孔流出。解决的方法是在前牙区基托处制作一沟槽，使鼻腔前部的液体可排入口内，以避免积水现象。

（三）硅橡胶阻塞器与上颌义齿分段式赝复体

硅橡胶阻塞器与上颌义齿分段式赝复体也是上颌骨缺损修复中较常用的修复体，主要用于无牙颌患者的上颌骨缺损，或上颌骨大部分缺损、余留牙少的情况。其设计与制作方法与其他修复体有较大差异，需采用有较高抗撕裂强度和抗老化性能的硅橡胶材料和磁性附着体等完成（图 19-3）。

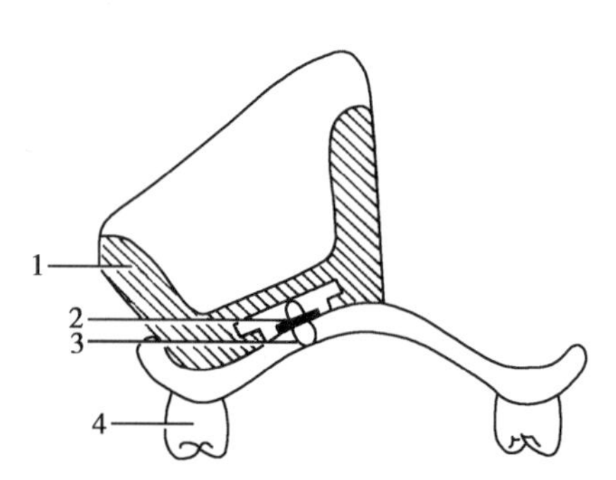

图 19-3　硅橡胶阻塞器与磁附着体义齿分段式修复体

1. 硅橡胶阻塞器；2. 磁附着体；3. 闭路磁体；4. 义齿。

1. 硅橡胶阻塞器与上颌义齿分段式赝复体的设计　硅橡胶阻塞器与上颌义齿分段式赝复体的设计与中空式上颌赝复体的设计基本相似，但因患者为无牙颌，或上颌骨大部分缺损、余留牙少，故设计时要同时考虑全口义齿的特点及要求。

2. 硅橡胶阻塞器与上颌义齿分段式赝复体的制作

（1）制取印模：印模要求能够完整准确地复制缺损腔的形态和结构。缺损倒凹区大的患者应采用分区、分层印模法。首先用红蜡片或印模膏软化后分别制作缺损腔的软腭上方、上唇上方和颊侧瘢痕组织上方三个主要倒凹区的小托盘；然后用分区小托盘加印模料依次制取软腭上方、上唇上方和颊侧瘢痕组织上方三个倒凹区的印模，并将各分区印模保持在缺损腔内待其凝固；之后再用合适的成品托盘取全上颌印模。最后按取模的相反顺序取出各印模，将其准确复位在全上颌印模上，用大头针固定，灌注石膏模型，即可获得完整的上颌及缺损腔模型。也可采用分层注射法制取上颌缺损印模。而倒凹小的患者则只可采用分层印模法制取印模。

（2）修整模型：为使制作出的修复体能顺利就位、试戴合适，工作模型脱模后要求做一定的修整。用记号笔标出阻塞器的边缘设计线和缓冲区。一般硅橡胶阻塞器的高度在 2cm 左右，按照设计线去除模型的缺损腔顶端，使余留的工作模型高出边缘线约 2mm，此时模型即呈一上下交通的环状模型腔。调拌少量人造石填补过深的倒凹，使软腭上方倒凹保持在 6mm、上唇上方倒凹大约 5mm，颊侧瘢痕组织上方的倒凹一般不需要填补。

（3）制作连接扣：连接扣是安装磁性固位装置使阻塞器与义齿成为一体的中间载体，一般用基托树脂制作设置磁性附着体的连接扣。连接扣的形状与缺损腔口腔侧形状相似，但大小应与缺损区边缘有 5mm 左右的距离，厚度为 2～3mm，截面形状为“工”字形。根据固位需要，可将 1～2 只磁性附着体的衔铁嵌入连接扣的口腔侧，位置在前后向应尽可能分开，而近远中向应尽可能接近中线，以便发挥更好的固位作用。连接扣的鼻腔面应打多个小孔。

（4）制作阻塞器蜡型：采用软蜡封闭缺损腔的口腔端开口，并参照健侧的牙槽嵴形态，用蜡恢复缺损侧的腭部外形，但牙槽嵴不宜过高。将阻塞器的近中侧和后缘伸展到缺损区边缘外3～5mm的余留组织上部，并形成羽状边缘，与健侧腭黏膜自然衔接。将连接扣嵌在阻塞器蜡型的腭面，注意连接扣的位置在缺损区的中心，可略偏向近中，务必使连接扣上带孔，而连接扣的背面则应完全为蜡覆盖，边缘被蜡包盖，只留出装有衔铁的部分。腭面完成后，从模型的上端用软蜡充填缺损腔中的倒凹部分。再沿阻塞器的边缘，以2～3mm厚的软蜡片均匀贴附在缺损腔壁上，加热固定后，即形成阻塞器的腔壁。所形成的阻塞器蜡型腔中不能有大的倒凹，必须保证在开盒去蜡时上层型盒的石膏能顺利从缺损腔中取出。阻塞器腔壁的厚度可以不均匀，但最薄处不能少于2mm；阻塞器腭面的厚度一般以5mm为宜，不宜过厚。最后将阻塞器蜡型的腭面及缺损腔面喷光以备装盒。

（5）阻塞器的装盒：先将模型多余部分去掉，在下层型盒底放一层调拌好的石膏，用石膏调拌刀仔细将石膏铺于蜡型的腭面上，在振荡器上轻轻振动，防止气泡产生，而后再将模型腭面向下、压在下层型盒中，常规装上、下层型盒。注意阻塞器的口腔面应垂直向上，不宜倾斜，以免开盒时阻碍上层型盒内石膏的脱出。充填树脂前在模型腔中涂分离剂，并用偶联剂处理连接扣表面。

（6）阻塞器的充填：热硫化型硅橡胶调拌后到达面团状时，具有可塑性并有一定的弹性，但充填较一般树脂困难。充填时先以手指加压充填阻塞器的倒凹部位，再将适量硅橡胶填入型腔中，隔以玻璃纸进行试压。试压后取出玻璃纸，修去多余的硅橡胶，盖上上层型盒，在压榨器上逐渐加压，挤出多余的硅橡胶，将充填完毕的型盒用螺丝固定。

（7）热处理：将充填好的型盒置于水浴锅中，100℃保持1.5小时，以使热硫化型硅橡胶完全聚合。待其自然冷却后，开盒取出阻塞器，修去菲边及小瘤子，阻塞器制作完成。将其浸泡于清水中24小时，硅氧烷气体消失后即可试戴。

（8）试戴阻塞器：试戴阻塞器时，医师可先用示指和拇指持阻塞器轻施压力使阻塞器左右径变短，将阻塞器后部突起插入软腭上方的后鼻道中，上推阻塞器，使阻塞器后部进入缺损腔中；而后在阻塞器前部加压，并用手向前牵拉上唇，使阻塞器前部突起进入鼻前庭，此时，轻轻上推阻塞器，即可使阻塞器完全就位。然后上下推、拉阻塞器，检查阻塞器的固位力是否足够，局部有无压痛。如局部有压痛，可磨改局部；如需去除的部分较多，则可用手术刀片削去适量硅橡胶后，再用磨头进行磨改，直至压痛消失。阻塞器应严密封闭口鼻腔交通，检查口鼻腔的封闭程度：饮水时是否有水从鼻腔流出、能否做鼓气动作，都可作为口鼻腔封闭程度的指标。检查发音的改善情况：如戴阻塞器后患者发音沉闷不清，提示是由于阻塞器过大过高，此时可将阻塞器上端边缘剪去一圈，戴入缺损腔，再次检查发音，直至发音接近正常，注意不可一次剪除过多，否则无法修补；如戴阻塞器后鼻音过重，则说明阻塞器过小或过低。由于硅橡胶材料一经聚合后则无法增补，故在阻塞器试戴过程中，如发现阻塞器与组织不密合、阻塞器过低、倒凹区伸展不够、固位力不足的情况，则只能重新取模再次制作阻塞器。

（9）制作上颌义齿：阻塞器试戴合适后，将闭合磁路的磁性固位体吸附在阻塞器的衔铁上。以常规方法制取上下颌印模，取模后将闭路磁体从阻塞器上取下备用。在上颌模型上制作恒基托，利用恒基托作为颌位记录，并在口内排列前牙。前牙排列完毕，将恒基托与下颌模型对合在一起加蜡固定后上𬌗架，按照此颌位关系排列后牙。完成蜡型后，常规装盒、去蜡、充填、热处理、磨光。

（10）试戴阻塞器和义齿：义齿完成后，将阻塞器和义齿依次戴入患者口内，检查咬合情况、外形及义齿边缘等，确认义齿合适后，将义齿基托预留的放置闭路磁体的间隙扩大少许，并在基托底部开一个约 2mm 的小孔，调少许自凝树脂置于预留间隙中，将磁性附着体准确吸附于阻塞器的衔铁上，戴上义齿，嘱患者做牙尖交错咬合，多余的自凝树脂即从基板上的小孔处挤出。数分钟后自凝树脂凝固，闭路磁体则牢固地嵌于义齿基托上，磨去溢出的自凝树脂并抛光，修复完成。此时患者可以方便地摘戴上颌义齿和阻塞器。嘱患者按时复诊，检查及修改的要求和方法同中空式上颌修复体。

二、下颌骨缺损赝复体的工艺技术

下颌骨缺损的修复不同于上颌骨缺损的修复，常需应用一些特殊技术和方法。除外科手术修复方式外，基本上是运用固定义齿、可摘义齿和种植义齿等技术方法，还有下颌导板治疗等方法。其中翼状导板是最常见的。这种带翼导板可以控制下颌余留骨段，阻挡其偏移，使下颌骨余留段保持在原来位置上，为后期治疗及修复创造条件。

翼状导板设置在上颌或下颌，以上颌牙为固位和支持的基础，或利用不锈钢丝的弹力来控制下颌骨段的移位。根据导板是单侧还是双侧带翼，可分为单侧翼状导板和双侧翼状导板；根据导板可否移位，又分为不可调式翼状导板和可调式翼状导板，前者较常用。不可调翼状导板即上颌伸向下颌区的翼板为固定结构，不能调整其位置（图 19-4，图 19-5）。

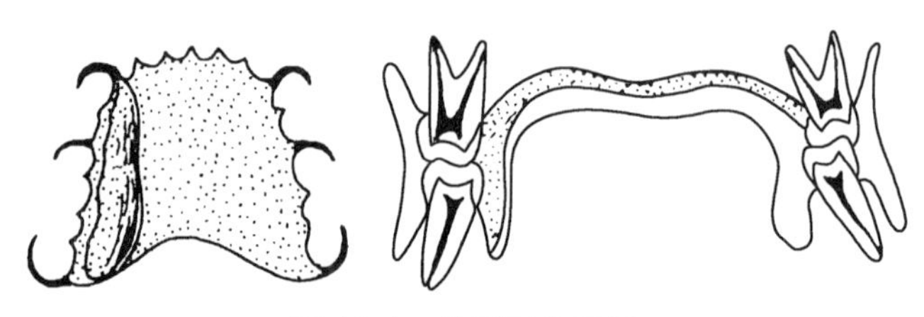

图 19-4　单侧翼状导板

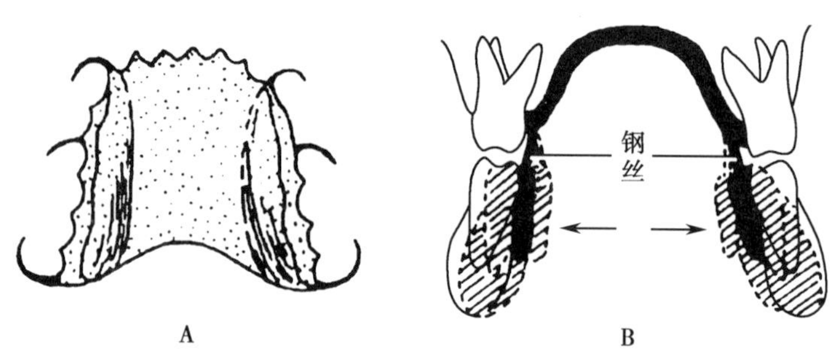

图 19-5　双侧翼状导板

A. 不可调节式　B. 可调节式

（一）翼状导板修复的设计

选择上颌牙周组织健康的双侧尖牙、前磨牙和磨牙中各 3～4 颗作为导板的固位基牙，牙的位置宜分散，在其上设计间隙卡环。由于导板的卡环无需承受压力和传递𬌗力，卡环一般可设计为不锈钢丝卡环。为减小导板体积并增加其强度，也可设计整体铸造的导板，此时其卡环则需铸造完成。在上颌的中后部分制作腭部基托，在基牙腭侧将基托向下延伸8～10mm，一般不超过下颌牙冠的高度；延伸部分即翼，其外形与上下颌牙列需广泛接触，且与上下牙位置和牙弓形态相一致，翼的舌侧面及下缘要高度磨光。就位后，在闭口时导板的翼部正好卡在下颌余留牙的舌侧面，阻挡下颌骨向舌侧偏移，使下颌骨的余留段保持在正常位置上。设计时要注意：上颌翼状导板不宜向下过度延伸，否则会压伤牙龈黏膜；戴用上颌翼状导板的患者基牙应较稳固，否则，基牙可能因下颌骨所受到的侧向肌拉力的作用，引起其松动甚至脱落。

（二）翼状导板的制作

1. 基牙预备　在选择的基牙上，制备出卡环间隙沟。卡环设计为弯制钢丝卡环时，预备深度约1mm；若设计为整体铸造的导板及铸造卡环，预备量按要求可适当加深加宽。

2. 取模灌模　用成品托盘或个别托盘法制取上颌印模；采用分段印模法或个别托盘法制取余留下颌骨的印模，对于已严重偏斜移位的下颌骨，可采用分段印模法取全余留骨段的印模，用人造石灌注模型。

3. 颌位记录　将灌制好的上下颌模型按照牙尖交错殆关系对合在一起，加蜡固定后，转移固定到殆架上。

4. 制作导板　打开殆架，用铅笔在上颌模型腭部画出基托范围及卡环位置，按照共同就位道方向，填除上颌后牙腭侧倒凹、下颌余留牙舌侧倒凹，注意这些部位的倒凹不能充填过多，以使导板与牙体能保持密切接触，增加导板的抗力。然后弯制卡环，并将所弯制的间隙卡或圆环形卡用蜡固定于模型上，用约2mm厚的蜡片制作腭部基托。非翼板侧的基托边缘止于上颌牙腭侧导线殆向1mm处，翼板侧的基托边缘应与殆面平齐，用3mm厚的软蜡片贴附在余留下颌骨段余留牙的舌侧，并压出相应的形态，高度较牙冠高度长约2mm，以覆盖全部余留后牙及尖牙，关闭殆架，使上下颌牙列保持广泛密切的接触关系，将上颌的腭部基托与下颌牙舌侧的翼状导板固定连接成一整体。最后将蜡型喷光，形成完整的翼状导板蜡型。将蜡型装盒、充填、热处理，即完成翼状导板制作。

5. 试戴翼状导板　将制作完成的翼状导板戴入上颌牙，检查基托边缘长短、固位情况是否合适。在开口位将余留的下颌骨段向外牵拉，越过翼板后再闭口，此时余留下颌骨便沿着翼板滑向牙尖交错位，并保持在牙尖交错位上。当患者开口时，下颌牙即沿着导板滑至开口位。

以上方法可用于双侧或单侧翼状导板的制作，可调节式导板制作方法则同可摘局部义齿。

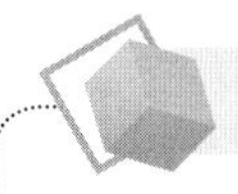

知识拓展

双侧翼状导板的优缺点

双侧翼状导板的作用仅仅是使下颌骨余留段保持在原位上，为后期植骨创造条件。其优点是固位可靠，能有效地控制下颌骨的位置，但是它也使下颌的开闭口动作受到一定限制，带来一些不便。此外，翼状导板的基托面积较大，占据了固有口腔的一部分空间，也使口腔功能活动受到一些影响，进食时，仍需取下导板。

第三节　颜面部缺损赝复体的修复技术

一、概述

颜面部被称为人体的风景区，又是视觉、听觉、嗅觉、咀嚼及呼吸等多个重要器官所在部位，颜面部组织如有缺损，带给患者生理和心理的创伤较其他部位缺损严重。随着颌面外科学、整形外科学的发展，许多面部缺损已能用自体组织移植的方法进行修复。但仍有很多缺损类型，使用自体组织移植不能达到满意的修复效果，特别是眼球、眶、耳或鼻等缺损，仍需采用赝复体的形式进行修复。近年来再生医学的发展使在体外重建人体器官成为可能，有望实现真正的颌面缺损全真修复，这成为未来颜面缺损修复的发展方向。本节将简要介绍颜面部缺损的修复技术。

二、眼缺损的修复

外伤或眼部疾病常导致眼缺损，包括眼球摘除和眼球萎缩两种情况。临床采用义眼进行修复，有成品义眼和个别义眼。

对眼球摘除的患者，应采用实胎义眼进行修复；对眼球萎缩未被摘除者，则应采用薄壳状义眼进行修复；对眼窝深浅度适中、上下穹隆有足够深度、固位形好、眼球颜色及眼球大小无特殊的患者可采用成品义眼修复；相反，则应采用个别法制作的特殊义眼进行修复。

临床上多采用成品义眼修改加蜡的方式来制作义眼。

三、眶缺损的修复

眶缺损是指眼球及眼眶内容物以及眼睑等完整性均被破坏。眶缺损后缺损区常呈一底小口大的锥形空腔，有时还伴有眶底或眶内侧壁的泪管与鼻腔交通，眶缺损修复的目的在于恢复颜面部容貌的完整性。其修复设计有两种：

（一）种植式设计

在缺损区的眶上缘、眶外侧缘下 1/2 部及眶下缘外 1/2 部，分别植入 3 枚颅面部种植体。在种植体的顶端设置磁性附着体衔铁或铸造杆式支架，或在杆式支架上再设置磁性附着体衔铁，在眶修复体的相应部位设置闭路磁体，使眶赝复体固位。这种设计固位可靠，摘戴方便，便于清洁，适用于放疗后 1 年以上、肿瘤无复发迹象、眶周骨组织健康、骨质较好、骨量适宜的患者。

（二）粘贴式设计

将硅橡胶眶赝复体的边缘作成菲薄的与组织自然移行的边缘，并伸展至邻近的皮肤组织上约 5～8mm，用粘接剂将眶赝复体粘贴在缺损区的皮肤上。这种设计固位比较可靠，但摘戴困难，不易清洁，还可能引起皮肤过敏，不适于过敏体质及恶性肿瘤术后的患者。

四、耳缺损的修复

耳缺损分为全耳缺失和部分耳缺损两种。部分耳缺损因缺损范围小，采用外科手术整复效果好；全耳缺失因现有整形手术还不能达到仿真效果，故目前仍多采用义耳修复。

耳缺失或缺损通常无可利用的倒凹区，故临床上主要采用种植式固位或粘贴式固位，也有少数患者采用发夹固位。

（一）种植式设计

以缺损侧外耳道为中心，在距外耳道15mm的12点、2点、4点（左侧），或12点、10点、8点（右侧）的位置上植入3枚颅面部种植体。在种植体顶端设置杆卡式附着体的杆式支架，在义耳的相应部位设置弹性卡，义耳就位后，通过杆卡间的弹性卡抱力使义耳获得固位。在种植体上部结构中，杆式附着体具有固位可靠、摘戴方便的特点，又有较强抗侧向力能力，因而作为义耳固位的首选。种植磁性附着体也可用于义耳的固位，但因其抗侧向力较弱，应用时需增加抗侧向力的结构。

（二）粘贴式设计

用硅橡胶整体制作义耳，将其菲薄边缘向缺损区邻近组织扩展5～8mm，以粘接剂将义耳粘贴在缺损区。此设计更适于部分耳缺损修复。

（三）其他设计

将硅橡胶义耳固定在黑色钢丝卡上，将钢丝卡戴在头上；也可将义耳的塑料基板固定在眼镜架上，双侧眼镜腿用橡皮筋连接，戴在头上，获得良好固位。

五、鼻缺损的修复

鼻缺损也是一种较常见的面部缺损，分为全鼻缺损和部分鼻缺损两类。鼻缺损的特点是缺损区较大，周围组织的移动性大，缺损区的上方、侧方均无足量的骨组织。此外，鼻赝复体的外形凸点高，所受侧向力大，固位难度较大。鼻缺损修复的目的不仅是恢复面部容貌，而且要改善鼻的通气条件，防止鼻及呼吸道黏膜直接暴露在外部空气中，保护呼吸道黏膜。

鼻缺损修复中，常用的设计有种植式设计、阻塞器加磁性附着体设计、粘贴式设计。

（一）种植式设计

在鼻底部即上颌骨的前牙区上方，植入两枚种植体（如有上颌前牙，则可植入颅面部种植体，如无上颌前牙，则可植入颌骨种植体）。在种植体上设置杆卡式支架，或是在杆式支架上连接磁性附着体的衔铁，在义鼻相应位置上设置杆卡或闭路磁铁。这两种上部结构都适用于鼻缺损的修复。

（二）阻塞器加磁附着体式设计

利用缺损区鼻腔侧的组织倒凹制作硅橡胶阻塞器，在阻塞器上再设置磁性附着体与义鼻部分相连接，使义鼻固位。本设计适用于鼻腔缺损倒凹大的患者。

（三）粘贴式设计

将义鼻的边缘做成与邻近组织自然衔接的菲薄边缘，并向四周扩展约5mm，以粘接剂将义鼻粘贴在皮肤上。本设计主要适用于部分鼻缺损的患者。

六、颜面赝复体的制作

颜面赝复体的制作通常需经印模制取，印模修整，塑料支架制作，蜡型雕塑，蜡型试戴，蜡型精修完成，蜡型装盒、冲蜡，硅橡胶配色、充填、固化，赝复体出盒，边缘及表面修整，表面外着色，表面硅胶封闭以及表面去光泽等十余个步骤方可完成，与常规义齿或颌骨赝复体的制作有很大差异，需专门学习。此外，由于颜面赝复体的仿真性，因而要求技师有很高的美学素养，要求赝复体制作者不仅要有足够的医学知识和经验，还要有高超的美术、雕塑技能，故培养一名合格的赝复技师通常需要很长的时间和大量的临床实践。

赵铱民等将计算机技术引入赝复体的设计及制作，创造了颌面赝复体的智能化仿真设计和快速制作技术，可以快速地设计、制作出逼真的颜面修复体并成功地用于临床，完美地修复患者的颜面部缺损，恢复患者面容，为赝复体修复技术带来了根本性变革，其必将取代传统赝复技术成为颜面赝复的主导技术，造福患者。

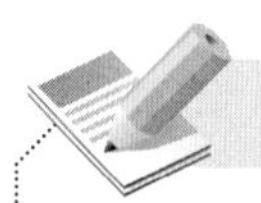

小　结

颌骨损伤严重影响了患者的工作、学习和日常生活。为尽快恢复美观，简化治疗过程，降低手术费用，赝复体修复就成了首要选择。本章主要介绍颌骨缺损赝复体的设计原则、制作方法，重点介绍了腭护板、中空式上颌赝复体、硅橡胶阻塞器与上颌义齿分段式赝复体及下颌翼状导板的制作方法。种植赝复体很好地解决了传统赝复体固位等问题。通过对本章内容的学习，学生能了解如何设计制作出符合殆学及美学的舒适赝复体，从而提高患者的生活质量。

思考题

1. 颌骨缺损的影响有哪些？
2. 颌骨缺损修复的固位方式有哪些？
3. 颌骨缺损的修复原则有哪些？

（徐素琴　吴伟华）

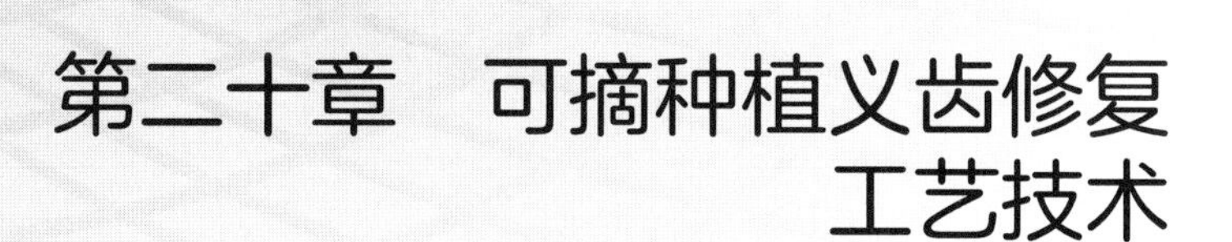

第二十章　可摘种植义齿修复工艺技术

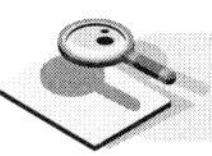

学习目标

1. 掌握：种植义齿的概念；种植义齿的基本组成和结构。
2. 熟悉：可摘种植义齿上部结构的制作工艺。
3. 了解：种植义齿的分类；外科导板的制作；颌面部缺损的种植赝复体的制作。

第一节　概　　述

一、种植义齿修复发展概况

口腔种植义齿是由替代天然牙根的种植体及其支持的上部结构组成的修复体。上部结构通过各种连接形式与种植体的基台相连。种植义齿可以获得与天然牙功能、结构以及美观效果十分相似的修复效果，已经成为牙列缺损或缺失修复的常规治疗方式之一。

据相关文献资料记载：早在5 000年前的埃及、4 000年前的中国就已有用不同材料制成的人工牙植入颌骨修复缺失牙的记载。大约800年前，我国宋代楼钥所著《攻媿集》中，即有牙种植方法的记载。1909年，英国的牙科杂志首次以文献的形式报道了种植牙。

现代人工牙种植技术始于20世纪30年代。1936年，Venable和Stuck证明了钴铬钼合金的耐腐蚀性；1939年，Srock使用钴铬钼合金制成牙根形螺钉状种植体。1943年，德国人Dahl发明了纽扣状的牙种植体，也称黏膜下种植体，这类种植体埋入义齿的组织面，然后嵌入患者牙槽嵴黏膜上手术形成的种植体窝中，患者戴上义齿后不能摘下，否则种植体窝愈合后，义齿无法戴入，或者形成黏膜溃疡，存在极大的应用限制。

1966年Brånemark教授提出骨结合（osseointegration）理论：即在光镜下观察，种植体和周围骨组织紧密接触，没有任何纤维组织等非骨组织介入种植体和骨组织之间。迄今，骨结合界面仍被作为人工牙种植成功的标志，骨结合理论被视为现代口腔种植学的重要理论。在这一理论指导下，世界各国学者经过几十年的临床实践，已完全证实口腔种植修复使常规修复方法不能解决的临床难题迎刃而解，而且以其美观、舒适、咀嚼效率高，无需磨除邻牙牙体组织，无需基托和卡环固位而越来越受到患者的欢迎。

现代口腔种植研究在我国起步较晚，20 世纪 80 年代初我国学者开始在该领域进行研究。1991 年陈安玉教授编著了我国第一本《口腔种植学》。1995 年在珠海召开了全国种植义齿学术工作研讨会，1997 年成立了全国口腔种植义齿协作组，2002 年成立了中华口腔医学会口腔种植专业委员会，进一步推动了我国口腔种植学科的发展。

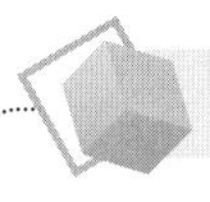

知识拓展

骨结合理论

从古代到 20 世纪 60 年代以前，牙科医生就一直尝试采用金合金、银合金、钴铬合金、陶瓷、贝壳等材料植入骨外或者骨内来修复缺牙，但这些种植材料因为生物学性能不佳，不能满足复杂的口腔环境要求，均以失败告终。20 世纪五十年代中期，瑞典哥德堡大学 Brånemark 和 Albrektsson 教授在进行骨髓腔内微血管血流状态研究中，将一个纯钛制作的记录装置埋入了兔的胫骨中。几个月后，当他想取出这个昂贵的钛装置来进行其他研究时，却吃惊地发现，钛和周围的骨组织已经紧密牢固的结合在一起，而且没有发生任何炎症和组织排异反应。Brånemark 教授敏锐地捕捉到了钛金属的这一特性，经过大量的研究，于 20 世纪六十年代提出了骨结合理论，即纯钛材料能和人体骨组织发生紧密牢固无缝隙的结合。这一理论奠定了现代口腔种植学的基础。在 1965 年，他在一位全口无牙的志愿者口腔中，进行了第一次人体种植牙手术，种植牙在该患者体内已经使用超过了 40 年。经过半个多世纪的发展，种植牙技术已经相当成熟，被誉为人类的“第三副牙齿”。

二、种植义齿组成及结构

种植义齿的结构主要分为三部分：种植体、基台及修复体，共同承担固位、支持、𬌗力传导和恢复咀嚼功能。种植义齿修复基本解决了传统义齿修复游离端牙缺失或全口牙缺失的固位问题，较好地恢复了咀嚼、美观和发音功能。

（一）种植体

种植体是植入骨组织内替代天然牙根的结构，具有支持、传导、分散𬌗力的作用。种植体材料及结构设计发展经历了半个多世纪，目前临床上普遍使用的是采用钛或钛合金加工制成的柱状（彩图 20-1，见书末彩插）与根形种植体（彩图 20-2，见书末彩插）。纯钛种植体具有良好的理化性能和生物相容性，比重小，强度高，无磁性，收缩性小，屈服强度和疲劳强度均高，且由于钛表面坚固的氧化层使钛纯化，具备了非金属的特性，能与有生命的骨组织形成化学性结合的骨结合界面，保证了种植体在骨组织内的长期存留。目前在美国 FDA 注册和欧洲 CE 认证的种植系统达两百多种，无论是种植体外形结构还是表面生物活性都有了很大的改进，使种植义齿修复治疗效果及成功率均得以大大提高。

近年来，氧化锆制成的种植体因其良好的生物相容性、美观性和力学性能，也受到越来越多的关注。

（二）基台

基台是种植体穿过牙龈暴露于口腔中的结构部分（彩图 20-3，见书末彩插）。基台通过其下端的内连接或外连接抗旋转结构与种植体上端通过中央螺丝固定、连接，是可摘或固定种植义齿修复体的附着结构。基台的材质结构、被动适合性及连接结构的抗旋转力学性，对种植义齿稳定性及功能效果十分重要。

基台的种类繁多，可以根据与种植体的连接方式、与上部结构的连接方式、基台长轴、基台的制作方式和材质等进行分类。

1. 按照基台与种植体的连接方式，可以分为螺丝固位基台、摩擦力固位基台及螺丝和摩擦力共同固位基台。

2. 按照基台与上部结构的固位方式，可以分为螺丝固位基台、粘接固位基台和附着体基台。

3. 按照基台长轴与种植体长轴的关系，可以分为直基台和角度基台。直基台长轴与种植体长轴一致，是基台的常见形态。角度基台的长轴与种植体长轴不一致，一般设计为10°～25°的角度倾斜，以改善美学效果或者取得共同就位道。

4. 按照基台的材质，可以分为钛基台、瓷基台、金基台、钴铬合金基台等。

5. 按照基台的制作方式，可以分为预成基台、可铸基台、计算机辅助设计与辅助制作（CAD/CAM）基台等。

当种植体基台直径小于种植体直径时，基台边缘止于种植体顶部平台的内侧面而不是与边缘平齐的设计称为平台转移。平台转移设计被认为可影响种植体生物学宽度的形成，减少种植体颈部骨组织的吸收，提高种植体颈部软硬组织的长期稳定性，是目前种植体连接设计的热点和趋势。

（三）种植体相关辅助部件

1. 愈合帽　用于种植体植入后封闭种植体上方预留衔接基台的孔（彩图20-4，见书末彩插）。

2. 牙龈成形器　当种植体植入后初期稳定性达到一定程度或全埋植种植体与周围组织形成骨结合后，安装于种植体上方以保证种植体周龈组织外形形成的结构（见彩图20-4）。

（四）上部结构

上部结构的种类较多，一般分为可摘上部结构和固定上部结构。本章节仅介绍可摘上部结构。

因缺牙数量和修复设计等的差别，上部结构组成包括以下一种或几种构件：

1. 金属支架　与基台和（或）天然牙相连的金属结构，起到增加上部结构强度、固位及分散咬合力的作用。

2. 基托　种植义齿的基托边缘伸展少、范围较小。

3. 附着体　种植义齿的附着体与半固定或活动固定联合桥者相类似，可分为杆卡式、栓道式、套筒冠式、球帽状附着体以及磁性附着体等。

（五）义齿制作辅助构件及材料

1. 印模柱　又称印模转移桩、转移杆等，用于替代口腔中种植体和（或）基台位置、方向的结构，并将其转移到工作模型上。印模柱下段模拟种植体，可与种植体基台完全吻合；上段变化较多，分为两大类：

（1）闭合式印模柱（彩图20-5，见书末彩插）：常为带螺丝的锥形帽状结构，表面较平滑。取模时，将螺丝旋进口内种植体上端或基台内，印模取出后，印模柱仍留在口内，将印模柱从口内取出，再与种植体替代体紧密相连，准确就位于印模的相应孔洞后灌制模型。用这种印模柱制取的印模，基台位置间接获得，其准确性易受影响，常用于开口受限的患者或初印模制取。

(2) 开窗式印模柱（见彩图 20-5）：印模柱的上段有较大倒凹，长度大，中央空心，转移杆固定螺丝穿过其中与种植体上端相连。印模柱通过转移杆螺丝与种植体相连，采用开窗托盘取印模，印模取出时先将外露于托盘窗外的转移杆螺丝放松，让印模柱脱离种植体，然后将印模柱及印模连体取出，直接与种植体替代体紧密连接后，灌制模型，这种方法制取的印模和模型比较准确，常用作开口度较大患者的终印模制取。

2. 种植体替代体（彩图 20-6，见书末彩插）　在工作模型上替代骨内段种植体，精确复制口内植入体的位置和方向，并固定印模柱，完成工作模型制备。

3. 硅橡胶牙龈形成材料　硫化聚乙烯硅橡胶牙龈形成材料主要用于种植转移模型时制成义龈，其抗撕裂强度高、塑形性较好（彩图 20-7，见书末彩插）。方法：将印模柱直接与种植体替代体紧密连接复位于弹性硅橡胶印模后，在种植体替代体颈缘（印模工作区）打入硅橡胶牙龈形成材料，固化后灌制工作模型（彩图 20-8，见书末彩插）。由于硅橡胶牙龈形成材料在取下后可完全复位，便于种植体基台的磨改和熔模的准确制作。

第二节　种植义齿分类

一、按固位方式分类

由于种植义齿与传统义齿修复的固位支持结构不同，根据固位方式可分为固定式种植义齿和可摘式种植义齿。

（一）固定式种植义齿

种植义齿上部结构与基台间采用粘接剂粘固或固位螺钉连接固定的修复方式，患者不能自行取戴，外形近似天然牙，配戴舒适，固位及支持力强，咀嚼功能恢复佳，用于牙列缺损或牙列缺失的修复，可分为单冠、联冠和固定桥三种修复方式修复。固定种植义齿可单独由种植体支持或者种植体与天然牙共同支持。

（二）可摘式种植义齿

对于牙列缺损患者，这类修复设计极少使用，常见于种植体植入方向偏离原定位置、种植体数量不够等，患者又不愿或无条件取出重做时，将该种植体作为支持结构进行可摘义齿修复，可改善游离端可摘义齿下沉导致的疼痛。对于牙列缺失患者，单独使用种植体不足以支持固定全口（半口）义齿的固位或咀嚼功能，或者虽然种植体能够完全负担起全口（半口）义齿的固位和咀嚼功能，但由于骨组织吸收较多，单纯的牙冠修复不能恢复或改善颌面外形，需采用树脂基托以恢复缺失骨组织及面形丰满度的种植义齿修复。种植可摘（覆盖）义齿在种植体基台上可设计套筒冠、杆卡、球帽、磁性附着体等固位体，来连接种植体与上部结构。

1. 套筒冠式连接　是内冠粘固在基台上或者基台作为内冠，外冠固定于相应上部结构的义齿基托组织面内，利用两者间的摩擦力固位。

2. 杆卡式连接　该连接与常规固定活动联合义齿的杆卡结构相同，即通过水平杆与固定于义齿基托内的卡来产生卡抱固位。

3. 球帽式连接　该连接如同子母扣，阳性部分呈球形，位于基台顶部；阴性部分呈圆筒状，位于基托组织面，利用阴性部分和阳性部分的嵌合固位。

4. 磁性附着体连接　磁性固位的衔铁设置在基台顶端或者在连接杆上，永磁体埋入义齿基托组织的相应部分，利用磁性获得固位力。

二、按缺牙数目分类

按组成牙数目和修复方式，将种植义齿分为单颗牙种植义齿、多颗牙种植义齿和全口种植义齿。

1. 单颗牙种植义齿　又称种植单冠，即在基台上直接制作全冠，可粘接固位或螺丝固位。

2. 多颗牙种植义齿　按固位方式可分为可摘式和固定式局部种植义齿，可摘式局部种植义齿应用极少。按支持基牙不同，又将固定式局部种植义齿分为种植体支持式联冠、种植体支持式固定桥、种植体与天然牙联合支持式固定桥。

3. 全口种植义齿　按固位方式将全口种植义齿分为全口固定式种植义齿和全口覆盖式种植义齿。按照上部结构与基台的连接形式，全口覆盖式种植义齿又分为杆卡式附着式种植义齿，套筒冠附着式种植义齿、球帽附着式种植义齿、磁性固位式种植义齿等。

第三节　种植义齿修复的基本原则

种植体的植入是种植义齿的基础，但不是最终目的。因此，种植体的植入设计应该根据种植义齿的修复要求进行设计，技师在制作种植义齿的过程中也应该遵循以下原则。

一、正确恢复牙的形态和功能

1. 种植义齿的修复体制作应该遵循常规义齿的原则，恢复牙冠各轴面的突度，维持与邻牙的接触关系，适当的外展隙和邻间隙以及良好的咬合关系，以确保种植义齿恢复理想的咀嚼、美观和语言等功能。

2. 种植体植入的理想的三维位置，既保证恢复正常的人工牙外形，又确保其受力的方向尽量接近于种植体的长轴，严格控制侧向力。

二、良好的固位、支持和稳定

1. 良好的固位力　可摘种植义齿的固位力的获得主要靠连接义齿和种植体的附着体。在修复设计时应根据具体情况选用不同类型的附着体，以获得足够的固位力。

2. 足够的支持力　种植体的数目、位置以及种植体与周围骨组织的结合度直接影响种植义齿的支持力，应根据不同修复体类型、𬌗力大小、骨组织条件等因素设计种植体。

3. 良好的稳定性　稳定性与种植体在承受𬌗力时是否产生较大的杠杆作用有关。修复设计时应使附着体尽量分散，并选择合适的固位方式。

三、有益于口腔软、硬组织健康

1. 软组织健康　胶原纤维形成的龈袖口应紧密包绕种植体穿龈部分，种植体周围龈沟深度应小于3mm。

2. 骨组织健康　种植义齿应维护骨组织的健康，将种植体周围炎和骨组织受到的应力集中所引起的边缘骨吸收降到最小。这涉及种植手术、修复和种植义齿维护等各个环节。

3. 余留牙健康　口内的余留牙应该健康或者经过完善的牙体、牙髓和牙周治疗，种植义齿与余留牙形成相互协调和完整的牙列，达到功能互补。

四、美观、坚固耐用

良好的功能与自然逼真的外观是种植义齿修复的目标，应根据患者的要求及牙、软硬组织的缺损情况，客观分析，制订治疗计划，预测治疗效果。种植义齿应选择有较高机械强度的修复材料，以保证种植义齿能够长期在口腔内行使功能。

第四节　可摘种植义齿的制作工艺

可摘种植义齿上部结构的制作应遵循义齿制作的一般原则，除了种植手术外科导板、制取印模和模型、上部结构与种植体的连接结构等较为特殊外，其他步骤与传统义齿类似。

一、外科导板的制作

如何在术前术中把握种植体的植入位点、深度以及三维方向是种植成功的关键。种植外科导板是术前制作的装置，根据将来义齿人工牙的排列位置，𬌗力大小及方向，上部结构特点，骨质、骨量等因素，设计未来的种植体植入部位、角度和深度等信息，然后制作导板以指导术中种植体的植入，使种植修复做到术前严密设计、术中精确植入和术后正确修复的统一。

种植外科导板的制作方法包括两类，即根据模型基础分析手工制作的传统外科导板作和基于CT数据分析的利用CAD/CAM技术（计算机辅助设计与计算机辅助制作技术）制作的定位导向导板（彩图20-9，见书末彩插）。

传统外科导板制作步骤：取印模灌注模型，根据咬合关系用人工牙或者蜡雕刻成形牙，将牙列恢复完整，再次用石膏翻制已经修复完整的模型。然后用透明的薄塑胶板在热压成形机上烤软后以负压吸附到石膏牙列模型上，冷却后修整成形。在导板的相应部位，设定并制作植入孔、隧道或者金属管等装置以确定位置，模板上孔、隧道或者金属管的直径相当于导向钻的直径。传统的导板技术制作简便，费用低廉，临床上使用普遍。但导板存在固位差，精度及准确度欠佳等不足。

CAD/CAM技术制作步骤：首先制作一副临时修复体用于CT扫描，患者配戴修复体进行CT扫描。如果患者缺牙不多，也可以不制作临时修复体而直接在软件中进行修复体的设计；扫描数据利用相关软件读取数据进行三维重建，在此基础上结合修复体与骨组织二者的信息，制订最佳种植设计方案，包括种植体的数目、位置、角度、深度的设计，进而完成种植手术导板的设计，将导板模型数据经处理后输入计算机辅助制作设备（如快速成形机）加工制作导板。

根据CT及虚拟手术所获得的数据，采用CAD/CAM软件及快速原型技术，可以制作相应的个性化种植手术导板。导板通过相应的器械可以控制种植备洞过程中钻头的位置、方向及植入深度，提高了种植修复的精确性。但导板的定位精度仍有待进一步提高。

二、种植基台位置关系的转移

把种植基台的位置、形态、方向从口内准确转移到模型上，是上部结构制作的关键，包括以下两个步骤：

（一）取模

印模柱可分为种植体水平和基台水平取模两种。以开窗式种植体水平取模为例：取模前将愈合帽从种植体顶部卸下，将开窗式印模柱在口内种植体上准确就位，并拧紧导向螺丝。选用开窗托盘，其开窗的部位与种植体相对应，以便拆卸印模柱。用硅橡胶类印模材料取模，待印模材料固化后，旋松导向螺丝后脱模，取出带有印模柱的印模。

（二）灌模

灌制模型前，应仔细检查印模，义齿加工中心从临床接收到印模后须仔细重点检查转移体的状态。为了保证在制取印模和模型的过程中种植体位置、方向不改变，应确保：①印模柱的连接结构形态应该与口内基台完全一致；②口外种植体替代体和印模柱的吻合度与口内种植体和印模柱相同，紧固过程不能导致任何偏移；③选用的硅橡胶印模材料应该有足够的强度，不会因为从口内取出印模、松懈或紧固导向螺丝引起印模柱位置的轻微变化；④印模柱的端口不得出现任何印模材料，否则说明种植体替代体和印模柱之间未达到紧密吻合，印模转移将出现误差。

将种植体替代体与印模内的印模柱准确连接固定，灌制模型，使种植体替代体埋入模型内。待模型硬化后拆卸印模柱，取出托盘，就获得了有种植体替代体的工作模型。

为保证牙龈边缘与修复体的邻接关系，在灌注模型时需要首先在种植体替代体和印模柱结合处四周注入 2～4mm 的人工牙龈材料，待其硬固后再常规灌注工作模型。人工牙龈可以反复取下和复位，既可以显示牙龈边缘位置，又不会妨碍技师对修复体龈下部分的操作。

三、种植义齿工作模型上𬌗架

常规修整种植义齿工作模型，记录咬合关系并上𬌗架。由于种植体与牙槽骨形成骨结合以及其与可摘义齿之间的结合方式，需要严格控制种植修复体承载的负荷，就要求精心设计种植义齿的咬合关系，可摘种植义齿修复应行面弓转移，上可调式𬌗架或者半可调式𬌗架，依据患者个体情况设置𬌗架的髁导斜度、切导斜度等数值。

四、杆卡式附着体的可摘种植义齿的制作

杆卡式附着体的杆和卡有两种：预成杆卡和个性化制作的研磨杆卡。临床上广泛应用的是预成杆卡。杆的横截面有圆形、卵圆形和方圆形三种形状，前两种固位效果满意，并且在义齿戴入后可有一定的动度；最后一种稳定性强，但在负荷状态下会产生不利的侧向扭矩。在临床上使用的杆多为卵圆形。铸造的个性化杆卡可以调整其横截面形态，提高固位力，通常需要在水平研磨仪上进行切削，以获得共同就位道。与杆相匹配的卡有金属、树脂、尼龙等多种材质。

(一)连接杆的制作

连接杆是固定在种植体基台上的，种植系统一般均有配套的不同型号的杆附着体供选用。根据患者口内种植体的数目、部位及距离，选择长度合适、类型相宜的杆附着体，也可根据具体情况截短杆的长度，然后在工作模型上将杆与金属接圈焊接在一起，直接用固定螺丝固定在基台上。此法简单、方便、易操作。另一种方法是先用失蜡铸造法制作连接杆，即先在工作模型上将成品接圈或塑料接圈放置在基台上，然后用蜡将蜡棒或树脂棒连接在两基台间的接圈上，形成连接杆的熔模，通过铸造法完成连接杆，用螺丝固定于基台上。此法制作的连接杆具有个性化，且成本较低，但制作较麻烦、精度稍差。若连接杆与基台的连接是通过帽状冠固位体粘接的方法，则多采用失蜡铸造法制作帽状冠及连接杆。不管采用哪种方法，都应根据牙槽嵴的形态、基台的位置决定连接杆的形态、长度及位置；遵循杆与牙槽嵴关系及下颌铰链轴平行的设计原则，保证舌的正常活动，口腔卫生的维护，人工牙的顺序排列以及种植体的均匀受载。

杆的类型通常由医师选择，并以书面形式确定这些选择。种植体数量较多时，可以选择侧壁相互平行，固位力较强的杆；种植体数量少时，应考虑使用圆形或者椭圆形，固位力较差，但对种植体具有应力中断效果的类型。

杆的位置和方向的确定：①杆的位置距牙槽嵴顶至少 2mm，以保证牙龈黏膜的健康；②在中线两侧杆的走行方向应与双侧颞下颌关节铰链轴连线相互平行；③杆的颊舌向位置居中，以免影响舌的运动或者影响排牙及美观效果，事先做预排牙可以指导固位杆的位置。

(二)制取带连接杆的印模和模型

将杆附着体固定后，在金属杆的下方用软蜡填塞空隙，消除倒凹，用二次印模法完成全颌印模，灌制工作模型。模型修整后，将咬合关系转移至𬌗架。

(三)完成杆附着体阴性部分及上部结构

方法一：首先根据支持形式不同选择不同的预成杆附着体的阴性配套部分，多数杆卡系统都提供了与杆配套的固位卡，制作材料有尼龙和金属两种。根据杆的长度对卡的长度做相应的调整，卡的长度一般与杆的水平部分相同，也可以采用若干个卡，注意卡的两端不要压迫龈乳头。

将夹卡被动就位于连接杆上，然后用石膏填塞于杆下方的空隙和基牙倒凹周围，同时包埋部分卡使其位置更加稳定；用蜡包绕基台和杆卡附着体，让夹卡龈方的固位形埋置于基托内，然后按常规制作全口义齿的步骤完成上部结构。此方法可一次性完成附着体阴性部分在基托组织面的固定，但制作较复杂，夹卡在制作过程中有移位的可能性。

方法二：先按义齿的常规制作步骤完成传统义齿，然后再义齿组织面内安放附着体阴性部分。首先在基托组织面相应部位磨除能容纳附着体阴性部分的位置，或在全口义齿制作过程中在基托组织面填塞石膏以留出其位置。然后将附着体阴性部分套合在阳性连接杆上，调拌自凝树脂置于备好的基托组织面凹陷内，将义齿放入口腔内就位。为了防止自凝树脂进入阳性部分的倒凹内，可先在阴性部分包裹一层橡胶障的橡皮。待自凝树脂固化后，取下义齿，此时的附着体阴性部分固定在与阳性部分连接杆相对应的义齿组织面内。

(四)初戴上部结构

要求戴入时应完全就位，无翘动，种植体受力均匀，支持固位良好；游离端的基托与黏膜轻微接触，附着体的杆卡之间存在 0.3～1mm 的间隙，当后牙咬合时，杆卡均匀接触，后段基托与黏膜紧密接触，种植体与黏膜均匀受力。当咬合力消除后，上部结构又恢复到刚戴入时的位置；自洁、被动清洁效果良好，达到种植体保护牙殆的目的。

五、球帽式附着体的可摘种植义齿的制作

球帽式附着体为机械固位，球形固位体与基台穿龈部分相连，材质一般为金属，也可以是高强度树脂，不同的球附着体系统所设计的固位力也不尽相同。与球形结构配套的帽状结构粘固于义齿内，两者相互嵌合产生固位力。球帽式附着体适用于颌间距离较小，不适合杆卡式连接的尖圆形牙弓患者。球帽式附着体对种植体的共同就位道要求不太严格，可以允许有15°以内的倾斜。如果倾斜角过大将产生应力集中，则球形结构的颈部会折断，起到应力中断作用，保护种植体。

（一）球形结构蜡型的制作

在基桩代型上制作球形结构，并用基准板校正球形结构的位置。并用蜡包覆球形结构的基底。常规包埋、铸造；或者将球形结构用蜡固定在金属基桩上，然后焊接在一起。两个以上种植体基桩同时安放球帽附着体时，应彼此平行，以取得共同就位道。严禁对球形结构进行喷砂和打磨处理，只对表面进行抛光处理。

（二）安装球帽

在患者口内试戴带有球形结构的基桩后，再将球帽戴入球形结构上，同时将塑料圈戴入球帽上，然后取印模，翻制工作模型，制作可摘义齿。将带有球形结构的基桩固定在种植体上后，首先试戴义齿，义齿调试完成后，在义齿组织面上的球帽处打直径约2～4mm的小孔，直至磨光面。放置间隙纸后，将球帽连同塑料圈戴入球形结构上，在义齿的组织面上的球帽处填塞自凝树脂，并将义齿戴入就位，待自凝树脂凝固后，取出义齿，并从其组织面取出塑料圈，再戴入义齿。

（三）调节固位力

在一些情况下，必须对球帽型附着体的固位力加以调节。初戴球帽型附着体义齿时，有必要将固位力调小，待患者逐步适应义齿后，再将固位力调大。在经过长时间使用后，由于磨损等原因，义齿的固位力变小，应将固位力调大。义齿固位力的调节应使用专用工具——固位力调节器。

六、按扣式附着体的可摘种植义齿的制作

按扣式附着体的种类比较多，目前应用比较广泛的是LOCATOR®。其组合构件也是阴体和阳体两部分。阴体为LOCATOR®基台，基台的殆端平台中央向内凹陷形成扣碗；阳体为与基台扣碗相吻合的LOCATOR®固位扣。该固位扣是由尼龙固位扣和金属底座组成。二者镶嵌在一起，成为一体。使用专用工具可以分别对其进行组装和拆分。金属底座通过自凝树脂固定在义齿基托的组织面上，当修复体经过使用后固位力下降时，只需要更换尼龙固位扣。尼龙扣的固位力有大、中、小三个等级备选；又根据两个种植体长轴之间所形成的夹角大小，分别提供了0°～10°和10°～20°两个系列的固位扣。

因为LOCATOR®基台连同其上的固位体暴露在口腔内的总高度大约为3.5～4mm，在龈殆间距比较有限的情况下还能够有制作覆盖义齿的空间，因此尤为适合龈殆间距较小的患者。

七、套筒冠式附着体的可摘种植义齿的制作

对于颌间距离较大者，套筒冠的内冠粘接于种植体基台上，外冠固定于基托组织面；而颌间距离太小时，可将种植体基台或者基底直接作为内冠。制作套筒冠的内外冠时可以为同种材料，也可以为异种材料。在可能的情况下尽量选择同种材料，以减少微电流的产生。套筒冠的固位力与内冠的聚合度有关，聚合度越大固位力越小。聚合度为8°以上时主要起到支持作用，称为支持型固位体；聚合度为8°以下时有固位作用，称为固位支持型固位体。

套筒冠式可摘种植义齿的制作基本步骤与传统套筒冠义齿相似，其基本步骤如下：

1. 在工作模型上连接套筒用基桩，在平行研磨仪的工作头上安装刻度器，按照固位力的需求调整内聚角度(通常为2°～8°)，对基桩牙龈以上部分进行研磨，制作内层冠。

2. 用金沉积或者失蜡铸造法制作外层冠。

3. 将调整合适的外层冠套叠到套筒式基桩上，按金属树脂牙冠的操作步骤和要求，分层塑形固位体外冠的形态，其桥体也可完成人工牙的外形堆塑。如按烤瓷外冠的操作步骤，应先完成烤瓷外冠及其桥体的制作。若缺牙区以成品树脂人工牙修复，则根据 𬌗关系排列人工牙，完成人工牙外形及基托蜡型的塑造。

4. 戴义齿时，外层冠套叠在套筒式基桩上，将基桩固定在种植体上，依靠内外层冠之间的摩擦力固位。

八、磁性附着体式的可摘种植义齿的制作

磁性附着体的固位能力通常不及机械固位和摩擦固位，但是磁性附着体可以很好地保护种植体，当过大𬌗力作用于义齿时，磁体和衔铁的接触面在侧向力的作用下可以发生少量移动，减小了施加于种植体的不良应力。磁性附着体的适用范围广，医生、技师操作较为简单，患者摘戴也十分方便，易于清洁，通常用于种植体数目较少或者骨质条件较差的病例。

(一) 带衔铁的基桩

目前，一般各个种植体公司均有配套的嵌有衔铁的基桩，不需要在技工室制作带衔铁的基桩。如果临床确有需要专门制作带衔铁的基桩。其制作步骤如下：在工作模型上连接基桩，将成品顶盖衔铁用蜡固定在基桩顶端，常规包埋。采用金合金或钴铬合金铸造后，即形成一个顶端嵌有软磁合金衔铁的基桩。

(二) 制作义齿

将闭路磁体和缓冲垫片吸附于顶盖衔铁上，常规制取模型，上𬌗架，完成义齿制作。注意适当加厚放置磁性固位体的舌侧基托，必要时应设计铸造金属基托或支架，以防基托在此处折裂。

(三) 戴牙及粘固磁体

义齿试戴合适后，于基托中预留的磁体窝舌侧基托上，开直径为2～3mm小孔，将闭路磁体与缓冲垫片准确吸附在衔铁上，调少许自凝树脂置于义齿基托的磁体窝中，戴入义齿，嘱患者做牙尖交错咬合，待自凝树脂凝固后，清除由小孔中溢出的多余的自凝树脂，并打磨抛光。

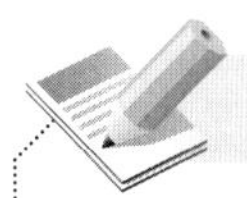

小 结

可摘种植义齿是由种植体及其支持的上部结构组成的修复体。上部结构主要通过杆卡式、球帽式、磁性固位、套筒冠等连接形式与种植体相连。可摘种植义齿上部结构的制作遵循义齿制作的一般原则，除了种植手术外科导板、制取印模和模型、上部结构与种植体的连接结构等较为特殊外，其他步骤与传统义齿类似。

思考题

1. 举例说明制作种植义齿上部结构需要哪些特殊的部件？
2. 可摘种植体义齿的种植体与上部结构的连接方式有哪些？
3. 杆卡连接式种植义齿上部结构的制作步骤？
4. 球帽式附着体如何调节固位力的大小？

（邓振南）

第二十一章　可摘矫治器制作工艺技术

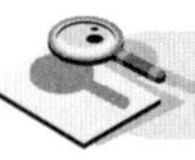

学习目标

1. 掌握：矫治器的类型；常用可摘矫治器、功能性矫治器的结构与制作方法；常用辅助装置制作技术。

2. 熟悉：常用可摘矫治器的原理和特点；常用功能性矫治器的类型及矫治原理。

3. 了解：临床常用器械；复发与保持；矫治器的发展史。

第一节　概　　述

矫治器（appliance）是一种治疗错𬌗畸形的装置，或称正畸矫治器。它可产生作用力，或由咀嚼肌、口周肌产生的作用力，通过矫治器使畸形的颌骨、错位的牙及牙周支持组织发生改建，有利于牙、颌、面的正常生长发育。

错𬌗畸形主要是通过矫治器所产生的作用效果进行矫治，对于较严重的骨性错𬌗畸形，必要时需配合外科手术的方法才能达到满意的效果。

一、矫治器应具备的基本性能

理想的矫治器必须具备下列性能：

1. 无毒无害　矫治器对口腔软硬组织及颌面部无损害，不与唾液起化学反应，符合生理要求，不影响牙、颌、面的正常生长发育和功能。

2. 简便高效　结构简单，发挥的弹力好，力量的大小和方向易于控制，应具有稳固的支抗，材料应有足够的强度，效果可靠。

3. 卫生健康　易洗刷，便于清洁，不影响口腔卫生。

4. 舒适美观　矫治器的体积尽量小巧，戴用舒适，显露部分尽量少，对美观影响小。

矫治器实际上很难完全符合上述要求，但应力求完善，选择最适合患者的矫治器，使矫治效果更好。

二、矫治器的类型

（一）以矫治器的固位方式分类

1. 可摘矫治器　是一类医师和患者均可摘戴的矫治装置，通过卡环、弹簧或基托的摩擦力等固位，附于牙齿或黏膜上。

2. 固定矫治器　用黏合剂粘固或结扎丝结扎固定于牙上，患者不能自行摘戴，只有在医师的帮助下，使用器械才能取下。

（二）以矫治力的性质分类

1. 机械性矫治器　此类矫治力来源于各种金属丝变形后的回弹力，或弹性材料拉长后的回缩力，由人工施加的机械力间接或直接作用于牙颌器官，以达到调整颌间关系和移动错位牙的目的。

2. 功能性矫治器　此矫治器本身并不产生任何矫治力，而是利用咀嚼肌或口周肌的功能活动产生作用力，通过戴用的矫治器传递至被矫治的部位，诱导其生长发育向正常方向发展。

3. 磁力性矫治器　利用永磁材料异性相吸、同性相斥的作用力矫治错𬌗畸形。近年来开发的超小型的高磁能永磁体，如钕铁硼等，可用黏合剂直接粘贴在牙面上，或附加于矫治器上，以达到治疗的目的。

（三）以矫治器的作用目的分类

1. 矫治性矫治器　通过主动施加作用力，可为机械力，也可为口周肌功能力，对牙、颌、面畸形进行主动的矫治。

2. 预防性矫治器　通过戴用矫治器预防可能发生的错𬌗畸形，如缺隙保持器或预防性舌弓，以保持牙弓长度。

3. 保持性矫治器　专供正畸治疗完成后被移动牙的保持，使之固定在新的位置上，并完成生长改建而尽可能减少复发。

三、可摘矫治器的优缺点

1. 优点　卫生、安全、美观、实用、简便。

2. 缺点　固位相对较差；整体移动错位牙的力量控制较难；异物感较明显难适应；可自行摘戴，需要患者积极合作；疗程较长，疗效较差。

四、常用器械

制作矫治器的常用器械分为制作固定矫治器的常用器械和制作可摘矫治器的常用器械，临床上大部分器械具有共用性，所以合并起来介绍。

1. 三臂钳（图 21-1）　又称三齿钳，用于弯制弓丝或卡环上的弧度。使用钢丝的直径应不超过 1.0mm。

2. 梯形钳（图 21-2）　用于唇弓、圈簧及各类固定直径小圈形曲的弯制。

3. 日月钳（图 21-3）　用于弯制单臂卡环或唇弓的双曲部分，也可用于弯制矫治弓丝的矫正曲。弯制

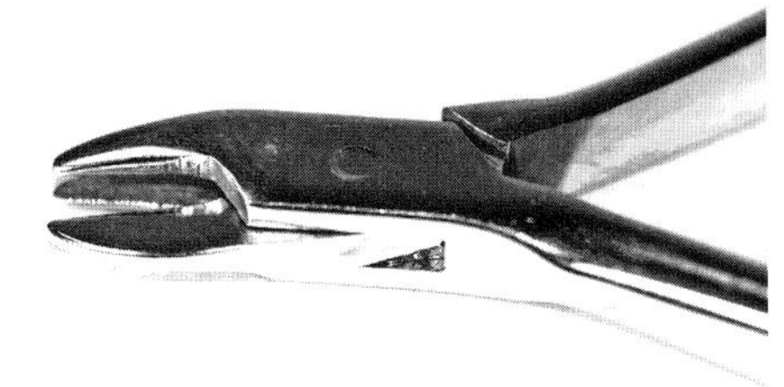

图21-1　三臂钳

钢丝的直径应不超过0.8mm。

4. 正畸多功能点焊机及气体焊接枪（图21-4）

5. 其他 常用的有蜡刀、蜡匙、喷灯、恒温烤蜡箱、印模托盘、剪刀、模型修整成形器、殆架等，通常与口腔修复技工工具相同。

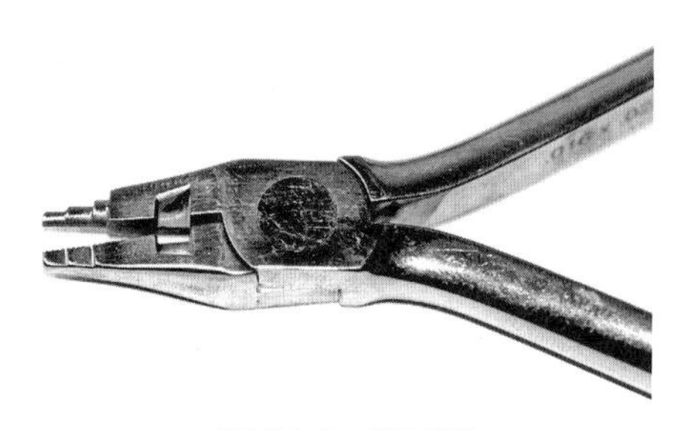

图21-2 梯形钳

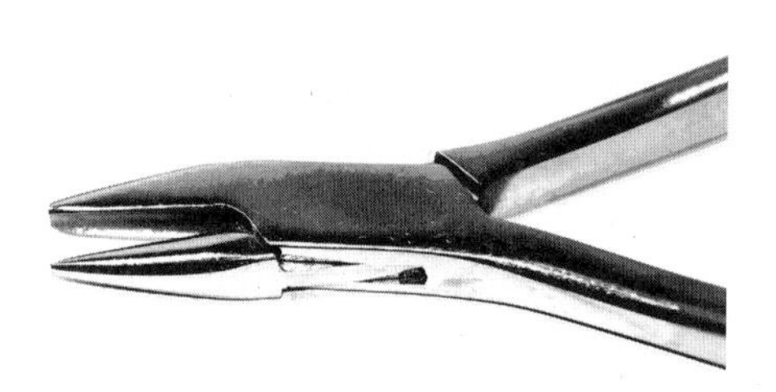

图21-3 日月钳

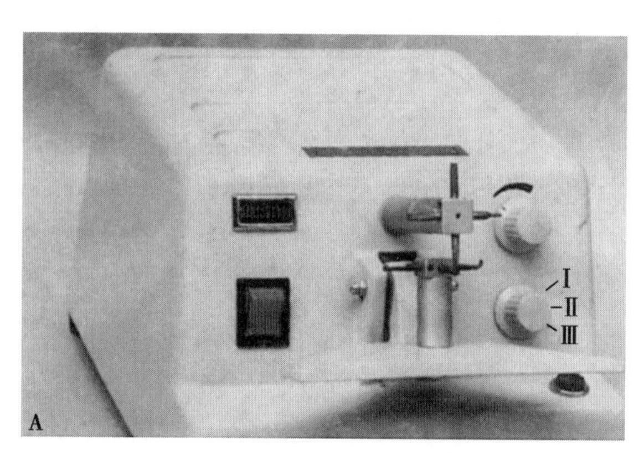

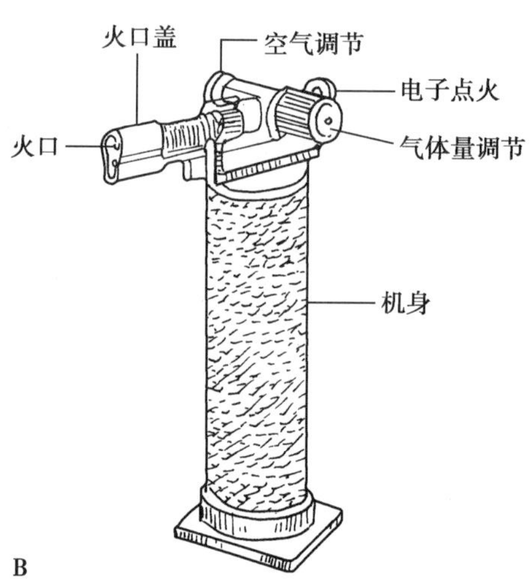

图21-4 焊接工具

A. 正畸多功能点焊机 B. 气体焊接枪

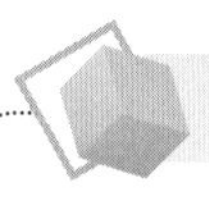

知识拓展

可摘矫治器的发展

在美国，Victor Hugo Jackson是20世纪早期正畸界先驱者中可摘矫治器的主要倡导者。那时还没有用作基托的现代树脂及制作卡环和弹簧的不锈钢丝，矫治器只是硬橡胶和贵金属或镍-银合金丝的笨重复合体。1925—1965年期间，美国正畸界几乎全面使用固定矫治器。

在欧洲使用的可摘矫治器主要是功能矫治器，其作用在于诱导生长。功能矫治器是通过改变下颌骨的位置，使下颌骨保持开口位或在开口同时前伸状态。因肌肉和软组织被牵张而产生的压力传导至牙齿和骨组织，进而使牙齿移位及生长改良。20世纪初由Robin发明的整体矫治器通常被认为是功能矫治器的原型。直到20世纪20年代，由挪威人 Andresen 发明的肌激动器才成为第一个被广泛接受的功能矫治器。我国毛燮均教授于 1973 年设计了环托式矫治器，为矫治技术的发展做出了贡献。近几年出现的隐形矫治器，则是可摘矫治器的新发展。

第二节　可摘矫治器及制作技术

可摘矫治器是一种可以由患者或医师进行摘戴，用来矫治错𬌗畸形的装置，依靠卡环的卡抱和黏膜的吸附作用获得固位。医师可根据需要在矫治器上增减附件，来达到矫治错𬌗畸形的目的。可摘矫治器、功能性矫治器与固定矫治器共同构成矫治技术的三大体系。

一、可摘矫治器的基本结构、功能及制作要点

可摘矫治器由固位、加力和连接三部分组成，三者缺一不可。

（一）固位部分

可摘矫治器的固位部分是指矫治器中起固位和支持作用的部分，是防止矫治器因自身的重力、矫治力和肌功能作用等因素而发生脱位的装置，是可摘矫治器的重要组成部分，也是矫治器发挥矫治力的必要保证。临床常用的固位装置有卡环、邻间钩、单曲舌卡等。

1. 卡环　是可摘矫治器的主要固位装置。有单臂卡环、箭头卡环和连续卡环等。

（1）单臂卡环：只有一个卡臂，用不锈钢丝沿牙冠唇颊侧牙颈部弯成形状如 C 形的卡环臂，跨过𬌗面后进入舌腭侧形成连接体埋入基托内，舌腭侧有基托对抗，是一种临床常用的卡环。

1）功能：多用于磨牙、前磨牙的固位，有时也用于切牙、尖牙或乳磨牙。其卡环臂位于牙冠颊面靠颈缘处，卡臂尖端伸入邻间隙的倒凹区内约 0.5mm，起固位作用。其优点是不妨碍牙齿的萌出，缺点是固位力欠佳，尤其是牙齿倒凹不明显或临床牙冠较短者。

2）制作方法与要点

①常用直径 0.8～1.0mm 的不锈钢丝弯制。

②取一段约 5cm 长的不锈钢丝将末端磨圆钝，用尖头钳先将钢丝末端弯入邻间隙内约 0.5mm，再形成与基牙颊面观测线下倒凹区密贴如 C 形的卡臂，然后沿颊、𬌗外展隙转至舌腭侧，形成埋入基托内的连接体。

③钢丝转至舌腭侧后应离开黏膜 0.5～1.0mm，以便于包埋入基托。

（2）箭头卡环：由美国 Adams 于 1957 年设计，又称亚当斯（Adams）卡环（图 21-5）。

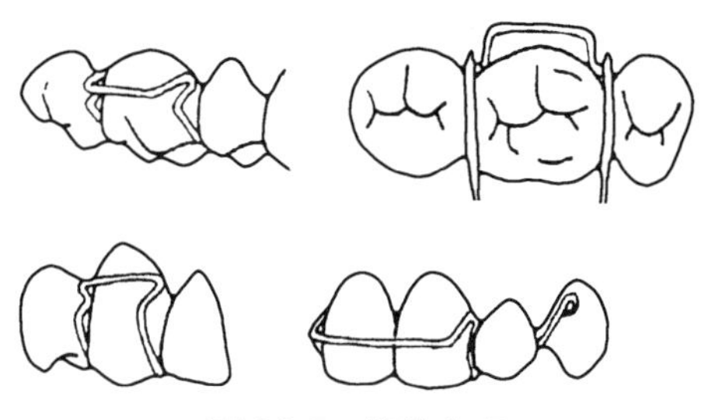
图 21-5　箭头卡环

1）功能：主要用于第一恒磨牙，也可设计在乳磨牙、前磨牙、切牙或尖牙上，主要是利用卡环横臂梁（卡环体部）连接的两个类似箭头的突起，卡抱在基牙颊侧近远中倒凹处起固位作用。牙冠高、倒凹明显者其固位效果好，对于基牙无倒凹者，可将箭头嵌入两邻牙楔状隙内（事先将模型上相当于

龈乳头的石膏刮除)，抵住其两邻接点下的牙体组织以增强固位。箭头卡有多种变异形式，其横臂梁还可焊接圆管、拉钩等附件，以便插入唇弓、唇挡或挂橡皮牵引圈等。

2）制作方法与要点

①常用直径 0.7～0.9mm 的不锈钢丝弯制。乳牙、切牙或尖牙用 0.7mm 的不锈钢丝弯制，恒磨牙用 0.9mm 的不锈钢丝弯制。

②先用雕刻刀刮除石膏模型上基牙颊侧牙颈部近远中面的石膏，深约 0.5mm。是否做刮除应视倒凹区深度决定。

③取一根约 8cm 长的不锈钢丝，按基牙颊面近远中宽度，用铅笔在钢丝的中段做记号，两记号间将是箭头卡的横臂梁，然后用梯形钳沿记号将钢丝两端弯向同一方向，使之形成两个略小于 90°的卡环桥部。

④在距两内角顶 2～3mm 处，用尖头钳将钢丝向反方向弯曲 180°，形成两个箭头，再用钳喙夹住箭头平面作与基牙长轴与卡环桥部均成 45°的弯曲，使箭头平面紧贴两邻牙楔状隙的牙面上。

⑤应注意使卡环桥部稍离开基牙的颊面，最后将两游离端沿接触点颊侧，越过㓦外展隙至舌腭侧，钢丝转至舌腭侧后离开模型约 0.5mm 形成埋入基托的连接体。

（3）连续卡环：主要用于后牙，是一种沿前磨牙、磨牙牙冠颊面连续弯曲、绕过最后一颗磨牙远中面至腭侧弯向近中形成连接体的卡环，其包括两颗或两颗以上基牙，又称长臂卡环（图 21-6）。

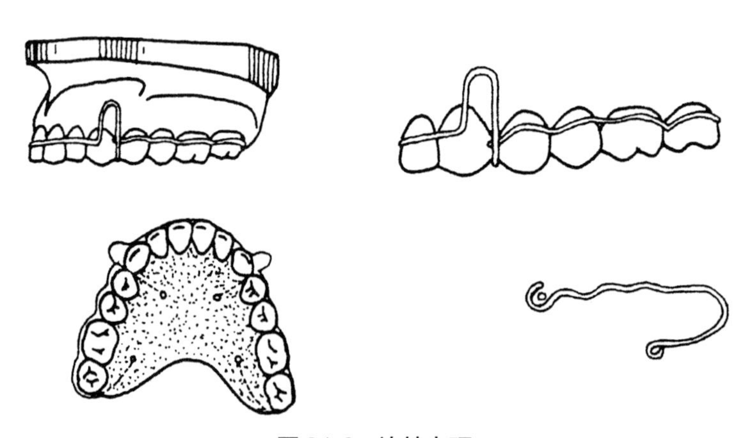

图 21-6 连续卡环

1）功能：主要作用是增强固位，防止后牙颊向倾斜。同时该卡环不影响咬合，不会分离相邻两牙的邻接点，且其支抗力较强，在内收前牙时可以抵抗其反作用力，避免后牙前移或产生近中倾斜，临床常用作后牙的支抗设计。其外形与单臂卡环相似。临床常用的有两种形式：①末端游离式连续卡环：常包括两颗磨牙，类似单臂卡环，其卡环臂是游离的，可将其游离末端弯成拉钩，用作牵引；也可将其末端与前牙区双曲唇弓焊接成一体，以增强固位。②闭合式连续卡环：一般包括 2～4 颗后牙，无游离端，其长臂的近远中均弯成连接体埋于基托内，也可在其卡环体处弯曲成牵引圈或焊接拉钩用于牵引。这两种形式的连续卡环可与邻间钩并用以增强固位。

2）制作方法与要点

①常用直径0.8～0.9mm的不锈钢丝弯制。

②末端游离式连续卡环的弯制：对恒磨牙萌出不足的情况，先修整石膏模型的第一、第二恒磨牙颈缘区，并将第一恒磨牙近中邻间隙处石膏修去约0.5mm；取一段钢丝将尖端磨圆钝，用梯形钳将尖端弯入第一恒磨牙的近中邻间隙内，然后沿第一恒磨牙及第二恒磨牙牙冠颈缘外形弯制卡环臂，从第二恒磨牙远中面转向舌侧，弯成埋入基托的连接体。有时也可将这种卡环的卡臂延长到前磨牙，将卡臂尖端弯成小的半圆形钩，钩在双曲唇弓上，并焊接成一体。

③闭合式连续卡环的弯制：方法基本同游离式连续卡环，只是将卡臂的两端都转向舌侧，形成两个连接体埋入基托内。

2. 邻间钩　也称颊钩或钩状卡环，是一种固位力较强的固位装置（图21-7）。

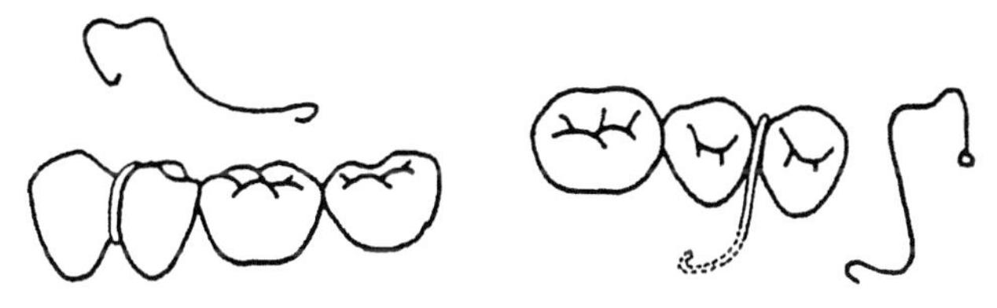

图21-7　邻间钩

（1）功能：多用于邻接关系良好的第一、第二前磨牙间或前磨牙与磨牙之间的固位，也可用于前牙。利用卡环的钩状末端，在两邻牙的楔状隙处钩住邻接点下方，增强矫治器的固位力。由于其弹性小，因此能发挥较强的固位作用。

（2）制作方法与要点

1）常用直径0.7～0.9mm的不锈钢丝弯制。

2）先用雕刻刀将石膏模型颊侧两牙的邻接点下方龈乳头处修去0.5～1.0mm。

3）取一段钢丝，将钢丝尖端磨圆钝后，用梯形钳或尖头钳将钢丝尖端弯曲成小于90°角的弯钩，也可在钢丝尖端加焊银呈小球状，然后将钩状尖端卡入两牙接触点的龈方，再沿颊外展隙折向𬌗外展隙至舌腭侧，形成埋入基托内的连接体。对于牙冠长，楔状隙明显者，也可将钢丝末端弯成圈状或呈三角形插入两邻牙的楔状隙内。

3. 单曲舌卡（图21-8）

（1）功能：多用于矫治深覆𬌗的上颌平面导板矫治器，利用其末端卡在基牙舌面颈部的倒凹区内固位。其优点是不影响后牙的伸长及咬合功能。临床上常与邻间钩并用，以增加固位作用。

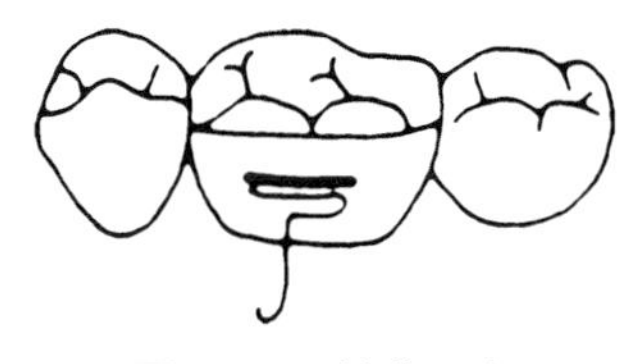

图21-8　单曲舌卡

（2）制作方法与要点

1）常用直径0.7～0.8mm的不锈钢丝弯制。

2）使用日月钳或尖头钳，根据基牙舌面的近远中宽度确定曲的长度，先形成与基牙舌面颈部观测线下的弧形一致的单曲，使单曲平面与基牙长轴垂直，钢丝末端部分形成埋入基托内的连接体。

3）若基牙舌面牙颈部无倒凹，则可在基牙上制作带环，在带环的舌面颈1/3处焊一横丝，以加强单曲舌卡的固位作用。

（二）加力部分

可摘矫治器的加力部分是指矫治器对错位牙施加矫治力发挥矫治作用的装置，也称作用部分。临床常用的装置有唇弓、各类弹簧、螺旋器、弹力橡皮圈和永磁体等。根据其功能和制作介绍如下：

1. 双曲唇弓

（1）功能：主要用于内收前牙关闭前牙散在间隙、缩小前部牙弓，矫治唇向错位的前牙，减少前牙覆盖；也用于保持和稳定矫治完成后的效果。唇弓上还可焊接弹簧或牵引钩等附件，以矫治各种错位牙（图21-9）。

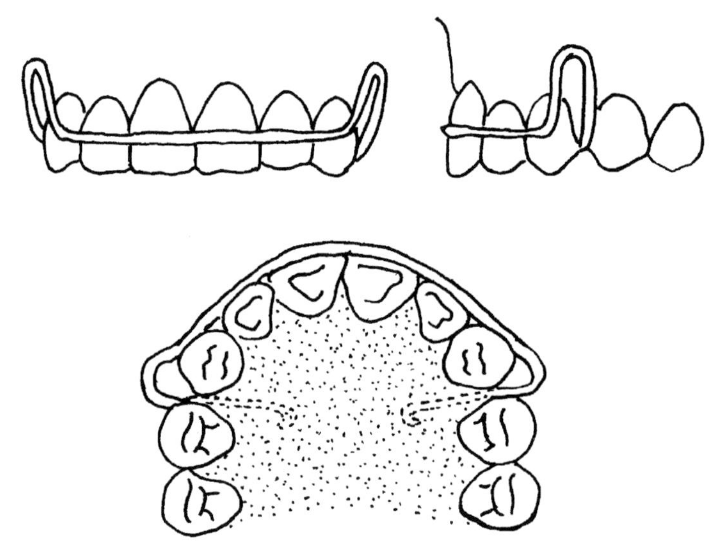

图21-9 双曲唇弓

（2）制作方法与要点

1）常用直径0.7～0.9mm的不锈钢丝弯制。

2）唇弓的U形双曲一般与牙体长轴方向一致，弯制成直曲。双曲的宽度一般为尖牙唇面近远中宽度的1/2～2/3，其高度在U形曲顶部距黏膜转折约4～5mm处。制作U形双曲时应平行、对称、圆滑，不应弯成锐角。

3）唇弓的中段一般位于切牙唇面颈1/3与中1/3交界处，必须弯成适合牙弓大小的弧形，使弓丝弧度与前牙牙弓弧度一致。

4）唇弓末端在尖牙与第一前磨牙之间，经颊外展隙越过𬌗面进入舌腭侧形成埋入舌腭侧基托的连接体。有时也可设计成从一侧最后磨牙远中舌侧向颊侧沿牙弓弧形至前牙唇侧，再延伸至另一侧最后磨牙远中弯入舌侧，形成连接体埋入基托，称为长唇弓。

5）为了防止长唇弓弓丝过长而变形，可在中切牙区加固位丝，也可在弓丝上焊各种弹簧等附件。

2. 双曲舌簧

（1）功能：为附着在基托组织面盒状凹内的弹簧装置，可推舌（腭）侧错位牙向唇颊侧移动，临床上常用于矫治舌（腭）向错位的牙。打开弹簧的双曲，可产生推动错位牙移动的矫治力。此簧的游离臂应置于被移动牙的舌侧龈缘处，长度与牙冠宽度基本相等。在加力后，其游离臂应置于被移动牙的舌侧颈部或舌隆突区，并且弹簧的双曲平面应与牙长轴垂直，以减小牙移动的倾斜度（图 21-10）。临床需要时弹簧也可制作成三曲。

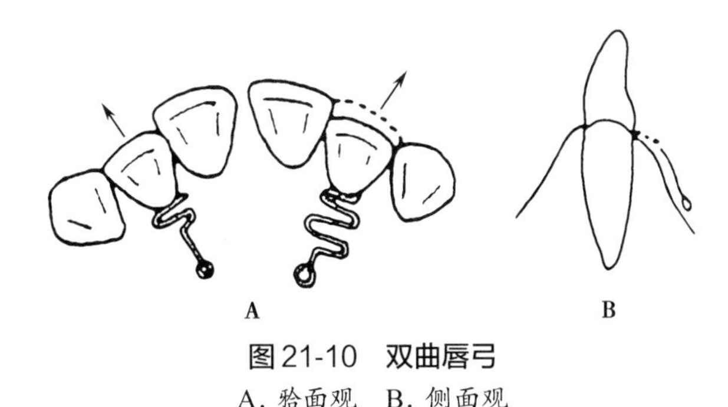

图 21-10　双曲唇弓

A. 𬌗面观　B. 侧面观

（2）制作方法与要点

1）材料：常用直径 0.4～0.6mm 的不锈钢丝弯制。

2）弹簧的双曲应形成平行的平面，此平面应与被矫治牙的牙长轴垂直，并置于被矫治牙的舌侧龈缘处。

3）石膏模型上需唇颊向移动牙的颈缘处刻一 0.5～1.0mm 的沟，用于放置双曲舌簧的第一个曲。

4）取一段长约 5cm 的不锈钢丝，用细丝钳先弯制第一曲，注意其弧度要与牙颈缘线一致，长度与牙的近远中宽度基本相同或稍短；再用细丝钳于远中舌侧边缘 3/4 处回转形成第二曲（有需要时，按同样的要求弯制第三曲）。应注意两个曲的转折处一定要圆钝，不能形成锐角。

5）平行的双曲弹簧平面形成后，用梯形钳在弹簧平面中央处夹住双曲平面，将钢丝向下弯成圆滑的直角后形成连接体。

6）连接体的末端弯成小圈，其弧度与黏膜一致，并离开黏膜约 0.5mm，只将其后 2/3 埋入基托内。

3. 单曲纵簧

（1）功能：主要利用调节 U 形曲所产生的矫治力，使错位牙向近、远中向移动。常用于矫治近中唇向错位的尖牙，使其向远中移位，进入已拔除的第一前磨牙的位置。双曲或多曲纵簧的功能与单曲纵簧基本相同，只不过曲越多力量越轻柔（图 21-11，图 21-12）。

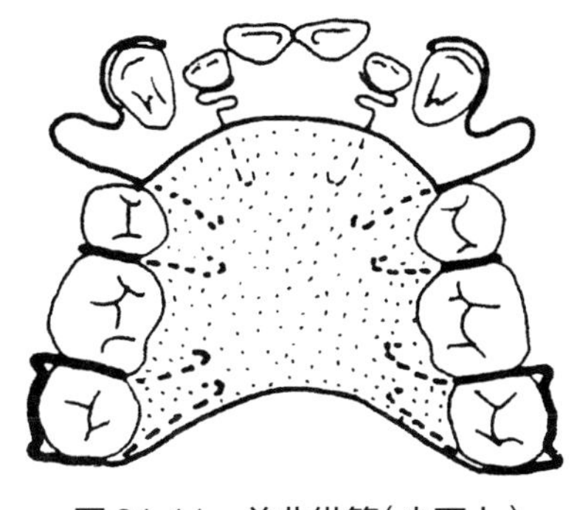

图 21-11　单曲纵簧（尖牙上）

（2）制作方法与要点

1）常用直径 0.5～0.6mm 的不锈钢丝弯制。

2）注意单曲应圆滑，避免形成锐角。

3）将石膏模型上尖牙唇侧近中邻间隙的近牙颈部石膏刻去约 1.0mm，然后用梯形钳将钢丝尖端弯成一个小圈，使小圈与尖牙近中邻面颈部贴合，再将钢丝顺尖牙唇侧龈缘的弧度弯至尖牙远中部，再形成一较宽的纵形曲，高度约 8～10mm，曲面平行并离开牙龈黏膜约 0.5mm。

4）双曲或多曲纵簧弯制方法与单曲纵簧相似，形成两个或多个纵形曲。

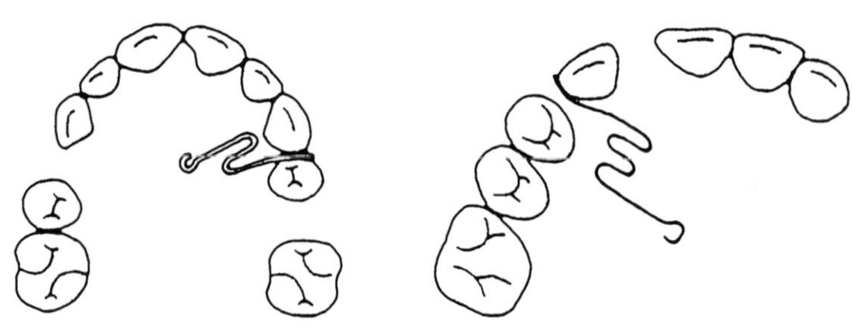

图21-12　双(三)曲纵簧

5）钢丝末端沿第二前磨牙近中邻面转至腭侧形成连接体埋入基托内。

4. 圈簧　又称环圈簧、眼圈簧、别针簧、指簧。由弹簧臂、圈及连接体三部分构成。

（1）功能：圈簧的作用非常灵活，可将其附着在基托内，打开簧圈使弹簧臂产生弹力，可使错位牙向近、远中向或唇颊向、舌向移动，也可将其连接体部焊接在唇弓上，行直牵引或压低前牙等移动（图21-13，图21-14）。

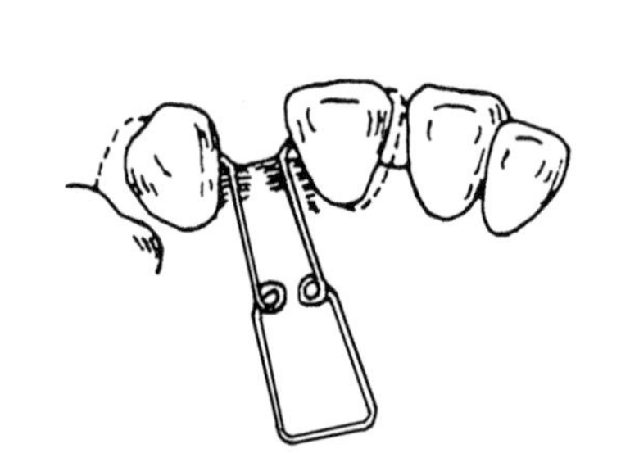

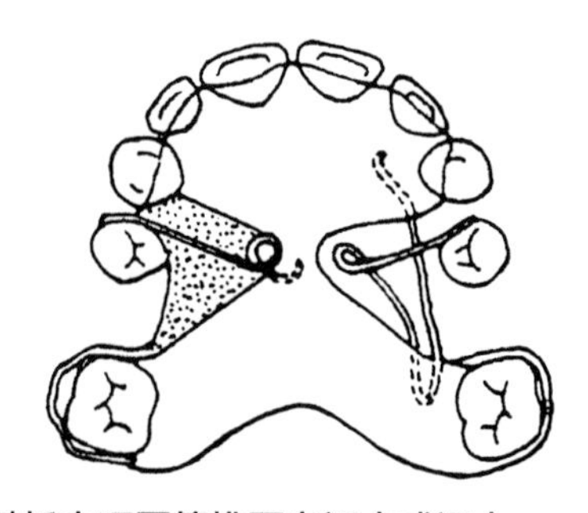

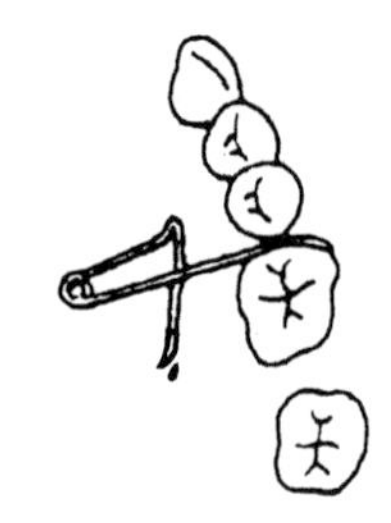

图21-13　基托内环圈簧推牙向近中或远中

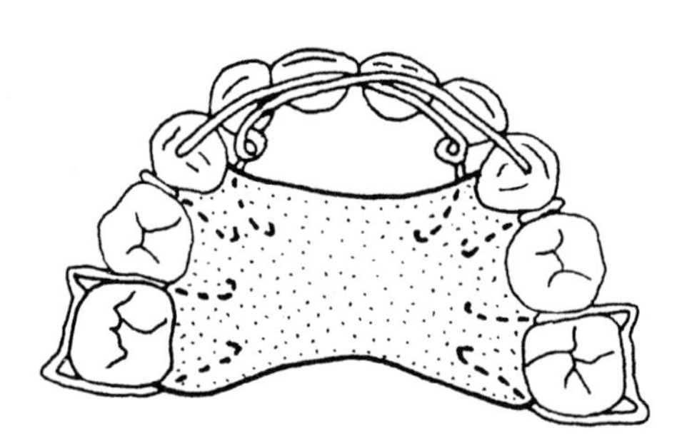

图21-14　交叉指簧

（2）制作方法与要点

1）常用直径0.5～0.6mm的不锈钢丝弯制。

2）取一段钢丝用尖头钳先形成一小圈，圈的直径约2～3mm，也可根据需要弯制两个小圈，然后将一游离端根据放置的位置弯制成一定形态的弹簧臂，另一端弯至舌（腭）侧形成连接体，埋入基托内或焊于唇弓上。

5. 爪簧　多用于可摘矫治器，有简单爪簧、单曲爪簧、双曲爪簧等。

（1）功能：将其焊接在唇弓上，用以唇弓定位或压低前牙，实现垂直向移动牙齿；也可在唇弓内收上颌切牙时，用简单爪簧防止前牙伸长（图21-15）。

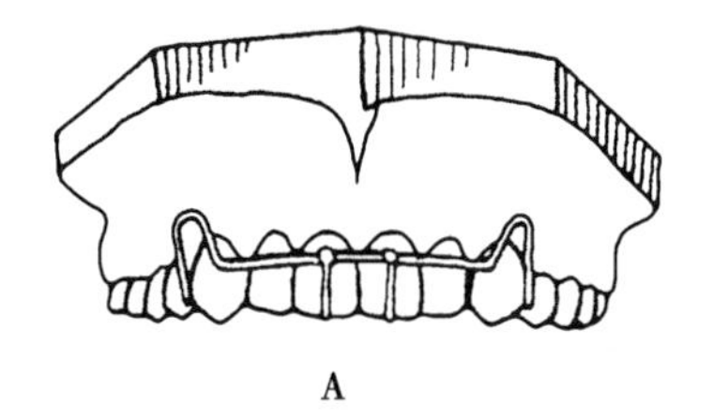

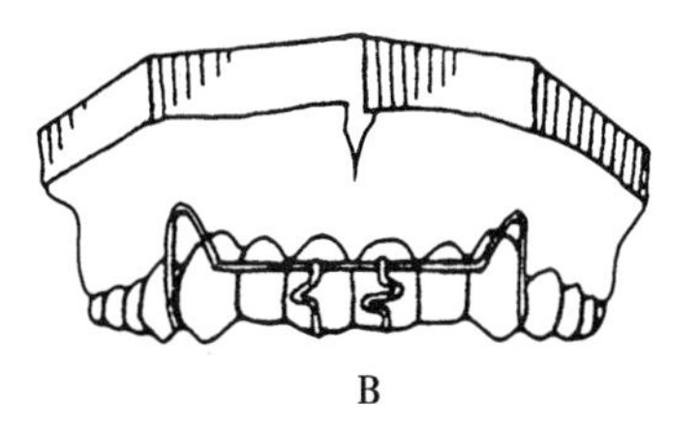

图21-15 爪簧

A. 简单爪簧 B. 单曲及双曲爪簧

(2) 制作方法与要点

1) 常用直径0.4～0.5mm的不锈钢丝弯制。

2) 取一段钢丝，用尖头钳将其一端先弯成小钩（如爪状），钩住前牙切缘中部，再按需要位置将弓丝弯制成单曲或双曲，并将另一端弯成小钩或小圈，钩在或焊在唇弓上。

6. U形簧 形状如字母U而得名，可用于固定矫治器，也可用于可摘矫治器，它可以埋在基托内或焊在唇弓上。

(1) 功能：加力后可推牙向近中或远中移动。如推牙向远中移动，则整个簧应位于移动牙的近中；如推牙向近中移动，则簧的位置应放在移动牙的远中（图21-16）。

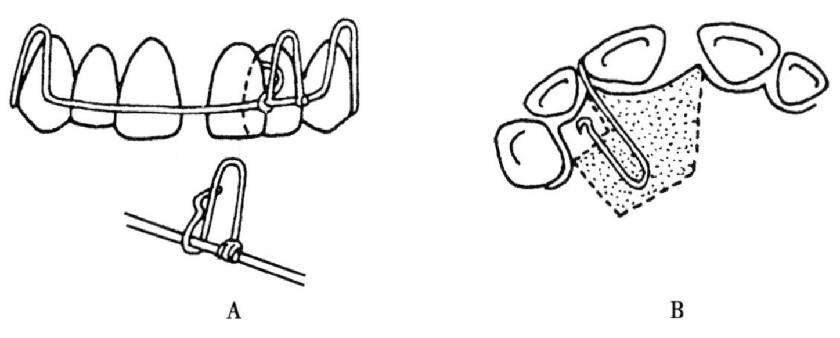

图21-16 U形簧

A. 唇弓上附U形簧 B. 基托内附U形簧

(2) 制作方法与要点

1) 常用直径0.5～0.6mm的不锈钢丝弯制。

2) 将钢丝的游离端从牙冠的唇、颊侧近中或远中轴面角处，顺着近中或远中面弯至舌侧牙槽黏膜上，再弯制一个两钢丝之间距离约3～5mm的U形弯曲，并在距离邻牙的舌侧牙龈约3mm处弯成圆形小圈，小圈离开组织面约0.5mm，以便固定在基托内。

3) 弯制完成后用蜡固定于模型上，然后用自凝树脂涂塑；也可以弯制形成曲后，一端焊于唇弓，另一端用作加力臂。

7. 分裂簧 又称扩弓簧。

(1) 功能：通过打开不锈钢丝簧曲，可以扩大牙弓或推磨牙向远中。前者将分裂簧置于腭中缝相当于第一、第二前磨牙处，在第一、第二磨牙处腭中缝同时也放置一形状如M形分裂簧，分裂簧加力后可扩大上颌牙弓；后者将分裂簧置于后牙拥挤处的基托内。如果将分裂簧置于牙弓局部则可以对局部牙弓进行扩大（图21-17）。

(2) 制作方法与要点

1) 上颌常用0.9～1.0mm的不锈钢丝，下颌常用0.8mm的不锈钢丝弯制。

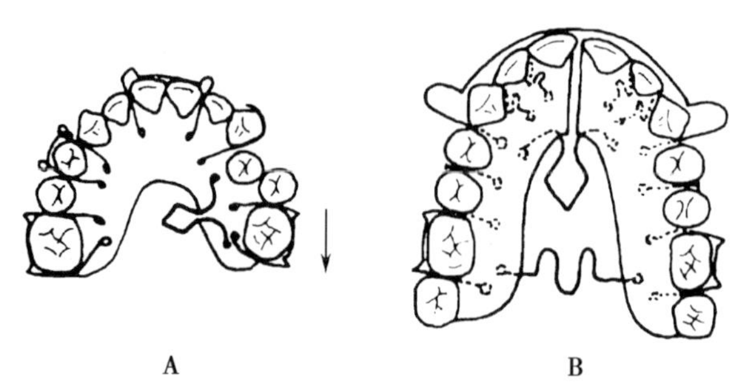

图21-17　分裂簧

A. 分裂簧推磨牙远移　B. 分裂簧扩大上颌牙弓

2）可弯成单菱形、双菱形或U形等形态，大小与形状应根据其所安放的位置和所起作用的不同而进行设计选择。

3）弯制时，先用日月钳或梯形钳形成菱形的尖端，然后依设计于钢丝两端对称处将钢丝两端弯向内，形成一菱形，再于两侧钢丝交叉处各自向外弯曲，形成菱形开口，钢丝的末端再向外弯成波浪状，形成小连接体埋入基托内。

4）弯制好的分裂簧各部分应离开黏膜1mm左右，以免加力时压迫黏膜；同时，为便于调节加力，分裂簧应充分暴露于基托外，离开基托3～4mm。分裂簧的开口位置，根据其作用不同而进行选择。

5）用分裂簧扩大牙弓，一般每1～2周调节加力1次，每次使裂缝加宽1～1.5mm，约3～4个月，即可达到扩大牙弓的目的。

8. 螺旋扩弓器　又称螺旋器，临床常用市售成品螺旋器。

（1）功能：①扩大双侧牙弓，螺旋器常置于牙弓中线处；②扩大单侧牙弓，螺旋器常置于需扩大牙弓侧；③前牙及前牙弓唇向开展，螺旋器与牙弓前部垂直，基托前后分裂；④推磨牙向远中，螺旋器与牙弓后部平行，基托局部分裂（图21-18）。

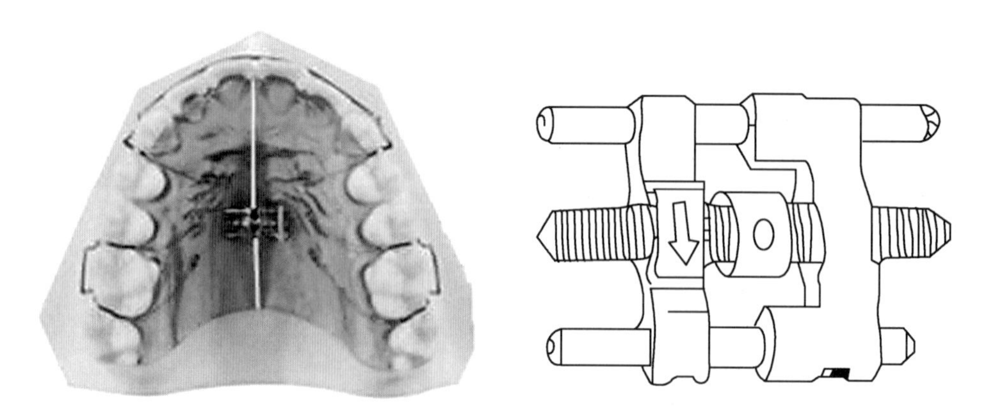

图21-18　螺旋扩弓器

（2）应用及制作要点

1）先将螺旋器根据需要置于石膏模型上相应的位置，应离开组织面2～5mm。

2）用蜡片将其暂时固定于模型上。

3）弯制固位装置、邻间钩或单臂卡等。

4）基托树脂涂塑，应注意避免树脂进入螺旋器中央的调节部分，同时包埋好导杆和螺帽部分。

5）螺旋器的调节，加力时，每次旋转 1/4 圈，可扩开 0.20～0.25mm，快速扩弓每天加力 2 次，慢速扩弓每周加力 1～2 次。

（三）连接部分

可摘矫治器通过连接部分，将固位部分与加力部分连接成一个整体，从而发挥矫治力的作用。临床常用的连接装置有：基托、环托、腭杆、舌杆或唇（舌）弓等形式。

1. 基托或环托　基托是由复合树脂涂塑于邻接牙齿舌腭面和覆盖在黏膜上的树脂组成；环托是基托范围扩大的一种基托，它是环绕牙弓内外，覆盖于唇颊舌腭侧黏膜上的环形基托。

（1）功能：基托是可摘矫治器的基础部分，它将加力部分的各种弹簧、附件及唇弓和固位部分的各种装置连接成一整体，以便发挥矫治器的作用，并有支持和固位作用（图 21-19）。

（2）制作方法与要点

1）基托可用室温固化型树脂或加热固化型树脂制作，临床一般选用室温固化型树脂。

2）基托外形与活动义齿基托相似，厚约 2.0～2.5mm，厚薄应均匀，下颌前牙舌侧的基托要稍厚些以防折断，基托下缘与后缘要圆滑，表面应光滑，基托组织面与黏膜组织应紧密贴合，无气泡或结节。临床可选用不同颜色的基托材料制作。

2. 唇（舌）弓和舌腭杆　凡需在唇（舌）弓上焊接辅簧者，均可以将其当作是连接体部分。为了患者舒适和发音方便，临床常用唇（舌）弓代替部分环托，舌腭杆代替部分基托。尤其是下颌前牙区因舌侧倒凹大，常用舌杆代替前部基托；上颌腭部中央基托则用腭杆代替。但需注意舌腭杆不能进入倒凹区，并离开黏膜约 1mm（图 21-20）。其制作方法与可摘局部义齿相同。

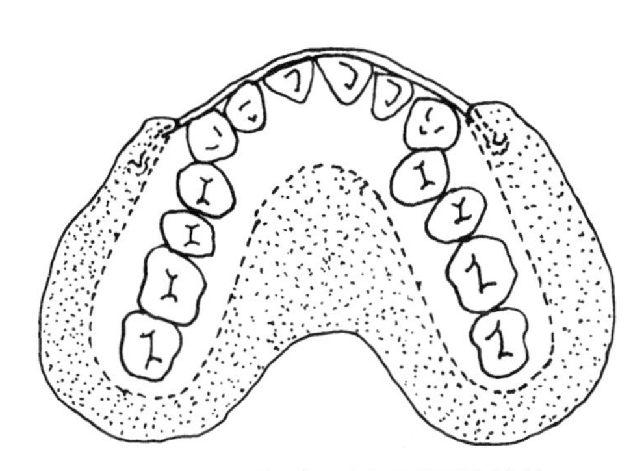

图 21-19　部分环托、唇弓连接体

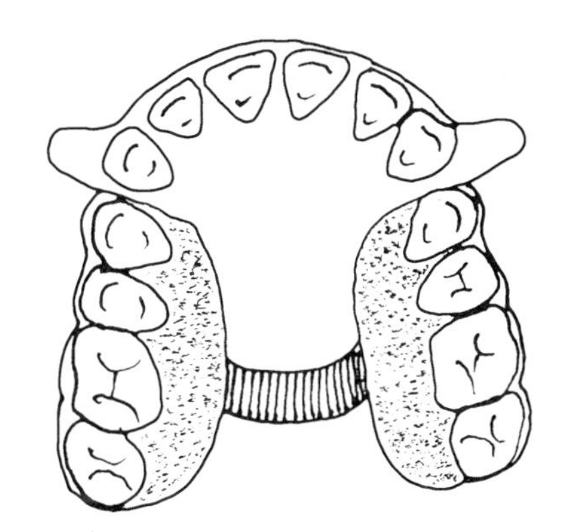

图 21-20　舌腭杆（上颌基托）

二、常用可摘矫治器的制作与应用

（一）霍利（Hawley）保持器

霍利（Hawley）保持器是临床上最常使用的保持器，关于其分类、结构、设计制作及临床应用参见本章第五节。

（二）𬌗垫式可摘矫治器

利用𬌗垫式可摘矫治器，可纠正反𬌗、解除锁𬌗等不利牙齿锁结关系及其造成的损害；平面式𬌗垫矫治器还可解除上下颌相对运动时的锁结，有利于上下颌骨位置的协调。根据临床需要可以设计成上颌双侧后牙𬌗垫式可摘矫治器、上颌单侧后牙𬌗垫式可摘矫治器、上下颌平面式𬌗垫牵引钩矫治器等多种形式（图 21-21，图 21-22）。

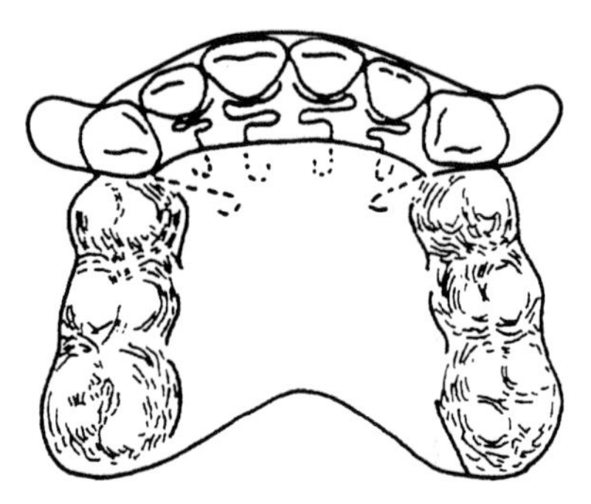
图 21-21　解剖式𬌗垫式矫治器

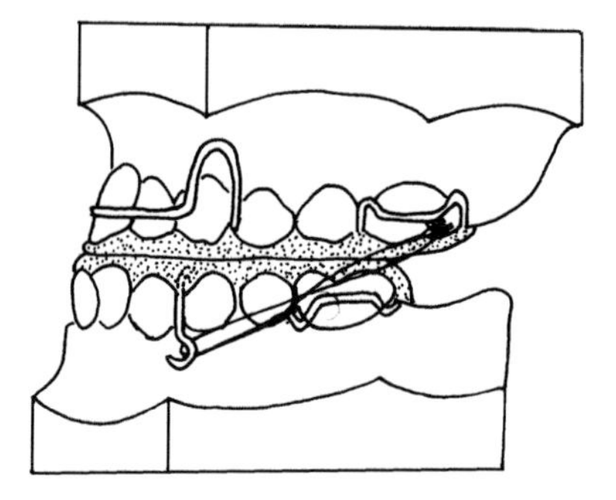
图 21-22　平面式𬌗垫牵引钩矫治器

1. 适应证

（1）上颌双侧后牙𬌗垫式可摘矫治器：常用于矫治前牙反𬌗、下颌前突等畸形。

（2）上颌单侧后牙𬌗垫式矫治器：主要适用于单侧后牙反𬌗与锁𬌗，健侧有𬌗垫而患侧无𬌗垫。

（3）上下颌平面式𬌗垫牵引钩矫治器：常用于颌间牵引，矫治上颌或下颌前突及发育不足，解除上下颌之间的不利限制。

2. 设计与制作

（1）固位装置常用邻间钩、箭头卡环或单臂卡环。

（2）𬌗垫可根据矫治需要设计成双侧后牙𬌗垫或单侧后牙𬌗垫；𬌗面形态可根据矫治需要设计成解剖式形态、半解剖式形态或平面式形态。

（3）在反𬌗的上颌前牙舌侧，一侧后牙反𬌗的后牙舌侧放置双曲舌簧等作用部件，用树脂基托将各部分连接成一整体，对于上下颌需要牵引的可在基托的适当位置安置牵引钩。

3. 临床应用

（1）𬌗垫矫治器的高度以解除锁结为宜，𬌗垫过高可造成患者的不适及颞下颌关节的损害。

（2）固位应良好，加力应适宜。

（3）每间隔 1～2 周加力一次，随着覆𬌗覆盖关系的逐渐改善，可分次磨低𬌗垫，每次磨除 0.3～0.5mm 的厚度，直至𬌗垫全部被磨除。

（三）口腔不良习惯矫治器

该类矫治器通常是在一般可摘矫治器上设置一些辅件如腭舌刺、栅栏、唇挡丝等，以阻止一些口腔的不良习惯，并同时矫治因不良习惯所致的错𬌗畸形（图 21-23，图 21-24）。

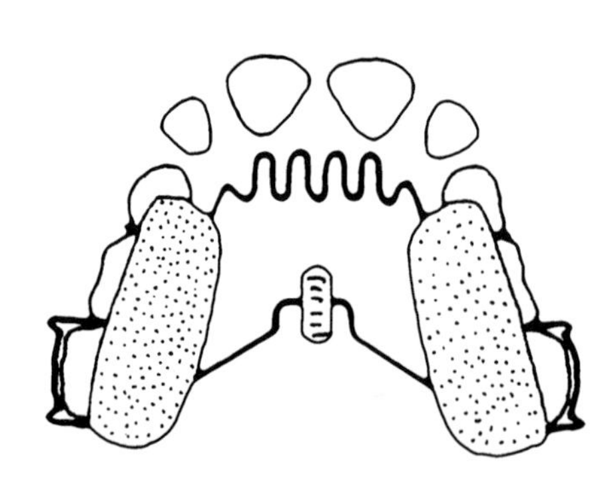
图 21-23　不良舌习惯矫治器

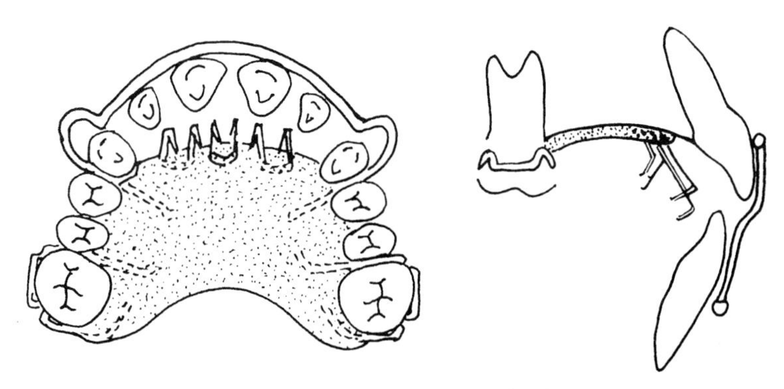

图21-24　吮指及咬唇习惯矫治器

1．适应证　不良唇、舌习惯及吮指习惯等及其所致的错𬌗畸形。

2．结构与制作

（1）口腔不良舌习惯矫治器同样由固位部分（卡环、邻间钩等）、加力部分（腭舌刺、腭珠、栅栏、唇挡丝及加力簧等）和连接部分（基托等）组成。具体的结构可根据患者的情况进行选取。

（2）腭舌刺用直径0.7～1.0mm的不锈钢丝弯制，纠正不良伸舌时将其置于口腔的前腭部，尖端磨圆钝，除在进食和口腔清洁时取下矫治器外，其余时间都应戴矫治器。

（3）栅栏、唇挡丝要采用直径0.9～1.0mm的不锈钢丝弯制，用于纠正不良吮吸习惯或唇习惯；腭珠是设置在基托后部腭顶处的可转动的小轮子，直径约5mm大小，用于诱导舌放置在正常的位置上。

（4）根据不良习惯所致的错𬌗畸形情况，可选用唇弓或双曲舌簧等装置来矫治散在间隙或舌向错位牙等错𬌗。

3．临床应用

（1）该类矫治器固位要求良好，否则容易造成软组织损伤。

（2）应向患者家长说明口腔不良习惯矫治器的作用原理，取得家长的理解和支持。患者的配合是成功的关键，要求患者必须按医嘱戴用矫治器。

（3）矫治完成后，应分次拆除腭舌刺、唇挡丝等装置，并强调口腔不良习惯矫治器应继续戴用半年以上。

（四）螺旋器分裂基托矫治器

根据螺旋器安放在基托的位置不同，其产生的作用也不同。它是一种慢速扩弓器，利用打开螺旋器产生的力量可使牙弓扩大、推前牙向唇侧移动、推后牙向颊侧或远中移动等效果，达到矫治目的（图21-25）。

1．适应证　常用于上下颌牙列及局部牙齿的扩弓治疗。

2．设计与制作

（1）矫治器包括箭头卡环、单臂卡环、双曲唇弓、基托及螺旋器等附件。

（2）其制作参见螺旋扩弓器的制作与使用要点。

3．临床应用

（1）螺旋器分裂基托矫治器一般每隔2～3天加力1次，每次旋转90°（1/4圈），可开大0.20～0.25mm的间隙。

（2）在临床使用时，应在螺旋器钥匙的手柄上拴绳子类东西，加力时将绳子拴在手上，以防止发生螺旋器钥匙误吞。

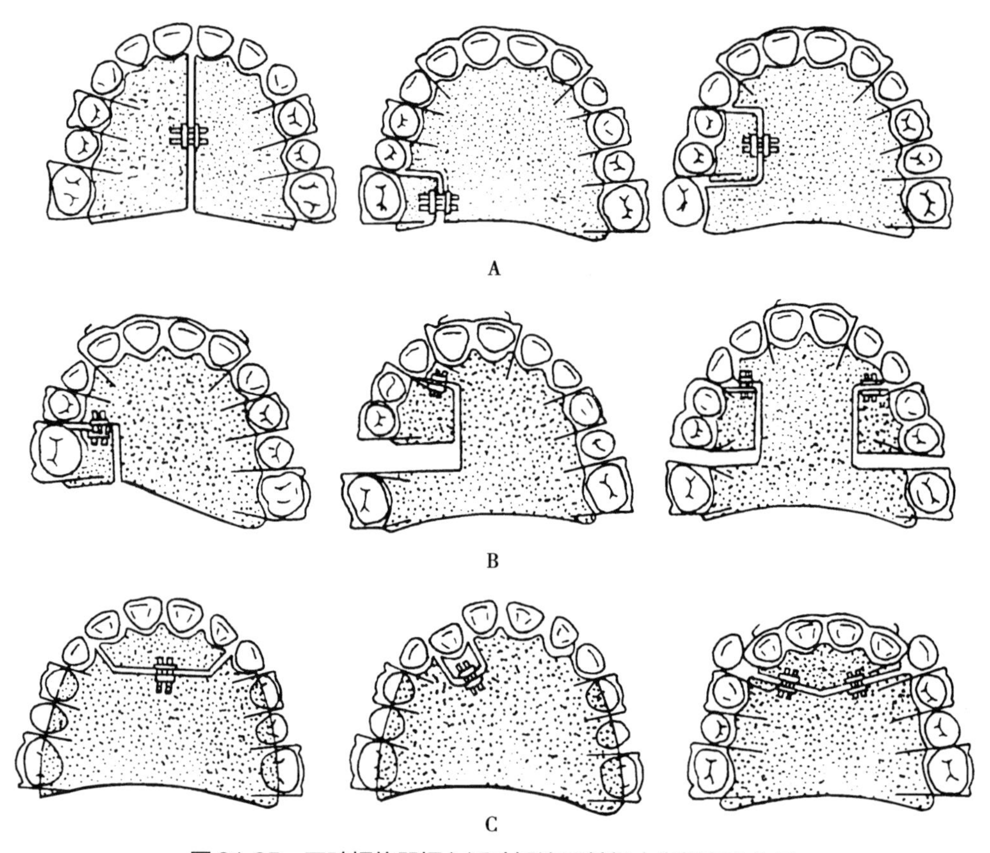

图21-25　正畸螺旋器埋入活动矫治器基托内发挥各种作用

A. 螺旋器推后牙向颊侧　B. 螺旋器推后牙向远中　C. 螺旋器推前牙向唇侧

（五）带翼扩弓可摘矫治器

该矫治器能同步扩大上下颌牙弓而不需要作上下颌两个扩弓矫治器，它由眉式唇弓、箭头卡环、前后扩弓簧、基托和翼板组成。仅在上颌设计扩弓加力部分，通过矫治器向下延伸的翼板，在扩大上颌牙弓的同时扩大下颌牙弓。该矫治器由我国著名口腔正畸专家陈华教授设计，具有省时、省力、省料、高效的优点（图21-26）。

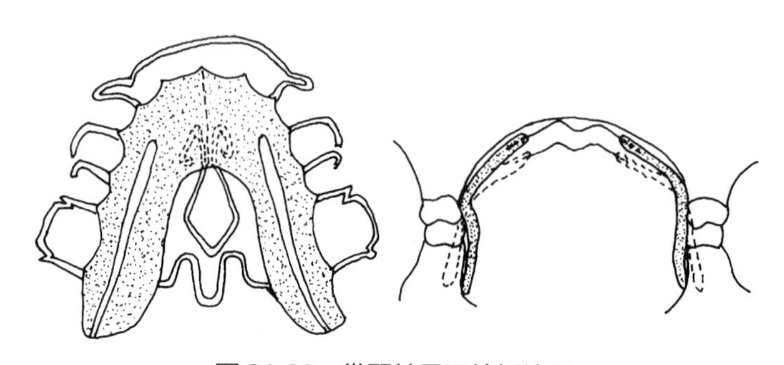

图21-26　带翼扩弓可摘矫治器

1. 适应证

（1）适用于上下颌牙弓均有狭窄，后牙为中性关系，临床牙冠高度足够，需要上下颌扩弓者。

（2）前牙轻度拥挤或上颌前牙排列虽整齐但伴唇向倾斜，同时有下颌前牙轻度拥挤者。

（3）适用于年龄较小的患者。

2. 设计与制作

（1）对好上下颌工作模型的咬合关系，并在前牙及两侧后牙上做咬合记号。

（2）在上颌腭中缝相当于前磨牙和磨牙处各制作一个扩弓簧，前者设计成单菱形，后者可设计为M形或单菱形或双菱形，如果前后均设计为单菱形则其底部应相对。

（3）固位部分设计为左右上颌第一前磨牙及第一磨牙制作邻间钩、单臂卡或箭头卡环，左右上颌侧切牙及尖牙制作眉式唇弓（适用上颌前牙唇向位并排列整齐者）或双曲眉式唇弓（适用于前牙轻度拥挤者）。

（4）伴有前牙反𬌗，矫治器应附加后牙𬌗垫，使反𬌗牙脱离锁结关系。

（5）在上颌腭侧设计基托及两侧后牙腭侧设计翼板，翼板垂直向下延伸至下颌后牙舌侧，前缘至下颌尖牙舌侧面远中，后缘至第二磨牙舌面远中轴面角处。

（6）按照设计制作好支架，将支架根据需要置于石膏模型上相应的位置，扩弓簧与组织面应有2～3mm的间隙，以免加力后扩弓簧压迫硬腭黏膜而产生疼痛，然后用自凝树脂涂塑完成基托，亦可制作蜡型，经装盒、充胶等过程，用热凝树脂完成制作，打磨抛光。

3. 临床应用

（1）患者试戴合适后，于腭中缝处将上颌基托分裂。

（2）加力后复诊时，如发现有腭黏膜压痛或压迹，在处理时切忌缓冲基托组织面，可通过压迫基托的凸面，使基托腭弓部分变平即可。

（3）在扩弓的过程中，应密切观察下颌后牙的横𬌗曲线的曲度，其较平时即可停止扩弓。

（六）导弓式矫治器

导弓式矫治器实际上是一种变异的𬌗垫矫治器，其不同点在于𬌗垫矫治器是通过打开上下牙弓的咬合以解除锁结关系，利于推上颌前牙唇向移动而解除反𬌗关系；导弓式矫治器则是解除锁结关系后可借助于诱导弓的弹力和激发肌肉活动所产生的力，关闭下颌前牙散在间隙，诱导下颌向后移动，使下颌进行生理性调位，是一种机械 - 功能相混合的可摘矫治器（图21-27）。

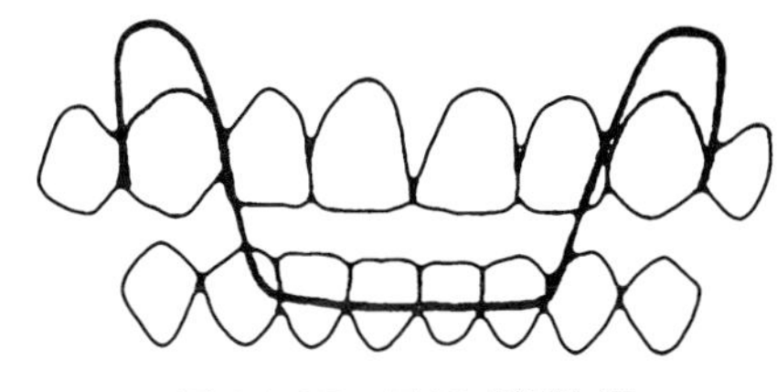

图21-27　导弓式矫治器

1. 适应证　常用于矫治乳牙期或替牙期伴下颌前牙散在间隙的前牙反𬌗。

2. 设计与制作

（1）首先应确定好下颌后退位并上𬌗架固定。在上颌后牙处放置固位卡环，𬌗面设计为平面式𬌗垫，上颌前牙区放置双曲舌簧，将双曲唇弓延伸至下颌前牙区形成诱导弓。

（2）通过上颌舌簧及诱导弓的适当加力而解除前牙反𬌗，纠正上下颌的咬合关系。

3. 临床应用

（1）因其固位要求高，在对下颌前牙诱导弓进行加力时，其大小应适宜。

(2) 殆垫应设计为平面式，以不对下颌产生不利诱导作用为原则。

(3) 反殆解除后，分次磨减殆垫，在形成正常覆殆后仍应继续戴用一段时间以巩固其疗效，否则易复发。

(七) 金属支架式可摘矫治器

该矫治器是1919年由美国牙科医师 Crozat G.B. 发明的用锻制的金属丝制成的活动式唇舌弓弹簧矫治器，是一种无基托的可摘矫治器。因为无大面积的基托覆盖，所以其体积小，矫治器外露少，同时又可随时取下清洗，更有利于口腔卫生，对成年人来说更容易接受。但由于该矫治器结构复杂，制作难度大，现在逐渐被固定矫治器替代，在此不作详述(图 21-28)。

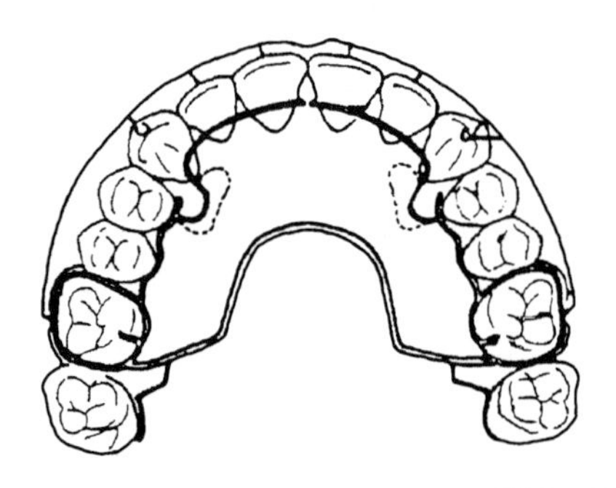
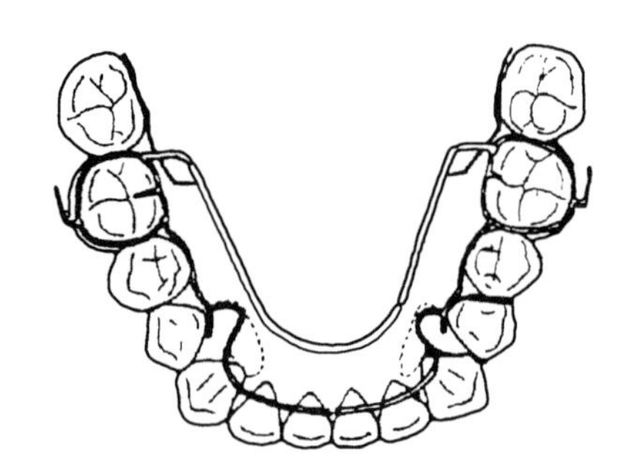

图 21-28 金属支架式矫治器

第三节 功能性矫治器及制作技术

功能性矫治器是一种本身并不产生任何机械力，而是通过定向传递咀嚼肌和口周肌的收缩力，改变错位的牙颌器官，诱导其生长发育向正常方向进行，达到矫治错殆畸形目的的矫治器。功能性矫治器改变口面肌对牙和颌骨所施力的大小、方向和作用时间，使得口颌系统的神经 - 肌肉环境更有利于颅、颌、面的生长。对于功能性矫治器的作用机制，某些功能性矫治器直接将肌力传递到牙齿；某些则可诱导骨的生长，以协调上下颌骨的关系。

一、功能性矫治器的类型

功能性矫治器经过近百年的发展，其设计不断变化，种类繁多，除少数固定式功能矫治器，如 Herbst 矫治器、Jasper Jumper 矫治器、Forsus 矫治器等外，多为可以自行摘戴的矫治器，如肌激动器、功能调节器、生物调节器等。

临床上常将功能性矫治器归纳为三大类，即简单功能矫治器、肌激动器类和功能调节器。

(一) 简单功能矫治器

此类矫治器直接将肌力传递至牙，包括上颌平(斜)面导板、下颌前牙树脂联冠斜面导板、口腔前庭盾、唇挡等。

(二) 肌激动器类(activator)

这一类功能矫治器都要改变下颌的位置，刺激附着于下颌的咀嚼肌兴奋，由此产生的力传递至牙、颌骨，起到功能性颌骨矫形的作用，所以一般又称为颌骨功能矫形器，包括肌激动器、生物调节器、Herbst 矫治器、Twin-block 矫治器等。

（三）功能调节器（function regulator，FR）

功能调节器又称 Fränkel 矫治器，这种类型的功能矫治器虽然也改变下颌的位置，但其主要起作用的部位在牙弓之外的口腔前庭，矫治器通过颊屏和唇挡改变口周肌的动力平衡，从而影响牙弓、颌骨的发育。按照其矫治目的分为 FR-Ⅰ型、FR-Ⅱ型、FR-Ⅲ型和 FR-Ⅳ型。

二、功能性矫治的适应证

主要适用于口面肌功能异常所引起的功能性错𬌗畸形或部分早期的骨性错𬌗，还可用于矫治某些不良习惯和矫治后的功能保持。以错𬌗类型分析，功能性矫治器主要用于矫治长度不调，既适用于安氏Ⅱ类错𬌗，也适用于安氏Ⅲ类错𬌗，还可用于矫正高度不调和后牙的宽度不调，但不适用于牙列拥挤、牙齿错位与拔牙病例。

就功能性矫治器对骨性生长改良的矫治效果而言，其最佳矫治时期应在青春生长迸发期前 1～2 年，但某些功能性矫治器（如 Herbst 矫治器）对于年轻成人也可能会产生一定的积极作用。

三、功能性矫治的治疗程序

（一）诊断

通过临床口内外检查、口面功能分析、模型分析和 X 线头影测量分析，确定患者错𬌗畸形的类型、错𬌗形成的主要因素，从而正确制订矫治计划和选择最适矫治器。

（二）设计

确定咬合重建的标准，选择功能性矫治器的类型以及对患者的预后进行评估。

（三）咬合重建

根据矫治目标，从矢状、垂直和横向三维设计下颌的新位置，并用蜡完成𬌗位记录，通过蜡𬌗记录将牙模转移至𬌗架，在新的位置关系上制作矫治器，通过功能性矫治使下颌在该位置上建立新的𬌗关系（图 21-29）。

1. 矢状方向　下颌在矢状方向上移动的目的是建立中性磨牙关系。对于安氏Ⅱ类错𬌗，下颌前移的程度以使Ⅱ类磨牙关系改变为中性甚至偏近中为准。一般下颌前移 5mm 左右；如果矢状不调严重，可分次前移下颌；若为Ⅱ类错𬌗的亚类，因功能原因造成者，可仅前移远中关系侧，中性关系侧保持原位。对于安氏Ⅲ类错𬌗，下颌尽可能后移至上、下颌切牙对刃关系。

2. 垂直方向　下颌垂直打开应超过息止𬌗间隙，一般在磨牙区分开 4mm 左右。覆𬌗越深，垂直向打开程度越大；反之，覆𬌗越浅，垂直向打开越小。一般而言，下颌前移量与垂直向打开量之和在 8～10mm。

3. 中线考虑　对于干扰等功能因素造成的上下中线不一致，在咬合重建时应使上、下中线一致。

颌位记录完毕后，将蜡𬌗记录放在石膏模型上核对，如果与设计有任何不符，应重新进行颌位记录。

（四）技工室制作

技师按照正畸医师填写的设计单和要求，完成功能性矫治器的制作。

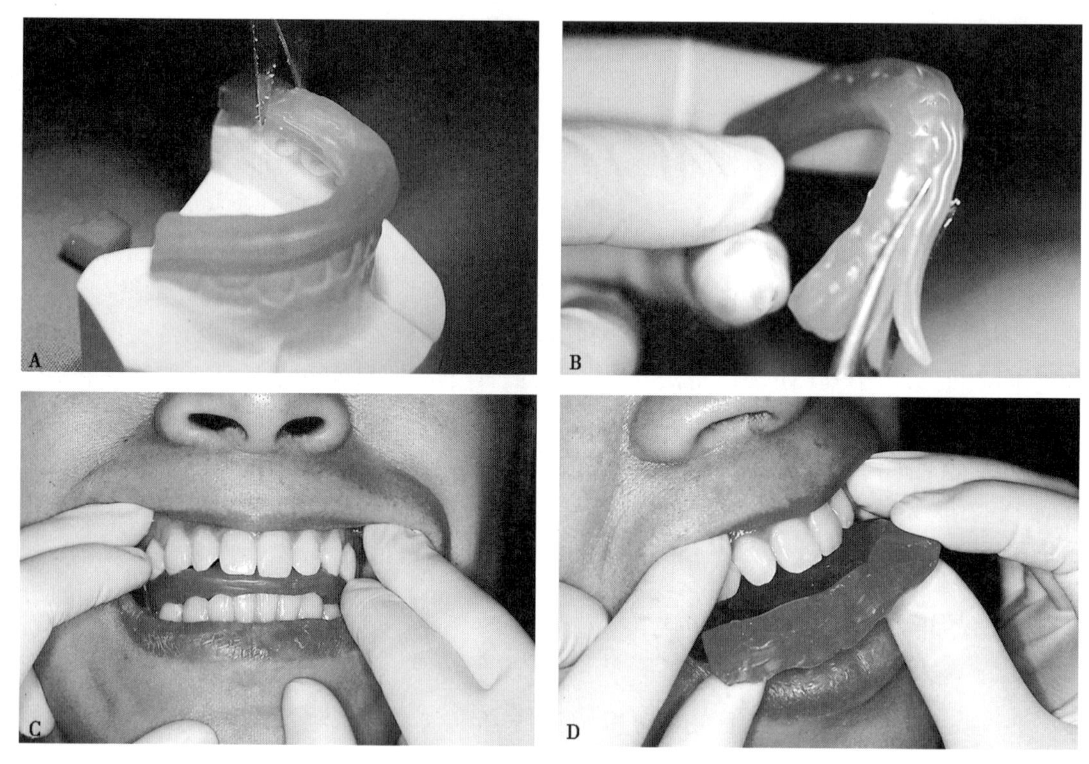

图 21-29　取蜡𬌗建立咬合

A. 马鞍形软蜡与下牙弓一致　B. 𬌗蜡放入口内下牙弓上，拇指引导下颌至所希望的矢状向及垂直向位置　C. 去除多余蜡，使𬌗蜡冷却　D. 将𬌗蜡再次放入下牙弓，检查𬌗蜡与上下牙弓的接触

（五）临床应用

1. 临床试戴　患者先行试戴一段时间，对不适之处稍加修改。

2. 戴用矫治　对于配戴活动式功能性矫治器患者，要求尽量延长矫治器戴用时间（每天不少于 14 小时），戴用时间越长，矫治效果出现的越快。

（六）后期治疗

在功能性矫治完成后通常需要使用固定矫治器排齐牙齿，完成全口牙的精细调整，以获得良好的咬合关系。

四、常用的功能性矫治器的制作及应用

（一）简单功能矫治器

1. 上颌平面导板和斜面导板矫治器（图 21-30）

（1）作用原理

1）抑制下颌前牙垂直萌出或压低下颌前牙；

2）促进上下颌后牙垂直萌出；

3）斜面导板有引导下颌向前，刺激下颌骨矢状向生长的作用。

（2）适应证：平面导板适用于后牙牙槽高度过低引起的前牙深覆𬌗。斜面导板适用于矫治前牙的深覆𬌗、深覆盖，上颌位置正常、下颌后缩，磨牙关系多为远中的错𬌗畸形。

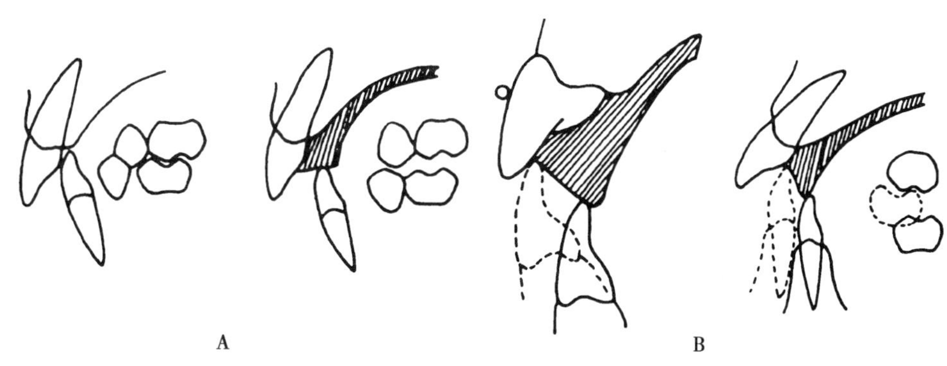

图 21-30　平面导板与斜面导板矫治器

A. 平面导板矫治器　B. 斜面导板矫治器

（3）主要结构和制作要点：主要结构由卡环、唇弓、基托、平（斜）面导板组成（图 21-31）。

1）卡环或邻间钩：卡环应有良好的固位且不妨碍后牙的萌出。常用的固位装置有邻间钩、单臂卡或后牙连续卡环等。如果制作成固定式平（斜）面导板，则效仿 Nance 腭托的做法，将包埋于平（斜）面导板中的钢丝直接焊接到固位带环上，利用固位带环固位。

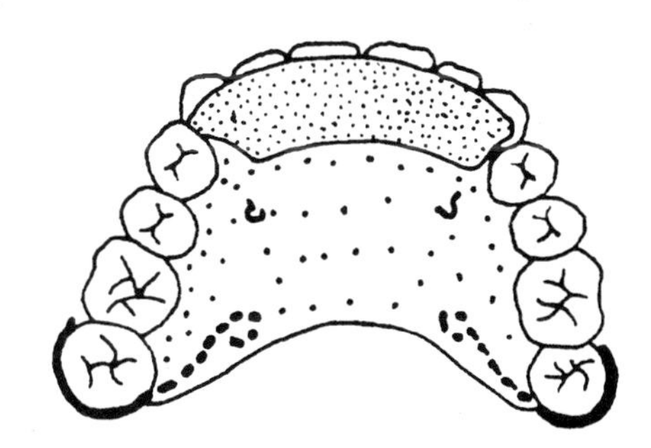

图 21-31　上颌平（斜）面导板矫治器

2）唇弓：除起固位作用外，还可内收上颌前牙或对抗上颌前牙的唇倾。唇弓的粗细和位置根据矫治需要而不同。如需内收上颌前牙，可用直径 0.7mm 的较细不锈钢丝弯制，其位置放在前牙牙冠的近切 1/3 处；如需作为矫治后的保持用，则用直径 0.9mm 的较粗不锈钢丝弯制，置于前牙牙冠的中 1/3 和颈 1/3 交界处。

3）基托：基托远中游离端应伸展到上颌最后一颗磨牙的腭侧，以防止因颌间距离升高、颊肌收缩压力加大使后牙舌侧移动。

4）平（斜）面导板：在上颌前牙腭侧基托的前缘加厚，形成一半月形与𬌗平面平行的平面板称为平面导板；如形成一与𬌗平面约成 45°的斜面板则称为斜面导板。导板的厚度要求，当下颌前牙咬在导板上时，上下颌后牙𬌗面分开 1.5～2mm，导板的左右径应达到两侧尖牙的远中，导板的前后径约为 7～8mm。如需要内收上颌前牙，则舌侧基托贴近牙面的部分应缓冲。

（4）临床应用

1）初戴上颌平（斜）面导板时，如有个别下颌切牙过高，应适当磨改，使更多的下颌前牙咬于平（斜）面导板上。

2）随着下颌前牙被压低，有时需加高平（斜）面导板，以保证上下颌后牙𬌗面分开 1.5～2mm 的间隙。

3）如果需同时内收上颌前牙，加力前可将上颌平（斜）面导板前缘的组织面适量磨除或缓冲，形成空隙以容纳前牙内收时移位的黏膜组织，以免引起炎症。

4）每 3～4 周复诊一次，检查上颌平（斜）面导板上有无下颌前牙咬合形成的痕迹、是否影响下颌的侧方运动、颞下颌关节及下颌前牙有无不适或疼痛。每次复诊应检查治疗效果，深覆𬌗、深覆盖有无改进，并分析原因。

2. 下颌前牙树脂联冠斜面导板矫治器

（1）作用原理

1）利用下颌前牙区树脂导板斜面解除反锁结及诱导反𬌗牙的前移；

2）解除咀嚼肌张力过大所致的下颌的逆时针旋转生长，反𬌗深时所致的后牙萌出不足；

3）刺激后牙牙槽骨的生长及牙齿的萌出。

（2）适应证：主要用于矫治前牙反𬌗。乳牙期多数前牙反𬌗及部分或个别早期萌出的恒切牙反𬌗者，尤其适合于反𬌗较深、反覆盖不大的前牙反𬌗。

（3）制作方法：制作时应在下颌后退的位置上进行，可用自凝树脂直接在口内完成，也可在石膏模型上完成。导板可套在下颌前牙上，也可用粘接剂粘接在下颌前牙上。斜面与上颌前牙腭侧接触，斜面与上颌前牙纵轴交角应小于 45°，否则上颌前牙容易被压低（图 21-32）。

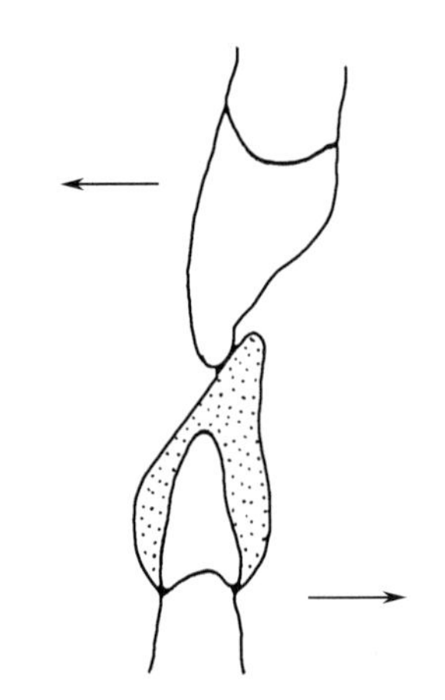

图 21-32 下颌前牙树脂联冠斜面导板矫治器

（4）临床应用

1）下颌前牙树脂联冠斜面导板矫治器粘接就位于下颌前牙后，检查上下颌前牙的咬合情况，如个别牙齿有早接触，应进行调磨，并指导患者正确戴用。

2）戴用下颌前牙树脂联冠斜面导板矫治器 1～2 天后，如无不适反应，即可练习用上颌前牙与导板进行咀嚼。

3）如上颌前牙已有唇向移动，而斜面导板只与上颌前牙的舌侧牙龈组织接触，应根据反𬌗的程度及牙齿的反应，调磨斜面导板或增大导板斜度继续矫治。

4）矫治混合牙列及恒牙列早期的严重前牙反𬌗，戴用斜面导板 2～3 个月后，如仍无效果，则应改用其他方法进行矫治。

3. 下颌前牙唇弓斜面导板矫治器

（1）作用原理

1）斜面导板诱导上颌前牙唇向；

2）双曲唇弓内收下颌前牙间隙。

（2）适应证

1）主要用于矫治前牙反𬌗；

2）固位良好，适用范围较广，除可用于下颌前牙树脂联冠斜面导板矫治器适应证的范围外，还可用于不适宜联冠斜面导板矫治的患者；

3）适用于混合牙列期有乳牙早失的患者，同时可用作乳牙缺隙保持器；

4）用于下颌前牙唇向错位时关闭间隙，缩小下牙弓的患者。

（3）制作方法（图 21-33）：上𬌗架，在下颌可摘矫治器的下颌前牙舌侧基托上，向上后加高、加厚形成下颌前牙区斜面导板，其唇侧只覆盖下颌前牙牙冠唇面的切 1/3 到中 1/3 处，如需关闭下颌前牙间隙并缩小下牙弓，则斜面导板可完全不覆盖到下颌前牙唇侧，但需缓冲舌侧基托的组织面，使其既可调节唇弓加力，又能内收下颌前牙关闭间隙，上颌前牙区与斜面导板的咬合关系要求同下颌前牙树脂联冠斜面导板矫治器。

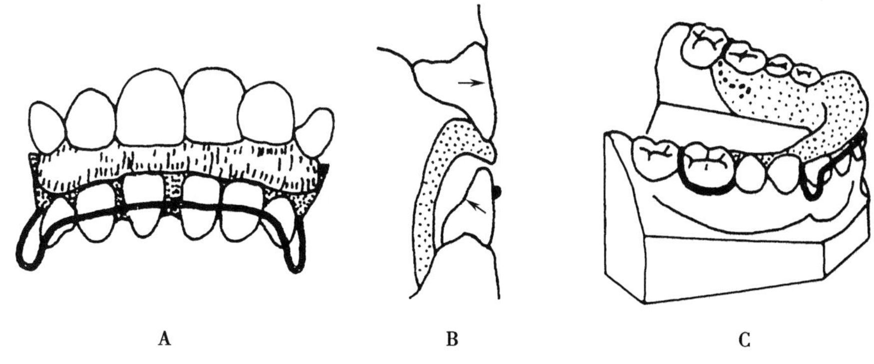

图21-33 下颌前牙唇弓斜面导板矫治器

（4）临床应用

1）初戴时的注意事项基本与树脂联冠斜面导板矫治器相同，但不进行粘接，同时还应注意下颌舌侧基托的伸展及唇弓的就位。

2）复诊时，应注意检查调磨下颌前牙舌侧基托，并调节唇弓加力。

3）反𬌗矫治完成后，下颌前牙唇弓斜面导板矫治器可作为保持缺隙或缩小下颌牙弓后的保持器，可将斜面磨除后继续戴用。

4. 唇挡（lip bumper）

（1）作用原理

1）唇挡可制作在上颌或下颌，以解除唇肌、颏肌的异常压力，使收缩过度的唇肌、颏肌恢复正常张力或使不足的唇肌张力增大；

2）上下牙弓获得内外肌力平衡而正常生长发育。

（2）适应证

1）纠正咬下唇习惯；

2）向远中移动磨牙；

3）加强下颌磨牙支抗。

（3）唇挡的类型

1）金属丝套管式唇挡：直接用直径不小于1.1mm的不锈钢丝弯制适合牙弓的形状，并套上树脂管即可。

2）金属丝唇挡：通常用1.2mm的不锈钢丝整体弯制而成，承力部分为波浪形的钢丝曲。

3）树脂承压板式唇挡：承力部分为树脂制作的承压板（图21-34）。

（4）唇挡的要求：离开牙齿、牙龈2～3mm；理想的厚度为2.5～3mm；有与外观及功能相适应的尽可能宽的面；应该能在垂直方向和水平方向上调节；单独使用时常与第一恒磨牙带环的颊面管相连，如果第一恒磨牙未完全萌出，带环可装于第二乳磨牙上，也可插入可摘矫治器上的颊侧管内。

（5）唇挡的制作方法：介绍较常用的树脂承压板式唇挡的制作方法。

1）在唇挡相应部位的模型上铺蜡，蜡厚2～3mm。

2）将蜡表面平整光滑后，用直径1.0～1.2mm的钢丝弯制唇弓，唇弓弧度依牙弓形态弯曲，与颊面管方向和角度一致，注意避开唇、颊系带，且不妨碍对颌牙的咬合，唇弓在磨牙颊面管近中管口处形成U形阻挡曲或焊一小栓等。

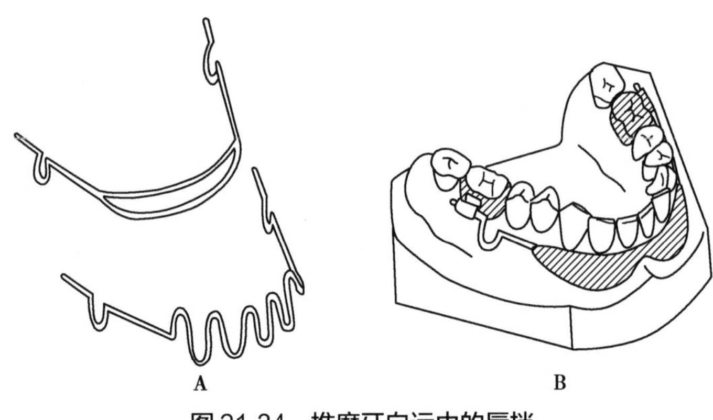

图21-34　推磨牙向远中的唇挡

A. 金属丝唇挡　B. 树脂承压板式唇挡

3）用自凝树脂涂布承压板，承压板常位于左右尖牙间，高度7～8mm，边缘圆钝。承压板的位置通常分为高位、中位、低位，应视具体情况酌情使用。

（6）临床应用

1）初戴唇挡时，检查有无软硬组织的压痛，患者戴用唇挡适应后可全天配戴。

2）用于矫治不良习惯时，只告诉患者戴用矫治器就可治疗不良习惯，而不是作为惩罚目的。

3）用于推磨牙向后或增强支抗时，复诊应检查唇挡是否需要开展加力。达到治疗目标后，仍应继续戴用一段时间以巩固疗效。

5. 前庭盾

（1）作用原理

1）前庭盾通常安放在口腔前庭部位，用以消除唇颊肌对牙弓及颌骨的不正常压力；

2）前庭盾的前部只与上颌前牙区接触，而后部则离开牙弓少许，上下唇肌、颊肌的收缩力，通过前庭盾而作用于上颌前牙，使其舌向移动，而后牙颊侧压力解除，牙弓得以侧方扩大。

（2）适应证

1）适用于口呼吸、咬物、咬唇、吮指习惯矫治；

2）盾的前部附钢丝拉钩，用于唇功能训练；

3）用于替牙早期的上颌前突、牙弓狭窄及下颌切牙舌倾的矫治。

（3）前庭盾的制作（图21-35）

1）首先要求取得精确的印模，使之接近全口义齿印模的伸展范围。

2）取得切对切的蜡咬合关系，将模型与蜡对好后上𬌗架。

3）用铅笔在模型上描绘出前庭盾的外形轮廓线，上下范围应离开移行皱襞1.5～2mm，并做唇系带处的缓冲，后缘应伸展至最后磨牙的远中邻面。

4）在标记范围内铺2～3mm厚的基托蜡。如果需内收前牙，则将前牙区牙冠部分不铺蜡，并将上、下颌前牙之间的覆盖部分用蜡填平。

5）用自凝树脂涂布2～2.5mm厚的形似盾牌的矫治器，其外形大小与患者的口腔前庭及牙弓的唇颊面相类似。

6）需要进行唇肌肌功能训练时，可在前庭盾前牙区增加一或两个牵引环。个别鼻呼吸障碍未得到及时治疗者，可在前庭盾的前部打上小孔。

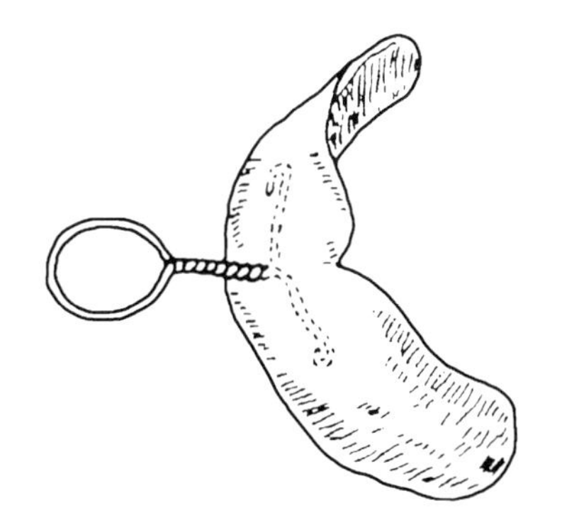
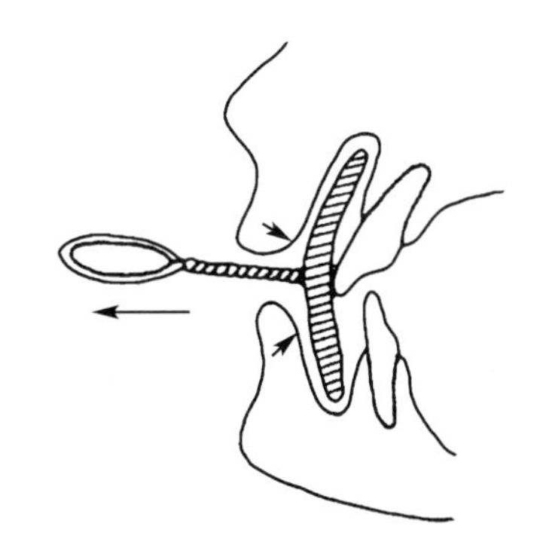

图 21-35 前庭盾

（4）临床应用

1）除吃饭、刷牙外，应尽量延长戴用时间。戴用时上下唇应尽量闭合，并反复训练。

2）初戴时多有不适感，前庭沟及唇系带处可能会出现压痛，应注意调磨压痛点部位的树脂。

3）有口呼吸习惯的儿童，为了避免患者因夜间口呼吸习惯而发生窒息的危险，可在前庭盾前部相当于闭合线的中份预备几个通气孔。

4）每 3～4 周复诊一次，可在保持前庭盾厚度约 2.5mm 的情况下，通过在局部应用自凝树脂垫底或缓冲的方法，调节牙弓承受的矫治力。

6. 阻鼾器

（1）作用原理：主要是将上气道的周围组织向外牵引（特别是软腭和舌体部位）从而使气道得以扩张，避免呼吸受到影响。

（2）适应证：主要适用于单纯鼾症及轻、重度的阻塞性睡眠呼吸暂停低通气综合征患者；还可用于功能性下颌后缩。

（3）种类

1）软腭作用器：直接作用于软腭，通常需要对患者进行软腭训练才能耐受。

2）舌作用器：直接将舌进行前方牵引而达到扩宽舌后、软腭后气道的作用。舒适程度及固位情况较下颌前移器要差一些。

3）下颌前移器：是目前临床上使用最多的一类，通过下颌前移，牵引舌体前伸，达到开扩咽部及气道的作用。包括类似改良功能性矫治器的下颌前移器、阻鼾器 Snore-Guard™、压膜 - 拉杆式下颌前移器、可调式下颌前移器。

（4）制作方法：以下颌前移器为例（图 21-36）：

1）以烤软的蜡获取咬合重建记录以改变下颌位置。方法是先嘱患者尽量开口并前伸下颌，然后放松并缓慢收回，直至获得一个既舒适又有最大前伸位的下颌位置。

2）根据蜡咬合记录上殆架固定石膏模型。

3）用直径 0.7～0.9mm 的不锈钢丝弯制上颌双曲唇弓，再用直径 1.2mm 的不锈钢丝弯制小腭弓，并根据需要弯制上、下颌后牙区箭头卡环以增加固位。

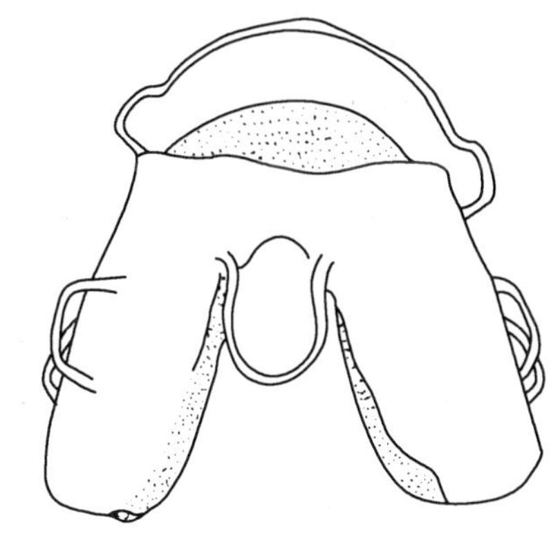

图 21-36 阻鼾器

4）涂布树脂时，要求所有后牙𬌗面、上颌前牙切缘1/3、下颌前牙切缘1/2均应以树脂覆盖。

5）为防止患者因鼻腔阻塞引起呼吸困难，应在上下牙列间留置通气孔以维持正常呼吸。

（5）临床应用

1）选用矫治器治疗阻塞性睡眠呼吸暂停低通气综合征时，应对其病因、发病机制、严重程度有一定的了解，并取得呼吸科等的合作。

2）临床上取蜡时，下颌前伸距离一般为最大前伸距离的75%，或下颌最大前伸量减3mm，切牙间垂直距离约2.0mm，对于高角病例，下颌垂直张开不宜过多。

3）告知患者可能出现的不良反应，如口干、颞下颌关节不适，戴用矫治器睡觉时唾液分泌增加等。

4）为了避免发生夜间呼吸困难，在矫治器上下牙列间应设置通气孔。

7．牙齿正位器（positioner）

（1）作用原理

1）利用弹性树脂或软橡胶的弹性对错位牙进行调位；

2）正位器在关闭间隙、调整前牙倾斜度的同时，建立正常的覆盖关系；

3）生长发育高峰期的安氏Ⅱ类错𬌗病例，正位器可协调上下牙弓颌骨的相互关系，刺激髁突改建。

（2）适应证

1）主要用于排齐牙形成理想的牙弓形态；

2）轻度的牙间隙；

3）用于固定矫治器，特别是Begg矫治器矫治之后牙位及牙弓形态的精细调整和保持；

4）调整切牙轴倾度和根转矩；

5）进行𬌗平面及前牙覆𬌗、覆盖的调整。

（3）正位器的结构

1）弹性材料体：正位器几乎全部由弹性材料体构成，它覆盖上下牙弓全部牙齿的唇、颊、舌面后，在𬌗面相连，形成一个整体。并在𬌗间间隔部分设计有直径2.0mm的通气孔3～5个，以利呼吸。

2）辅助部件：①球形末端邻间钩：置于第二前磨牙与第一磨牙邻间隙内，协助固位并有引导矫治器戴入的作用；②牙窝辅助推丝：需要扭转、倾斜移动牙齿时，在有关牙窝的颊舌向或近远中向埋入直径0.7mm的不锈钢丝弯制的辅助推丝，形成较硬的接触而增强对牙的作用；③口外牵引附件：如需要口外弓，可在第一磨牙间隙处包埋焊有颊面管的U形钢丝。

（4）正位器的制作

1）按全口义齿制作时的要求，制取印模，灌制模型。

2）取正中关系蜡𬌗记录，将工作模型固定在𬌗架上。

3）完成工作模型的制作：①锯下需要移动的牙齿，根据关系排牙，以获得理想的牙尖交错关系，并使侧方、前伸运动都没有干扰；一般下颌尖牙不做移动。②用蜡恢复模型上牙槽区的缺损，使之与口腔实际情况一致。③根据需要弯制辅助部件。

4）复制完成工作模型和咬合打开路径：①在𬌗架上，使排牙后的上下牙弓分开，如无特殊目的，磨牙区分开2.5～3.0mm；②用蜡记录𬌗架上咬合打开时的关系；③用取印模的方法复制完成工作模型；④复制好的完成工作模型再根据咬合打开时的蜡记录上𬌗架；⑤将辅助部件在复制牙模上固定。

5）正位器的完成（图21-37）：用真空热压塑造机在复制完成的工作模型上，用弹性树脂或橡胶分别压制正位器的上、下牙列部分。再用条状热塑材料按咬合打开的高度加厚上下𬌗面，修整平滑后再次压塑，使矫治器成为一体。

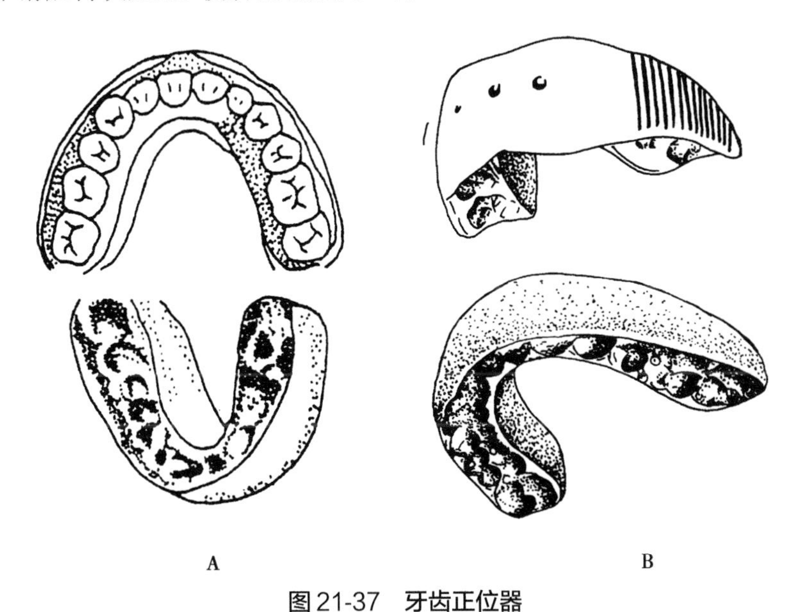

图21-37　牙齿正位器

A. 真空热压塑造机压制的正位器上、下牙列部分　B. 完成的牙齿正位器

（5）临床应用

1）准确的印模和蜡𬌗关系是正位器发挥功能的保证。

2）初戴矫治器时，应检查有无软组织以及局部牙齿受力过大造成的压痛点，并进行调磨。

3）嘱患者经常训练下颌前伸至正常位置，待患者适应一段时间后可全天戴用。

4）临床上也可将其作为一种具有可微量调整位置的保持器使用。

5）由于正位器体积较大，对呼吸功能障碍的患者慎用。

8. 肌激动器　肌激动器是1908年由Andresen设计发明的，故又称Andresen矫治器。早期的肌激动器结构比较简单，经过在长期临床应用过程中的不断改良和完善，该矫治器得到了发展。

（1）作用原理：肌激动器的矫治力来源于咀嚼肌、口周肌，其在口内的松散固位也主要依靠咀嚼肌。以安氏Ⅱ类错𬌗畸形为例，由于肌激动器的作用，下颌被引导到向前向下，在新的位置上，咀嚼肌群的平衡被打破后，上下颌骨受到相互的作用力，产生如下的颌骨生长效应。

1）刺激下颌骨矢状向生长；

2）刺激下颌骨垂直向生长；

3）抑制上颌骨矢状向生长（图21-38）。

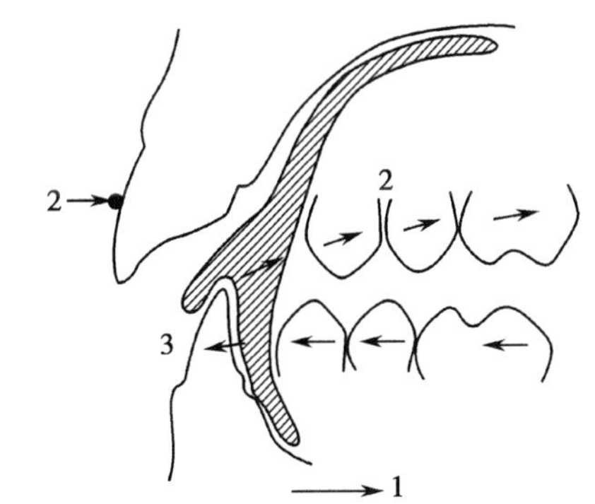

图21-38　肌激动器矫治原理

1、2、3示肌激动器作用于口腔的力的方向。

（2）适应证

1）主要用于矫正青春发育高峰期安氏Ⅱ类1分类错𬌗畸形；

2）用于矫治早期安氏Ⅲ类错𬌗、安氏Ⅱ类2分类错𬌗和开𬌗畸形。

（3）基本结构：该矫治器结构简单，主要是由一整块树脂基托组成，并有0.9～1.0mm不锈钢丝形成的诱导丝，无特定的固位装置，也没有产生机械力的加力装置（图21-39）。

1）基托：①基托的上颌部分覆盖整个腭盖或用1.0～1.2mm的不锈钢丝弯成U形腭杆代替上颌部分基托，远中达最后一颗磨牙；②下颌部分向下延伸至口底，后缘必须达到下颌最后磨牙舌面的远中；③上下基托相连，在下颌前牙切缘形成塑胶帽，若塑胶帽仅仅盖住下颌切牙切缘，则在阻碍下颌切牙垂直萌出的同时不影响切牙的唇向移动，若不需要下颌前牙唇向移动，塑胶帽可覆盖下颌切牙及尖牙切缘1/3；④后牙区相应的基托有牙萌出的导面，通过调磨塑胶导面，可以控制、引导后牙向正常的方向移动。

2）诱导丝：按错𬌗畸形的种类不同大致分为三类：①上颌诱导丝，一般安氏Ⅱ类1分类上颌前突患者，诱导丝放在上颌，与可摘矫治器的双曲唇弓相同，位于上颌前牙唇面，从上颌尖牙远中越过𬌗面，并且不能影响上下牙齿的𬌗向萌出（图21-40），也可弯制成曲向远中的水平曲唇弓，该唇弓可将肌肉的矫治力传导至上颌前牙，如果上颌前牙腭侧牙槽部分的基托被缓冲，上颌前牙在唇弓的作用下将向腭侧倾斜移动。②下颌诱导丝，结构和上颌双曲唇弓相同，在安氏Ⅲ类错𬌗下颌前突时选用。但严重的Ⅱ类1分类患者，因为覆盖过大，唇肌、颏肌紧张，除使用上颌诱导丝外还应增加离开下颌前牙唇面2mm的下颌诱导丝或下颌唇挡，以消除下唇对下颌前牙的异常肌张力。③颌间诱导丝，主要用于矫治安氏Ⅲ类错𬌗，从上颌尖牙与侧切牙之间弯向下颌，位于下颌前牙唇面（图21-41）。如上唇张力过大，可增加离开上颌前牙唇面2mm的上颌诱导丝或上颌唇挡。

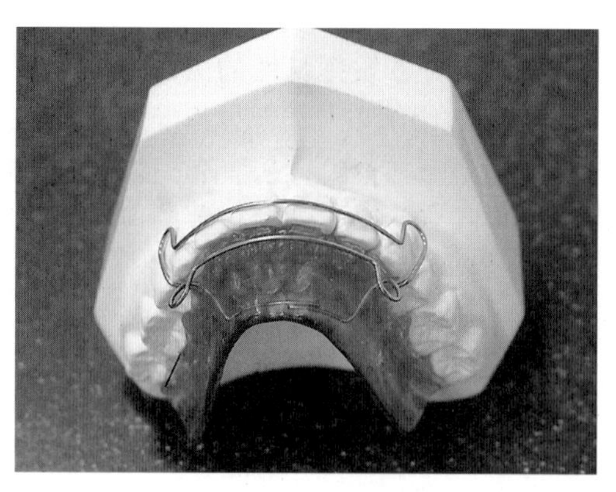

图21-39 肌激动器

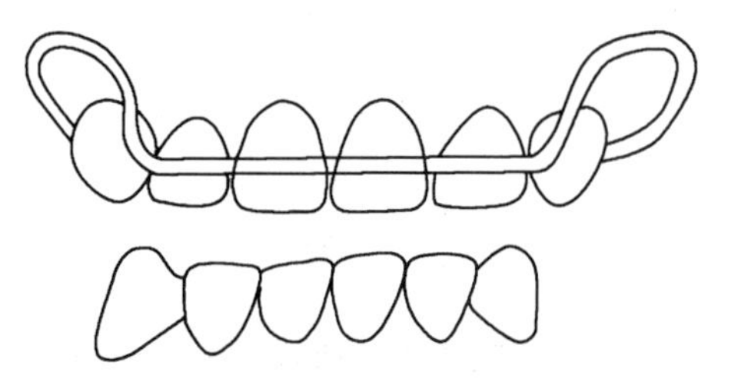

图21-40 安氏Ⅱ类的上颌诱导丝

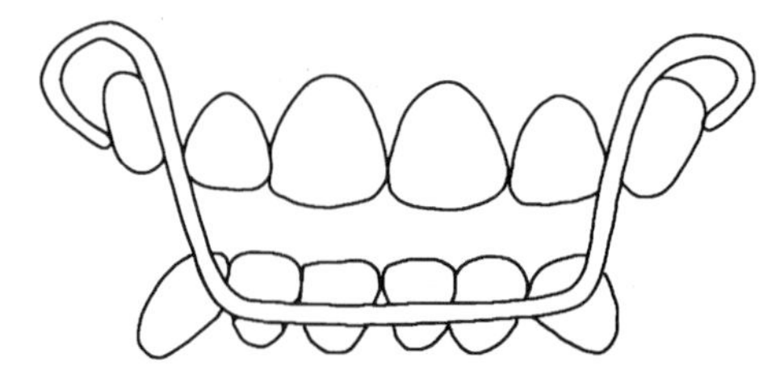

图21-41 安氏Ⅲ类的颌间诱导丝

（4）肌激动器的制作

1）印模和模型：与一般可摘矫治器制作要求相同，由于在治疗阶段，有后牙诱导面的形成，故要求牙齿的颈缘线应清晰，咬合面及牙颈部的气泡必须去除干净。

2）咬合重建：咬合重建的具体方法根据不同错𬌗情况确定，颌位记录完毕后，将蜡𬌗放在石膏模型上核对，检查是否与口内情况相符，如有不符，应重新进行颌位记录（图21-42）。

3）诱导丝的弯制：用直径0.9～1.0mm的不锈钢丝在模型上依不同病例的需要，弯制诱导丝。

4）基托的制作：首先应根据设计要求在模型上用铅笔画出基托的范围，包括上下颌及全部牙的𬌗面部分。一般采用自凝树脂分区糊塑，然后在蜡𬌗记录的关系上，将上下颌区、颌间区以及前牙区塑胶帽基托连成一整体，并使其表面光滑。

5）基托诱导面的形式和作用：基托与牙齿接触的部分称为诱导面，应根据临床错𬌗的类型，严格按设计要求制作后牙的诱导面（图21-43，图21-44）。

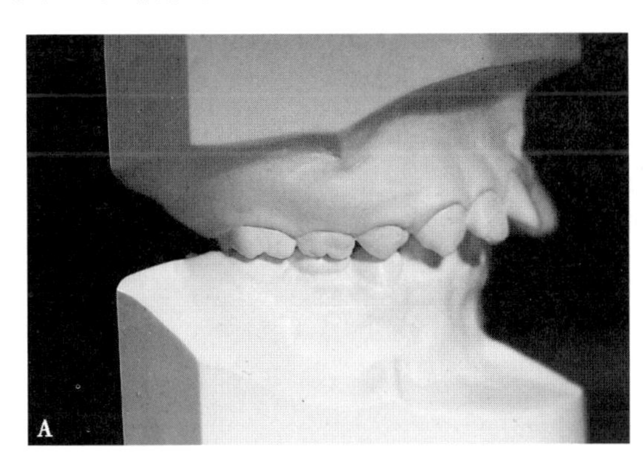

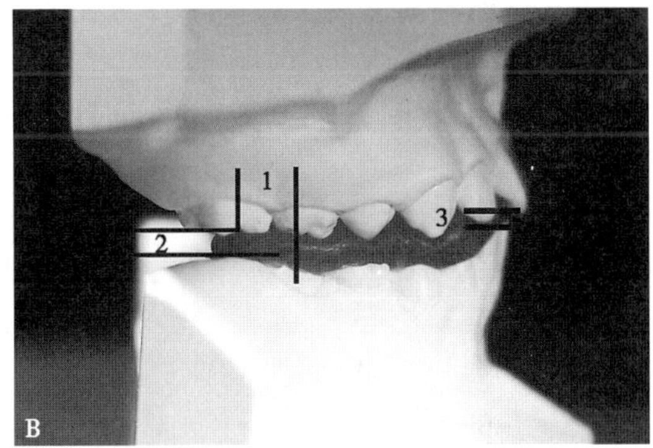

图21-42 颌位记录的核对

A. 原始咬合（后牙咬合紧） B. 重建咬合 1. 下颌水平前伸距离；2. 后牙伸长的垂直距离；3. 前牙伸长的垂直距离。

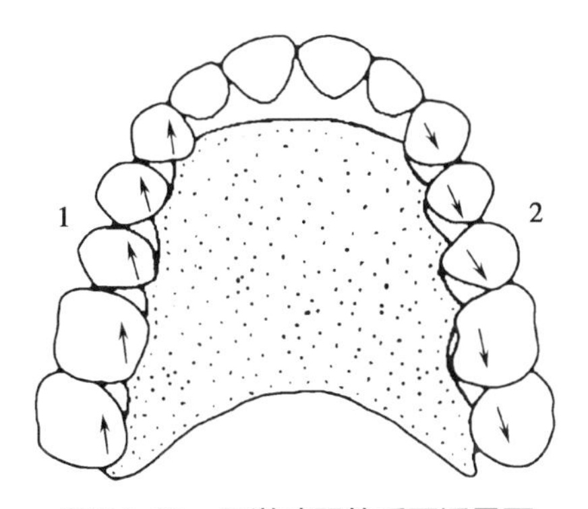

图21-43 肌激动器的后牙诱导面

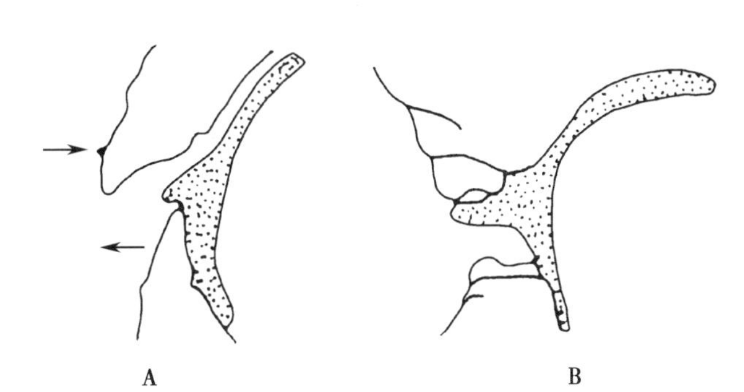

图21-44 肌激动器的颌间诱导面

（5）临床应用

1）矫治器试戴1周后，绝大多数患者能够适应并将矫治器保持在口内正确位置，少数患者入睡后矫治器会不自觉脱出口腔，应检查垂直打开的距离是否不足，或是下颌前移的距离是否过大。

2）矫治器戴入后1～2周复诊，检查口腔软硬组织及颞下颌关节区有无不适或压痛。

患者适应后，可按前述方法形成正确的诱导面，每 4～6 周复诊一次，复诊时应注意：①检查诱导面与牙齿接触部分是否形成光亮区，对矫治不利的光亮区应当调磨，如果缺少光亮区，说明牙导面未起作用，应在不改变下颌位置的条件下考虑重衬；②检查后牙导面是否影响乳、恒牙的替换和第二磨牙的萌出；③缓冲上颌切牙腭侧基托，调整唇弓与上颌前牙唇面接触，利于上颌切牙腭向移动。

3）肌激动器由于体积较大，戴入后影响发音和咀嚼，一般在夜间及休息时戴用，每天确保戴用至少 14 小时，戴用时间越长，疗效越佳。安氏Ⅱ类 1 分类错𬌗一般在戴用 10～12 个月后，后牙可达到中性关系，前牙覆𬌗、覆盖关系正常。

（6）肌激动器与口外弓的联合应用：肌激动器对安氏Ⅱ类低角病例的面型改善非常有利，但对安氏Ⅱ类高角病例却十分不利，这是由于：①在垂直方向控制上，肌激动器鼓励下颌后牙的萌出以矫正前牙深覆𬌗，由于下颌后牙的萌出造成𬌗平面和下颌平面的顺时针旋转，面高增加。②在矢状向控制上，肌激动器虽可明显地促进下颌向前生长，但对上颌向前发育的抑制作用较弱。因此，对安氏Ⅱ类高角或合并上颌前突病例的矫治，常需将口外弓与肌激动器联合起来使用。通过口外牵引能够有效抑制上颌骨的向前生长发育，并且可以通过改变牵引力的方向抑制上颌后牙的萌出。

口外弓 - 肌激动器的制作与肌激动器制作类似，主要区别是增加了口外弓，常用直径 1.5mm 的不锈钢丝制作，可插入肌激动器上的口外弓管内或直接埋入肌激动器两侧尖牙与侧切牙之间的树脂基托中，口外弓多与高位牵引头帽相连接，牵引力方向通过上颌阻抗中心与上牙弓阻抗中心之间，混合牙列期牵引力每侧 250～300g，恒牙列期每侧 400～500g。另外为了防止上颌切牙舌倾和伸长，可在肌激动器的上颌前牙唇侧设计控根簧或上颌前牙基托直伸至唇侧龈缘，达到与转矩簧同等的作用（图 21-45）。

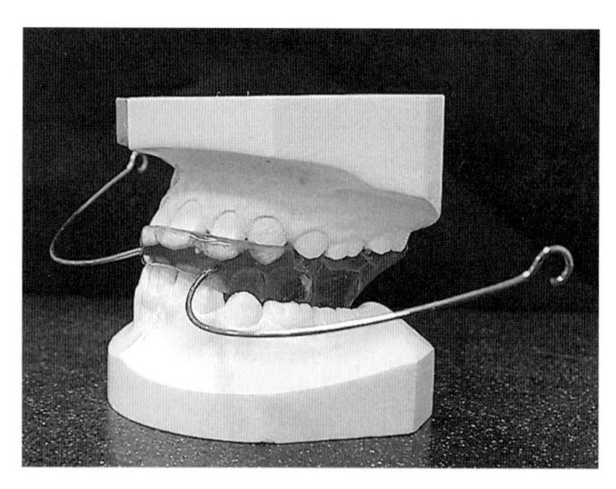

图 21-45　口外弓 - 肌激动器

9. 功能调节器　功能调节器是由德国 R.Fränkel 在 20 世纪 60 年代设计的一种可摘矫治器，故又称 Fränkel 矫治器，简称 FR。根据其设计特点及适应证，功能调节器可分为四种类型，即 FR-Ⅰ型、FR-Ⅱ型、FR-Ⅲ型和 FR-Ⅳ型。现在较为常用的是 FR-Ⅲ型，主要用于矫正早期前牙反𬌗。

（1）FR 作用原理：功能调节器通过颊屏、唇挡阻断口周肌肉的异常功能，消除口周肌力对牙齿、牙槽骨及颌骨生长的限制，诱导牙弓、颌骨及面部产生如下的生长效应：

1）横向的变化：牙弓和颌骨向外开展，有利于矫治牙列拥挤、牙弓狭窄和基骨发育不良。

2）垂直向的变化：垂直打开后牙咬合，磨牙垂直生长发育，有利于改善颌间关系，整平Spee曲线。

3）矢状向的变化：通过肌功能锻炼，下颌位置发生改变，髁突产生适应性变化，有利于建立Ⅰ类磨牙关系。

4）建立正常唇封闭：FR戴于口腔内后，患者有意识地保持上下唇闭合，使功能不足的上唇恢复正常肌张力，有利于建立正常的唇封闭。

（2）适应证

1）FR-Ⅰ：用于矫治安氏Ⅱ类1分类和安氏Ⅰ类错𬌗畸形。

2）FR-Ⅱ：用于矫治安氏Ⅱ类2分类错𬌗畸形。

3）FR-Ⅲ：用于矫治安氏Ⅲ类错𬌗畸形。

4）FR-Ⅳ：用于矫治替牙期与恒牙早期牙弓狭窄，基骨发育不足的双颌前突及轻度骨性开𬌗畸形。

（3）功能调节器的结构和制作：以FR-Ⅲ型为代表作介绍，而FR-Ⅱ型仅介绍其不同点。

1）FR-Ⅲ型的结构：主要应用于乳牙期、替牙期与恒牙早期，上颌轻度发育不足，下颌基本发育正常或轻微前突的患者。其结构包括树脂和金属丝两部分：树脂部分包括颊屏和唇挡；金属丝部分有上唇挡连接丝、腭弓、前腭弓、下颌唇弓及支托。

①唇挡连接丝：将左右两侧的唇挡和颊屏连接成一体。

②下颌唇弓：将两侧颊屏的下部成一体，下唇弓与下颌前牙相贴（图21-46），与腭弓共同起支架和支抗作用，发挥抑制下颌生长的功效。

③前腭弓：在上颌前腭部形成弓形，将矫治力传递至上颌前牙（图21-47）。

④腭弓：矫治器戴入口中后，下颌伸肌有向前复位的趋势，此向前之力通过下颌唇弓传递到上颌腭弓，促使上颌向前发育。当需要增加牙槽宽度时，可将此曲稍稍打开以向外侧扩展颊屏。

⑤支托：下颌支托的作用是防止下颌磨牙向上和向前萌出，允许上颌后牙自由向下向前萌出，保证𬌗的打开以利前牙反𬌗的矫治，同时可与唇弓一起增强下颌支抗（见图21-46）。反𬌗较深的安氏Ⅲ类错𬌗畸形，可在上颌第一磨牙（或第二乳磨牙）上放置上颌支托（图21-47）。反𬌗一旦解除，应立即磨除该支托，以利上颌后牙的萌出。

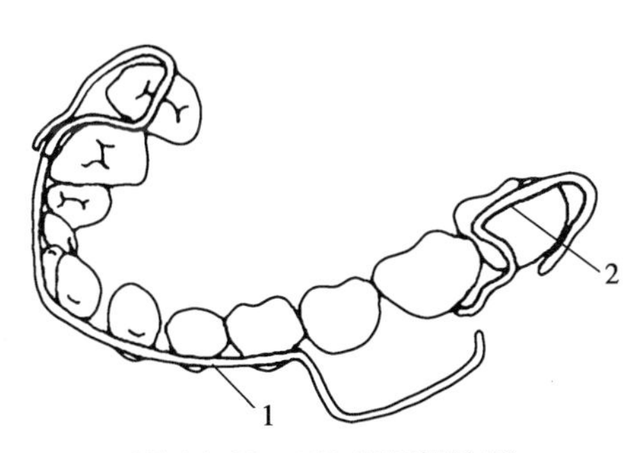

图21-46　FR-Ⅲ型矫治器

1. 下颌唇弓；2. 下颌𬌗支托。

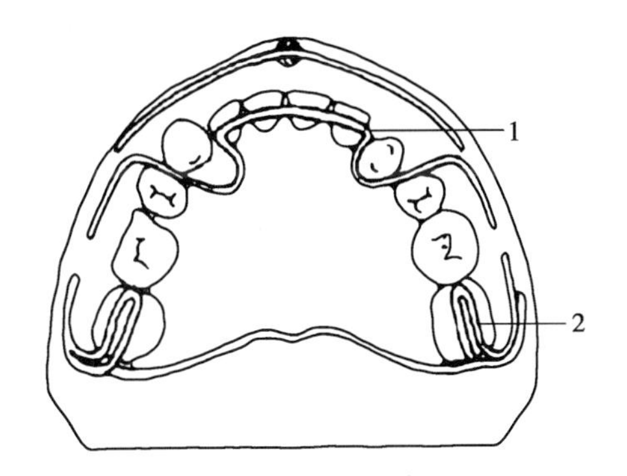

图21-47　FR-Ⅲ型矫治器

1. 前腭弓；2. 上颌𬌗支托。

2）FR-Ⅲ型矫治器的制作要点

第一步：取印模。功能调节器治疗成功的关键在于矫治器制作是否准确、合适，所以制取准确的印模特别重要。要求印模能准确清晰地反映口腔内软硬组织的形态，包括上颌结节、整个牙列、牙槽突及黏膜皱襞的整个前庭区、唇颊舌系带状况。为了获得恰到好处的边缘伸展，必须选择一个合适的托盘，最好采用个别托盘，使肌肉和系带的附着都能反映出来。印模材也需要稀稠合适，有良好的流动性，以使边缘伸展适宜。

第二步：建立咬合。FR-Ⅲ型矫治安氏Ⅲ类错殆畸形的主要目的是刺激上颌的发育，抑制下颌的发育。所以重建咬合时，应尽量使下颌后退至前牙呈切对切关系，解除反殆，磨牙区咬合打开 2～3mm。前牙反殆深者需打开较多，反之打开较少。同时应进行唇封闭练习，还应对功能因素造成的下颌偏斜予以矫正。

第三步：修整石膏模型。为了获得颊屏及唇挡最适当的伸展范围，需要在工作模型上加深前庭沟，其深度的把握非常重要，由医师在临床加以判断而确定，若修整不足，则基托伸展不够，不能使软组织获得应有的张力；若修整过度，则基托边缘过长，可使软组织发生溃疡，一般在 5mm 以内。由于 FR-Ⅲ型的唇挡位于上颌，所以 FR-Ⅲ型仅在上颌模型上进行修整（图 21-48），下颌模型不修整。修整上唇挡区时，一般上唇软组织可允许唇挡深入前庭沟底约 5mm，故模型上此区可由前庭沟底向上刻 5mm 左右；颊屏必须伸展到前庭沟底部，在上颌结节区和牙槽基底黏膜转折处，必须修整加深 2～3mm，并注意颊肌和颊系带的附着情况及上颌结节的外形。

第四步：铺隔离蜡。FR-Ⅲ型矫治器主要是矫治Ⅲ类错殆畸形，以达到刺激上颌骨的发育和抑制下颌骨的发育为目的，故它只需在上颌铺隔离蜡，下颌原则上不铺蜡，若牙槽区倒凹明显可铺少许，以免矫治器取戴时擦伤黏膜（图 21-49）。模型修整后，先在上下颌模型上用铅笔画出颊屏及上唇挡所在区域的轮廓，然后在颊屏及上唇挡区铺隔离蜡。蜡的厚度一般在牙齿部分为 3mm，牙槽黏膜部分为 2.5mm，若后牙牙弓狭窄，铺蜡可稍厚些，蜡的下缘与上颌牙的殆平面平齐（图 21-50）。

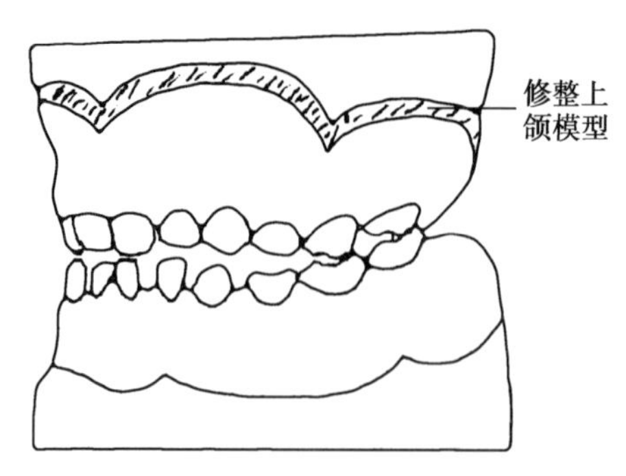

图 21-48 FR-Ⅲ型矫治器 修整上颌模型

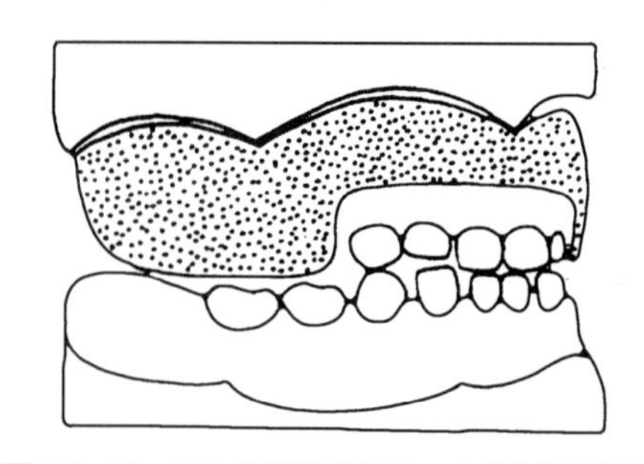

图 21-49 FR-Ⅲ型矫治器 上颌铺隔离蜡

第五步：弯制钢丝部件。

①下颌唇弓：用直径 1.0mm 的不锈钢丝弯制而成。唇弓沿下颌切牙唇面龈乳头之上，并与切牙接触，可减少下颌切牙舌向倾斜（见图 21-46），两侧至尖牙远中向龈方弯成 90° 至龈缘下约 5mm 处向后弯曲进入颊屏，两侧末端均与殆平面平行，离开黏膜约 1mm，以便基托包埋。

②腭弓：用直径1.2mm的不锈钢丝按腭顶的外形弯制而成。腭弓的中央部分形成一小的凸向前的U形小曲。腭弓的两端在最后磨牙的远中外形高点之下越过进入颊屏，两侧末端相互平行。

③前腭弓：用直径0.7mm的不锈钢丝弯制而成。其中央水平部沿上颌切牙的外形形成弧形，位于切牙的舌隆突上，切缘下2～3mm处，如希望上颌前牙继续萌出，前腭弓可不接触舌隆突。需要时，前腭弓的中部可以分开，形成交叉舌簧，可开展前牙向唇侧，利于反殆的解除。前腭弓在切牙远中沿腭黏膜的外形形成U形，从上颌尖牙与第一前磨牙间的间隙通过殆面进入颊屏（图21-47）。

④支托：用直径0.9mm的不锈钢丝制作而成，支托沿下颌第一磨牙（或第二乳磨牙）的远中形成，两端由近远中向龈方弯曲离开牙龈进入颊屏（见图21-47）。反殆较深的安氏Ⅲ类错殆畸形，可在上颌第一磨牙（或第二乳磨牙）上放置上颌殆支托（见图21-47）。

⑤上颌唇挡连接丝：用直径0.9mm的不锈钢丝弯制而成。由三段钢丝形成，中间一段弯成V形与上唇系带相适应；钢丝位置在龈下至少7mm，离开龈组织面约1mm，以便固定于唇挡内而不致擦伤龈黏膜；连接丝进入两侧颊屏之后应保持直线，有利于治疗中唇挡的前移。

第六步：矫治器的完成。用蜡将弯制好的钢丝部件准确地固定在工作模型上，钢丝与缓冲蜡层之间留0.5～1.0mm的距离。然后用自凝树脂按要求的范围涂布颊屏、唇挡。唇挡的厚度2～3mm，上缘圆钝光滑尽量向上伸展以促使骨沉积和解除上唇压力。其下缘与上颌切牙牙龈相距约3mm，并与上牙槽突外形相一致（图21-51）。在形成颊屏前，应先将上下颌蜡层相连以防树脂进入颌间。颊屏上颌应离开上牙列和牙槽嵴，可促使上颌横向及矢状向发育；与下牙弓和下牙槽嵴相接触，可抑制下颌的发育。唇挡、颊屏的边缘应保持合理的边缘形态，涂布完成后，从模型上取下打磨抛光。

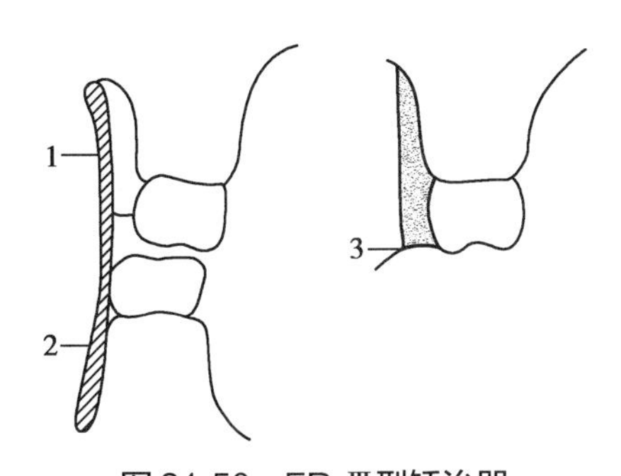

图21-50　FR-Ⅲ型矫治器

1、2. 上下颌颊屏位置及边缘形态；3. 隔离蜡的下缘与上颌牙的殆平面平齐。

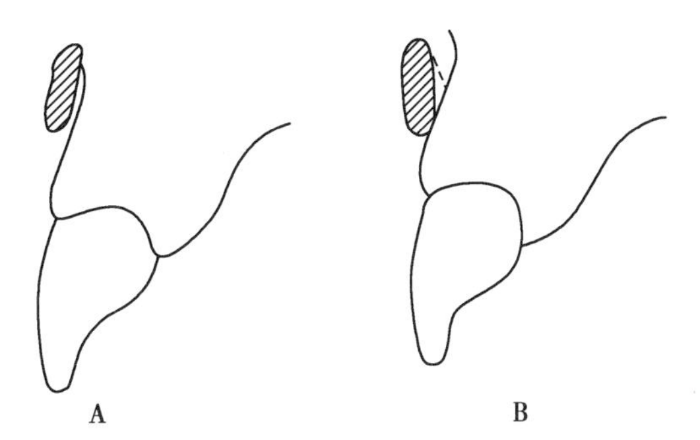

图21-51　FR-Ⅲ型矫治器　上唇挡

A. 正确　B. 不正确

3）FR-Ⅱ型：适用于矫治安氏Ⅱ类2分类错殆畸形患者。其结构与FR-Ⅲ型相近，包括树脂和金属丝两部分，差别主要在于FR-Ⅱ型功能调节器的唇挡设计在下颌，唇弓设计在上颌，上颌有尖牙诱导丝，下颌有舌托。制作时的不同点是：①上颌第二乳磨牙和第一恒磨牙之间及上颌乳尖牙和第一乳磨牙之间需要分牙，或片切越殆丝邻近乳牙的邻接面，使越殆丝位于边缘嵴之下；②FR-Ⅱ型矫治器应在下颌前伸位时取蜡殆关系上殆架制作完成。

（4）临床应用

1）功能性调节器用于混合牙列期和恒牙列早期即生长发育的快速期效果最好。

2）初戴时检查矫治器各部件的位置准确与否，在牙弓上有无稳定的支抗，重建的情况是否无误，颊屏、唇挡的树脂边缘是否光滑，戴入后就位是否正确。

3）治疗初期，嘱患者从初戴时每天1～3小时逐渐增加到适应后每天达18小时左右，每隔4～6周复诊一次。复诊时检查矫治器各部件的位置是否正常，以便做必要的调改。

4）FR-Ⅲ型矫治器置于上颌第一磨牙上的𬌗支托，待前牙反𬌗解除后，应立即去除，以利于上颌后牙的生长。对于某些明显上颌发育不足的患者，在治疗过程中，可将上唇挡适当前移以最大程度刺激上颌骨生长。

5）一般经日夜戴用3个月后，常可观察到矢状、横向和垂直方向的改善，6～9个月左右，磨牙关系可得到矫正，1年左右可以结束治疗。

6）混合牙列期矫治后，一般保持时间需一年半左右，恒牙列早期，则需保持2～3年之久。

10. 双𬌗垫（Twin-block）矫治器　由上下颌两个带𬌗垫的可摘矫治器组成，可全天戴用。

（1）作用原理：通过上下𬌗垫接触面间的𬌗垫斜面，改变自然牙列中承受力的斜面的方向，并通过下颌的功能性前移，产生有利于正常颌面型生长的力，从而产生矫形效果。

（2）适应证：用于替牙期、恒牙初期安氏Ⅱ类错𬌗病例，尤其是对安氏Ⅱ类1分类疗效显著；如用于安氏Ⅱ类2分类错𬌗病例，上颌前牙腭侧基托内加双曲舌簧。用于安氏Ⅲ类错𬌗病例，矫治器𬌗垫斜面正好与治疗安氏Ⅱ类错𬌗的𬌗垫斜面相反。

（3）结构和制作：该矫治器由上下颌两副机械性活动斜面𬌗垫矫治器组成（图21-52）。

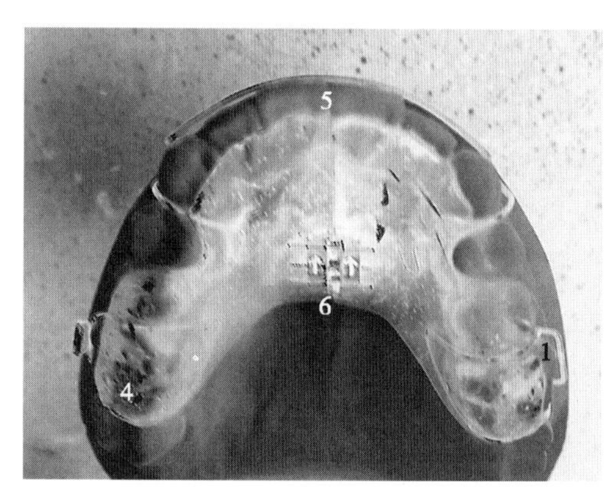

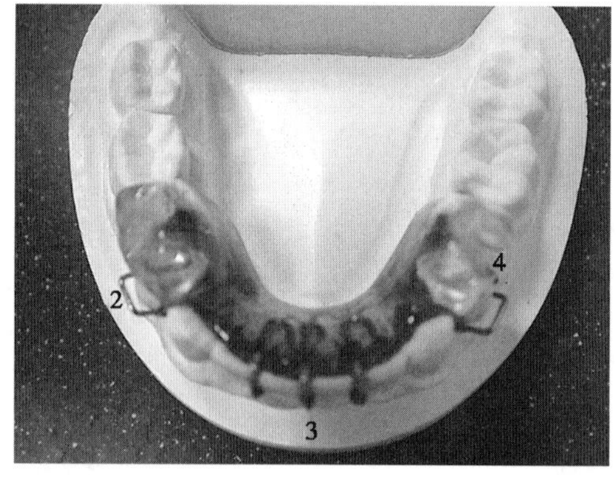

图21-52　双𬌗垫矫治器

A. 上颌　B. 下颌

1. 改良箭头卡；2. 三角形卡；3. 球形末端邻间钩；4. 𬌗垫；5. 唇弓；6. 上颌螺旋扩大器。

1）上颌部分：①固位装置：在上颌第二前磨牙和第一恒磨牙上作箭头卡环，如需要口外力时，在箭头卡环的桥部焊接圆管，以放置口外弓。在上颌前牙和后牙区也可放置邻间钩加强固位。②上唇弓：需内收上颌前牙时可作常规唇弓。③扩弓装置：在基托的中线处放置螺旋扩大器，便于扩大上颌牙弓宽度，有利于下颌的前移，否则会形成后牙对刃。④上𬌗垫：覆盖上颌磨牙及第二前磨牙𬌗面，在上颌第二前磨牙的近中边缘开始形成向远中的斜面，斜面延伸至相当于上颌第一磨牙近中面处，角度一般与𬌗平面成45°。

2）下颌部分：由𬌗垫和卡环组成。①固位装置：在下颌第一前磨牙作箭头卡环或三角形卡，下颌前牙之间作邻间钩加强固位。对于伴有前牙开殆倾向的病例，建议用下唇弓代替下颌切牙区的邻间钩辅助固位，以免影响下颌切牙的萌出。②下殆垫：覆盖在下颌前磨牙的殆面上，从第二前磨牙的远中边缘处开始向近中形成斜面，角度为45°，殆垫向近中逐渐变薄。上下殆垫在第二前磨牙区形成45°斜面，使上下颌相互锁结，引导并保持下颌于前伸位置（图21-53）。

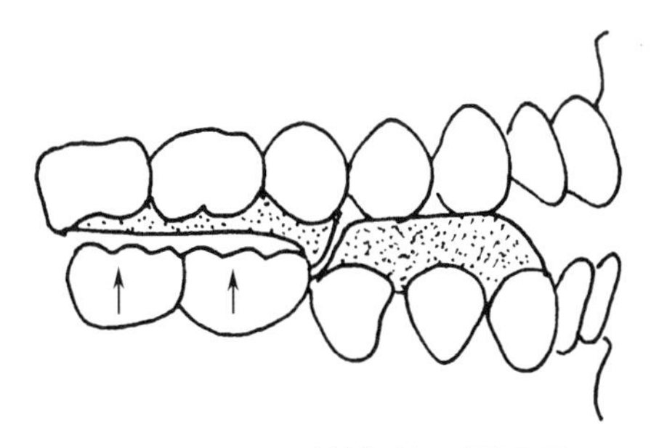

图21-53　双殆垫矫治器侧面观

3）记录：遵循功能性矫治器咬合重建原则，同肌激动器。

4）涂布树脂、打磨、抛光：根据蜡殆记录上殆架，固定好卡环、唇弓、邻间钩或螺旋扩弓器，按设计的范围填充树脂，并形成45°的殆垫斜面，硬固后拆下打磨抛光。

（4）临床应用

1）矫治时机最好开始于生长发育期，并在生长发育期进行治疗。初戴时应先适应1周，吃饭时暂不戴，适应后应24小时戴用。

2）试戴口内矫治器，注意矫治器的固位情况，检查有无压痛及黏膜刺痛，并进行调磨。教会患者当上下颌矫治器咬合在一起时，下颌顺着导斜面前伸进行咬合，并让患者明白，只有戴着矫治器吃饭，才能增大矫治力，增强疗效。

3）戴用矫治器4～6周后即可开始分次磨低上颌殆垫，以利下颌后牙向上萌出，减少深覆殆。每次调磨殆垫约1～2mm，磨低殆垫时应保持上下殆垫间45°斜面的相互锁结的咬合接触。一般2～5个月后，牙弓矢状关系可得到矫正，但此时前磨牙区的咬合关系仍未完全建立，可使用上颌斜面导板，直至前磨牙区建后1年左右为止，以巩固疗效。

11. Herbst矫治器（Herbst appliance）　该矫治器是一种固定的功能性矫治器，最早由德国学者Emil Herbst于1905年提出。

（1）作用原理：将下颌前移至切牙相对位置，并使下颌在此位置进行各种功能，刺激髁突生长而使下颌长度增加，上颌生长受到抑制，同时上牙列远中移动，下牙列近中移动，随颌骨和牙颌关系的改善，咀嚼肌恢复正常功能。

（2）适应证：青春快速发育期以下颌后缩为主的安氏Ⅱ类错殆；若患者存在上颌前突，则应联合应用头帽-口外弓。

（3）结构：可被看作是一个置放于上下颌之间的人工关节，由机械部分和支抗部分组成（图21-54）。①机械部分：由位于左右两侧的两个金属套叠装置组成。每个套叠装置包括一根套管、一根插杆、两个螺丝和两个枢轴组成。上颌枢轴通常焊接在上颌第一磨牙的远中，下颌枢轴焊接在下颌第一前磨牙的近中，套管的长度由下颌

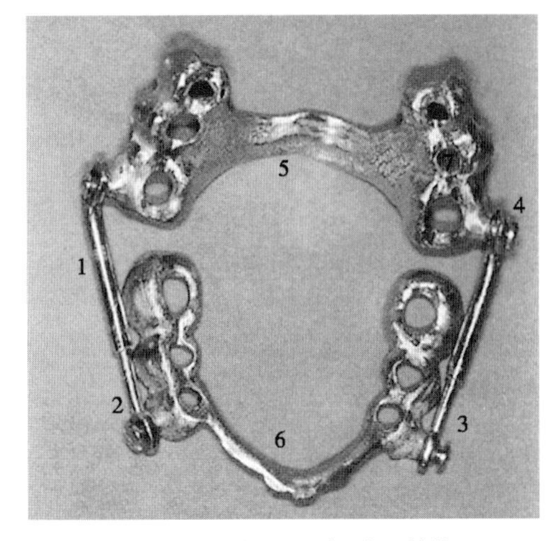

图21-54　Herbst矫治器结构

1. 套管；2. 插杆；3. 下颌枢轴；4. 上颌枢轴；5. 腭杆；6. 舌杆；7. 联冠式夹板。

前移长度来决定，一般以上下颌切牙呈对刃时，插杆不刺伤颊黏膜，不从套管中脱出为宜。②支抗部分：目前常用的Herbst矫治器，其支抗部分常使用联冠式铸造合金夹板代替带环，覆盖在双侧上下颌后牙区，相应的部位有腭杆或舌杆连接左右以加强支抗。对于上颌牙弓狭窄的病例，常使用螺旋扩大器代替上颌腭杆扩展上牙弓。

(4) 制作步骤：以联冠式铸造合金夹板为例。

1) 印模：第一恒磨牙分牙，牙分好后，取出分牙装置，取模，灌注人造石模型。

2) 咬合重建与颌位记录。

3) 在工作模型上修整支抗牙：观测仪分析倒凹，填补倒凹，并沿龈缘向下修整约0.5mm，邻面向龈方修整，但不能损伤龈乳头。

4) 制作蜡型：在所有后牙铺设蜡型形成夹板式带环，厚度0.3～0.5mm，枢轴可以在上下支抗部分铸造好后再焊接，也可将其固定在蜡型的相应带环处，一起铸造。注意左右两侧的枢轴应平行，两侧的套管长度应对称。

5) 常规插铸道、包埋铸造、打磨抛光，在𬌗架上装配套杆和插杆。

(5) 临床应用

1) 将套管与上颌部分用螺丝固定妥当后，先粘接矫治器的上颌部分，再戴下颌部分，然后将插杆插入套管，用螺丝固定于下颌枢轴内。

2) 矫治器戴入后，嘱患者避免大开口、后缩下颌和过度的侧方运动，以防止矫治器过分受力而损坏或脱落。

3) 初戴1～2周内，可能有咀嚼不习惯，甚至困难，咀嚼肌酸痛，颊侧黏膜可能因矫治器摩擦而红肿，这些症状会随时间而逐渐缓解。

4) 每天24小时戴用，疗效优于一般的功能性矫治器，对于单纯下颌后缩患者，该矫治器最为理想，若伴有上颌前突则应配合使用口外弓。

5) Herbst矫治器的治疗时间一般为6～8个月，然后再用肌激动器保持。

第四节 常用矫治辅助装置及制作技术

一、四眼簧扩大牙弓矫治装置

四眼簧扩大牙弓矫治装置(quad-helix，QH)通常由四眼簧及其焊接在16、26带环舌侧的扁管组成，该装置是由直径1.0mm的不锈钢丝弯制成四个环圈而得名。四眼簧弓丝双折后靠插入扁管得以固定，弓丝两侧的游离端弯成与前磨牙舌侧相贴合的形状，腭侧扩大弓丝离开软组织2～3mm，避免压伤腭侧黏膜(图21-55)。被扩弓的两侧后牙互为支抗，乳牙期和恒牙早期的患者扩弓后可见腭中缝劈裂，恒牙期患者两侧后牙颊侧移动。扩弓加力时，取出四眼簧扩弓弓丝，调节四个环圈使扩弓弓丝大于牙弓宽度3～4mm，或者一侧插入腭侧扁管的双折端固定不动，加力调整对侧臂至同侧牙的中央窝位置(图21-56)，使其再插回对应腭侧扁管即可发挥扩弓作用。QH与16、26带环在舌侧面也可以是固定连接，即四眼簧扩大弓丝双折处与第一磨牙带环腭侧焊接牢固。因为每次加力时必须取下带环，所以会增加椅旁操作时间。

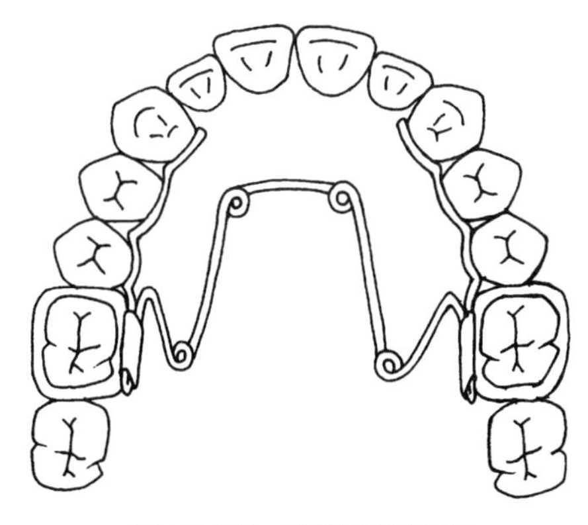

图21-55　四眼簧扩弓器

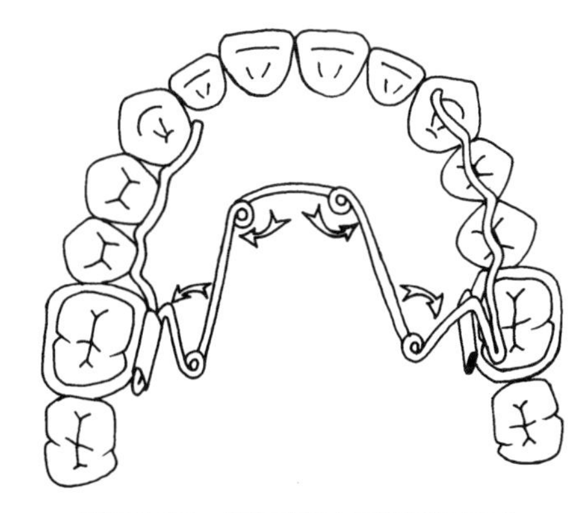

图21-56　四眼簧扩弓器扩弓加力

调整扩弓弓丝时，要注意其对称性，以免引起弓丝就位困难；达到扩弓效果后应停止加力，此时取下扩弓弓丝，将其调至被动无力状态，重新戴入，保持3～6个月；在保持期可同时实施下一阶段的固定矫治。

QH适用于上颌牙弓狭窄，磨牙间宽度不足，上颌磨牙单侧或双侧反𬌗（图21-57），也可用于上颌第一磨牙旋转的矫治（图21-58）。

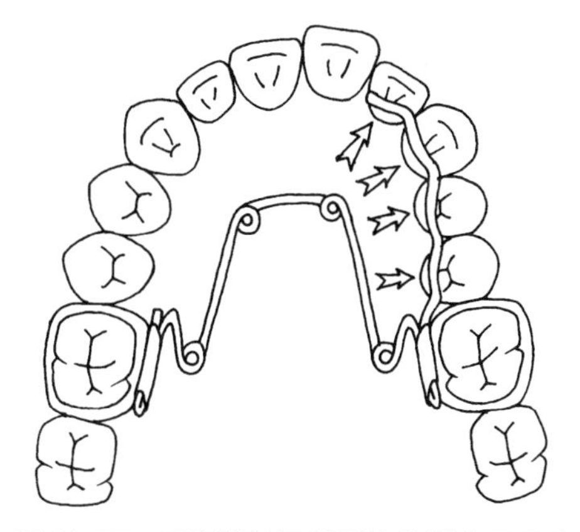

图21-57　四眼簧扩弓器矫治单侧磨牙反𬌗

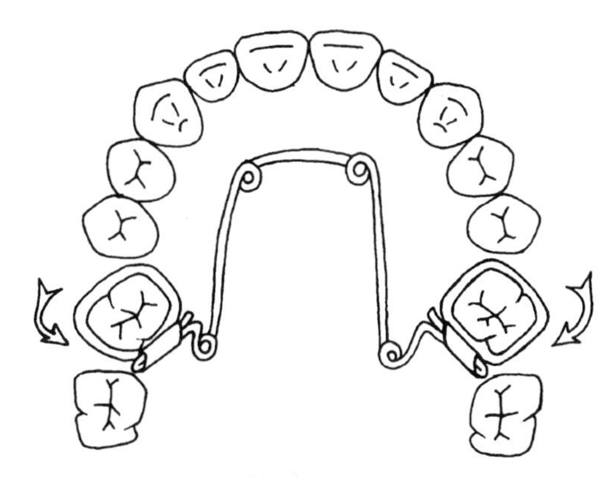

图21-58　四眼簧扩弓器矫治第一磨牙旋转

四眼簧扩弓矫治器具有固位力强、支抗效果好，对牙槽骨发育影响小，治疗时间短、不易复发等特点，可单独使用，也可结合固定矫治器同时使用。

二、铸造或带环式腭开展矫治器

通常设计为在上颌第一前磨牙和上颌第一磨牙上放置带环，通过腭杆连接为一个整体，中间与螺旋开大器相连，如果牙冠外展隙空间足够而不影响咬合，可以在固位牙上设计铸造式固位体，以减少带环对牙龈的刺激。主要用于严重拥挤或者严重牙弓宽度不调、后牙反𬌗的病例，可以通过螺旋扩大器的加力打开腭中缝。矫治器颊侧可焊接托槽，便于保持阶段同时开始牙列的排齐。另外，此种矫治器还通常配合前方牵引面具，用于矫治上颌发育不足需进行前方牵引的安氏Ⅲ类错𬌗的患者，但需要在矫治器的颊侧焊接牵引钩（图21-59）。

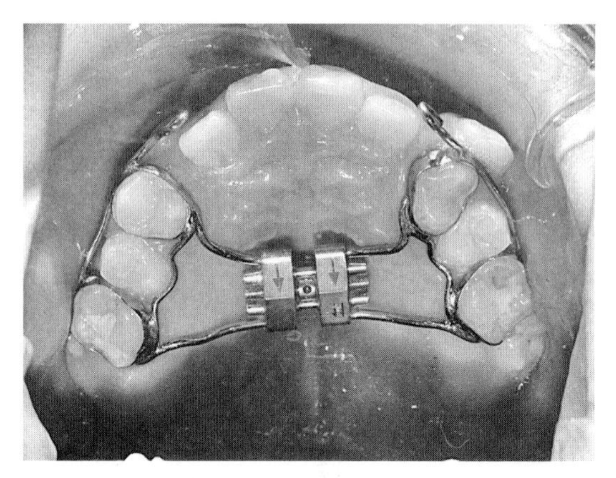

图 21-59　带环式腭开展矫治器附前方牵引钩

三、横腭杆和Nance弓

1. 横腭杆　主要用来加强上颌磨牙的稳定和支抗，可分为固定式横腭杆和可摘式横腭杆。可摘式腭杆目前已有成品出售，但在应用前需要适当调节。临床上使用最多的仍然为焊接型固定横腭杆，一般采用直径为 0.9～1.0mm 不锈钢丝弯制，并在磨牙带环的近中舌侧线角处焊接（图 21-60）。横腭杆可离开腭侧黏膜 1.5～3mm，横跨于磨牙之间，将两侧磨牙连为一体，能防止上颌磨牙发生近中倾斜和扭转运动，使两侧磨牙整体移动，增强上颌磨牙的支抗。如果逐渐给腭杆加力，还能使磨牙产生旋转作用或牙根的转矩改变。除此之外，横腭杆也可用于牙弓间隙的保持，但应在上颌一侧牙弓完整而另一侧多颗乳牙缺失时使用，如果上颌两侧乳磨牙均缺失时，横腭杆不能防止第一恒磨牙向近中倾斜，这时应使用 Nance 弓。另外，横腭杆借助舌体主动向上挤压，也有不同程度压低上颌磨牙的作用。

2. Nance 弓　是在固定矫治中选用中度支抗时常采用的一种口内辅助装置，一般采用 0.9～1.0mm 不锈钢丝弯制，两侧和磨牙带环舌侧焊接为一体，前部向前延伸并在硬腭上有一个树脂托与腭部抵触。借助 Nance 弓可起到阻止磨牙前移、增加支抗、防止后牙近中移动的作用。但在内收切牙、舌倾上颌前牙时要剪断腭托。Nance 弓 16、26 带环的舌侧面焊接处可增添近中舌侧拉钩，与颊侧同时牵引尖牙向远中，可防止尖牙旋转；腭托上尚可增加各种弹簧、拉钩等附件。另外，Nance 弓可改良为推上颌磨牙向后等矫治器（图 21-61）。

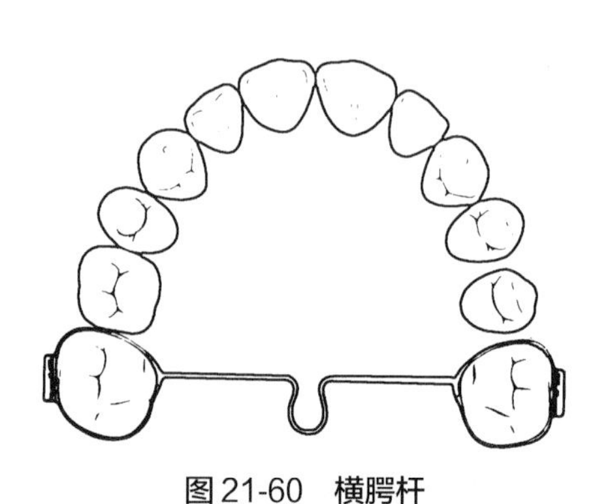

图 21-60　横腭杆

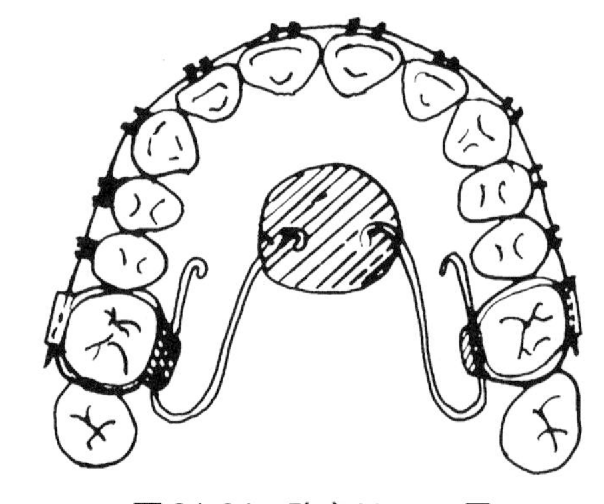

图 21-61　改良 Nance 弓

四、舌弓

舌弓主要用于保持牙弓长度，也可用于加强支抗。舌弓常采用直径 0.9mm 的不锈钢丝弯制而成。一般情况从一侧下颌第一磨牙沿下牙弓的舌侧延伸到对侧第一磨牙，前部与下颌前牙舌侧颈 1/3 接触。有时可在舌弓第二乳磨牙部位加调节弯曲，以利于下牙弓的少量调节。下颌舌弓不如上腭杆使用得多，一般仅需要患者下颌磨牙提供最大颌内支抗时才使用。使用舌弓保持牙弓长度的患者，一般在第二前磨牙萌出并达到合适的位置后去除（图 21-62）。

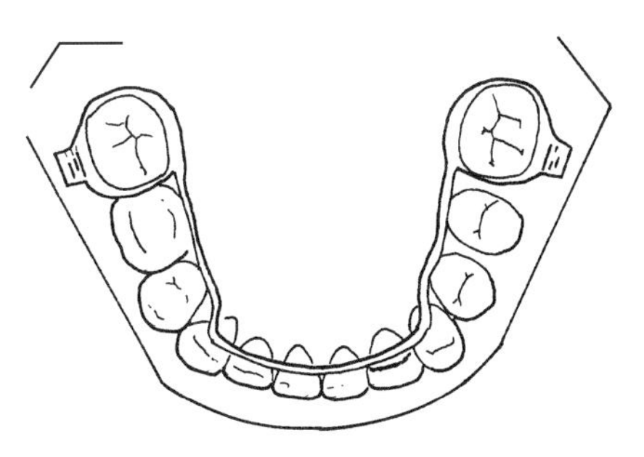

图 21-62　固定舌弓

五、摆式矫治器

摆式矫治器（pendulum）主要用于推上颌磨牙向远中，该矫治器由 Nance 弓改良而成。其主要结构有：一对推磨牙向后的弹簧曲（使用直径 0.8mm 的 TMA 丝弯制而成）；一个 Nance 腭托（位于上颌腭部第一、第二前磨牙区域）；4 个粘接在第一、第二前磨牙𬌗面的支托（使用直径 0.8～1.0mm 的不锈钢丝弯制而成，其连接体部分伸向腭部与 Nance 腭托相连）。制作完备的矫治器就位后，通过粘接剂把支托固定在 4 颗支抗牙的𬌗面上。根据需要，适当调节两侧弹簧曲，可将上颌第一磨牙推向远中（图 21-63，图 21-64）。

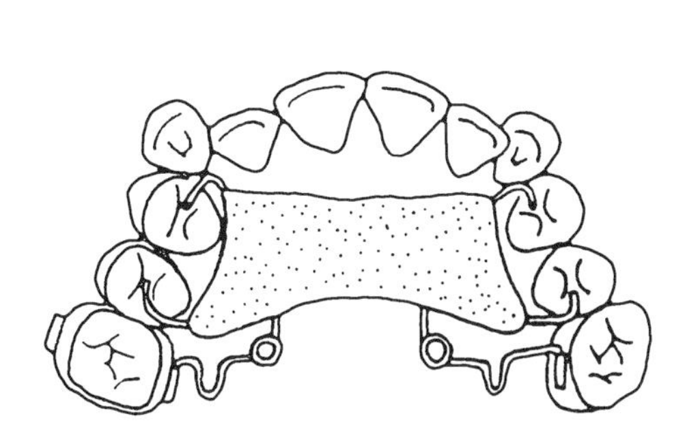

图 21-63　pendulum 摆式矫治器推上颌第一磨牙向远中示意图

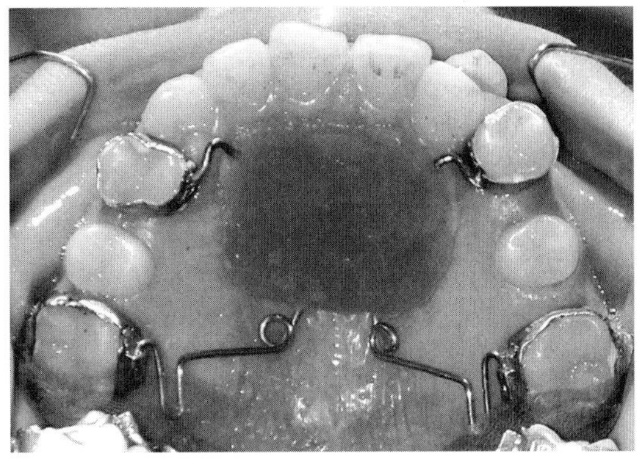

图 21-64　pendulum 摆式矫治器推上颌第一磨牙向远中

第五节　可摘保持器及制作技术

一、矫治后的保持与复发预防

错𬌗畸形经过矫治后，牙齿或颌骨的位置发生了改变，但它们有退回到原有状态的趋势，即复发。为了让其周围骨质及邻近组织适应性改建，使牙齿、颌骨稳定于该特定位置，需要进行保持。因此，保持已获得的矫治效果应为矫治计划中不可或缺的一部分，在一定程度上决定着正畸治疗的成败。

（一）保持的必要性

1. 新的动力平衡尚未建立　在错㱔畸形的形成过程中，唇、颊、舌肌及口周肌肉形成了与畸形相适应的肌动力平衡。错㱔畸形的矫治，是用矫治器破坏畸形的动力平衡，恢复正常功能。由于畸形形态学的改变往往先于功能和肌动力的改建。这样，在畸形形态矫治完成后，新的形态还可能受到旧的动力平衡的影响而被破坏，导致畸形的复发。所以必须保持矫治后的新位置与新形态，等待肌系统改建完成，以建立新的动力平衡。

2. 牙周膜纤维张力尚未恢复平衡　错㱔畸形矫治过程中，被矫治牙齿的牙周纤维束扭曲变形。在牙龈结缔组织纤维及牙周膜纤维的张力建立起新的平衡前，牙齿不能稳定于新的位置，尤其是扭转牙矫治后更易复发，因此必须进行保持，使牙周组织得到彻底而稳定的改建。

3. 㱔关系的平衡尚未建立　在矫治过程中，由于改变了上下颌牙、牙弓或颌骨的位置，建立了新的㱔关系。在上下颌牙齿的牙尖斜面关系未经咬合调整达到平衡前，这种新建立的关系是不稳定的，使错㱔畸形有复发的趋势。因此，在矫治之后，必须通过功能磨耗或人工调㱔建立新的平衡，这个过程需要借助较长时间的保持来完成。

4. 口腔不良习惯未破除　由口腔不良习惯导致的错㱔畸形，在矫治的同时要注意不良习惯的彻底戒除，否则矫治效果就不会稳定。去除因各种口腔不良习惯造成的肌动力不平衡因素，对最终保持矫治疗效、防止复发有重要作用。

5. 生长发育　生长发育有助于许多错㱔畸形的治疗，但是也可引起错㱔畸形矫治后的复发。颌骨的生长是长、宽、高三维方向立体发展的，宽度的发育最早完成。正畸矫治通常在恒牙早期进行，颌骨长度和高度的发育会持续到矫治结束后几年的时间。因此，在制订保持计划时，必须充分考虑到生长发育可能对矫治效果产生的不良影响，有针对性地设计保持方法和保持时间。

6. 第三恒磨牙的萌出　上下颌第三磨牙，尤其是前倾和水平阻生的第三磨牙在萌出过程中，对牙弓有向前挤压的力量，这个力量可能与一些错㱔畸形如上颌前突、下颌前突、前牙拥挤等的复发相关。虽然目前在此问题上还存在一定争议，但我们在制订矫治和保持计划时，应该考虑到第三磨牙的因素，并密切注意第三磨牙的萌出，必要时应及时拔除，以免第三磨牙的萌出对矫治疗效产生不利的影响。

（二）复发的预防

保持器去除后，患者几乎都有复发的倾向，针对不同的错㱔畸形可采取以下预防复发的方法：

1. 牙齿过度矫治　对某些患者常可预防矫治后的复发，如深覆㱔或开㱔，应矫正到超过正常覆㱔的程度，扭转牙也有必要进行过度矫治。

2. 早期治疗　在颌骨生长发育的快速期进行矫治，能获得比较稳定的效果。

3. 牙颈部周围纤维切断　扭转牙矫治后，靠通常的保持方法往往不能得到稳定的效果，可对该牙进行牙颈部周围纤维切断，可减少保持时间并防止复发。

4. 永久性保持　有的病例延长戴保持器的时间也不能防止复发，可采取固定或可摘修复体作为永久性保持器进行永久保持，如畸形钉状侧切牙、上颌中切牙间隙、严重扭转牙及恒牙缺失等。

5. 外科正畸　有些错𬌗畸形仅仅依靠机械矫治难以得到全面改善，往往须配合正颌外科手术治疗，如下颌前突畸形及开𬌗畸形等。

6. 口腔不良习惯戒除　咬唇、吐舌等口腔不良习惯，在保持器去除前必须完全戒除，才能防止复发。

二、影响保持的因素

1. 牙齿的大小、形态和数目　牙齿大小不调或是形态数目异常，可造成上下颌牙齿宽度比例失调，影响矫治效果，应配合减数或义齿修复，以稳固矫治效果。

2. 牙齿邻接关系　矫正后如果某颗牙齿邻接关系不良，可危及牙弓的稳定，引起新的错𬌗畸形。建立良好的牙齿邻接关系，能抵抗来自咬合及各个方向肌肉所施加的压力，有利于保持。

3. 𬌗关系的平衡　广泛的牙尖交错𬌗关系最稳定，而尖对尖的关系不利于矫治后的保持。另外，在矫治过程中要注意调整𬌗关系，消除早接触点，建立𬌗关系的平衡，避免功能性错𬌗的发生。

4. 牙弓的大小与基骨的关系　牙弓的大小应与基骨相适合，牙齿只有位于基骨之内才能保持稳定。矫治结束后，如牙弓大于颌弓，牙齿位于基骨之外，则容易复发。

5. 牙周软、硬组织的健康状况　健康的牙周组织是矫治效果稳定的先决条件。如果牙齿受力过大，牙周膜内的代谢紊乱，则不利于牙齿移动后的保持。牙槽骨发生病变，就难以承受正常的咀嚼压力，也就不利于矫治后牙齿的稳定。

6. 髁突的位置　正畸治疗过程中，如果下颌位置发生了改变，而髁突和关节窝的改建不足以适应新的下颌位置，一旦髁突回到正常位置，就会导致错𬌗畸形的复发。

7. 肌功能状态　恢复咀嚼肌、颜面肌和舌肌的正常功能，使其内外压力协调，有利于保持牙齿位置和咬合关系的稳定，从而达到防止错𬌗畸形复发的目的。

8. 超限矫治　机体组织器官的可塑性是有一定生理限度的，超过这个限度，治疗就会失败。临床矫治时如果超限矫治，采用任何方法进行保持也不会收到稳定的效果，因此在制订治疗计划时就应考虑到其生理限度。

三、可摘保持器的种类

为了使牙和颌骨稳定于矫治后的特定位置，保持良好的临床矫治效果，一般需要戴用保持器（retainer）进行保持以防止复发。

（一）保持器应具备的条件

1. 尽可能不妨碍各个牙齿的正常生理活动。

2. 对于处在生长期的牙列，不能影响牙颌的正常生长发育。

3. 不妨碍咀嚼、发声等口腔功能，不影响美观。

4. 便于清洁，不易引起牙齿龋蚀或牙周组织的炎症。

5. 结构简单，容易调整，摘戴方便，不易损坏。

（二）保持器的种类

1. 活动保持器（removable retainer）

（1）标准 Hawley 保持器：适用于唇侧或舌侧错位牙齿矫治后的保持，以及防止扭转牙的复发，是临床最常用、历史最悠久的活动保持器。为 Hawley 于 1920 年设计，由双曲唇弓、一对磨牙卡环及树脂基托组成（图 21-65）。双曲唇弓应与前牙轻轻接触而无压力，卡环应具有良好的固位作用，基托可以覆盖全部硬腭，也可作成马蹄形。这种保持器允许牙齿有生理范围内的调整，唇弓控制切牙位置，曾用于关闭多带环固定矫治器所致的牙间隙。由于直接粘接技术的广泛应用，一般不再需要用它来关闭间隙，偶有需用带环的患者在保持时可考虑选用。

制作 Hawley 保持器时固位卡环的位置非常重要，卡环放置位置不当，会影响牙𬌗关系，破坏正畸治疗结果。在下颌制作 Hawley 保持器时要注意，如果制作时没有去除倒凹，其将很难戴入，且摘戴时也很易折断。

（2）改良 Hawley 保持器Ⅰ型：由双曲唇弓、一对磨牙箭头卡环及树脂基托组成。在第一前磨牙拔除的病例中，由于标准 Hawley 保持器是将双曲唇弓横过拔牙间隙，不能保持已关闭的拔牙间隙，甚至适得其反。因此，对标准 Hawley 保持器进行改良，将唇弓焊接在磨牙箭头卡环的颊侧桥体上，有利于保持关闭后的拔牙间隙（图 21-66）。

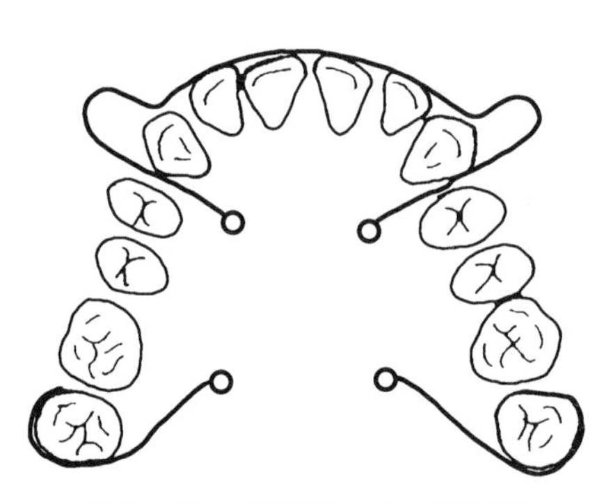

图 21-65 标准 Hawley 保持器

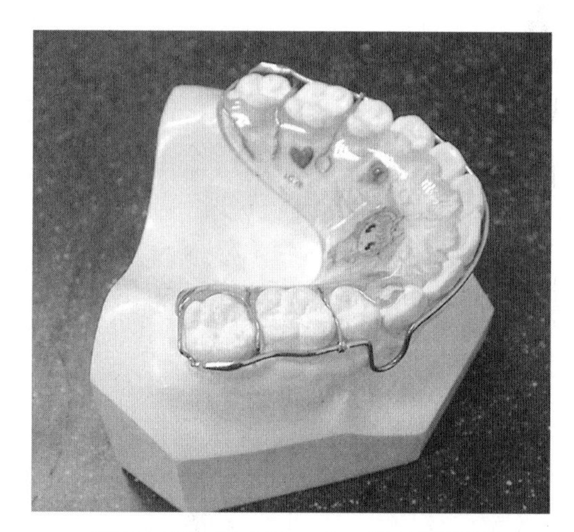

图 21-66 改良 Hawley 保持器Ⅰ型

（3）改良 Hawley 保持器Ⅱ型：结构简单，由上下颌树脂基托及一个包埋于牙弓两侧最后磨牙远中面基托内的长唇弓组成（图 21-67）。唇弓在牙弓的两侧各弯制一个垂直曲，调节双曲可以关闭牙弓内的少量间隙，而且该双曲唇弓无越过咬合面的部分，所以不会影响咬合。

（4）改良 Hawley 保持器Ⅲ型：该保持器适用于初诊时尖牙唇侧错位的患者，由唇弓、固位卡环和基托组成。它的特点是唇弓通过侧切牙和尖牙之间由唇侧进入舌侧，并由尖牙卡环来控制尖牙的位置，同时又可提供良好的固位作用（图 21-68）。

（5）Hawley 保持器的其他改良型：在 Hawley 保持器基托上颌前牙的舌侧基托设计平面导板，使下颌切牙轻微接触平面导板，有利于深覆𬌗矫治后的保持；在 Hawley 保持器基托上颌前牙的舌侧基托设计斜面导板，使下颌切牙轻微接触斜面导板，有利于 AngleⅡ类错𬌗矫治后的保持。

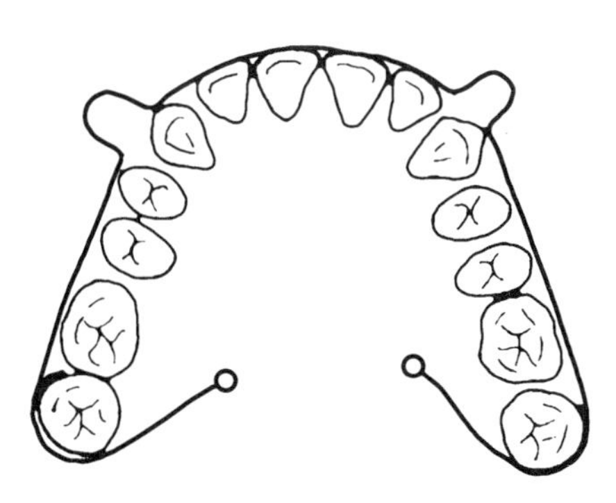

图21-67　改良Hawley保持器Ⅱ型

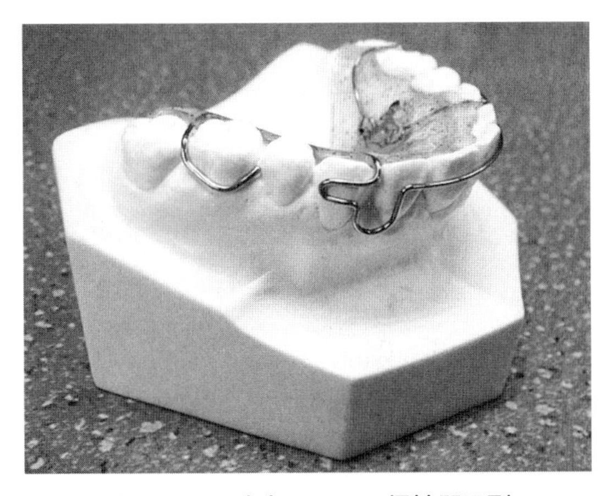

图21-68　改良Hawley保持器Ⅲ型

（6）牙齿正位器（positioner）：牙齿正位器目前多使用预成品，有多种规格，也可自行设计制作。它是用软橡胶或弹性树脂制成的一种具有可微量调整牙齿位置的保持器，其上下颌连成一体，覆盖所有牙冠，有利于咬合关系及牙位的稳定，适合于有一定生长潜力的患者矫治后的保持。

（7）负压压膜保持器：由弹性塑料制作，覆盖所有牙列的牙冠，用于矫治后的保持，有利于咬合关系及牙位的稳定，效果良好。压膜保持器外形美观，体积较小，目前应用较为广泛（图21-69）。

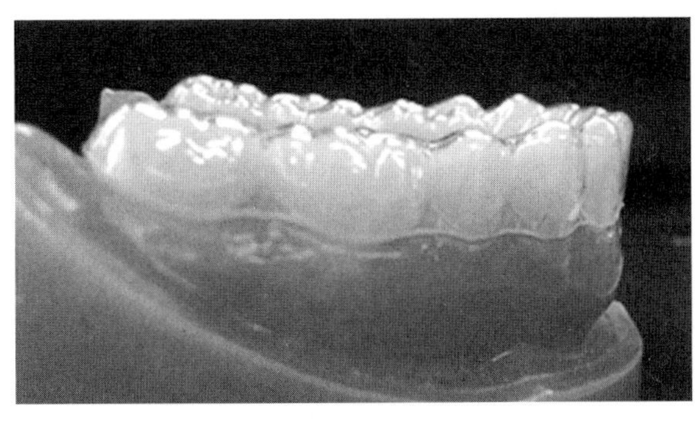

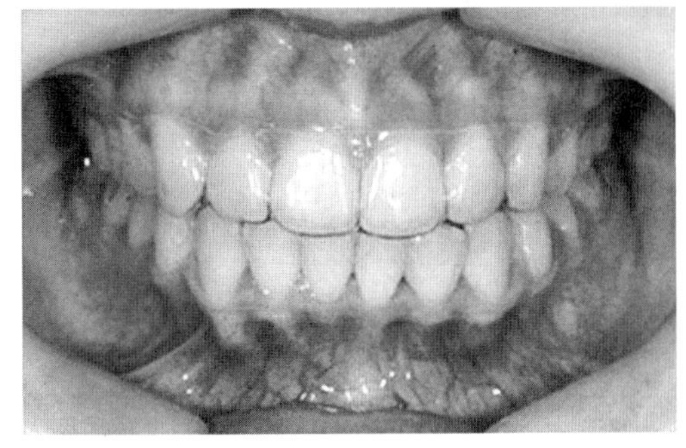

图21-69　负压压膜保持器

（8）功能性保持器（functional retainer）：对于生长发育期已经进行了功能矫形治疗的患者，为了充分保持已取得的骨性和功能性矫形的效果，并使肌功能平衡完全建立，又或者为了防止随着生长发育的进行而导致错𬌗的复发时，均可以选用唇挡、生物调节器、前庭盾等进行功能性矫形治疗的矫治器，作为功能性保持器。当治疗结束后，可将原功能矫治器做适当的改动作为保持器继续使用，直到生长发育期基本结束为止（图21-70）。在保持时，还应配合其他的一些方法，如肌功能训练、调𬌗等，以便加快肌肉、牙齿对新环境的适应。

2．固定保持器（fixed retainer）　设计和应用各种固定装置直接粘接于牙冠表面来进行保持，其不受患者合作因素的影响，且保持效果稳定、可靠，适用于需长期或终生保持的患者。

（1）固定舌弓或唇弓：根据保持的需要，在两侧第一磨牙带环上焊接与牙齿舌面或唇面接触的舌弓或唇弓，用于牙弓长度或宽度经矫治改变后的保持；也可在两侧尖牙上制作带环，然后焊接唇弓或舌弓（图 21-71）。临床上下颌尖牙之间的固定舌弓最常用，当下颌前牙拥挤经不拔牙矫治排齐后，尖牙之间的固定舌弓常需使用到第三磨牙萌出或拔除后。

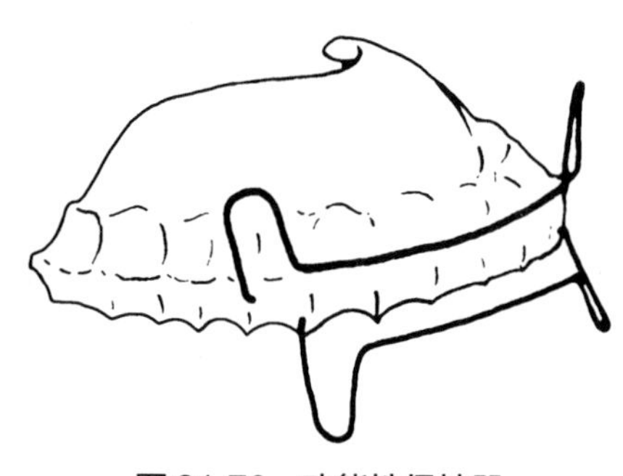

图 21-70　功能性保持器

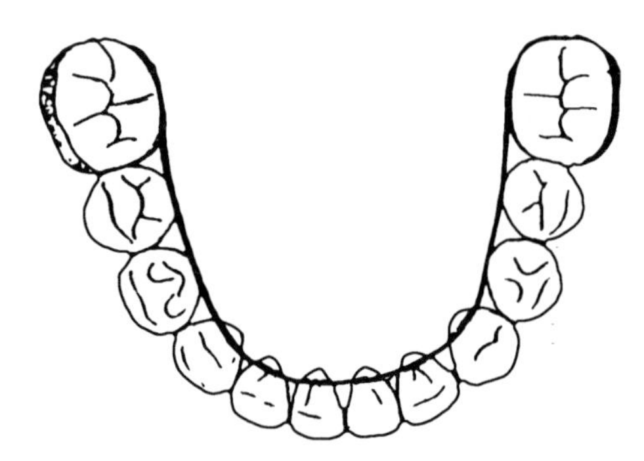

图 21-71　固定舌弓保持器

（2）粘固式前牙固定舌侧保持器：可以用麻花丝较容易地制作尖牙间粘固式保持器。青少年后期下颌切牙常常发生拥挤或加重拥挤的程度，特别是下颌前牙经过唇向开展矫治后的病例，主要原因是生长中唇肌的压迫。此时可用舌弓，将其在舌侧靠近舌隆突的位置与前牙粘接在一起，以便保持前牙的位置。

（3）牙间隙矫治后的固定保持丝：主要用于中切牙间隙矫治后的长期保持。取一段长短合适的麻花丝，将其弯制成一段弧形，与中切牙舌侧贴合，将其粘接在两中切牙舌隆突以上不影响咬合处，既允许中切牙有一定的生理动度，又能保持中切牙的位置（图 21-72）。

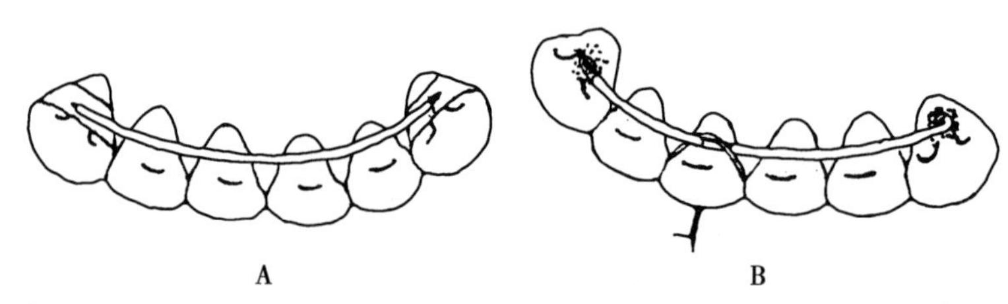

图 21-72　固定舌侧丝保持器

A. 带环式　B. 粘接式

四、保持器的应用

由于正畸治疗完成后复发趋势可能始终存在，所以一般情况下正畸治疗完成后要求进行至少 2 年的保持，保持的时限受患者的年龄、健康状况，错𬌗的病因、类型及程度、矫治方法和矫治持续的时间等多种因素的不同而有较大的差别。不同的学者对此提出了从不保持到永久保持的各种建议。

一般情况，要求患者在最初的 6～12 个月内，白天晚上都戴用保持器；此后 6 个月内，只每天晚上戴用；再后 6 个月，隔日晚上戴用。如此逐渐减少保持器的戴用时间，直至牙齿稳定，不需再戴保持器为止。个别情况，如患者年龄小、矫治时间短、错𬌗程度轻等可适当缩短保持期限；而成年患者、遗传性错𬌗、扭转牙等的保持则应适当延长期限。

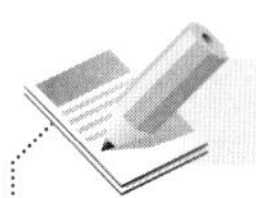

小　结

本章主要对可摘矫治器及保持器在口腔正畸治疗中的作用及制作工艺进行了简单阐述。主要介绍了可摘矫治器及保持器的基本构成及制作要求。同时介绍了可摘功能性矫治器及辅助矫治装置的结构和制作方法，供口腔修复专业人员参考。

思考题

1. 可摘矫治器的主要固位与功能装置有哪些？各有何作用？
2. 可摘矫治器的主要固位装置如何制作？
3. 可摘保持器有哪些主要装置？如何制作？

（胡飞琴）

参 考 文 献

1. 林雪峰，潘灏. 可摘局部义齿修复工艺技术. 3版. 北京：人民卫生出版社，2014.
2. 赵铱民. 口腔修复学. 7版. 北京：人民卫生出版社，2012.
3. 姚江武，麻健丰. 口腔修复学. 3版. 北京：人民卫生出版社，2015.
4. 杜士民，战文吉. 可摘义齿修复工艺技术. 3版. 北京：人民卫生出版社，2015.
5. 于海洋. 口腔修复工. 北京：人民军医出版社，2014.
6. 杜士民，张文吉. 可摘义齿修复工艺技术. 北京：人民卫生出版社，2015.
7. 张富强. 可摘局部义齿修复学. 上海：上海世界图书出版公司，2009.
8. 于海洋. 口腔活动修复工艺学. 北京：人民卫生出版社，2014.
9. 刘峰. 椅旁数字化修复实战——从入门到精通. 北京：人民卫生出版社，2017.
10. 赵高峰. 口腔正畸学. 2版. 北京：人民卫生出版社，2009.
11. 傅民魁. 口腔正畸学. 6版. 北京：人民卫生出版社，2012.
12. 赵志河，白丁. 正畸治疗方案设计——基础、临床及实例. 北京：人民卫生出版社，2008.
13. 林珠，段银钟，丁寅. 口腔正畸治疗学. 西安：世界图书出版公司，1997.
14. 林久祥. 现代口腔正畸学——科学与艺术的统一. 3版. 北京：中国医药科技出版社，1999.
15. 赵美英，罗颂椒，陈扬熙. 牙颌面畸形功能矫形. 北京：人民卫生出版社，2000.
16. SAMIR E B. 口腔正畸学. 段银钟，丁寅，金钫，译. 西安：世界图书出版公司，2003.
17. 兰泽栋. 口腔正畸技工学. 西安：世界图书出版公司，2006.
18. WILLIAM R P. 当代口腔正畸学. 傅民魁，贾绮林，胡炜，译. 北京：人民军医出版社，2007.
19. 陈扬熙. 口腔正畸学——基础、技术与临床. 北京：人民卫生出版社，2013.
20. 段银钟. 正畸临床推磨牙远移技术. 西安：世界图书出版公司，2005.
21. 王翰章. 口腔基础医学. 成都：四川大学出版社，2002.

附录：实 训 教 程

实训一　可摘局部义齿的印模制取和模型灌注（参考学时 8）

【目的和要求】

1. 掌握：印模制取、模型灌注和模型修整的方法、步骤和注意事项。

2. 熟悉：取印模前的口腔准备。

3. 了解：𬌗支托凹和隙卡沟的制备要求和方法。

【实训内容】

1. 在仿头模上完成牙列缺损的可摘局部义齿修复的口腔准备。

2. 在仿头模上制取上、下印模、灌注石膏模型和修整模型。

【实训器材】

1. 器械　口腔科模拟综合实验台、口腔治疗盘、铝合金有孔成品平底托盘、酒精灯、专用量勺、量杯、橡皮碗、石膏调拌刀、石膏切刀、蜡刀、技工钳、模型修整机、口腔科振荡器等。

2. 材料　牙列缺损模型（11、46 缺失的牙列缺损模型）一副（各学校可以根据学校的具体情况选择牙列缺损模型）、藻酸钾弹性印模材料、普通熟石膏、红蜡片、打火机、刃状砂石、轮状石等。

【实训方法和步骤】

一、示教

1. 操作前准备

（1）做好口腔治疗前的器材准备。

（2）将 11、46 缺失的牙列缺损模型固定在仿头模上。

（3）将仿头模调整到正确的位置。

2. 初步设计　根据可摘局部义齿的设计原则和牙列缺损及余留牙的情况，作出初步设计。包括修复牙的数目和部位、固位体的分布和类型。

3. 牙体制备

（1）铸造𬌗支托凹的制备：

1）在制备时应充分利用 47 和 45 的自然间隙，尽可能少磨或不磨牙体组织。

2）按要求用刃状砂石或轮状砂石在 47 和 45 拟放𬌗支托的部位将牙釉质磨出所需形状和深度，要求支托凹为匙状，宽度约为基牙颊舌尖宽度的 1/3～1/2，其长度约为基牙𬌗面近远中径的 1/4～1/3，深度约为 1～1.5mm。邻殆边缘处应圆钝，以防止殆支托在此折断。为了获得足够的间隙，必要时可选磨对颌牙。制备殆支托凹时，应随时检查。

3）检查可在正中咬合下直视或用口镜反射，观察制备间隙的大小；或在正中咬合下用探针检查制备间隙；或取小片基托蜡烤软后，放于制备殆面上，作正中咬合，然后取出蜡片，观察蜡片厚度以确定制备间隙是否足够。

（2）隙卡沟的制备：用较锐的刃状砂石沿 14、13 和 23、24 两牙的颊舌方向和近远中方向滑动磨切牙釉质。注意切勿破坏两相邻牙的接触点，以免形成楔力使基牙移动。如与对颌牙之间有自然间隙，也需修整沟底，使之与卡环丝外形一致。最后用刃状橡皮轮或砂轮磨光卡环沟和对颌牙尖。

（3）调整倒凹：若基牙颊侧或靠近缺牙间隙的邻面倒凹过大，用砂石将过大突度磨除少许，以减小倒凹，有利于义齿就位。

（4）调整咬合：若余留牙上有过锐或过高的边缘嵴和牙尖，缺隙的对颌牙过度伸长，应作适当的磨改。

4. 制取印模

（1）操作前准备：

1）准备检查器械和漱口杯。

2）托盘类型的介绍：①全口平底有孔或无孔托盘：用于有牙颌取印模；②局部托盘：用于取单侧印模；③活动局部托盘：用于取小范围印模。

3）托盘的选择和修整：选择一副大小、形态合适的铝合金有孔平底托盘。要求托盘与牙弓内外边缘应有足够的间隙（不少于 3～4mm），以容纳印模材料，从而保证印模有一定的厚度。托盘的翼缘不应超过黏膜皱襞，亦不应妨碍唇、颊、舌的活动。上颌托盘的后缘应盖过最后磨牙（或上颌结节）和腭小凹，下颌托盘的后缘应盖过最后磨牙（或磨牙后垫）。若托盘边缘和长度伸展不够，可用蜡片加长。若托盘形状稍不合适，可用技工钳略作修改。

（2）取印模：

1）调节体位：取上颌印模时，仿头模头部直立，被操作者上颌的高度与术者的肘部平齐或稍高，上颌牙弓殆平面与水平面平行，以免取印模时印模材料压向后方，刺激软腭而导致恶心、呕吐。取下颌印模时，仿头模头部后仰 15～30°，被操作者下颌的高度与术者上臂中部平齐，张口时下颌牙弓的殆平面应与水平面平齐。

2）取上颌印模：按藻酸钾印模材料的调和比取适量的水和粉剂放入橡皮碗内快速调拌均匀，装入上颌托盘内，用左手持口镜或用左手示指牵拉左侧口角，右手持托盘，从右侧口角旋转将托盘引入口内，对准牙列，并使托盘柄对准面部中线，由前向后轻轻均匀加压于托盘底部，使托盘就位。在印模材料未凝固时，右手固定托盘，左手将上唇及左侧颊组织向前，向下牵拉，做肌功能修整。然后再用双手的中指和示指在相当于两侧前磨牙区将托盘固定，保持稳定不动，待印模材料凝固后，印模由口内取出。一般先取后部，在沿前牙长轴方向取下印模。印模取至口外后，要对照口腔情况进行检查。印模要完整，清晰，边缘伸展适度，印模材料不得与托盘分离。如符合要求，即可用清水轻轻冲去唾液和碎屑，用干棉球将水吸干后立即灌模。

3）取下颌印模：同样方法调拌印模材料放入下颌托盘，右手持托盘，用左手持口镜或用左手示指牵拉右侧口角，将托盘从口角旋转引入口内，迅速使托盘就位，让舌尖微抬，并向前伸和左右摆动，以确保舌侧、口底部印模边缘的准确。然后用左手固定托盘，右手作左侧肌功能修整，再换右手固定托盘，左手作右侧肌功能修整。最后用双手在前磨牙区将托盘固定，待印模材料凝固后取出来并检查，符合要求后立即灌模。

5. 灌注模型

（1）灌注模型前的准备：检查印模上的气泡或小的缺损或较薄的边缘，可调拌少许印模材料予以填塞和加固，以免影响印模变形。

（2）灌注模型的方法，先取适量清水放入橡皮碗，按水粉比例加入石膏，调拌刀快速调拌均匀，并振动橡皮碗，排除气泡。从印模较高处，用调拌刀慢慢将石膏注入并轻轻振动印模，使石膏从一侧流入印模的牙冠部位，逐渐添加石膏，直至所需要的厚度，并且不能加压。注意不要将大量模型材料直接倾注到印模的低凹部分，以至空气不能逸出而形成气泡。

（3）分离模型：灌注模型约 1 小时左右，即可脱模。由于此时的弹性印模材料仍有一定弹性，分离印模比较容易。一手拿住印模底部，一手拿住托盘，顺着牙体长轴方向，轻轻用力，使印模和模型分离。若基牙倒凹较大，或存在孤立基牙时，为防止基牙折断，可适当延长脱模时间，脱模时可先将托盘与印模分开，再逐块剥去印模材料，脱出模型。

（4）修整模型：模型刚脱出时，石膏内含有水分，且尚未达到最大强度，比较松软，便于修整。因此，脱模后应及时利用模型修整机磨去或用石膏切刀去除模型多余部分。利用模型修整机修整模型的具体的方法是：模型修整时，必须握紧模型靠近砂轮进行加工，以防因抖动而损坏模型，也防止伤到自己。修整后的模型基底面与𬌗平面平行，基底面至上颌腭部或下颌口底的厚度为 10mm 左右，模型侧壁与基底面垂直，并确保在黏膜皱襞外有 3～5mm 的宽度，以保护模型的边缘。基底面的后缘与中线呈直角，上颌模型的后缘应达翼上颌切迹的后方，下颌应处于磨牙后垫的后方，下颌模型的舌侧要修平整。

在修整模型前，将模型在水中浸湿，防止石膏残屑粘在模型表面；在修整过程中，要求模型的底与𬌗平面平行，周边与底部呈 90°，模型最薄处至少有 10mm，模型的边缘有 3～5mm；同时保留模型上重要的解剖标志，仔细去除模型上的石膏结节，如有小的气泡，可用较稀的石膏充填。修整后使上颌模型前面为尖形，下颌模型前面为弧形。

二、同学按照示教的步骤和方法，完成实训并书写实训报告。

（姬海莲）

实训二　可摘局部义齿的模型观测和倒凹填塞（参考学时 8）

【目的与要求】

1. 掌握：模型设计原则；模型观测仪的使用方法；填塞倒凹的要求与方法。
2. 了解：观测仪的结构、功能。

【实训内容】

1. 认识观测仪各个组成部件及特点。
2. 用模型观测仪在石膏工作模型上画出义齿设计范围内的导线，并根据导线填塞倒凹。

【实训器材】

1. 器械　模型观测仪及其附件、红蓝铅笔、雕刻刀、粘固粉调拌刀、小橡皮碗等。
2. 材料　石膏工作模型、加色人造石（或磷酸锌粘固粉）、小排笔、毛巾等。

【方法和步骤】

一、示教

1. 认识观测仪的结构　不同的观测仪具有不同的结构，但都有共同的构件。

观测仪一般由支架、观测台、分析杆及附件组成。支架包括基座、支柱、横臂。基座又称为平台，表面光滑有利于观测台在其上自由滑动，其上可放置观测台，并在一侧边缘与支柱相连。支柱又称为垂直支柱，位于基座的一侧，垂直于基座，并与横臂相连。横臂又叫水平杆，与支柱相连，与基座平行，横臂的一端上有多个活动关节，便于观测臂在水平方向的灵活移动。观测台放置在基座上，用来安放和固定模型，有一活动关节能做旋转，可使台面做前后左右不同方向和角度的倾斜，从而使模型可以向需要的方向倾斜，倾斜度确定后可用台面下的旋钮固定。分析杆上端与横臂连接，且与之垂直，可垂直升降，下端附有一夹持器，可固定在观测过程中需要的观测用具，分析杆也必须能流畅地进行升降运动，分析杆下面的工具夹，用来固定观测仪的附件。观测仪的附件包括：测量规、描记铅笔芯与笔芯鞘、倒凹量规、铣刀、锥度规等。测量规是使用观测仪操作时，先测量余留牙（特别是基牙）及牙槽嵴倒凹的状况，并用于决定义齿就位道方向的直而细的金属棒。描记铅笔芯为普通的铅笔芯，描记观测线时安装在分析杆上，为防止笔芯的折断，增加了套管状的金属鞘，称为笔芯鞘。倒凹量规是直而细的金属棒，前端带有金属盘，盘缘与金属棒间距有 0.25mm，0.5mm，0.75mm 三种常用规格，用来测量基牙倒凹的深度。铣刀一端为圆柱状金属杆与分析杆连接，另一端为刀刃状，填塞倒凹后，使用铣刀消除过剩的填塞倒凹材料。锥度规一端为圆柱状金属杆与分析杆连接，另一端为下细上粗的锥形金属杆，锥度通常有 2°、4° 与 6° 三种规格，使用锥度规消除过剩的填塞倒凹材料，切削面可形成与锥度规相同的角度。

2. 使用观测仪测绘导线

（1）检查模型要求模型完整，无气泡，咬合关系好；如有石膏小瘤，则应修除。对好上、下颌模型，作出咬合标志线。

（2）测绘导线将修好的各种模型固定在观测仪上，采用平均倒凹法，根据选择就位道的原则，调整观测台，使基牙长轴与分析杆接近平行（垂直向就位），固定工作台，转动分析杆，在基牙上画出导线。

（3）测量倒凹深度，拆下分析杆末端铅笔芯，换上倒凹量规，测量各个基牙的倒凹深度。

3. 填塞倒凹　填塞倒凹是用石膏或倒凹蜡填塞余留牙颈部附近及黏膜组织上妨碍义齿就位的倒凹。模型设计完成后，应对基牙和口腔其他组织上的不利倒凹进行处理，以防义齿的坚硬部分进入倒凹区，影响义齿的摘戴。

（1）填塞倒凹的目的：

1）消除妨碍义齿就位的倒凹，确保义齿顺利就位，提高戴牙效率。

2）消除基托对龈乳头及软、硬组织突起的压迫。

3）避免基牙与基托之间形成过大的间隙。

（2）填塞倒凹的部位：

1）靠近缺隙的基牙、邻牙邻面的倒凹，颊侧不应超出颊轴面角。

2）基牙覆盖区内所有余留牙舌（腭）侧的倒凹及龈缘区。

3）妨碍义齿就位的软组织倒凹。

4）基托覆盖区的骨尖处、硬区及未愈合的伤口。

5）义齿设计范围内小气泡造成的模型缺损处。

6）高拱的腭皱襞。

7）必要时还可填塞基牙颊侧部分倒凹，如 RPI 卡环中的 I 杆接触点下方倒凹。

（3）填塞倒凹的材料：填塞倒凹常用的材料有熔蜡，也有将蜡和黏土混合，还可用磷酸锌粘固粉、石膏、人造石或其他填塞倒凹的材料。若用石膏或人造石填塞倒凹，最好加入少许色素，以便与石膏模型区别，且工作模型需浸湿。若用蜡填塞倒凹，工作模型需干燥。

（4）填塞倒凹具体方法：取下模型浸泡于水中，充分吸水；然后取出模型并用干毛巾轻轻吸干表面水分。用粘固粉调拌刀在小橡皮碗内调拌着色的人造石膏粉，调拌均匀后，用调拌刀挑起适量人造石糊剂填入牙冠轴面与牙龈的两条观测线之间，从龈缘向殆方进行填塞。填塞牙冠轴面倒凹时，应注意刀面与就位道保持一致。待石膏初凝后，用小排笔刷洗多余的石膏，并用雕刻刀修去过多的填塞料，同时补上不足之处。观测线以上的非倒凹区，尤其是殆支托凹内若有填塞的人造石粉，需清除干净。

人造石初步凝固后进行精修。将模型放回到观测仪的观测台上，按模型的设计原则，顺就位道方向，用带刃的分析杆去除多余的填塞倒凹材料，但要求适量、适度。也可使用锥度规修整填塞处，牙冠长的基牙采用 2° 锥度规，牙冠短的基牙采用 6° 锥度规。

4. 画标志线　根据导线，用红蓝铅笔画出各类标志线：蓝线表示金属支架，红线表示基托边缘线。

【注意事项】

1. 注意模型的完整性。

2. 填塞倒凹前模型要充分吸水。

3. 填塞倒凹材料稀稠度要适当。

4. 填塞石膏不宜过多，严格按照设计要求进行。

二、同学按照示教的步骤和方法，完成实训并书写实训报告。

（牟　星）

实训三　弯制法可摘局部义齿的制作（46 缺失）（参考学时 16）

【目的与要求】

1. 掌握：卡环弯制的基本方法，熟练掌握三臂卡环的弯制方法；人工牙排列的方法；可摘局部义齿蜡基托塑形的制作方法；可摘局部义齿混装法装盒的方法和步骤；可摘局部义齿除蜡、充填树脂、热处理的方法和步骤；开盒及可摘局部义齿打磨抛光的原则和方法。

2. 熟悉：观测仪的使用方法。

3. 了解：义齿试戴方法和调改。

【实训内容】

在模型上完成弯制法可摘局部义齿的制作（46 缺失）。

【实训器材】

1. 器械　口腔科模拟综合实验台、观测仪、打磨机、口腔科振荡器、红蓝铅笔、橡皮碗、石膏调拌刀、平头钳、尖头钳（或三德钳）、日月钳、切断钳、蜡刀、雕刻刀、酒精灯、酒精喷灯、型盒、大铝锅、持物钳、铝壶、漏瓢、小调拌刀、调拌杯、毛笔、分离剂、玻璃纸、压榨器、各形砂石针、砂纸卷、长柄裂钻、球钻、布轮、绒锥、轮形毛刷等。

2. 材料　46 缺失的上下颌模型一副、模型石膏、0.9mm 不锈钢丝、1.2mm 不锈钢丝、红蜡片、焊锡、火柴、锡焊媒(正磷酸)、造牙粉、牙托粉、牙托水、抛光粉等。

【方法和步骤】

一、示教

使用实训一制取的模型,完成可摘局部义齿的制作(46 缺失)。

1. 模型设计

(1) 修整模型:检查模型是否清晰准确,修去模型上的小瘤及妨碍咬合的部分。根据上下余留牙的咬合关系,在缺隙前后各画一条垂直于𬌗平面的线,作为确定上下牙咬合关系的标志。

(2) 模型观测:根据义齿设计将模型固定在观测仪的观测台上,使牙弓的𬌗平面与观测仪的底座平行,然后画出 47、45 基牙的观测线。根据观测线的位置,用蓝铅笔在 47、45 处画出卡环及𬌗支托的位置,用红铅笔画出基托边缘线。

(3) 填塞倒凹:在模型上用加色石膏将不利于义齿就位的牙及组织倒凹填平,以免误将卡环体、人造牙或基托等非弹性部件进入倒凹区,影响义齿就位。

注意事项:47、45 近缺隙邻面填塞倒凹时,不能超过邻颊轴线角。

(4) 上𬌗架:上𬌗架前,工作模型底部预备固位沟。使与𬌗架底座形成分离面与复位面。上下颌模型依据余留牙咬合关系确定𬌗关系,用蜡固定。模型充分浸润,调拌石膏将上下颌模型固定于𬌗架上。

2. 47、45 三臂卡环的弯制

(1) 𬌗支托:

1) 弯制法:①取一段直径 1.2mm(18 号)的不锈钢丝,将其锤扁,并将其一端磨成与 45 𬌗支托凹的形状和大小一致的外形,用钳子夹住一段与𬌗支托凹长度相等钢丝,向龈向弯曲呈钝角,形成𬌗支托连接体垂直段。②比试 45 近中邻面𬌗龈高度,在离牙槽嵴顶约 1~1.5mm 处做记号,将𬌗支托连接体垂直段钢丝呈水平方向弯向 47 并与牙槽嵴顶平行,形成水平段。③然后再在水平段取稍短于缺隙近远中距离一段,向上弯曲成钝角,并与 47 𬌗支托凹边缘嵴处接触,用铅笔画线标记。④从标线处弯向 47 𬌗支托凹,调整使之密贴。去除多余钢丝,用蜡将𬌗支托固定于模型上。

2) 铸造法:采用脱模铸造法。①在模型基牙上涂分离剂,目测缺牙间隙近远中距离大小,取成品 1.5mm 扁蜡线,稍加热弯成与缺隙相适应的弧形,底部离开牙槽嵴顶约 1~1.5mm 距离,两端与𬌗支托凹边缘嵴处接触;②再弯向两端𬌗支托凹,用蜡勺烫接,使之与𬌗支托凹底完全贴合;③再在𬌗支托连接体部安插小铸道;④模型充分浸水后,轻轻剥离蜡线即脱模,常规包埋、铸造后打磨抛光复位。

注意事项:①𬌗支托连接体垂直段不能进入基牙邻面倒凹区,并与基牙邻面保持一段距离;②卡环各部弯曲成钝角,减少钳夹的痕迹;③𬌗支托不得影响咬合;④脱模法防止用力过大变形。

(2) 弯制 45 卡环:

1) 弯制卡环臂:目测基牙大小,取一段直径 0.9mm(20 号)的不锈钢丝。按照基牙上所画的卡环线,以右手握钳夹紧钢丝一端,左手执钢丝,中指和无名指夹住钢丝,示指作支点抵在钳喙上,拇指压住钢丝,两手同时向外旋转用力,使钢丝形成弧形。放在模型上比试,调整弧形使之与卡环线一致后,钢丝与基牙贴合。

2）弯制卡环体和连接体的下降部分:卡环臂完成后,放在模型上比试合适后,用铅笔在45颊面远中轴角非倒凹区的钢丝上用笔标记,确定转弯处。

① 45颊侧固位臂:左手持钢丝,卡环臂弧形开口朝向外侧,右手握技工钳夹住卡臂,钳喙放在卡环臂弧形标记处内侧(内侧指操作者),中指和无名指夹紧钢丝,拇指抵住钳喙,示指向下压钢丝,使之绕钳喙做约120°转弯,同时将钢丝略微拉向远中(钢丝弯向龈方,并避开基牙邻面倒凹区),此时形成卡环体和连接体的下降部分。

② 45舌侧对抗臂:左手持钢丝,卡环臂弧形开口朝向内侧,右手握技工钳夹住卡臂,钳喙放在卡环臂弧形标记处外侧,中指和无名指夹紧钢丝,示指抵住钳喙,拇指向下压钢丝,使之绕钳喙做约90°转弯,同时将钢丝略微拉向远中(避开基牙邻面倒凹区),此时形成卡环体和连接体的下降部分。

3）弯制连接体的水平部:目测缺隙区𬌗龈高度,在连接体的下降部标记,钳子夹住弯曲处(即卡环体)和下降部,略微向上弯曲,使与𬌗支托的连接体平行,形成水平部分。放在模型上比试,于适当的部位使连接体末端向上弯曲,并搭在𬌗支托的连接体上。

4）固定支架:各卡环弯制完成后,将支托和卡环臂连接体接触处涂少许焊剂(正磷酸),然后用电烙铁熔化焊锡将支架焊接成一个整体(也可用自凝树脂固定)。

注意事项:① 45颊侧卡环与47舌侧卡环弯制方法相同,同样45舌侧卡环与47颊侧卡环相同;②若缺牙间隙小,三臂卡环可交叉弯制或平行弯制(从45颊侧卡环弯向47舌侧卡环);③颊侧固位臂卡环体弯曲角度稍大,舌侧固位臂卡环体弯曲角度稍小。具体可根据模型设计。

5）弯制卡环要点:①定位:确定卡环在基牙上位置;②定点:确定在何处转弯,用色铅笔准确做记号,钳夹位置略在脚下,是转弯恰在记号处;③定向:时刻记住卡环各部件在基牙上位置、行走方向,转弯时固定卡环,勿使其倒转;④控制:控制好转弯时的用力大小。

3. 排列人工牙和基托塑形

(1) 检查模型支架是否合乎要求,检查正中𬌗咬合关系。

(2) 排列人工牙:

1）排列人工牙46:根据缺隙大小选择合适的人工牙。首先调磨人工牙近远中径与缺隙适合。然后根据支架连接体阻挡部位,磨改人工牙颈部及盖嵴部阻碍部分,使人工牙完全就位,与卡环体、连接体嵌合。取一小片蜡片烤软后,放入缺隙处,将人工牙放入间隙,调整咬合,先用蜡固定。根据对颌牙的咬合关系,用咬合纸测试咬合面,调磨早接触点,检查前伸、侧方咬合,达到正中𬌗时人工牙呈多点接触,前伸、侧方𬌗无早接触。

2）雕刻46蜡牙:取一适当大小的蜡片,烤软后捏成团块状,置于模型46缺隙区,并略高于𬌗面,趁蜡块尚软时,将上颌模型与之作正中咬合,咬出46的𬌗面印迹。根据缺隙的大小和相邻牙牙冠的形态,雕刻46蜡牙冠颊、舌侧的解剖外形。雕刻𬌗面形态,参照𬌗面咬合印迹,雕出46𬌗面的尖、窝、沟、嵴等形态。46的𬌗面应有5个牙尖,颊侧3个牙尖,舌侧2个牙尖,依次为近中颊尖,远中颊尖、远中尖、近中舌尖和远中舌尖,其中远中尖最小。然后修整𬌗外展隙、颊外展隙、舌外展隙及邻间隙,使之符合要求。

4. 蜡基托塑形

（1）雕刻人工牙牙颈线：参照 47、45 牙冠的颈缘线用雕刻刀修整 46 的颈缘与之协调一致，弧度应近于自然。

（2）制作蜡基托：先在模型上基托范围内，加一薄层熔蜡，再按基托范围大小，取一层合适的红蜡片在酒精灯上烤软，将其压贴于模型上，用雕刻刀修去多余的蜡片，基托厚度约达到 2mm。然后，用热蜡刀封闭蜡基托边缘，以防止装盒时石膏从边缘缝隙处流至蜡基托组织面。修整颊侧基托外形呈凹斜面，并形成隐约可见的牙根突度，以增加逼真的效果。后牙区舌侧基托形成轻微的凹面，以不妨碍舌的活动，基托边缘圆钝、光滑。

5. 装盒　本实验采用混装法装盒。

（1）首先选择大小适宜的型盒。

（2）从𬌗架上卸除工作模型，保持模型底部完整、干净；裁取比模型底部一圈大 10mm 的锡箔，覆盖在整个模型底部并包绕模型四周 5～10mm；根据余留牙范围裁取合适的锡箔覆盖余留牙的咬合面。锡箔的边缘四周需与模型四周密贴，或用粘接剂固定边缘。

（3）将模型浸泡数分钟以充分吸水。

（4）装下层型盒：按一定的水粉比例调和适量的石膏，先将部分石膏倒入下层型盒内，再将经过浸泡的模型轻压于石膏内，并调整好位置，使模型𬌗面与型盒底面平行。再以石膏将模型上的基牙、卡环、𬌗支托包埋固定，只显露出人工牙和蜡基托。最后将石膏表面抹光滑，应特别注意不能形成倒凹。

（5）装上层型盒：下层型盒内的石膏凝固后，表面涂以分离剂（肥皂水）。将上层型盒对准下层型盒盖好。①先调和适量石膏，用毛笔沾少量石膏涂布人工牙颈缘、牙龈乳头、卡环体部等细小部位，不得混入气泡。再合拢上下层型盒，使上下层型盒边缘紧密闭合接触。再从型盒一侧边缘缓慢灌入石膏，并轻轻振荡型盒（或将型盒置于振荡器上），直至所有牙和蜡型刚好被覆盖住。②石膏硬固后，再调拌石膏灌满上层型盒其余部分。石膏应略溢出上层型盒，盖上顶盖轻轻加压使之密合，洗净型盒周围石膏。用液压机或压榨器稍加压至石膏凝固。

6. 除蜡、充填树脂和热处理

（1）除蜡：将型盒置于盛有 80℃左右热水的大铝锅中 10～15 分钟，使蜡型变软。取出型盒，将上下层型盒轻轻撬开，剔去软化蜡质，并用沸水将残余蜡质冲净。修整石膏阴型的锐利边缘，均匀涂一薄层分离剂（藻酸钠分离剂），但应注意勿将分离剂涂于卡环和𬌗支托的连接体上。

（2）充填树脂：若是人工雕刻蜡牙，先取适量造牙粉置于调拌杯中，逐滴加入牙托水，使其湿润合适，用调拌刀稍加调拌，然后将调拌杯加盖。聚合至面团期时，洗净双手，将其取出并轻捏成小团，置于上层型盒 46 的牙冠阴型内，用调拌刀或手指轻轻加压，取出树脂牙冠，用剪刀修去颈部多余的树脂，使牙冠颈缘线准确清晰，然后再将其放回原位。以同法调和适量牙托粉，至面团期时取出，置于下层型盒的阴型内，将其填满压紧，在其上覆盖湿玻璃纸，套上上层型盒，放至压榨器上缓缓加压。打开型盒检查树脂是否充足，并以雕刻刀将多余部分修去，除去玻璃纸，在牙冠与基托结合面滴少许单体，盖闭上下层型盒，放至压榨器上压紧，固定好型盒螺丝。

（3）热处理：将已经填胶的型盒置于大铝锅中，加水至没过型盒，以小火慢慢加热，使其在1.5～2小时内达到沸点，并维持15分钟。然后停火，待其自然冷却。

7. 开盒　拧开型盒螺丝，以石膏切刀撬开上下层型盒，用小锤敲打型盒周边或活动底板，使石膏与模型分离，完整取出工作模型，要求人工牙的𬌗面及模型底部的分离面要干净，义齿与模型不可分离。按照模型的底部与𬌗架上的复位面，把下颌模型在𬌗架上复位。

8. 上𬌗架检查咬合　模型复位于𬌗架上，检查上下颌牙齿咬合关系，正中𬌗接触时，双侧后牙均匀接触，无早接触点。侧方𬌗时无𬌗干扰。

9. 打磨抛光　打磨抛光包括粗磨、细磨、抛光三个步骤，遵循由粗到细的原则。

1）粗磨：用粗砂轮、树脂砂轮等磨除义齿基托边缘过长、过厚及锐利的菲边。用金刚砂车针或刀边砂石修整唇、颊、舌系带的切迹。用柱状砂石或细砂轮，磨去卡环体、支托部附着的树脂；用锐利的雕刻刀或细裂钻去除人工牙的颈缘及牙龈乳头的小瘤、气泡及石膏残屑。研磨牙颈部、牙龈乳头，修整基托外形，使之大小厚度适宜。磨除影响基托就位的倒凹及组织面小瘤等。

2）细磨：用硅橡胶轮、砂纸卷，由粗到细的顺序研磨基托磨光面。降低打磨机转速，硅橡胶轮、砂纸卷轻压义齿表面，反复交叉地磨光，去净上个步骤中出现的磨痕。

3）抛光：使用抛光机抛光，加速转动的毡轮、黑毛刷蘸石英砂、浮石粉糊剂，间断有力地交叉反复抛光；再使用湿布轮蘸细石英砂、氧化锌糊剂对义齿表面抛光；最后使用布轮表面轻擦抛光膏，对义齿表面轻抛，即可呈现树脂光亮度。对细小的部位可用手机上小布轮作最后抛光。

完成打磨抛光后，用牙刷洗净义齿表面残留抛光剂，使用超声波清洗机清洗义齿。清洗后，最终检查义齿完好后。

10. 试戴与调改

（1）试戴：在义齿制作过程中，每一步都应严格要求，精确细致，多数情况下初戴均能顺利就位。若义齿不能就位，则应检查、分析原因，如有倒凹，则用有色笔作出记号，用柱形石或石针、裂钻磨改，但切勿一次磨出过多，以免造成打磨间隙。

（2）戴入后的检查和调改：义齿带入后，检查卡环与基牙、基托组织面与黏膜是否密合。若义齿完全就位，则需检查咬合关系，将咬合纸放在上下𬌗面及前牙切缘上，作正中咬合，检查有无早接触点，并用轮状石磨出。调磨的顺序一般为，先正中𬌗，再前伸𬌗和侧方𬌗，直至咬合完全平衡为止。

（3）摘戴方法及医嘱：义齿戴入后，应教会患者义齿摘戴方法，向患者交代戴用义齿的注意事项，如晚上取下义齿浸泡在冷水里，初戴义齿勿吃过硬食物，有问题前来复诊等。

二、同学按照示教的步骤和方法，在带教老师的指导下完成义齿制作并书写实训报告。

（牟　星　潘　灏）

实训四　弯制法可摘局部义齿的制作（11缺失）（参考学时12）

【目的和要求】

1. 掌握：间隙卡环的弯制方法；人工牙前牙的排牙方法；蜡型的制作和正装法的装盒方法；可摘局部义齿除蜡、充填树脂和热处理的方法和步骤；开盒打磨及可摘局部义齿打磨抛光的原则和方法。

2. 了解：义齿的试戴和调改。

【实训内容】

完成弯制法可摘局部义齿的制作（11 缺失）。

【实训器材】

1. 器械　口腔科模拟综合实验台、观测仪、口腔科振荡器、平头钳、三德钳、三叉钳（或日月钳）、切断钳、雕刻刀、蜡刀、红蓝铅笔、酒精灯、喷灯、型盒、大铝锅、铝壶、漏瓢、调拌杯、毛笔、玻璃纸、压榨器、各种砂石针、砂纸卷、长柄裂钻、布轮、轮形毛刷、打火机或火柴等。

2. 材料　11 缺失可摘局部义齿模型一副、红蜡片、0.8mm 不锈钢丝、树脂前牙、分离剂、牙托水、牙托粉、抛光剂、酒精、石膏等。

【方法和步骤】

一、示教

1. 模型设计　11 缺失，余留牙健康，设计成混合支持式义齿，在模型 14、13 和 23、24 之间设计间隙卡环，树脂基托连接。

（1）模型准备：使用实训一制取的 11 缺失的可摘局部义齿模型，检查模型是否完整，修去模型上的小瘤及妨碍咬合的部分。根据上下余留牙的咬合关系，在缺隙前后各画一条垂直于𬌗平面的线，作为确定上下牙咬合关系的标志。

（2）设计模型：将模型固定在观测台上，使其𬌗平面和水平面平行，然后黑铅笔画出 14、24 基牙的观测线。根据观测线的位置，用蓝铅笔在 14、24 的颊侧画出卡环臂的位置及卡环的走向。用红铅笔画出基托边缘线。

（3）填塞倒凹：在模型上用加色石膏于 12、21 近中邻面的填塞倒凹。注意石膏不宜过多，前牙不能超过邻唇轴线角。

2. 弯制 14、24 间隙卡环

（1）卡环臂弯制：将钢丝弯成大小合适的颊侧弧形，在模型上比试，卡环臂在基牙与相邻牙的颊外展隙处，用技工钳将钢丝略弯曲，使卡环臂进入颊外展隙处并与之贴合。

（2）卡环体弯制：用笔在颊外展隙与𬌗外展隙交接处钢丝上标记，用钳夹住卡环臂处，向𬌗方略 90° 弯曲，调整使卡环与模型隙卡沟完全密贴。

（3）连接体弯制：用笔在卡环体舌侧边缘处标记，用钳夹住卡环体，将钢丝弯向舌外展隙，并顺舌外展隙进入舌腭侧基托范围内，离开组织面 0.5mm，沿连接体走向，与组织面平行逐渐向前延伸直至进入 11 缺牙间隙。

（4）支架连接：将卡环复位于模型基牙上，用蜡固定颊侧卡环臂。调拌自凝树脂将舌腭侧卡环连接体末端连接固定，或用锡焊焊接。

3. 排列 11 人工牙　根据缺牙间隙选择合适人工牙，调磨其近远中径和切龈径，若过宽，则磨改邻面和舌面边缘嵴；若过长，主要磨改盖嵴面，必要时磨改切端。使其盖嵴部尽量与牙槽嵴吻合。注意人工牙排列的弧度应与牙弓弧度一致，其中线应与面部中线一致，并与对𬌗牙形成适当的覆𬌗覆盖关系。

4. 完成蜡基托塑形　用红铅笔在模型画出基托的范围。按基托的范围取大小合适的一层红蜡片在酒精灯上烤软，用手指将其按贴于模型上，用蜡刀修去多余的部分。参照邻牙颈曲线的形态位置，用蜡刀雕刻颈曲线，使颈线连贯协调。并用蜡刀将基托边缘封闭，防止装盒时石膏从边缘缝隙处进入蜡基托下面。修整基托外形，使之达到 2.0mm。

5. 装盒　本实训采用正装法的装盒方法。

(1) 装盒前的准备:用石膏修整机或石膏切刀修去模型与蜡型无关的部分,将模型修小修薄,以适应型盒大小。并将模型上石膏牙的牙尖修平,特别是安放卡环的基牙。选择大小合适的型盒,并将修整好的模型吸水浸泡备用。

(2) 装下层型盒:将调好的石膏倒入下层型盒约 1/2～2/3,轻轻振荡型盒以排除空气,再将浸湿的模型平放在型盒中石膏内,使蜡基托边缘与型盒边缘平齐或稍低,用石膏将模型、支架、人工牙唇面及石膏牙全部包埋,人工牙舌面及蜡基托全部暴露。石膏未凝固前在微流水下将石膏表面抹光,使成为光滑无倒凹的斜面。洗净人工牙舌面、蜡基托及型盒边缘的石膏。

(3) 装上层型盒:下层型盒石膏凝固后,用毛笔在石膏便面涂分离剂,将上层型盒置于下层型盒上,使上下层型盒闭合密贴。调拌石膏,从型盒一侧缓慢注入,并轻轻振荡(或置于振荡器上)型盒排出空气,直至灌满上层型盒,直至所有牙和蜡型刚好被覆盖住。待石膏硬固后,再调拌石膏灌满上层型盒其余部分。石膏应略溢出上层型盒,盖上顶盖轻轻加压使之密合,洗净型盒周围石膏。用液压机或压榨器稍加压至石膏凝固。

6. 除蜡、充填树脂和热处理

(1) 除蜡:将型盒(石膏完全凝固后)置于盛有 80℃左右热水的大锅中 15 分钟左右,使蜡变软,取出型盒,用石膏调拌刀将上下层型盒轻轻撬开,用蜡刀将软蜡质去除,再将模型置于漏瓢内用沸水慢慢冲净残余蜡质。然后用石膏雕刀修整石膏阴型的锐利边缘,并以毛笔蘸分离剂涂于石膏阴型的表面,注意勿将分离剂涂于人工牙及卡环的连接体上。

(2) 充填树脂:先取适量牙托粉置于调拌杯中,逐渐加入牙托水,使其完全浸润呈湿沙状,再用小调拌刀稍加搅拌,然后调拌杯加盖。待树脂聚合至面团期时,洗净双手,将其取出,并轻轻揉成小团,置于下层型盒的印模里,用手指隔以玻璃纸压紧,并将玻璃纸盖于其上,套上上层型盒,放置压榨器上缓缓加压。如果树脂过多,打开型盒时可发现多余树脂被挤压在石膏阴型之外,应以雕刻刀将多余部分修去。如果树脂不足,可见石膏阴型内充填不满,则应添加树脂再次加压。添加树脂时,可先在添加处滴加少量单体,以利于树脂结合。待填胶量合适以后,去除玻璃纸,在人工牙盖嵴部滴以少许单体,再将上下层型盒闭合,放置压榨器上压紧,并上好型盒螺丝。

(3) 热处理:将已经填胶的型盒置于大铝锅中,加水至没过型盒,以小火慢慢加热,使其在 1.5～2 小时内达到沸点,并维持 15 分钟。然后停火,待其自然冷却。

7. 开盒、打磨抛光、试戴等步骤同实训四。

二、同学按照示教的步骤和方法,在带教老师的指导下完成实训并书写实训报告。

(牟　星　潘　灏)

实训五　铸造支架式可摘局部义齿的制作(46 缺失)(参考学时 16)

【目的和要求】

1. 掌握:个别后牙缺失(Kennedy 第三类牙列缺损)铸造支架式可摘局部义齿的制作方法;个别后牙缺失(Kennedy 第三类牙列缺损)模型的设计原则及观测仪的使用方法;填塞倒凹的方法和步骤;铸件的打磨与抛光方法;初步掌握带模整体铸造义齿的耐火材料模型

复制方法;初步掌握耐火材料模型浸蜡及个别后牙缺失(Kennedy 第三类牙列缺损)模型带模整体铸造支架熔模的制作方法。

2. 熟悉:带模整体铸造法熔模的包埋、烘烤焙烧和铸造方法。

3. 了解:耐火材料、复模材料、磷酸盐包埋材料及熔模材料的理化性能、使用方法和注意事项。

【实训内容】

1. 46 缺失(Kennedy 第三类牙列缺损)模型的设计、观测仪使用方法和工作模型的准备。

2. 46 缺失(Kennedy 第三类牙列缺损)耐火材料模型的复模方法。

3. 46 缺失(Kennedy 第三类牙列缺损)带模铸造支架熔模的制作方法和步骤。

4. 带模整体铸造熔模的包埋方法和铸型的烘烤、焙烧和铸造。

5. 铸件的清理和打磨抛光方法和步骤。

6. 学生按照示教内容完成 46 缺失铸造支架式可摘局部义齿的制作。

【实训器材】

1. 器械　观测仪、琼脂溶解机、琼脂复模盒或大煮牙盒、振荡器、真空搅拌机、橡皮碗、石膏调拌刀、雕刻刀、滴蜡器、酒精灯、石膏修整机、浇铸口形成器、与模型大小适宜的铸圈、酒精喷灯、电烤箱、高频离心铸造机、切割机、喷砂机、打磨机、电解抛光机、各种类型的砂片、磨头、布轮等。

2. 材料　46 缺失的石膏模型(要求基牙𬌗支托凹已制备完成)及对𬌗模型一副(各学校可以根据学校的具体情况选择牙列缺损模型)、有色铅笔、薄蜡片、基托蜡、琼脂、磷酸盐包埋材料、耐火材料模型表面强化剂或蜂蜡、各种类型的铸造蜡、蜡型表面清洗剂、钴铬合金等。

【实训方法和步骤】

一、示教

(一)石膏工作模型的处理

1. 石膏工作模型的设计

(1) 模型检查:检查模型缺牙区、基牙及其义齿的覆盖部分有无气泡;是否与对颌牙有良好的咬合关系;模型中线是否一致;上下颌第一磨牙或尖牙(第一磨牙缺失)的咬合是否正确;基牙或余留牙倒凹的部位及大小等,如石膏模型上有小瘤需用雕刻刀去除,但不能损伤模型。将上下颌模型按照咬合关系对好后在其中线和两颊侧用有色铅笔画标志线。

(2) 绘制观测线:确定该义齿的共同就位道,即义齿在口内戴入的方向和角度。一般采取以下两种方法确定。

1) 平均倒凹法:即将基牙上的倒凹作平均分配,按照这种方法确定的观测线制作的义齿,其共同就位道的方向即是各基牙牙长轴延长线交角的平分线方向,若基牙长轴彼此平行,就位道的方向与基牙长轴方向一致。适用于缺隙多、基牙倒凹较大的情况。具体的方法是:将模型固定在观测仪的平台上,根据缺牙的部位、牙的倾斜度、牙槽嵴的丰满度和唇颊侧倒凹的大小等,来确定模型前后及其左右方向倾斜的程度。将模型方向调节在各基牙的近远中向和颊舌向倒凹较平均的位置,使两侧的基牙都有一定程度的倒凹,画出模型的观测线。

2) 调节倒凹法:缺隙两端基牙的倒凹不做平均分配,而是有意将倒凹集中在基牙的一侧,因而可使基牙上形成不同类型的观测线。义齿采取斜向就位,此种就位道适用于基牙牙冠短,基牙长轴彼此平行,𬌗力与义齿的共同就位道方向一致的患者。此种方法是通过调节观测仪的观测台的倾斜度，使模型向前或向后、向左或向右倾斜而调节倒凹，形成所需的就位道。

在将以上两种方法分别进行讲解和示教后，按照平均倒凹的方法画出基牙的观测线。在画观测线的同时，将观测仪的分析杆与余留牙及牙槽嵴接触，同时标出余留牙和牙槽嵴的倒凹，作为填塞倒凹的依据。

2. 石膏工作模型的处理：

（1）根据观测线的位置，首先在模型上用有色铅笔画出基牙颊侧固位臂、舌侧对抗臂的位置，𬌗支托所在的位置，并将它们的小连接体在牙槽嵴顶上与网状支架连接到一起，同时画出颊舌侧基托的范围和大小。

（2）在缺牙区的牙槽嵴顶铺一层薄蜡片，蜡片周围与模型不能有缝隙。目的是为以后树脂包埋金属小连接体的余留空间。同时确定精加工线的位置。

（3）如义齿所在区有需缓冲的部位用薄蜡片进行缓冲。

（4）填塞倒凹：在模型上用基托蜡或有色石膏等将不利于义齿就位和不利于翻制耐火材料模型的基牙或组织的倒凹填平，以免误将卡环、人工牙或基托等非弹性部分进入倒凹区，不利于义齿的就位或影响耐火材料模型的准确性。

1）填塞倒凹的部位：①缺隙两侧基牙的近远中倒凹。②义齿基托范围内妨碍就位的软、硬组织的倒凹。③基牙及义齿范围内的余留牙的楔状缺损。④模型缺损、气泡及拔牙创未愈合的凹陷。⑤余留牙的唇颊、舌侧影响耐火材料模型复制的不利倒凹。

2）填塞倒凹的方法：先将模型浸泡在水中（约 5～10 分钟）。然后取出模型，用餐巾纸轻轻吸去模型表面的水分。调拌少量较稀有色石膏备用。用水门汀调拌刀取适量的有色石膏按照设计要求填除不利倒凹。待石膏初凝，用小毛笔将多余的石膏去除，并将填塞石膏轻轻刷光。待石膏初凝后，进一步检查修整。如用基托蜡进行填塞，模型无需浸湿，在干燥的模型上按照设计的要求填塞不利倒凹即可。但填塞完成后填塞用蜡的表面要用酒精喷灯喷光滑。

（二）复制耐火材料模型

1. 工作模型的浸水处理　将准备好的石膏工作模型放入 35℃石膏饱和溶液的温水中浸泡 20～30 分钟，其目的：一是防止干燥的工作模型在复模时排放其内部的气体影响复模材料的准确性；二是防止工作模型吸取琼脂复模材料中的水分；三是防止工作模型与复模材料的粘连，增加工作模型表面的湿润性。然后取出模型，用餐巾纸吸去表面的水分，放入专用琼脂复模盒的中间。要求其周围的空隙大小基本一致，以确保琼脂印模材料的厚度均匀，以免印模收缩不一致而变形。无琼脂复模盒时，也可使用普通大型盒替代。

2. 溶解琼脂

（1）将琼脂印模材料切成大小适宜的小块放入琼脂溶解机中熔化待用。如无琼脂溶解机，将大小适宜的琼脂放入搪瓷罐中水浴加热，边加热边搅拌，注意搅拌幅度不能太大以免产生气泡。

（2）将自行降温至 50～55℃的琼脂印模材料从琼脂复模盒上端的孔中以缓慢的速度灌入型盒中，直至将型盒灌满为止。

（3）琼脂印模材料的冷却。方法有两种：一种是在室温下自然冷却至完全。另一种方法是在灌注 20 分钟后，将型盒放置于水中冷却，水深约为型盒高度的 1/3，使琼脂印模材料自下而上逐渐冷却。20 分钟后再加水，使整个型盒浸泡在水中，直至琼脂完全凝固后从水中取出。

（4）待琼脂完全凝固成形时，将型盒倒置，去掉底盖将石膏模型取出，认真检查印模有无气泡、裂纹、表面是否清晰完整等，如不符合要求则需要重新复制琼脂印模。

3. 灌注耐火材料模型

（1）取适量的磷酸盐材料，按照生产厂家要求的粉液比例调拌耐火材料。

（2）在30～60秒内充分调拌均匀，立即将调拌好的磷酸盐材料注入琼脂复模盒的印模内，同时启动振动器，直至灌满阴模。

（3）灌注好的耐火材料模型需放置45分钟左右，待完全凝固后，方可从印模中脱出。

（4）检查耐火材料模型的完整性和模型表面的光滑程度，有无气泡和小瘤，并给予适当的修整，但不能损伤模型。

（三）熔模的制作

1. 耐火材料模型的表面强化处理　将耐火材料模型放入80～100℃的干燥箱中干燥2小时或自然干燥后，先浸入熔化的蜂蜡中浸泡15秒，再放入100℃的烘箱中烘烤10分钟，使模型上的蜂蜡均匀吸收后，取出耐火材料模型自然冷却后备用。

2. 熔模的制作

（1）按照工作模型上的设计，用有色铅笔将设计转移到耐火材料模型上。

（2）在缺隙区牙槽嵴顶的部位铺置网状连接体。

（3）制作与树脂基托相连接的外台阶。

（4）选择一厚度适宜的薄蜡片烘软，在基托范围内用手指压蜡片使之与模型贴合，用雕刻刀切除多余的部分，并封闭其边缘。

（5）在模型相应部位选用成品卡环蜡形成卡环臂，连接体、支托用滴蜡法制作，最后滴蜡法将所有结构连成整体，然后用酒精喷灯喷光。

（四）设置铸道系统

本实训采用正插法安插铸道。即在两个基牙的近缺隙侧𬌗缘的卡环体上各安插一直径为2mm的铸道，与主铸道相连并形成储金球，然后在用直径3～4mm的蜡线条形成主铸道，并将其用蜡固定在型孔座上。在实际临床操作中应根据熔模的大小、形式及制作方法等不同灵活选择铸道的安插方式。

（五）熔模的包埋

1. 包埋前的准备　用专用表面清洗剂均匀地喷洒在熔模表面，待其自然干燥。或用毛笔蘸酒精或肥皂水轻轻洗去熔模和铸道表面的油脂，并用清水冲洗干净自然干燥备用。

2. 选择铸圈　根据耐火材料模型大小选择合适的铸圈（铸造支架制作时多采用树脂铸圈），要求铸圈周径应较耐火材料模型大5mm以上，铸圈上缘距熔模最高点约10mm。

3. 熔模的包埋

（1）硅酸乙酯包埋材料包埋法：

1）内包埋：将硅酸乙酯包埋材料的粉液按照产品说明比例调和成糊状，并用真空搅拌机调拌，使包埋料无气泡、混合均匀。用毛笔蘸少量调好的包埋材料涂布于熔模的表面。涂布的方法应该是由点到面，要特别注意熔模的组织面不能有气泡。包埋料覆盖熔模表面的厚度约2～3mm，然后及时在包埋料的表层撒上干的包埋粉，以利于吸收水分，提高内包埋层表面的强度和膨胀性能，增加透气性。

2）外包埋：将已完成内包埋的熔模和模型套上已经选好的铸圈，调拌适量外层包埋料

（多采用石英砂，石英砂与石膏体积比为3∶1，用水调和），将调好的包埋料由铸圈上端注入铸圈内，边灌注边振荡，使包埋料内气泡及时排除，包埋料流入铸圈的各个部分，一直灌满整个铸圈。

（2）磷酸盐包埋材料一次包埋法（最常用）：即用磷酸盐包埋材料对熔模进行包埋。此法即可用于有圈铸造也可用于无圈铸造。无圈铸造更有利于包埋材料的凝固膨胀和温度膨胀，铸件的精确度更高。首先根据熔模的大小选择直径适宜的树脂铸圈及型孔座，将模型连同熔模用蜡固定于型孔座上，使铸道口位于铸型的中心部位，然后罩上铸圈。按照100g磷酸盐包埋材料与13mL水或专用液的比例进行调拌，最好用真空搅拌机，并在振荡器的振荡下注入铸圈内，注满为止。待包埋材料初步凝固并开始产热后，取下树脂铸圈及型孔座，即形成无圈铸造。

（六）铸型的烘烤焙烧、铸造

1. 烘烤焙烧　包埋材料凝固后，将铸圈及型孔座取下，浇铸孔向下放置于电烤箱中烘烤，逐渐加温至400℃，维持约30分钟。然后继续加热至900℃维持20分钟即可准备铸造。

注意事项：

（1）铸型升温不可过快，以免包埋材料中的水分蒸发过快而引起爆裂。

（2）铸型达到预定温度后不能停留过久或降温后再升温铸造，否则会影响包埋材料的强度，并且会降低铸件的精确度和光洁度。

2. 铸造　采用高频离心铸造机铸造法或真空铸造机铸造法。将适量的高熔合金（钴铬合金）放置于铸造机的坩埚内，从电烤箱中取出焙烧好的铸型，调整好平衡砣，按照铸造机的操作程序和方法进行铸造。

（七）铸件的清理与打磨抛光

1. 清除包埋料　待铸型自然冷却到常温，用小锤轻轻敲打铸型，取出铸件，再用适当的器械切除铸件上的包埋料。

2. 喷砂　手拿铸件放置于喷砂机中，利用压缩空气将100～150目的碳化硅金刚砂以50～70m/s的速度从喷枪中射到铸件表面，除去铸件表面上的残留包埋料和氧化膜。

3. 切除铸道　用金刚砂片或刀边石切除铸道。注意不能破坏铸件。

4. 打磨、抛光　先用砂轮及各种磨头将铸件不平整的表面遵照由粗到细的原则进行粗磨，使之逐渐平整；打磨时要有适当的压力和速度，仔细去除组织面的小结节，然后将铸件放在模型上如有不贴合则找出原因加以磨改；再用砂纸卷消除磨痕，用金刚砂橡皮轮仔细打磨抛光铸件表面，最后用绒轮或橡皮轮蘸氧化铬进行抛光。有条件的也可采用电解抛光，将经过机械研磨的铸件放入电解槽中，在电解液内对金属进行电化学抛光。

（八）排牙及义齿蜡型的完成

将打磨抛光好的铸件放回工作模型上试戴，如有不贴合应找原因并进行磨改，直到铸件与模型完全贴合。用蜡将铸件固定在模型上，按照设计要求铺设蜡基托并在缺牙区放置蜡块，在蜡块尚软时与对颌模型做正中咬合，根据咬合印记和缺牙的解剖外形雕刻蜡牙并完成义齿的蜡基托。也可选择合适的成品人工牙，经调磨后按照排牙原则完成人工牙的排列和蜡基托的完成。

（九）装盒、去蜡、填胶、热处理、开盒、打磨、抛光

步骤同弯制支架义齿制作。

二、同学按照示教的步骤和方法，在带教老师的指导下完成实训并书写实训报告。

（郭蕊欣）

实训六　铸造支架式可摘局部义齿的制作（35、36、46、47 缺失）（参考学时 20）

【目的和要求】

掌握：后牙缺失（Kennedy 第二类牙列缺损）铸造支架式可摘局部义齿的制作方法；后牙缺失（Kennedy 第二类牙列缺损）模型的设计原理及观测仪的使用方法；填塞倒凹的方法和步骤；熔模制作的要求和方法；带模整体铸造法的耐火材料模型复制方法和步骤；耐火材料、复模材料和磷酸盐包埋材料的理化性能、使用方法和注意事项；铸件的清理、打磨和抛光的方法；铸件模型试合的步骤与方法；排列人工牙、完成蜡型、装盒、充填树脂、热处理、打磨抛光，完成义齿。

【实训内容】

1. 示教 35、36、46、47 缺失的带模整体铸造支架式可摘局部义齿的制作方法和步骤。

2. 学生按照示教内容完成 35、36、46、47 缺失铸造支架式可摘局部义齿的制作。

【实训器材】

1. 器械　观测仪、琼脂溶解机、琼脂复模盒或大煮牙盒、振荡器、真空搅拌机、橡皮碗、石膏调拌刀、雕刻刀、滴蜡器、酒精灯、石膏修整机、浇铸口形成器、与模型大小适宜的铸圈、酒精喷灯、电烤箱、高频离心铸造机、切割机、喷砂机、打磨机、电解抛光机、超声波清洗机。

2. 材料　35、36、46、47 缺失的石膏模型（要求基牙殆支托凹已制备完成）及对颌模型一副（各学校可以根据学校的具体情况选择牙列缺损模型）、有色铅笔、薄蜡片、基托蜡、琼脂、磷酸盐包埋材料、耐火材料模型表面强化剂或蜂蜡、各种类型的铸造蜡、熔模表面清洗剂、钴铬合金等、坩埚、用于喷砂的金刚砂、电解抛光液、清洗液、各种类型的砂片、磨头、布轮等。

【实训方法和步骤】

一、示教

（一）石膏工作模型的处理

1. 模型检查　方法同实训五。

2. 绘制观测线　方法同实训五，根据牙缺失的具体情况绘制观测线。

3. 工作模型的准备

（1）根据观测线的位置和设计要求，首先在模型上用有色铅笔画出基牙固位臂、对抗臂、殆支托、金属支架、树脂基托等所在的位置。

（2）确定外台阶的位置（金属基托与树脂基托连接的部位）：根据人工牙排列的舌面位置确定外台阶的位置并给予记录（原则上不影响人工牙的正确的排列）。

（3）在缺牙区的牙槽嵴顶铺一层薄蜡片，蜡片周围与模型不能有缝隙。目的是为以后树脂包埋金属小连接体预留空间。同时在终止线的部位形成台阶。

（4）如义齿所在区有需缓冲的部位用薄蜡片进行缓冲。

（5）金属基托边缘封闭：沿舌杆的边缘用雕刻刀形成 0.5～1.0mm 的沟，以封闭边缘，减少异物感，同时增加义齿的固位。

4. 填塞倒凹　方法同实训四。

（二）复制耐火材料模型

方法同实训五。

（三）熔模的制作

1. 耐火材料模型的表面强化处理　方法同实训五。

2. 制作支架熔模（熔模的制作）　按照设计，用蓝色铅笔在经过处理的耐火材料模型上，画出支架各部分的形状和位置。选择各种形状基本合适的半成品蜡条、蜡片和蜡网在酒精灯火焰上加热软化后，贴附于耐火材料模型支架相应位置上，再根据支架各部分要求略加修整成形，滴蜡法将所有结构连成整体，酒精喷灯喷光。最后，检查支架熔模各部位的完整性和光滑度以待备用。

（四）设置铸道系统

本实训采用正插法安插铸道。方法同实训五。

（五）熔模的包埋

1. 包埋前的准备　方法同实训五。

2. 熔模的包埋　方法同实训五。选择大小适宜的树脂铸圈，将耐火材料模型按照要求放在铸圈中，按照包埋材料的要求用真空搅拌机调拌包埋料，在振动器上进行包埋。待包埋材料凝固后，拆除树脂铸圈，呈无圈铸造。

（六）铸型的烘烤焙烧、铸造

方法和步骤参见实训五。

（七）铸件的清理与打磨抛光

方法和步骤参见实训五。

（八）排牙及义齿蜡型的完成

将打磨抛光好的铸件放回工作模型上试戴，如有不贴合应找原因进行磨改，直到铸件与模型完全贴合。用蜡将铸件固定在模型上，按照设计要求铺设蜡基托并在缺牙区放置蜡块，在蜡块尚软时与对颌模型做正中咬合，选择形态、大小、颜色合适的人工牙，在殆架上根据对颌牙的咬合关系完成排牙，并检查咬合关系。根据咬合情况进行调磨，经调磨后按照排牙原则完成人工牙的排列和蜡基托的完成。

（九）装盒、去蜡、填胶、热处理、开盒、打磨、抛光

步骤同弯制支架义齿制作。

二、同学按照示教的步骤和方法，在带教老师的指导下完成实训并书写实训报告。

（郭蕊欣）

实训七　数字化可摘局部义齿的支架设计（35、36、46、47缺失）（参考学时8）

【目的和要求】

1. 掌握：模型扫描及数字化文件创建的方法。要求扫描出清晰的口腔软硬组织图像，准确建立上下牙列咬合关系。

2. 熟悉：可摘局部义齿支架各组成部分的形态、结构及其连接部分的设计要求。

3．了解：义齿支架各部分的功能与作用。

【实训用品】

35、36、46、47 缺失模型，对颌牙列模型及其稳定的咬合关系，装载可摘义齿支架设计的专业 CAD 软件的计算机，连接计算机的舱室模型扫描仪，键盘、鼠标及电源等基础条件。

【实训内容】

1．创建新“患者”的独立文件夹。

2．扫描牙列缺损模型、对颌模型、咬合模型。

3．在计算机屏幕上完成可摘局部义齿支架各部件的设计。

4．完成设计，保存文件备用。

【方法和步骤】

一、示教

1．准备　计算机及扫描仪开机；患者牙列缺损模型准备就绪。

2．扫描　扫描患者下颌牙列缺损模型；扫描患者上颌对颌模型；扫描患者上下颌牙尖交错殆模型。

3．设计

（1）应用可摘局部义齿设计 CAD 软件，获取模型三维图像。

（2）根据要求选取下颌舌杆形态，放置于模型舌侧适当位置上，细化调整长度、宽度、厚度，要求舌杆有足够强度，兼顾舒适，不影响舌体及系带的运动。

（3）根据要求选取卡环及殆支托的形态，放置于基牙上，根据设计要求及模型观测结果，细化调整卡环各部分长、宽、厚及其位置。要求卡环起到固位与支持的作用，自身强度足够。注意避免卡环连接部分进入基牙倒凹，避免殆支托过厚影响咬合。兼顾美观效果。

（4）根据要求设计大小连接体，连接舌杆、卡环。要求连接强度足够。

（5）根据要求设计金属网状形态于缺失牙间隙，并与大小连接体及舌杆相连，以便后期制作义齿时与树脂人工牙及树脂基托相连接。要求连接强度足够，离开软组织 1mm 以上。

（6）按照要求设计金属与树脂基托的内外连接线。

（7）检查义齿支架设计各部分内容准确无误。

4．存储　保存文件。

二、学生操作

实训学生按照要求独立操作。教师从旁指导。

三、撰写实训报告

学生完成操作后，按实训步骤完成实训报告。

（潘　灏）

实训八　圆锥形套筒冠内冠的制作（参考学时 16）

【目的与要求】

掌握：平行研磨仪的使用方法；圆锥形套筒冠内冠的制作方法和步骤。

【实训内容】

圆锥形套筒冠内冠的蜡型及内冠研磨的制作。

【实训器材】

1．器械　平行研磨仪、雕刻刀。

2．材料　石膏模型、圆形树脂冠片、液状石蜡、酒精灯、油泥、铸造蜡、钨钢钻磨头、润滑油、橡皮轮、抛光磨头等。

【方法和步骤】

一、示教

1．模型准备　准备2个固位钉的可卸代型的工作模型一副。

2．模型观测　把模型固定在平行研磨仪的工作台上，调整工作台可使模型任意转动。在平行研磨仪的工作头上安装刻度器，按照固位力的需求调整基牙内聚角度（通常为2°～6°）。转动工作台，当刻度针与各基牙颈缘一致时，锁定工作台。

3．内冠蜡型制作　取下基牙可卸代型，涂布分离剂，用树脂冠成形器制作树脂内冠。先将厚度为0.5mm，直径为2mm的圆形树脂冠片，用不锈钢圆圈夹住，在酒精灯火焰上加热至树脂片由浊变清软化时，将代型连同树脂片一起插入油泥内，冷却后取出。采用树脂内冠的方法可保持内冠的厚薄均匀，且蜡型具有一定的强度。

4．完成内冠蜡型　在树脂冠的颈缘处用红软蜡封闭颈缘肩台，在树脂冠的表面加少量硬质蜡，形成圆锥型的内冠外形，把代型放回工作模型内，将专用2°～6°的钨钢钻磨头安放在研磨仪磨削电机头上，对蜡型进行磨削。磨削后牙冠轴面呈光滑的圆锥体，厚度0.4mm，𬌗面呈圆形平面，轴面与𬌗面交界处形成圆钝的接面。牙冠修整后，用软蜡沿牙颈缘封闭一圈，再刮干净，保持边缘的密合完整。

5．在代型上试金属内冠　内冠蜡型完成后，以常规方法安插蜡铸道、脱脂、真空调拌包埋料一次灌注包埋、铸造、喷砂，即得金属内冠。切去铸道，置于放大镜下观察，小心磨去冠内小瘤，在代型上试戴，确保完全就位。

6．磨削金属内冠　在代型试戴完成的内冠连同工作模型放回平行研磨仪上，用2°～6°的钨钢钻磨头对内冠进行磨削。磨削时应不断加润滑油，以免损伤钻头和内冠。内冠的轴𬌗角应磨削成小圆斜面。金属表面切削平整后，再用同样的方法用硬石磨头加润滑油进行再次磨削，最后取出内冠，用橡皮轮磨平，用毛刷和布轮蘸抛光粉进行抛光处理。

【注意事项】

1．当进行金属、树脂或蜡研磨时，应戴上防护镜和帽子。若在高温下使用电蜡刀，应注意防止皮肤灼伤。

2．研磨过程中应不断地涂布研磨蜡或油，以便冷却加工件和研磨工具，研磨必须朝着一个方向进行，同时必须保持连续性。

二、如学校有条件可以让学生根据示教内容进行操作练习。

（刘　曼）

实训九　可摘矫治器常用固位装置的制作（参考学时6）

【目的和要求】

通过示教和实验制作，初步掌握可摘矫治器固位装置的弯制方法，并熟悉其结构、功能与使用。

【实训内容】

1. 示教单臂卡环、邻间钩、改良箭头卡环的制作过程，同时讲解各装置的制作要点及其功能和应用。

2. 指导学生完成单臂卡环、邻间钩、箭头卡环的制作。

【实训用品】

梯形钳、尖头钳、三齿钳、切断钳、雕刻刀、蜡刀、红蓝铅笔、酒精灯、石膏模型、直径为0.7mm、0.8mm、0.9mm的不锈钢丝、砂石针、技工打磨机、常用蜡片、打火机或火柴等。

【方法和步骤】

1. 示教单臂卡环的制作　单臂卡环常用于乳磨牙、恒磨牙、前磨牙，也可用于尖牙。

（1）模型准备：弯制前用雕刻刀在石膏模型基牙上，修整颊侧颈缘线，再将基牙邻间隙接触点稍下方的石膏刮除0.5mm，以增强单臂卡环的固位。

（2）卡环臂的形成：截取一段直径为0.9mm的不锈钢丝，长度约为5cm，将一端调磨圆钝，用尖头钳将钢丝弯成一与基牙颊面颈缘线形态一致的圆滑弧形，再在石膏模型上比试调整，使弧形大小适度，并与基牙密贴。

（3）连接体的形成：卡环臂形成后，将钢丝沿基牙颊外展隙转至外展隙，使钢丝与模型密贴，再转至舌外展隙，但不能进入舌侧倒凹区，最后用三齿钳使钢丝与舌侧黏膜均匀离开0.5mm的间隙，末端弯制成曲，以增强卡环与树脂基托的连接强度。

2. 示教邻间钩的制作　邻间钩常用于第一、第二前磨牙之间或前磨牙与磨牙之间的固位装置，又称颊钩；有时也可用于前牙之间，称唇钩。

（1）模型准备：在要安放邻间钩的两邻牙之间龈乳头处，即接触点稍下方的石膏用雕刻刀刮除1.0mm，目的是增强其固位。

（2）唇（颊）钩的形成：截取一段直径为0.8mm的不锈钢丝，长度约为4cm，用尖头钳夹住钢丝末端，弯成近似于直角的钩，插入接触点稍下方近龈端，钩住邻接点，钩的长度大约为0.6～0.8mm，钩末端调磨圆钝或焊锡球。

（3）连接体的形成：钩形成以后，用尖头钳将钢丝沿两牙的（唇）颊外展隙转至外展隙，注意此段钢丝应与石膏模型贴合，然后再由外展隙转至舌外展隙，但不能进入舌侧倒凹区。钢丝伸向前形成连接体，连接体部分应离开黏膜0.5mm，末端弯制成钩曲状，以增强其与树脂基托的连接强度。

3. 示教箭头卡环的制作　剪头卡环又称为亚当斯（Adams）卡环，常用于磨牙上，也可用于前磨牙、尖牙以及切牙上。

（1）模型准备：用雕刻刀在放置改良箭头卡环的基牙颊面近远中邻间隙，接触点稍下方的龈乳头处，轻轻刮除深约0.5mm的石膏，以加强卡环的固位。

（2）卡环桥部的形成：截取一段直径为0.8mm或0.9mm的不锈钢丝（乳牙钢丝直径可稍小至0.6mm），长度大约在8cm，将钢丝置于基牙颊面比试，使钢丝中点与基牙颊面中点相一致，在钢丝上略短于颊面近远中宽度的位置，用红蓝铅笔作出标记，然后用梯形钳在标记处将钢丝两端向同一方向弯折，使内角略小于90°，形成卡环桥部，使之与基牙面平行，并且位于基牙颊面、中1/3交界处，离开基牙颊面约1.0mm的间隙。

（3）箭头的形成：桥部形成之后，用红蓝铅笔在钢丝上距离两内角顶端约2～3mm的位置作出标记，用尖头钳夹住该标记向相反方向弯折180°，形成两箭头，再用尖头钳夹住箭头平面，向基牙颊侧近远中邻间隙弯折，使箭头分别与基牙长轴和卡环桥部成45°。应注意：两箭头要与基牙颊面近远中轴角处的牙面紧密贴合，以利固位。

（4）连接体的形成：两箭头形成后，用尖头钳将钢丝两游离端沿基牙近远中转至外展隙，此段钢丝应与石膏模型贴合，再将钢丝沿外展隙转至舌外展隙，但勿进入舌侧倒凹区。钢丝伸向前形成连接体，连接体部分应离开黏膜0.5mm，末端弯制成钩曲状，以增强其与树脂基托的连接强度。

4. 学生根据示教方法，完成上述各固位装置的制作。

（胡飞琴）

实训十　可摘矫治器功能装置的制作（参考学时6）

【目的和要求】

通过示教和实验制作，初步掌握可摘矫治器功能装置的结构和弯制方法。

【实训内容】

1. 示教弯制双曲舌簧，分裂簧和双曲唇弓。

2. 指导学生完成双曲舌簧，分裂簧和双曲唇弓的制作。

【实训用品】

石膏模型、三种直径（0.5mm、0.7mm、0.9mm）不锈钢丝、梯形钳、鹰嘴钳、切断钳、日月钳、蜡刀、雕刻刀、蜡片、红铅笔、酒精灯及火柴等。

【方法和步骤】

1. 示教双曲舌簧的制作　双曲舌簧用于矫治舌向或腭向错位的牙。取一段0.5mm不锈钢丝，将一端磨圆钝，用梯形钳弯成第一个曲，该曲与错位牙颈缘外形应一致，宽度约窄于舌侧颈部近远中宽度1.0mm。再用梯形钳弯第二个曲，曲要保持圆钝，不能成锐角，然后用平头钳夹住两个曲形成的平面，把钢丝向下弯成圆滑的直角后形成连接体，平面应与被矫治牙的长轴垂直，舌簧的连接全包埋于基托内。

2. 示教分裂簧的制作　分裂簧用于扩大牙弓。取一段0.9mm不锈钢丝弯制成菱形，由口、体、底三部分组成，斜边形的两锐角相当于簧的口部和底部，而钝角则相当于簧的体部，各个角均应圆钝，以防止加力时折断。菱形口部张开1～2mm，口对准腭中缝，体部左右宽约6～8mm，长约10～20mm。簧距组织面约3～4mm，便于加力时调整，连接体转弯处正对尖牙和第一前磨牙的接触点，最后形成与腭部曲线一致的连接体。

3. 示教双曲唇弓的制作　双曲唇弓用于保持、内收切牙等。由唇弓的水平部分及两个垂直弯曲及连接体组成，取一段0.7～0.9mm不锈钢丝，弯制双曲唇弓的中部使其与切牙接触呈弧形，弓丝位于前牙切1/3与中1/3交界处，在两侧尖牙近中1/3处，将钢丝向牙龈方向弯成两个U形曲，曲的宽度是尖牙宽度的2/3，高度应距前庭底2～3mm并离开组织面约1.0mm，钢丝末端经尖牙与第一前磨牙的颊外展隙、外展隙到腭部形成连接体，埋于基托内。

4. 指导学生完成双曲舌簧，分裂簧和双曲唇弓的制作。

（胡飞琴）

实训十一　负压压膜保持器的制作（参考学时 4）

【目的和要求】

学会负压压膜保持器的制作方法。

【实训内容】

1. 教师讲解负压压膜保持器的基本结构及制作要点。

2. 学生独立完成负压压膜保持器的制作。

【实训用品】

真空成型机、负压压膜保持器模型、0.20mm 厚的模片、红蓝铅笔、剪刀、砂石针、台式牙钻、磨头等。

【方法和步骤】

1. 取印模

2. 灌石膏，待石膏模型干后修整模型，去除部分硬腭及舌底部分，最好使其成 U 形。

3. 在成型机上放置模片，夹紧，抬至加热处。将做好的模型放到真空成型机真空吸盘上。

4. 用真空机加热器对模片加热，让其凹陷 2cm 左右。凹陷越深，保持器会越薄。将其下移放到模型上，直到完全入位。

5. 用真空机抽吸 15～20 秒以确保成型。将加热器移开，待模片变凉后将其取下。

6. 用剪刀将多余的模片修剪掉，或用车针直接沿龈缘下 2～3mm 将其磨下，修整边缘，保留牙龈缘下 0.5mm。

7. 保持器修剪完毕后，再次放至模型上，检查是否吻合。这样一件正畸用保持器就做成了，如果觉得边缘不密合，可以用酒精灯烘烤一下，向内弯，直到密合。

（胡飞琴）

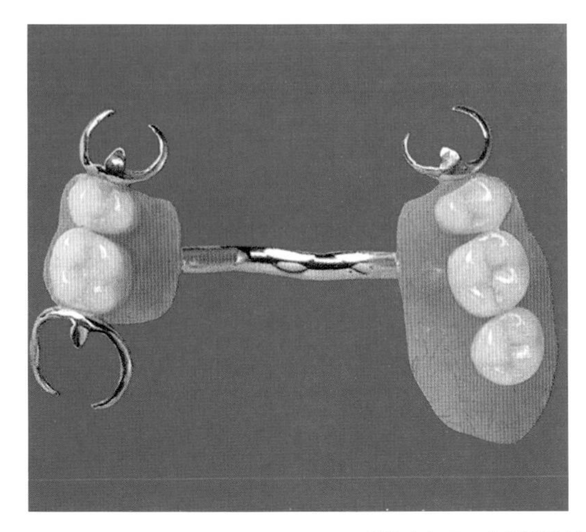
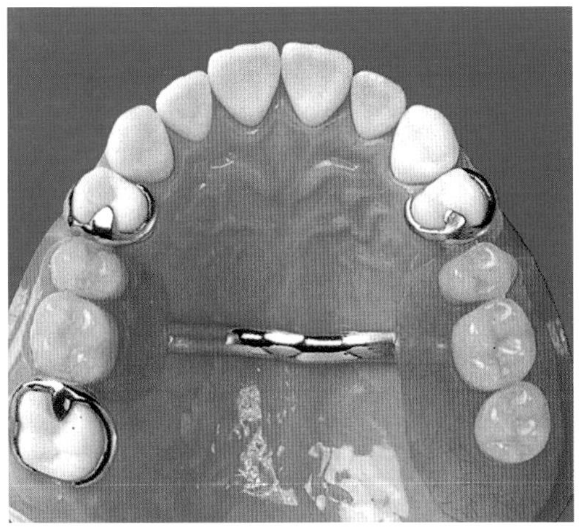

彩图 2-7 树脂胶连托式可摘局部义齿

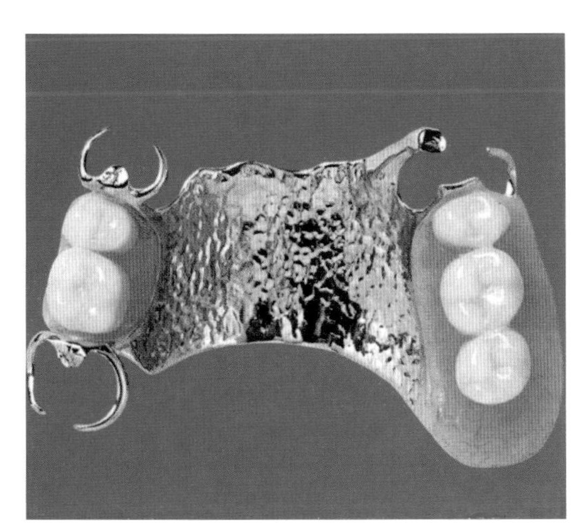
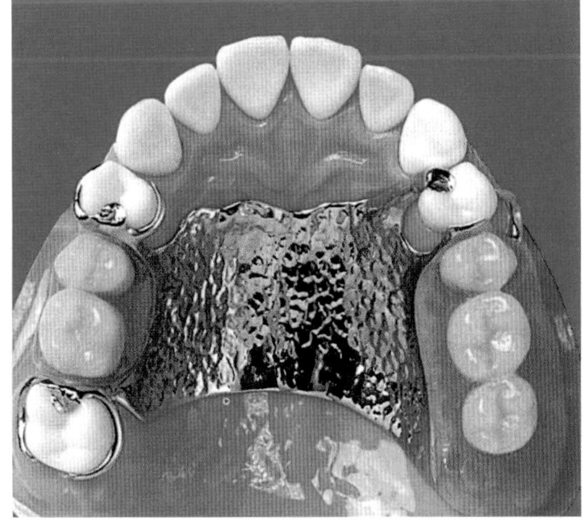

彩图 2-8 铸造支架式可摘局部义齿

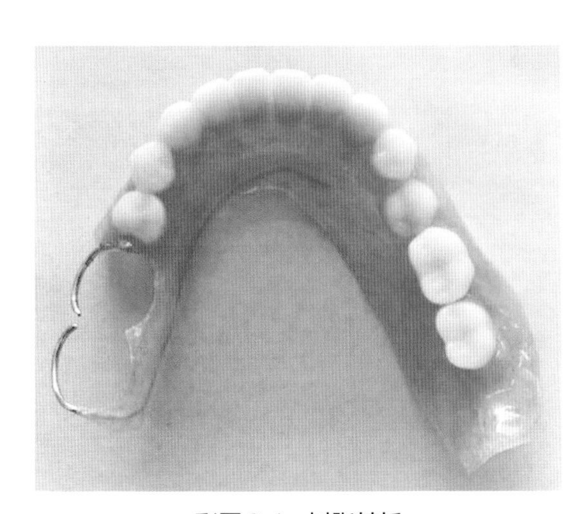

彩图 3-4 树脂基托

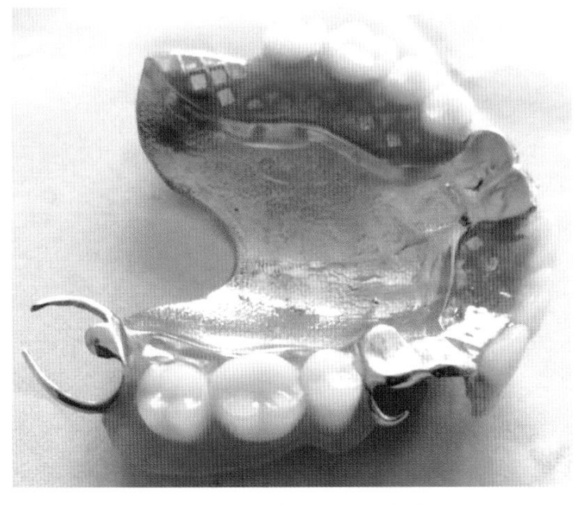

彩图 3-5 金属 - 树脂基托

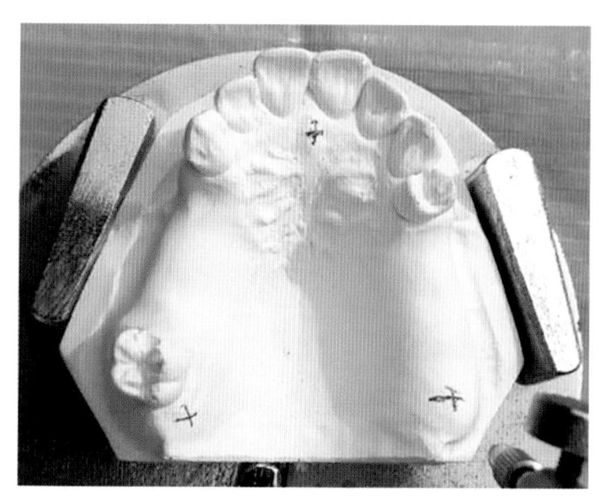

彩图 4-2　工作模型在观测仪上复位

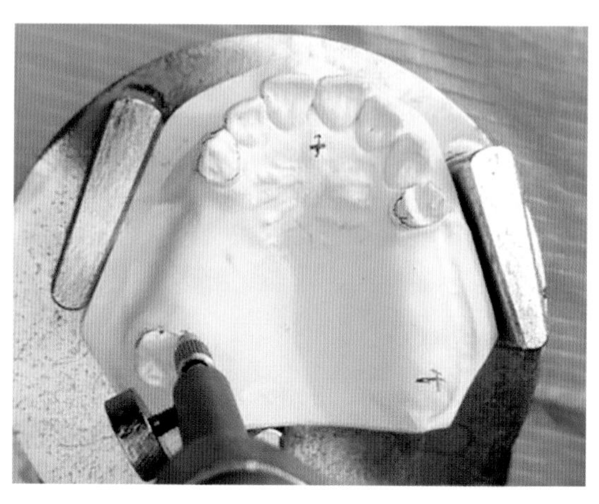

彩图 4-3　画观测线

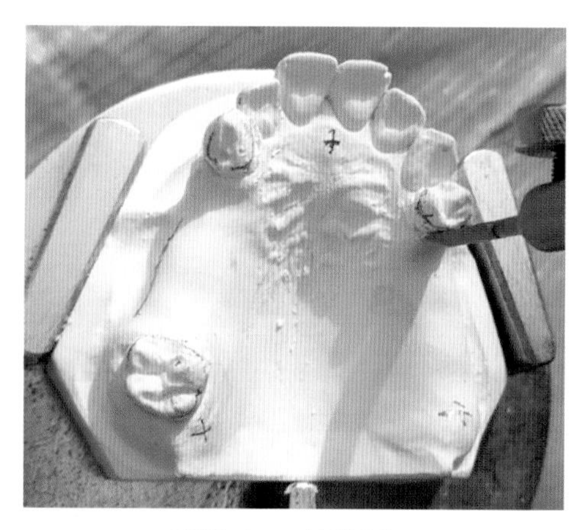

彩图 4-4　填补倒凹

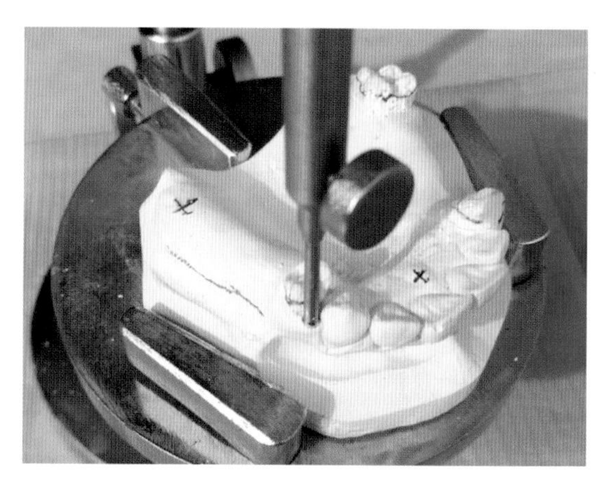

彩图 4-5　确定基牙倒凹深度

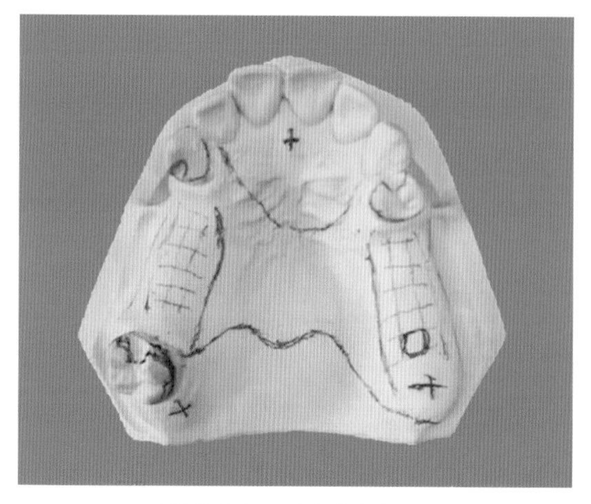

彩图 4-6　画出支架框图

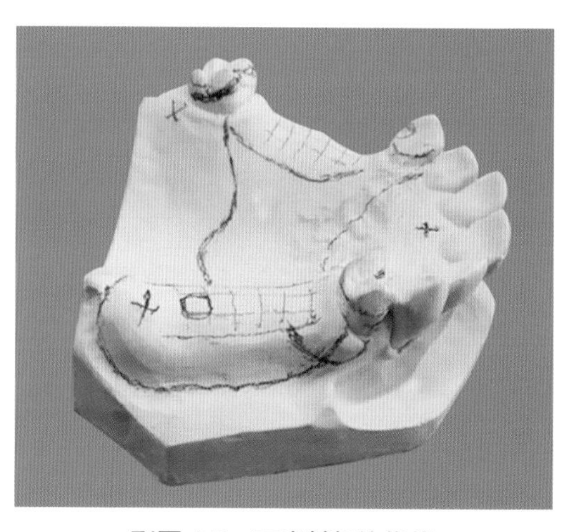

彩图 4-7　画出基托边缘线

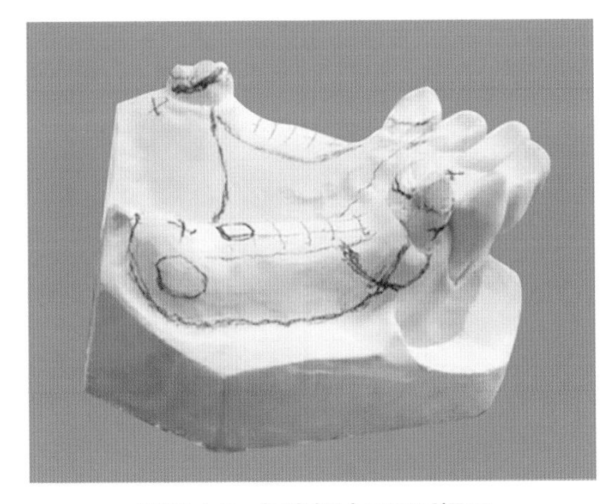

彩图 4-8　标出缓冲区和后堤区

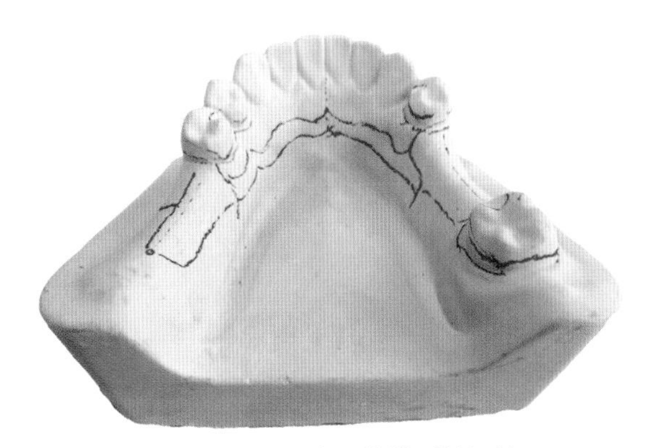

彩图 8-11　石膏工作模型的设计

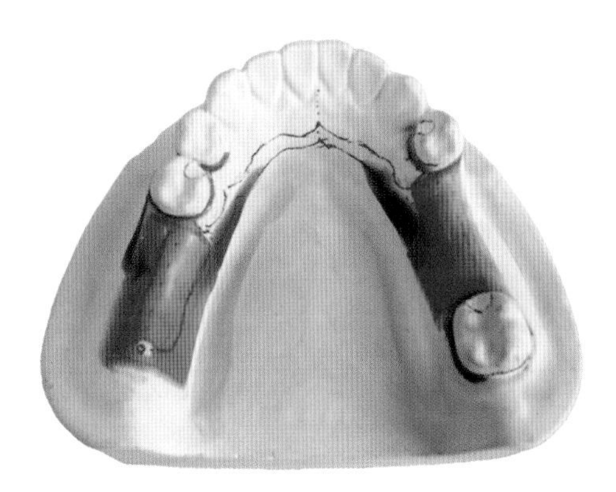

彩图 8-12　石膏工作模型的处理

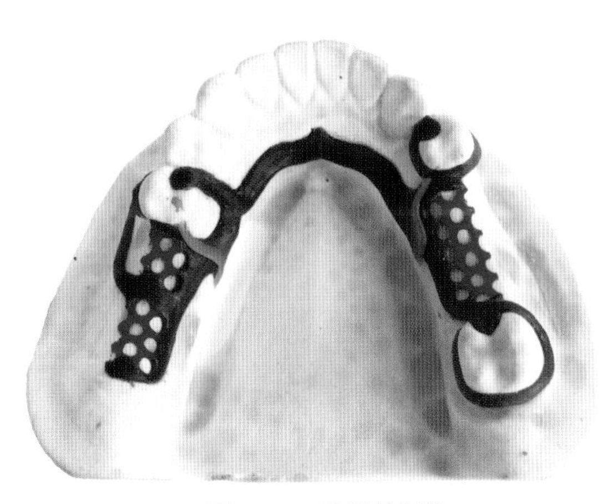

彩图 8-13　熔模的制作

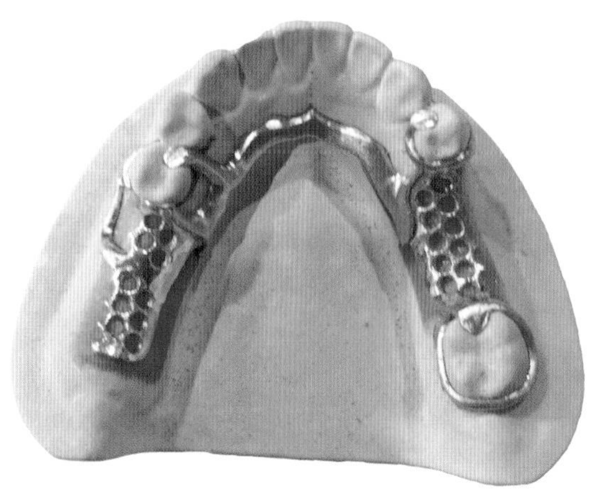
彩图 8-18　就位的铸件

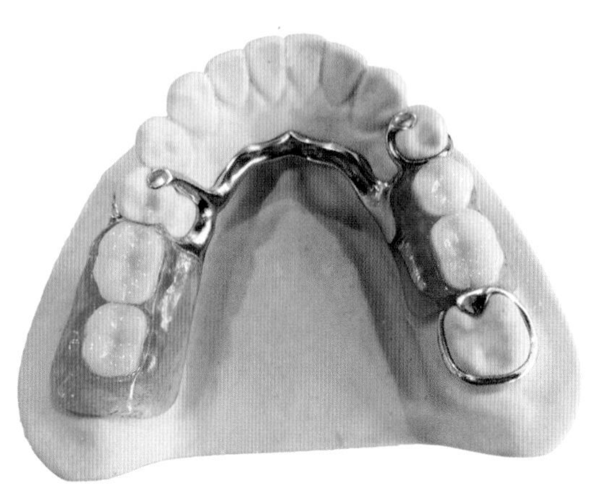
彩图 8-19　义齿的完成

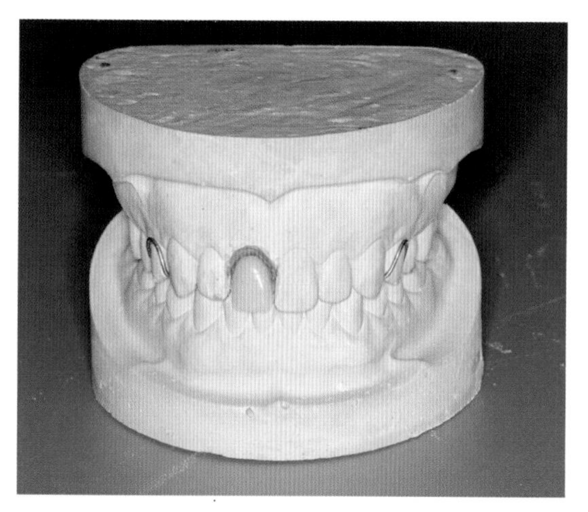
彩图 9-3　单颗前牙缺失排列

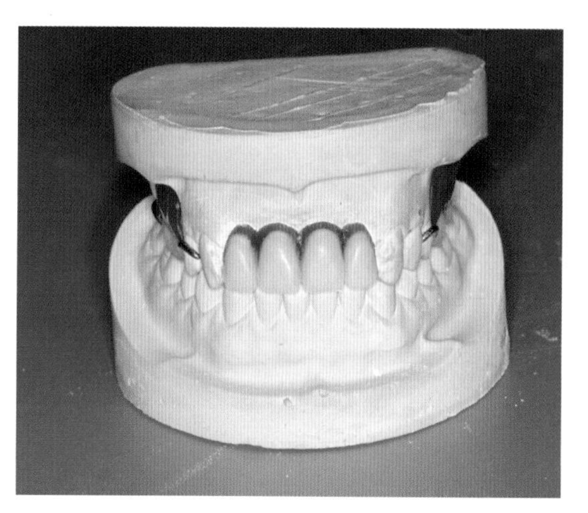
彩图 9-4　多数前牙缺失排列

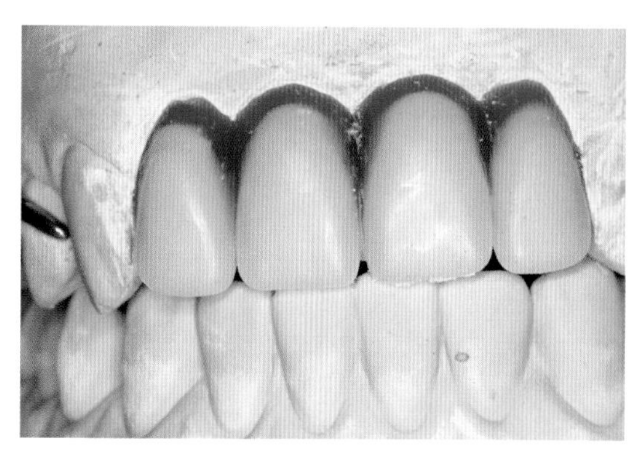
彩图 9-7　前牙轻度反𬌗的排牙

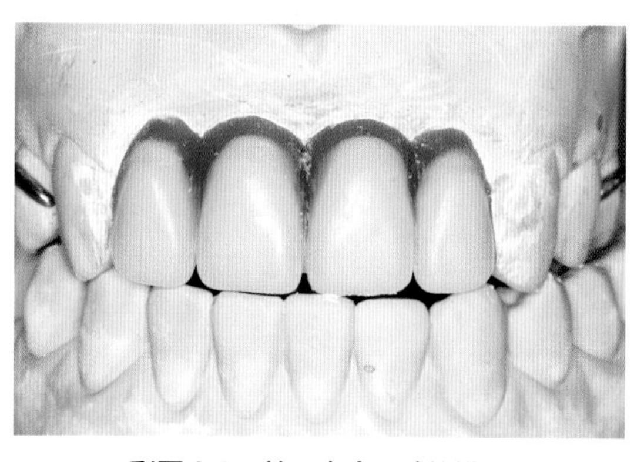
彩图 9-8　前牙中度反𬌗的排牙

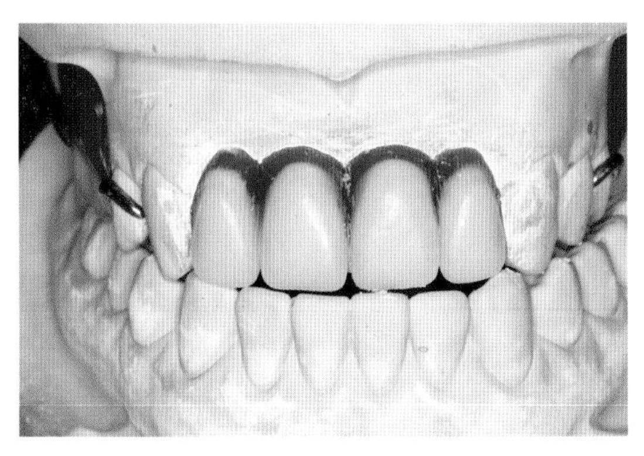

彩图 9-9　前牙重度反验排成反验

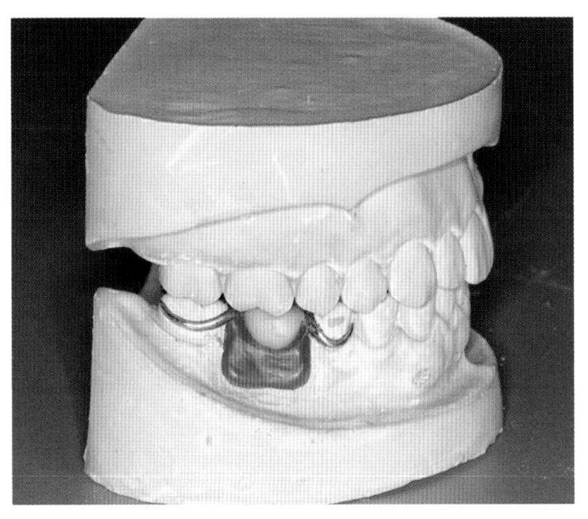

彩图 9-11　单颗后牙缺失的排列

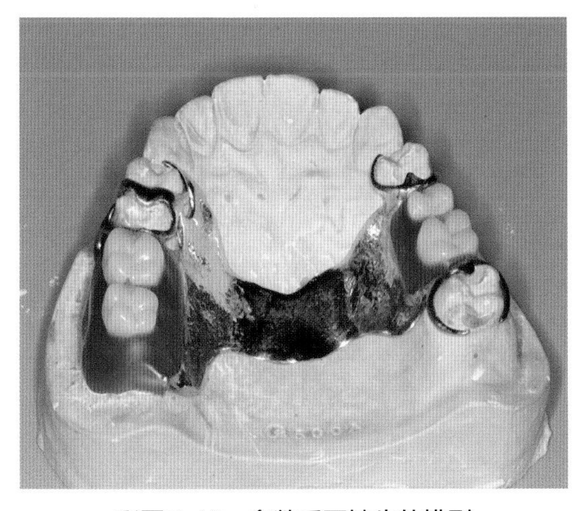

彩图 9-12　多数后牙缺失的排列

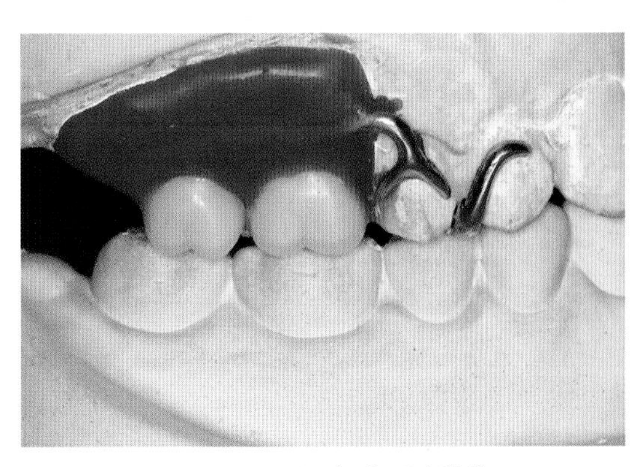

彩图 9-13　后牙轻度反验的排牙

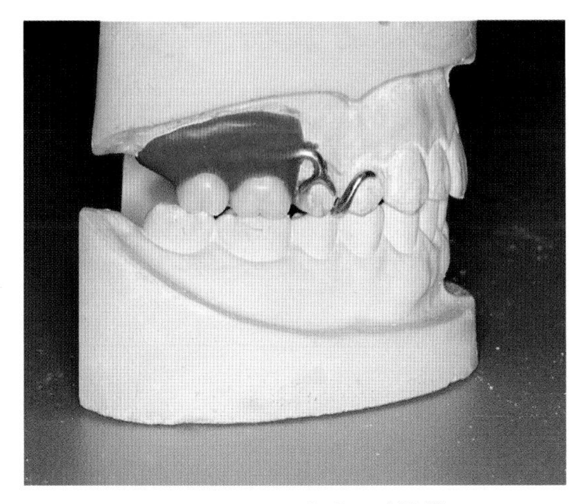

彩图 9-14　后牙中度反验的排牙

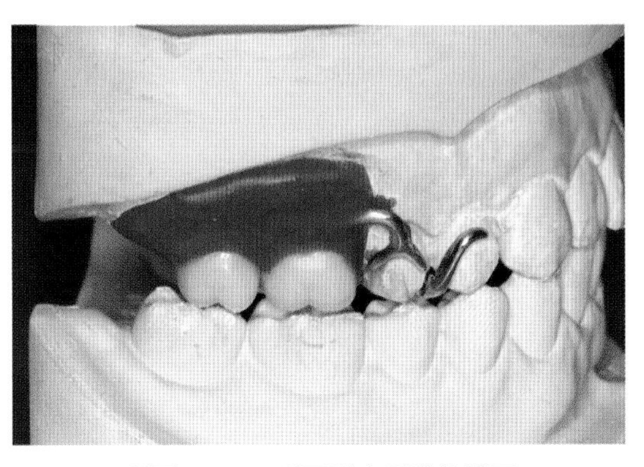

彩图 9-15　后牙重度反验的排牙

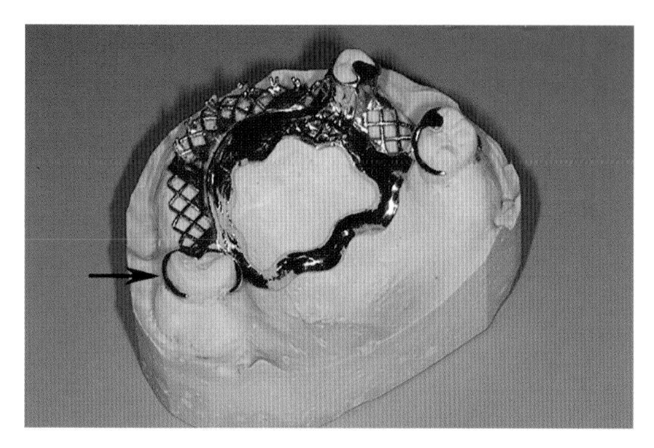

彩图 11-1　卡环臂就位困难

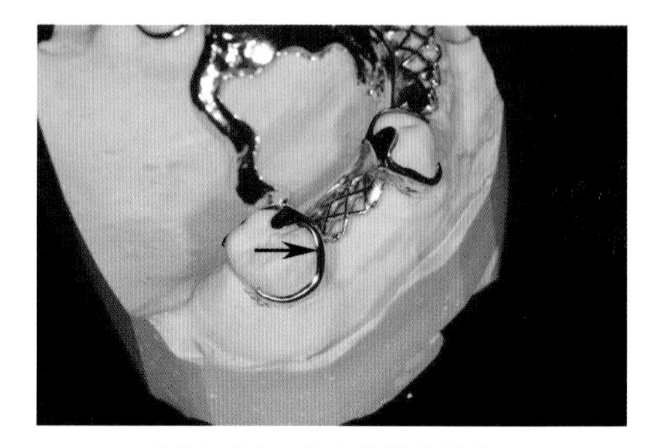

彩图 11-2　卡环体就位困难

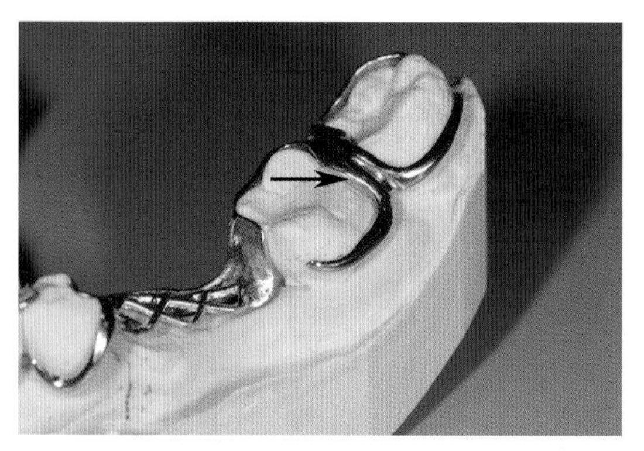

彩图 11-3　隙卡就位困难

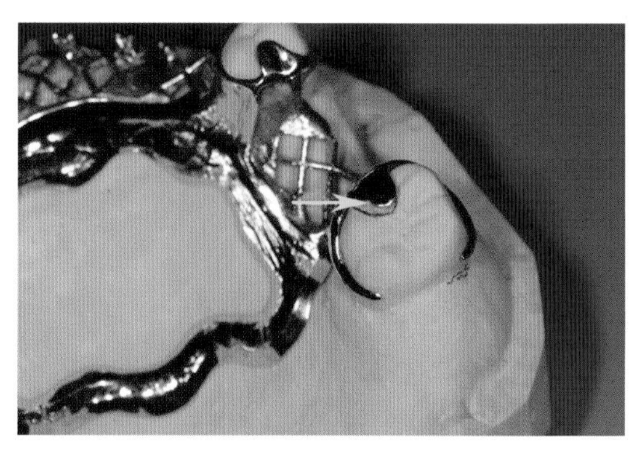

彩图 11-4　𬌗支托移位

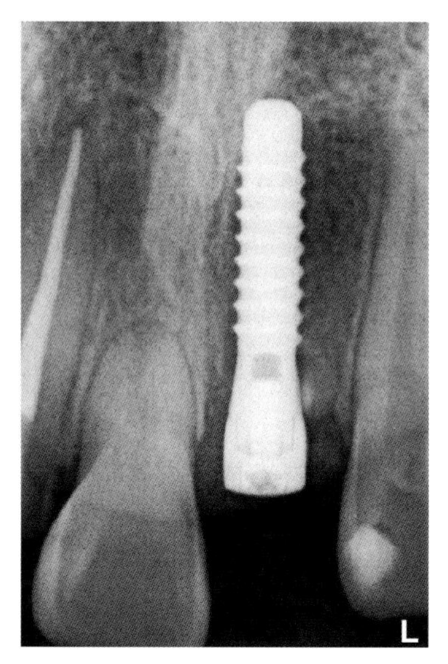

彩图 20-1　螺纹柱状种植体

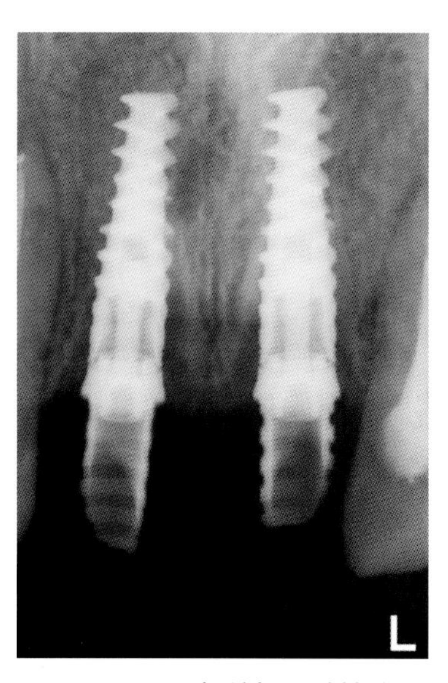

彩图 20-2　螺纹根形种植体

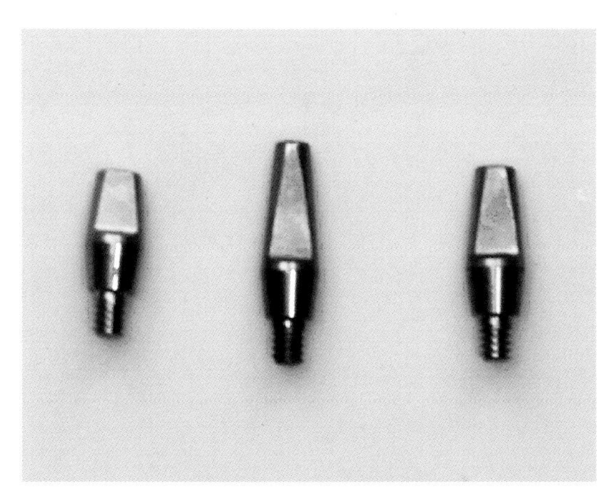

彩图 20-3　各种类型基台

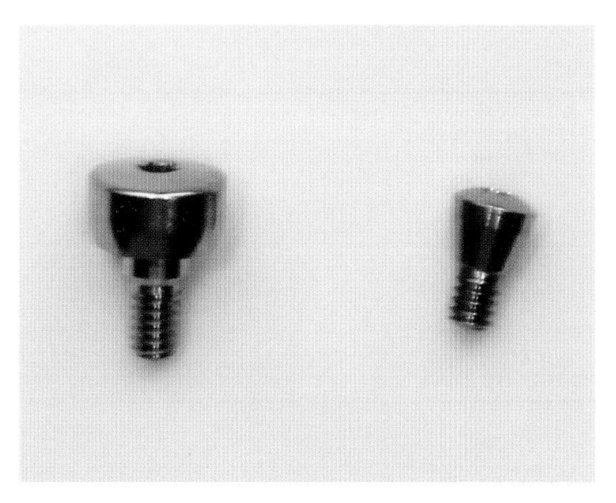

彩图 20-4　愈合帽和牙龈成形器

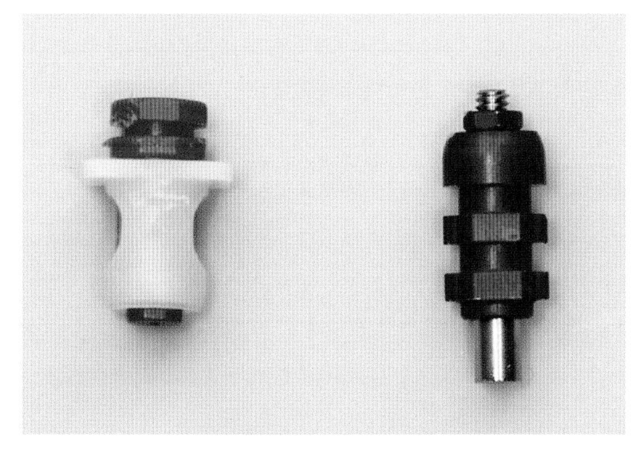

彩图 20-5　印模柱

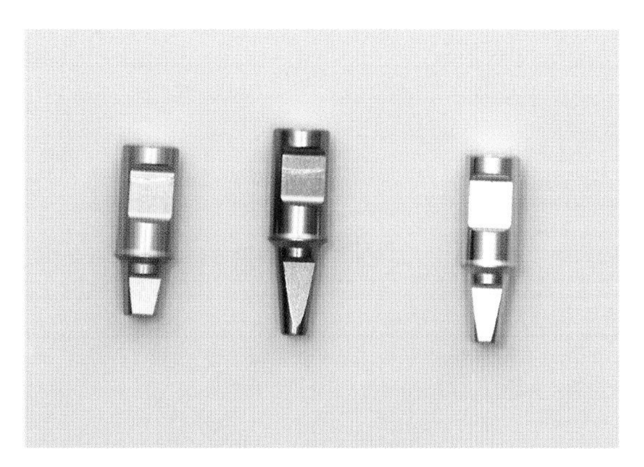

彩图 20-6　种植体替代体

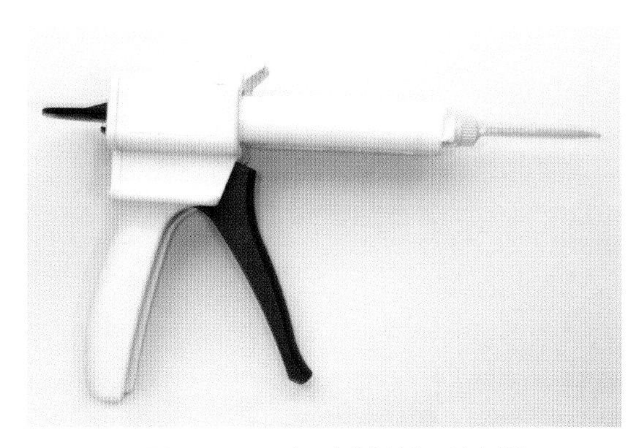

彩图 20-7　牙龈形成材料及注射枪

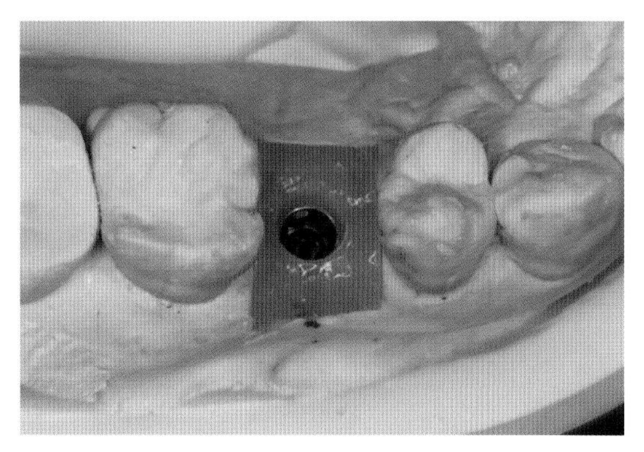

彩图 20-8　人工牙龈模型

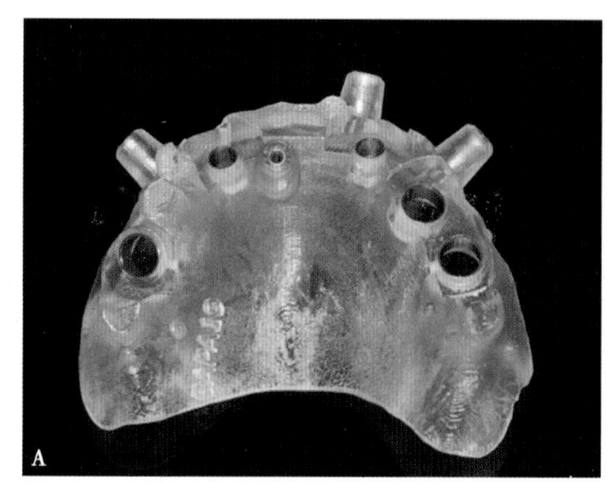

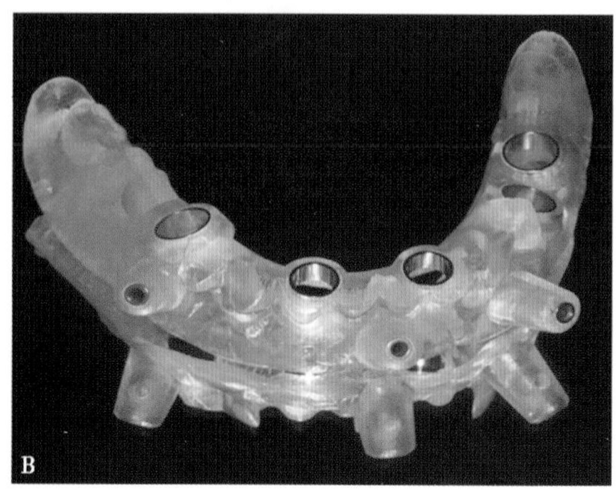

彩图 20-9 种植外科导板

A. 上颌 B. 下颌